Thomas Jahn (Hrsg.)
Bewegungsstörungen bei psychischen Erkrankungen

Springer

Berlin
Heidelberg
New York
Hongkong
London
Mailand
Paris
Tokio

Thomas Jahn (Hrsg.)

Bewegungsstörungen bei psychischen Erkrankungen

Mit 59 Abbildungen und 68 Tabellen

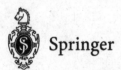 Springer

Priv.-Doz. Dr. phil. Thomas Jahn, Dipl.-Psych.
Technische Universität München
Klinikum rechts der Isar
Klinik und Poliklinik für Psychiatrie und Psychotherapie
Ismaninger Str. 22
81675 München

ISBN 3-540-40773-1 Springer-Verlag Berlin Heidelberg New York

Bibliografische Information Der Deutschen Bibliothek
Die Deutsche Bibliothek verzeichnet diese Publikation in der Deutschen National-
bibliografie; detaillierte bibliografische Daten sind im Internet über
<http://dnb.ddb.de> abrufbar.

Springer-Verlag ist ein Unternehmen von Springer Science+Business Media

springer.de

© Springer-Verlag Berlin Heidelberg 2004
Printed in Germany

Die Wiedergabe von Gebrauchsnamen, Handelsnamen, Warenbezeichnungen usw. in diesem Werk berechtigt
auch ohne besondere Kennzeichnung nicht zu der Annahme, dass solche Namen im Sinne der Warenzeichen-
und Markenschutz-Gesetzgebung als frei zu betrachten wären und daher von jedermann benutzt werden
dürften.

Produkthaftung: Für Angaben über Dosierungsanweisungen und Applikationsformen kann vom Verlag keine
Gewähr übernommen werden. Derartige Angaben müssen vom jeweiligen Anwender im Einzelfall anhand anderer Literaturstellen auf ihre Richtigkeit überprüft werden.

Planung: Renate Scheddin, Heidelberg
Desk Editing: Gisela Zech-Willenbacher, Heidelberg
Umschlaggestaltung: deblik Berlin
Layout: deblik Berlin
Satz: K+V Fotosatz, Beerfelden
Gedruckt auf säurefreiem Papier   26/3160SM – 5 4 3 2 1 0

Vorwort und Einführung

Seit alters her denken Menschen nicht nur über die Bewegung der Gestirne am Himmel, sondern auch über die Bewegungen der Geschöpfe auf Erden nach. Schon die Ärzte der Antike beschrieben motorische Absonderlichkeiten ihrer Patienten, Philosophen diskutierten am Beispiel von Willkürbewegungen Fragen der Willensfreiheit, und Sportwissenschaftler optimieren mit immer effektiveren Trainingsmethoden körperliche Höchstleistungen. Nur scheinbar banal ist die Feststellung, dass auch und gerade die Verständigung zwischen Menschen – Sprechen, Mimik und Gestik, Körperhaltung – **psychomotorische Phänomene** sind, verweisen doch gerade sie auf den engen Zusammenhang zwischen Denken (Kognition), Fühlen (Emotion) und Handeln (Motorik).

Bekanntlich sind Bewegung und Zeit untrennbar miteinander verbunden. Bewegung ist nur in der Zeit möglich, und Zeit wird nur an Veränderungen (also Bewegung) erfahrbar. Doch auch die Entfaltung des menschlichen Geistes, sein Verhältnis zu sich selbst und zur umgebenden Welt ist in einem fundamentalen Sinne bewegungsabhängig: Kinder »begreifen« die Welt, Erwachsene »ertragen« die Wahrheit (oder auch nicht). Um so bestürzender für die Mitmenschen, wenn einer aus ihrer Mitte verstummt, keine Regung mehr zeigt. Oder aber beim besten Willen nicht still sitzen kann, nicht »zu fassen« ist, bei geringstem Anlass »aus der Haut fährt«. Bewegungsphänomene sind oft vieldeutig – das Zittern der Hände eines Mannes, der eine Tasse ergreift: Lampenfieber, Alkoholsucht oder eine Hirnerkrankung? Eindeutig aber ist das Staunen eines jeden, der sich einmal mit der Zweckmäßigkeit und der kaum glaublichen Feinabstimmung von Bewegungsabläufen intensiver beschäftigt hat. Mit anderen Worten: Motorik bewegt.

Sucht man nach einem historischen Datum, das den Beginn einer wissenschaftlichen Bewegungsforschung markiert, so wird man bei dem 1608 in Castelnuovo bei Neapel geborenen und in Messina und Pisa tätigen Mathematiker und Naturforscher Giovanni Alfonso Borelli fündig (gestorben 1679 in Rom). Als einer der großen Universalgelehrten seiner Zeit untersuchte er u. a. die Pendelbewegung und den Stoß, die Elastizität sowie die Kapillarität, bestimmte die Schallgeschwindigkeit in der Luft, erfand den Heliostaten, beschäftigte sich mit der Flugbahn von Kometen und den Monden des Jupiters. Vor allem aber verfocht er mit Nachdruck die These, dass in lebenden Körpern dieselben mechanischen Naturgesetze gelten wie in der unbelebten Natur, was er anhand der Hebelwirkung der Muskeln zu demonstrieren suchte. Sein biologisches Hauptwerk, »De motu animalium«, posthum erstmals 1680/81 in zwei Bänden erschienen, enthält viele Beispiele für diese damals völlig neue, ja revolutionäre Betrachtungsweise (◻ Abb. 1).

Borelli führte mit diesem Werk das physikalische Experiment in die Biologie ein und begründete zugleich die mechanistische Interpretation von Lebensvorgängen. Damit wurde er zum Wegbereiter der Biomechanik wie der modernen Motorikforschung überhaupt.

Von den Folianten Borellis bis zur Bewegungsforschung unserer Tage (Zimmermann u. Kaul 1999) war ein langer Weg zurückzulegen. Es würde zu weit führen, hier alle Stationen nachzuzeichnen (Adams 1987). Zu nennen wären auf dem Felde der **allgemeinen Motorikforschung** z. B.:

- Frühe experimentalpsychologische Untersuchungen von Wundt (1874) und von Woodworth (1899) zur Bewegungsautomation sowie zur Genauigkeit und Geschwindigkeit von Willkürbewegungen.
- Entdeckung und Formulierung grundlegender Phänomene und Gesetzmäßigkeiten motorischen Verhaltens wie das Reafferenzprinzip (Holst u. Mittelstaedt 1950), das Fitts-Gesetz (Fitts 1954; Fitts u. Peterson 1964) oder das Isochronieprinzip (Viviani u. McCollum 1983; Viviani u. Terzuolo 1980).
- Faktorenanalytische Untersuchungen von Fleishman (1954, 1967) zur Dimensionalität einfacher und komplexer manumotorischer Koordinationsleistungen, die zur Entwicklung standardisierter Untersuchungsbatterien wie der Motorischen Leistungsserie (MLS; Schoppe 1974) führten.

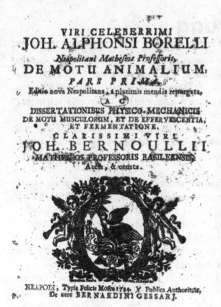
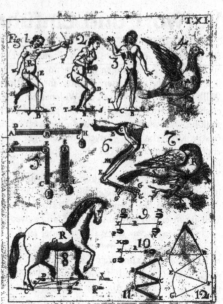

☐ **Abb. 1.** Titelseite und Beispieltafel mit Illustrationen aus dem biologischen Hauptwerk von Giovanni Alfonso Borelli (1608–1679) »De motu animalium«, das die Biomechanik begründete und damit die Ära der wissenschaftlichen Bewegungsforschung einläutete. Die Abbildungen sind einem Nachdruck von 1734 entnommen. (Mit freundlicher Genehmigung der Bibliothek der Universität Konstanz)

- Die seit Jahrzehnten lebhaft geführte Debatte über die Natur motorischer Programme und ihre Rolle beim motorischen Lernen, die von der Gedächtnistrommel-Theorie (Henry u. Rogers 1960) über kybernetische Regelkreismodelle (Bernstein 1967) und kognitionspsychologische Schematheorien (Schmidt 1975, 1988) bis zu aktuellen neuronalen und komputationalen Modellen des Bewegungslernens (zusammenfassend: Ivry 1994) geführt haben.
- Zahlreiche Untersuchungen zur motorischen Entwicklung und zu Veränderungen der motorischen Aktivität nicht nur in früher Kindheit und Jugend, sondern über die gesamte Lebensspanne (Asmus 1991; Bee 1994).
- Schrittweise Aufklärung der neuronalen Grundlagen des Bewegungsapparates, ausgehend von den Reflexbogen des Rückenmarks (Sherrington 1906) bis zur zentralnervösen Neuroanatomie und Neurophysiologie der Bewegungssteuerung (Brooks 1986), die in jüngster Zeit mit modernsten neurobiologischen und neuroradiologischen Methoden weiter vertieft worden sind (Mattay u. Weinberger 1999; Rijntjes et al. 1999).

Dieser summarischen und doch unvollständigen Aufzählung lässt sich eine analoge Liste historischer Meilensteine der **klinischen Motorikforschung** gegenüberstellen, was sowohl parallel verlaufende wie wechselseitig sich befruchtende Entwicklungslinien verdeutlichen mag:

- Erstbeschreibungen neurodegenerativer Basalganglienerkrankungen durch Parkinson (1817) und Huntington (1872).
- Psychomotorisch und psychopathologisch differenzierte Beschreibung der Katatonie als prägnante Krankheitsentität in der klassischen Ära der Psychiatrie (Kahlbaum 1874).
- Bereits mit Hilfe apparativer Methoden durchgeführte erste systematische Untersuchungen zu zerebellären Bewegungsstörungen von Holmes (1922 a, b).

- Beobachtung psychogener Bewegungsstörungen im Zusammenhang mit schockartigen Affekterlebnissen bzw. pathologischer Konfliktverarbeitung bei neurotisch erkrankten Patienten (Breuer u. Freud 1895; Kretschmer 1923).
- Entdeckung der extrapyramidalmotorischen Nebenwirkungen des ersten Neuroleptikums, Chlorpromazin (Haase 1954; Schönecker 1957), die wichtige Impulse für die Psychopharmakologie, aber auch für die ätiologische Schizophrenieforschung lieferte (Dopamin-Hypothese; Carlsson 1995).
- In jüngerer Zeit die Entwicklung standardisierter Rating-Skalen zur klinischen Einschätzung motorischer Symptome, computergestützter Messmethoden zur kinematischen Analyse von Bewegungsstörungen und funktionell-bildgebender Verfahren zur In-vivo-Darstellung zentralnervöser Dysfunktionen motorischer Areale (Bräunig et al. 1999; Hempel u. Schröder 2000; Hermsdörfer et al. 1996; Jahn u. Cohen 1999; Jahn et al. 1995; siehe dazu den Anhang in diesem Band).

Wie in anderen Bereichen der Wissenschaft gingen auch in der Motorikforschung theoretische Erkenntnisfortschritte Hand in Hand mit der Entwicklung neuartiger Untersuchungsmethoden. Verblüffend daran sind die Entschlossenheit und der Einfallsreichtum, mit dem sich die wissenschaftlich denkenden Kliniker der Wundt-Kraepelin-Ära an die Objektivierung und Quantifizierung motorischer Verhaltensleistungen machten.

Insbesondere Emil Kraepelin, der zum Schülerkreis Wilhelm Wundts zählte, und der von den methodischen Neuerungen der in der zweiten Hälfte des 19. Jahrhunderts entstandenen Experimentalpsychologie fasziniert war, forderte und förderte den Einsatz experimentalpsychologischer Methoden in der psychopathologischen Grundlagenforschung (Kraepelin 1896). Beispielsweise untersuchten seine Mitarbeiter Isserlin und Lotmar diskrete und kontinuierliche Fingerbeuge- und Streckbewegungen. Dabei fanden sie bei »Katatonikern« im Vergleich zu Gesunden charakteristische Anomalien in den mittels einer mechanischen Vorrichtung auf einer Drehtrommel aufgezeichneten Bewegungstrajektorien (Kraepelin 1913, S. 752 ff.). Von Interesse erschienen auch Störungen der Schreibmotorik. So fielen bei »hebephrenischen Kranken« die »kindliche Unbehilflichkeit und Ungleichmäßigkeit der Ausführung, die verschiedene Größe der Buchstaben« auf (Kraepelin 1909, S. 424). Kraepelin bemerkte hierzu weiter:

> Leider ist die Schrift Geisteskranker mit feineren Hilfsmitteln noch wenig untersucht worden. Nur mit der von mir angegebenen »Schriftwaage«, die neben der Form der Schriftzüge auch in jedem Augenblicke Druck und Geschwindigkeit des Schreibens zu messen gestattet, sind einige Ergebnisse gewonnen worden. Dabei hat sich gezeigt, dass bei manischen Kranken der Schreibdruck erheblich gesteigert, die Schrift vergrößert ist, während die Schnelligkeit der Bewegungen erst im Laufe des Schreibens eine nennenswerte Beschleunigung erfährt. ... Bei katatonischen Kranken sahen wir Schreiben ohne Störung regellos mit Schwächung der Antriebe ohne Verlangsamung wechseln; ferner wurde allmähliches Versiegen des Druckes und schrullenhaftes Überspringen einzelner Aufgaben beobachtet. Jedenfalls ist es mit Hilfe dieser Untersuchungen möglich, noch eine Reihe feinerer Schriftstörungen aufzudecken (Kraepelin 1909, S. 425 f.).

Erst in unserer Zeit wurde diese Thematik mit Hilfe von Digitalisiertabletts wieder aufgegriffen (Jahn 1999; Mergl et al. 2000; Steinwachs 1995). Heute noch lesenswerte Beispiele für die von Kraepelin angeregten apparativen Untersuchungen zur Motorik psychiatrischer Patienten sind den von ihm zwischen 1896 und 1914 herausgegebenen »Psychologischen Arbeiten« zu entnehmen (z. B. Diehl 1901; Gross 1899; Hirt 1914; Isserlin 1914; Lefmann 1904; Mayer 1901). Ein anderer Autor, Sommer (1899), stellte in einem »Lehrbuch der psychopathologischen Untersuchungs-Methoden« sogar einen Apparat zur räumlichen (!) Analyse einfacher Fingerbewegungen vor, der es ermöglichte, auch minimalste Bewegungen zu erfassen und »so zu zerlegen, dass die Excursionen in den drei Dimensionen gesondert übertragen und zur Anschauung gebracht«

werden konnten (Sommer 1899, S. 96). Den diagnostischen Nutzen dieser Apparatur erläuterte Sommer am Beispiel des periodischen Auftretens von »Zittererscheinungen« bei larvierter Epilepsie sowie der motorischen Auswirkungen von Alkoholintoxikationen im Rahmen zweier gerichtsmedizinischer Gutachten. Eine nach ähnlichen Prinzipien konstruierte Anordnung zur Erfassung von Beinbewegungen diente der Untersuchung ataktischer Störungen und kataleptischer Zustände (Sommer 1902).

Als letztes, besonders bemerkenswertes Beispiel für die frühe apparative Untersuchung motorischer Störungen bei Patienten mit psychischen Erkrankungen seien die okulomotorischen Arbeiten von Diefendorf und Dodge (1908) erwähnt. Da sich die ätiologisch orientierte Schizophrenieforschung unserer Tage auf der Suche nach krankheitsdisponierenden Vulnerabilitätsmarkern mehr und mehr diskreten motorischen Koordinationsstörungen zuwendet (Übersicht: Jahn 1999), lohnt es sich, hier noch einmal wiederzugegeben, welche Vorzüge und Möglichkeiten diese beiden Autoren in einer experimentellen Untersuchung der Augenbewegungen psychiatrischer Patienten sahen:

1. Augenbewegungen seien als motorisches Verhalten weder ungewöhnlich noch schwierig. Im Gegenteil handele es sich ontogenetisch um die am frühesten entwickelten Formen motorischer Organisation, die auch noch bis ins hohe Alter erhalten blieben, wenn andere motorische Fähigkeiten oder gar das Erlernen neuer motorischer Fertigkeiten schon stark beeinträchtigt seien.
2. Im normalen Alltag liefen Augenbewegungen für gewöhnlich unwillkürlich und unbewusst ab, sie seien einfach Teil der mechanischen Adjustierung des visuellen Apparates, und wenn überhaupt, dann werde nur das Ergebnis dieser Adjustierung und nicht diese selbst zum Gegenstand mehr oder minder bewusster Verarbeitung.
3. Die relative Uniformität der lebenslangen Beanspruchung dieses motorischen Systems sei für differenzielle Fragestellungen (Vergleich zwischen verschiedenen Personengruppen) ideal: »Probably no other form of reaction is common to so many different persons in so high a state of development« (Diefendorf u. Dodge 1908, S. 452).
4. Schließlich sei die Technik zur Aufzeichnung von Augenbewegungen vergleichsweise einfach und ohne Nachteile oder außergewöhnliche Beanspruchung der Patienten möglich.

Die von Diefendorf und Dodge (1908) benutzte Untersuchungsanlage – der »Dodge Photochronograph« – war allerdings nicht so simpel, wie bescheidener Weise behauptet. Mit diesem ausgeklügelten optomechanischen Gerät untersuchten die Autoren verschiedene Aspekte von Augenbewegungen: neben der Winkelgeschwindigkeit einfacher reaktiver Augenbewegungen und der Reaktionslatenz auf neue, im peripheren Gesichtsfeld auftauchende Stimuli insbesondere langsame Augenfolgebewegungen. Vor allem Patienten mit Dementia praecox zeigten charakteristische Anomalien (Unterbrechungen, sakkadische Intrusionen) der langsamen Augenfolgebewegungen. Bei Gesunden und Patienten anderer Diagnosegruppen (Maniker, Depressive, Patienten mit paralytischer Demenz und Epileptiker) fanden sich derartige Anomalien nicht oder nur in wenigen, besonders schweren Fällen. Da die schnellen sakkadischen Augenbewegungen der Patienten mit Dementia praecox nicht beeinträchtigt schienen, folgerten Diefendorf und Dodge (1908), dass die beobachteten Unregelmäßigkeiten der langsamen Augenfolgebewegungen nicht einfach ein Nebenprodukt allgemeiner Beeinträchtigungen der Aufmerksamkeit seien, sondern Indikator eines fundamentalen kognitiven Defizits. Auf die Veröffentlichung von Diefendorf u. Dodge (1908) folgten nur zwei Replikationen (Couch u. Fox 1934; White 1938). Danach gerieten diese Befunde vollständig in Vergessenheit. Erst Jahrzehnte später wurde das Phänomen irregulärer sakkadischer Intrusionen bei langsamen Augenfolgebewegungen schizophrener Patienten durch Holzman et al. (1973) wiederentdeckt und binnen kürzester Zeit zu einem der aktivsten Forschungsbereiche der experimentellen Schizophrenieforschung.

Zunächst allerdings folgte dem von Kraepelin gewiesenen Weg lange Zeit niemand mehr. Für das jahrzehntelang vergleichsweise geringe Interesse an den motorischen Störungen schizophrener und anderer psychiatrischer Patienten nannte Manschreck (1993) fünf Gründe:

1. einflussreiche, in erster Linie psychogene Interpretation katatoner Störungen durch Bleuler;
2. nach Einführung der Neuroleptika vorherrschend pharmakologische Auffassung motorischer Störungen schizophrener Patienten im Sinne reiner Medikamenten-Nebenwirkungen;
3. Schwierigkeit, neuroleptikainduzierte Bewegungsstörungen von morbogenen Bewegungsstörungen zu differenzieren, verbunden mit den praktischen und ethischen Problemen, nichtmedizierte Patienten zu untersuchen;
4. anscheinend nachlassende Prävalenz katatoner Symptome sowie
5. Komplexität motorischen Verhaltens, die die Untersuchung, insbesondere die experimentelle Analyse der fraglichen Phänomene zu einem aufwändigen Unterfangen mache.

Wie oben dargestellt, kann diese Phase des relativen Desinteresses inzwischen als überwunden gelten. In den letzten 25 Jahren ist eine erneute Hinwendung zu den motorischen und psychomotorischen Phänomenen bei Patienten mit psychischen Störungen zu verzeichnen, sodass der Versuch gerechtfertigt sein mag, mit dem vorliegenden Fachbuch das bisher Erreichte darzustellen und Perspektiven für künftige Entwicklungen aufzuzeigen.

Im Februar 1999 fand an der Klinik und Poliklinik für Psychiatrie und Psychotherapie des Klinikums rechts der Isar der Technischen Universität München auf Initiative ihres ärztlichen Direktors, Herrn Professor Hans Förstl, ein Symposium statt mit dem Titel: »Bewegungsstörungen bei psychischen Erkrankungen. Differenzialdiagnose und Therapie«. Ich danke Herrn Förstl für die Anregung und die Hilfe, den Kreis der damaligen Referenten für das hier vorliegende Fachbuch um zahlreiche, auf ihren jeweiligen Gebieten führende Autorinnen und Autoren zu erweitern.

Während umfangreiche Darstellungen von Bewegungsstörungen auf dem Gebiet der Neurologie bereits existieren – stellvertretend sei hier nur das Lehrbuch von Conrad u. Ceballos-Baumann (1996) genannt – fehlte bisher im deutschen Sprachraum eine zusammenfassende Darstellung aktueller Erkenntnisse über Bewegungsstörungen bei Patienten mit primär psychischen Erkrankungen, wie sie in Psychiatrie und Psychosomatik anzutreffen sind (Rogers 1992). Diese Lücke möchte das vorliegende Herausgeberwerk schließen. Das Spektrum der hier behandelten Themen ist weitgespannt: es erstreckt sich von katatonen, neuroleptikainduzierten und anderen Bewegungsstörungen bei affektiven, schizophrenen und demenziellen Erkrankungen bis zu psychogenen Bewegungsstörungen und schließt mit drei Themen (Schreibkrampf, zervikale Dystonie, Restless-Legs-Syndrom), welche die naturgemäß fließenden Übergänge zwischen Psychosomatik, Psychiatrie und Neurologie exemplifizieren. Gemeinsame Kennzeichen aller Beiträge dieses Buches sind die Verbindung von Grundlagenforschung und Klinik sowie die Darstellung innovativer neuer Ansätze bei der Diagnose und Behandlung von Bewegungsstörungen. Der Anhang mit speziell ausgewählten und ausführlich beschriebenen Skalen und Methoden soll Klinikern und Forschern Anregungen und Hilfsmittel für die Untersuchung morbogener und pharmakogener Bewegungsstörungen bei Patienten mit psychischen Erkrankungen vermitteln.

Die Realisierung eines solchen Herausgeberwerkes, an dem Viele mitwirken, ist immer ein Wagnis. Manch Hindernis ergibt sich unvorhergesehen und führt zu Verzögerungen, die sich leider nicht immer vermeiden lassen. Ich danke allen Kolleginnen und Kollegen, die ihre Manuskripte frühzeitig fertiggestellt hatten, für ihre Nachsicht und Geduld.

Leider kann Herr Professor Norbert Mai das Erscheinen dieses Buches nicht mehr miterleben. Seit unserer ersten, mir unvergesslichen Begegnung 1991 hatte ich ihm, obwohl wir uns nur selten trafen, immer wieder entscheidende Anregungen zur Beschäftigung mit Themen der klinischen Motorikforschung zu verdanken, die er mit Klarheit, Begeisterung und Überzeugungskraft geradezu mitreißend zu vermitteln verstand. Ihm, der trotz schwerer Krankheit das Kapitel über den Schreibkrampf noch selbst verfassen wollte, aber leider nicht mehr konnte, ist dieses Buch in dankbarer Erinnerung gewidmet. Herrn Christian Marquardt, Frau Birgit Steidle und Frau Barbara Baur danke ich sehr, dass sie diese schmerzliche Lücke in so kompetenter Weise gefüllt haben.

Herzlich danken möchte ich auch Frau Renate Scheddin und Frau Gisela Zech-Willenbacher vom Springer-Verlag, die in ihrem Glauben an das Gelingen dieses Publikationsvorhabens unerschütterlich waren. Ohne ihr Engagement und ihre Unterstützung hätte dieses Buch nicht erscheinen können.

Thomas Jahn
München, im März 2004

Literatur

Adams JA (1987) Historical review and appraisal of research on the learning, retention, and transfer of human motor skills. Psychol Bull 101:41–74

Adams JA (1989) Lernen, Behalten und Transfer von menschlichen motorischen Fertigkeiten. Psychomotorik in Forschung und Praxis, Bd 1. Gesamthochschul-Bibliothek, Kassel

Asmus SA (1991) Physische und motorische Entwicklung im Kindes- und Jugendalter. Psychomotorik in Forschung und Praxis, Bd 8. Gesamthochschul-Bibliothek, Kassel

Bee H (1994) Lifespan development. Harper, New York

Bernstein NA (1967) The coordination and regulation of movements. Pergamon, Oxford

Borelli GA (1680/81) De motu animalium. Neapel (Nachdruck 1734 ebenda)

Bräunig P, Krüger S, Höffler J, Shugar G, Börner I (1999) Entwicklung, Anwendung und Reliabilität einer Katatonie-Skala. In: Bräunig P (Hrsg) Motorische Störungen bei schizophrenen Psychosen. Schattauer, Stuttgart, S 41–67

Breuer J, Freud S (1895) Studien über Hysterie. Deuticke, Wien

Brooks VB (1986) The neural basis of motor control. Oxford University Press, New York

Carlsson A (1995) The dopamine theory revisited. In: Hirsch SR, Weinberger DR (eds) Schizophrenia. Blackwell, Oxford, pp 379–400

Conrad B, Ceballos-Baumann AO (1996) Bewegungsstörungen in der Neurologie. Richtig erkennen und behandeln. Thieme, Stuttgart

Couch FH, Fox JC (1934) Photographic study of ocular movements in mental disease. Arch Neurol Psychiatry 34:556–578

Diefendorf AR, Dodge R (1908) An experimental study of the ocular reactions of the insane from photographic records. Brain 31:451–489

Diehl A (1901) Über die Eigenschaften der Schrift bei Gesunden. In: Kraepelin E (Hrsg) Psychologische Arbeiten, Bd 3. Engelmann, Leipzig, S 1–61

Fitts PM (1954) The information capacity of the human motor system in controlling the amplitude of movement. J Exp Psychol 47:381–391

Fitts PM, Peterson JR (1964) Information capacity of discrete motor responses. J Exp Psychol 67:103–112

Fleishman EA (1954) Dimensional analysis of psychomotor abilities. J Exp Psychol 48:437–454

Fleishman EA (1967) Development of a behavior taxonomy for describing human tasks: A correlational-experimental approach. J Appl Psychol 51:1–10

Gross A (1899) Untersuchungen über die Schrift Gesunder und Geisteskranker. In: Kraepelin E (Hrsg) Psychologische Arbeiten, Bd 2. Engelman, Leipzig, S 450–567

Haase J (1954) Über Vorkommen und Deutung des psychomotorischen Parkinsonsyndroms bei Megaphen- bzw. Largactil-Dauerbehandlung. Nervenarzt 25:486–492

Hempel A, Schröder J (2000) Zerebrale Aktivierungsstörungen unter repetitiven Bewegungen. Psycho 26:102–106

Henry FM, Rogers DE (1960) Increased response latency for complicated movements and a »memory drum« theory of neuromotor reaction. Res Q 31:448–458

Hermsdörfer J, Marquardt C, Wack S, Mai N (1996) Bewegungsanalyse bei Handfunktionsstörungen. Prax Ergother 9:84–94

Hirt E (1914) Untersuchungen über das Schreiben und die Schrift. In: Kraepelin E (Hrsg) Psychologische Arbeiten, Bd 6. Engelmann, Leipzig, S 531–664

Holmes G (1922a) Clinical symptoms of cerebellar disease and their interpretation. Lancet I:1177–1182

Holmes G (1922b) Clinical symptoms of cerebellar disease and their interpretation. Lancet I:1231–1237

Holst E von; Mittelstaedt H (1950) Das Reafferenzprinzip (Wechselwirkungen zwischen Zentralnervensystem und Peripherie). Naturwissenschaften 37:464–476

Holzman PS, Proctor LR, Hughes DW (1973) Eye-tracking patterns in schizophrenia. Science 181:179–181

Huntington G (1872) On chorea. Med Surg Rep 276:317–321

Isserlin M (1914) Über den Ablauf einfacher willkürlicher Bewegungen. In: Kraepelin E (Hrsg) Psychologische Arbeiten, Bd 6. Engelmann, Leipzig, S 1–195

Ivry R (1994) Repräsentationen beim motorischen Lernen: Phänomene und Theorien. In: Heuer H, Keele SW (Hrsg) Psychomotorik. Hogrefe, Göttingen (Enzyklopädie der Psychologie, Themenbereich C, Serie II, Bd 3, S 321–410)

Jahn T (1999) Diskrete motorische Störungen bei Schizophrenie. Beltz & Psychologie, Weinheim (Fortschritte der Psychologischen Forschung, Bd 40)

Jahn T, Cohen R (1999) Kinematische Analysen motorischer Störungen in der Psychiatrie: Einige Prinzipien und Befunde. In Bräunig P (Hrsg) Motorische Störungen bei schizophrenen Psychosen. Schattauer, Stuttgart, S 17–40

Jahn T, Cohen R, Mai N, Ehrensperger M, Marquardt C, Nitsche N, Schrader S (1995) Untersuchung der fein- und grobmotorischen Dysdiadochokinese schizophrener Patienten: Methodenentwicklung und erste Ergebnisse einer computergestützten Mikroanalyse. Z Klin Psychol 24:300–315

Kahlbaum KL (1874) Die Katatonie oder das Spannungsirresein. Eine klinische Form psychischer Krankheit. Hirschwald, Berlin

Kraepelin E (1896) Der psychologische Versuch in der Psychiatrie. In: Kraepelin E (Hrsg) Psychologische Arbeiten, Bd 1. Engelmann, Leipzig, S 1–91

Kraepelin E (1909) Psychiatrie. Ein Lehrbuch für Studierende und Ärzte, Bd I, 8. Aufl. Barth, Leipzig

Kraepelin E (1913) Psychiatrie. Ein Lehrbuch für Studierende und Ärzte, Bd III, 8. Aufl. Barth, Leipzig

Kretschmer E (1923) Über Hysterie. Thieme, Leipzig

Lefmann G (1904) Über psychomotorische Störungen in Depressionszuständen. In: Kraepelin E (Hrsg) Psychologische Arbeiten, Bd 4. Engelmann, Leipzig, S 603–668

Manschreck TC (1993) Psychomotor abnormalities. In: Costello CG (ed) Symptoms of schizophrenia. Wiley, New York, pp 261–290

Mattay VS, Weinberger DR (1999) Organization of the human motor system as studied by functional magnetic resonance imaging. Eur J Radiol 30: 105–114

Mayer M (1901) Über die Beeinflussung der Schrift durch den Alkohol. In: Kraepelin E (Hrsg) Psychologische Arbeiten, Bd 3. Engelmann, Leipzig, S 535–586

Mergl R, Tigges P, Schröter A, Hegerl U (2000) Digitalisierte Analyse der Handbewegungen im Kontext der Psychiatrie. Methodik, klinische Befunde und Perspektiven. Fortschr Neurol Psychiatrie 68:387–397

Parkinson J (1817) An essay on the shaking palsy. Whittingham & Rowland, London

Rijntjes M, Dettmers C, Büchel C, Kiebel S, Frackowiak RSJ, Weiller C (1999) A blueprint for movement: Functional and anatomical representations in the human motor system. J Neurosci 19:8043–8048

Rogers D (1992) Motor disorder in psychiatry. Towards a neurological psychiatry. Wiley, Chichester

Schmidt RA (1975) A schema theory of discrete motor skill learning. Psychol Rev 82:225–260

Schmidt RA (1988) Motor control and learning. A behavioral emphasis, 2nd edn. Human Kinetics, Champaign/IL

Schönecker M (1957) Ein eigentümliches Syndrom im oralen Bereich bei Megaphen-Applikation. Nervenarzt 28: 35–36

Schoppe KJ (1974) Das MLS-Gerät: Ein neuer Testapparat zur Messung feinmotorischer Leistungen. Diagnostica 20: 43–46

Sherrington CS (1906) The integrative action of the nervous system. Yale University Press, New Haven (2. Aufl 1947; Nachdruck 1961)

Sommer R (1899) Lehrbuch der psychopathologischen Untersuchungs-Methoden. Urban & Schwarzenberg, Berlin

Sommer R (1902) Zur Messung der motorischen Begleiterscheinungen psychischer Zustände. Beitr Psychiatr Klin 1: 143–164

Steinwachs KC (1995) Die Schreibdruckkurvenregistrierung. Ein Zugangsweg zur feinmotorischen Diagnostik. Nervenheilkunde 14:372–378

Viviani P, McCollum G (1983) The relation between linear extent and velocity in drawing movements. Neuroscience 10:211–218

Viviani P, Terzuolo C (1980) Space-time invariance in learned motor skills. In: Stelmach GE, Requin J (eds) Tutorials in motor behavior. North Holland, Amsterdam, pp 525–533

White HR (1938) Ocular pursuit in normal and psychopathological subjects. J Exp Psychol 22: 17–31

Woodworth RS (1899) The accuracy of voluntary movement. Psychol Rev 2 (Monogr Suppl III):1–114 (whole No. 13)

Wundt W (1874) Grundzüge der physiologischen Psychologie. Engelmann, Leipzig

Zimmermann KW, Kaul P (1999) Einführung in die Psychomotorik. Gesamthochschul-Bibliothek, Kassel (Psychomotorik in Forschung und Praxis, Bd 30, 2. Aufl)

Inhaltsverzeichnis

Autorenverzeichnis

Baur, Barbara, Dr. hum. biol.
Dipl.-Psych.
Neurologische Klinik
AG Neuropsychologie
LMU München
Klinikum Großhadern
Marchioninistr. 23
81366 München

Ceballos-Baumann, Andres,
Priv.-Doz. Dr. med.
Neurologische Klinik
der TU München
Klinikum rechts der Isar
Möhlstr. 28
81675 München

Dose, Matthias, Prof. Dr. med.
Direktor,
Bezirkskrankenhaus Taufkirchen
Bräuhausstr. 5
84416 Taufkirchen/Vils

Gündel, Harald, Priv.-Doz. Dr. med.
Institut und Poliklinik
für Psychosomatische Medizin
Psychotherapie und Medizinische
Psychologie
TU München
Klinikum rechts der Isar
Langerstr. 3
81675 München

Heils, Armin, Dr.
Klinik für Epileptologie
Sigmund-Freud-Str. 25
53105 Bonn

Jahn, Thomas, Priv.-Doz. Dr. phil.
Dipl.-Psych.
Leiter, Klinische und Experimentelle
Neuropsychologie
Klinik und Poliklinik für Psychiatrie
und Psychotherapie
TU München
Klinikum rechts der Isar
Ismaninger Str. 22
81675 München

Juckel, Georg, Priv.-Doz. Dr. med.
Stellv. Leitender Oberarzt
der Klinik für Psychiatrie
und Psychotherapie
Charité-Universitätsmedizin Berlin
Campus Charité Mitte
Schumannstr. 20/21
10117 Berlin

Kapfhammer, Hans Peter,
Prof. Dr. med. Dr. phil. Dipl.-Psych.
Universitätsklinik für Psychiatrie
Landeskrankenhaus –
Universitätsklinikum Graz
Auenbruggerplatz 31
8036 Graz, Österreich

Kathmann, Norbert, Prof. Dr.
Institut für Psychologie
Humboldt-Universität zu Berlin
Rudower Chaussee 18
12489 Berlin

Klement, Ulrike, Dr. rer. nat.
Dipl.-Psych.
Klinik Valens
CH-7317 Valens

Krampe, Karin
Psychiatrische Klinik
LMU München
Nussbaumstr. 7
80336 München

Lemke, Matthias R., Priv.-Doz.
Dr. med.
Ärztlicher Leiter der Rheinischen
Kliniken Bonn
Kaiser-Karl-Ring 20
53111 Bonn

Lesch, Klaus-Peter, Prof. Dr.
Klinik für Psychiatrie
und Psychotherapie
Universität Würzburg
Füchsleinstr. 15
97080 Würzburg

Marquardt, Christian, Dr.
EKN – Entwicklungsgruppe
Klinische Neuropsychologie
Dachauer Str. 164
80992 München

Müller, Norbert, Prof. Dr. med.
Dipl.-Psych.
Psychiatrische Klinik
LMU München
Nussbaumstr. 7
80336 München

Riedel, Michael
Psychiatrische Klinik
LMU München
Nussbaumstr. 7
80336 München

Stassen, Hans H., Priv.-Doz. Dr.
Psychiatrische Universitätsklinik
Zürich
Postfach 68
8029 Zürich, Schweiz

Steidle, Birgit
EKN – Entwicklungsgruppe
Klinische Neuropsychologie
Dachauer Str. 164
80992 München

Theml, Tina, Dipl.-Psych.
Klinische und Experimentelle
Neuropsychologie
Klinik und Poliklinik für Psychiatrie
und Psychotherapie
TU München
Klinikum rechts der Isar
Ismaninger Str. 22
81675 München

Trenkwalder, Claudia,
Priv.-Doz. Dr. med.
Abt. Klinische Neurophysiologie
Universität Göttingen
Robert-Koch-Str. 40
37075 Göttingen

Wetter, Thomas-Christian,
Priv.-Doz. Dr. med.
Max-Planck-Institut für Psychiatrie
Deutsche Forschungsanstalt
für Psychiatrie
Kraepelinstr. 2–10
80804 München

Morbogene vs. pharmakogene Bewegungsstörungen

Katatonie – 130 Jahre nach Karl Ludwig Kahlbaum

Thomas Jahn

1.1   Einleitung

Vor mehr als 20 Jahren erschien in der Zeitschrift *Psychological Medicine* ein Editorial, dessen Titel in Abwandlung einer bekannten Liedzeile die melanchonisch anmutende Frage stellte: »Where have all the catatonics gone?« (Mahendra 1981). Anlass der darin enthaltenen Überlegungen war die Beobachtung, dass die Inzidenz und Prävalenz der Katatonie schon seit den 1930er Jahren deutlich rückläufig ist. Angesichts der Schwere katatoner Zustandsbilder, wie sie in den klassischen Textbüchern der Psychiatrie beschrieben sind, und angesichts der bei ihnen auch heute noch drohenden Behandlungskomplikationen brachte diese Frage sicherlich kein Verlustempfinden, wohl aber eine gewisse Ratlosigkeit der psychiatrischen Zunft zum Ausdruck.

Konnte es sein – und wenn ja: **wie** konnte es sein? – dass eines der eindrücklichsten und lange Zeit keineswegs seltenen klinischen Zustandbilder aus den Gründertagen der neuzeitlichen Psychiatrie, die Katatonie, allmählich aus dem Behandlungsalltag verschwunden zu sein schien? Eine als eigenständig gedachte nosologische Entität zunächst (Kahlbaum 1874), dann eine Unterform der Dementia praecox (Kraepelin 1913), deren Realität Generationen von Medizinern und Klinischen Psychologen außer Zweifel stand? Deren Namen gleichsam synonym war mit der Vielfalt motorischer und psychomotorischer Abnormitäten, die bei psychotisch erkrankten Patienten beobachtet werden konnten und mit denen unweigerlich jeder Besucher konfrontiert wurde, der im späten 19. oder frühen 20. Jahrhundert eine psychiatrische Klinik betrat?

Tatsächlich lag in nahezu allen Untersuchungen vor 1960 der Anteil katatoner Schizophrenien an der stationären Aufnahmeprävalenz über 25%, während dieser Anteil bis heute auf 2–8% gesunken ist (Übersicht bei Höffler u. Bräunig 1995). Die hierfür üblicherweise angeführten Gründe spiegeln die Vielfalt der möglichen Ursachen katatoner Symptome wieder:

- Ausschluss von Hirnerkrankungen durch verbesserte differenzialdiagnostische Möglichkeiten;
- Rückgang der im ersten Viertel des 20. Jahrhunderts häufigen Encephalitis lethargica;
- sozialpsychiatrische Fortschritte in der rehabilitationsorientierten Behandlung auch chronisch erkrankter Patienten.

Die Antwort auf Mahendras (1981) Frage lautet heute dennoch, dass die Katatonie mit ihren außerordentlich vielgestaltigen motorischen Symptomen und Verhaltensanomalien (vgl. folgende Übersicht) keineswegs auf geheimnisvolle Weise aus der Realität psychiatrischer Behandlungssettings entschwunden ist.

**Motorische Symptome und Verhaltens-
anomalien, die im Rahmen katatoner
Syndrome vorkommen können.
(Mod. nach Höffler et al. 1995; Taylor 1990)**

- Abgehaktes Sprechen
- Ambitendenz
- Ausdrucksmanieren
- Bannungszustände (Starren)
- Befehlsautomatie
- Bewegungsmanieren
- Bizarrerien
- Blockierungsphänomene
- Echophänomene
- Eckige Bewegungen
- Fehlende Ausdrucksbewegungen
- Flexibilitas cerea
- Ganganomalien
- Gegengreifen
- Grimassieren
- Haltungsanomalien
- Haltungsstereotypien
- Impulsive Akte
- Iterationen
- Iterierendes Murmeln
- Jaktationen
- Katalepsie (Posituren)
- Katatone Erregung
- Katatone Krisen
- Mitgehen/Mitmachen
- Motorische Hypermetamorphose
- Mutismus
- Negativismus (Gegenhalten)
- Negativistisches Verhalten
- Palilalien
- Primitivbewegungen
- Proskinetisches Verhalten
- Pseudoexpressivbewegungen
- Ritualisierte Handlungen
- Schaukeln
- Schnauzkrampf
- Seibern
- Skandiertes Sprechen
- Sprachmanieren
- Sprachmonotypien
- Stereotypien
- Stupor
- Verbigerationen
- Zeitlupenähnliche Verlangsamung

Zwar sind **schwere** katatone Zustandsbilder heute selten geworden, sodass viele Psychiater und Klinische Psychologen kaum oder nur gelegentlich einmal damit in Berührung kommen. Trotzdem ist die Katatonie Kahlbaums keineswegs nur von histori-

schem Interesse (Carroll 2001). Tatsächlich erfährt das Thema Katatonie derzeit eine Wiederbelebung, die angesichts des schon angestimmten Abgesanges (Mahendra 1981) ihrerseits erstaunt. Zahlreiche neue Fallbeschreibungen, Forschungsstudien und Übersichtsarbeiten bekunden ein solch vitales Interesse, dass Stöber und Ungvari (2001) ein von ihnen herausgegebenes Sonderheft der **European Archives of Psychiatry and Clinical Neuroscience** mit »Catatonia: A new focus of research« titulierten. Aktuelle Sammelbände und Monographien (Bräunig 1995a; Fink u. Taylor 2003; Northoff 1997) und die erst seit wenigen Jahren vorangetriebene Entwicklung spezieller Untersuchungsintrumente zur Erfassung katatoner Symptome unterstreichen eindrucksvoll das weltweit wiedererwachte Interesse an diesem komplexen Störungsbild.

Der Begriff der Katatonie ist eng mit dem der Schizophrenie verknüpft, seitdem Kraepelin (1899) die von Kahlbaum (1874) als Katatonie oder »Spannungsirresein« beschriebene Krankheitsentität – neben der von Hecker (1871) beschriebenen Hebephrenie und der Dementia paranoides – zu einer der Subtypen der Dementia praecox gemacht hatte und diese Zuordnung auch von Bleuler (1911) bei dessen Rekonzeptualisierung der Dementia praecox unter der neuen Bezeichnung »Schizophrenie« (Spaltungsirresein) übernommen worden war. Mit dem Begriff der Katatonie verbinden sich seitdem eine Reihe ungelöster Probleme, die sowohl in nosologischer wie in ätiologischer Hinsicht zu den schwierigsten der Psychiatrie zählen (Kindt 1980; Saß 1981). So gibt es bis heute noch nicht einmal eine allgemein anerkannte Definition. Kleist (1934) hatte vorgeschlagen, von katatonen Symptomen nur dann zu sprechen, wenn es sich um qualitativ veränderte psychomotorische Phänomene bei »endogenen« Psychosen handelt. Spätere Autoren definierten die Katatonie allgemeiner als »Psychisches Krankheitsbild, das vorwiegend durch Störungen der Willkürmotorik gekennzeichnet ist« (Peters 1984, S. 293). Neuere Darstellungen des Katatonieproblems (Bräunig 1995a; Johnson 1993; Northoff 1997; Taylor u. Fink 2003) betonen einerseits die mangelnde nosologische Spezifität und die vielfältigen organischen Ursachen katatoner Symptome, suchen aber andererseits auch nach Wegen zu einer operationalen, einheitlichen Definition katatoner (Sub-)Syndrome, die für Diagnose, Differenzialdiagnose und Behandlung von zunehmend praktischer Bedeutung werden dürften.

In diesem Kapitel werden der Ursprung und die Wandlungen des Katatoniebegriffes zunächst in his-

torischer Perspektive nachgezeichnet, ehe auf den
heutigen Stellenwert und die Aktualität katatoner
Symptome in der Diagnostik und Nosologie psychotischer (schizophrener und affektiver) Störungen
eingegangen wird. Dabei wird u. a. deutlich werden,
dass die seit Jahrzehnten vermeintlich schwindende
Inzidenz und Prävalenz des katatonen Subtyps der
Schizophrenie keineswegs nur Folge verbesserter dif-
ferenzialdiagnostischer und therapeutischer Möglichkeiten sind, wie beispielsweise auch Mahendra
(1981) in seinem eingangs erwähnten Editorial vermutete, sondern zu einem erheblichen Teil **Artefakte**
der vor allem seit Einführung der Neuroleptika zu
sehr verengten Diagnosekriterien sind. Dementsprechend wird auf Probleme der Differenzierung
zwischen morbogenen und pharmakogenen Bewegungsstörungen eingegangen. Gestreift werden aber
auch die vielfältigen sonstigen organischen Ursachen katatoner Symptome sowie die nach wie vor
kontrovers diskutierte Frage, ob es eine ideopathi-
sche Form der Katatonie gibt. Erstmals im deutschen Sprachraum werden die bisher vorliegenden
Rating-Skalen zur standardisierten Erfassung katatoner Symptome vergleichend dargestellt. Die Entwicklung derartiger Skalen belegt das in den letzten
Jahren wiedererwachte Interesse an der Katatonie
besonders eindrücklich. Es ist zu erwarten, dass ihre
fortlaufende Validierung im Kontext neuer Konzep-
tualisierungsansätze »der« Katatonie (Taylor u. Fink
2003) in naher Zukunft zu einer dann wahrscheinlich bleibenden Etablierung katatoner Syndrome in
der Nosologie und Diagnose psychiatrischer
Störungen führen werden. Ein weiterer Abschnitt
ist neueren Untersuchungen zu **neuropsychologischen** Korrelaten katatoner Symptome gewidmet,
bevor dieses Kapitel mit einer Zusammenfassung
und einem Ausblick auf mögliche künftige Entwicklungen endet. Auf praxisrelevante Aspekte hinsichtlich der Möglichkeiten und Gefahren bei der **Behandlung** katatoner Zustände wird an anderer Stelle
dieses Buches eingegangen (▶ s. Kap. 2 und 3).

1.2 Ursprung und Wandlungen des Katatoniebegriffes

Bereits im zweiten Jahrhundert nach Christus beschrieb der griechische Arzt Galen Zustände
körperlicher Starre bei anscheinend wachem Bewusstsein. Das jedoch erst im 19. Jahrhundert zunehmende Interesse an psychomotorischen Störungen bei »Geisteskranken« (z. B. Baillarger 1853;

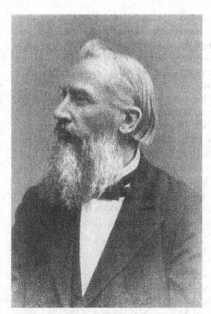

Abb. 1.1. Karl Ludwig Kahlbaum (1828–1899).
(Abbildung mit freundlicher Genehmigung von
Herrn Prof. Dr. Peter Bräunig)

Monro, 1856; Schüle 1867) wurde von Karl Ludwig
Kahlbaum (Abb. 1.1 und nachfolgender Exkurs)
in seiner 1874 erschienenen Monographie »Die Katatonie oder das Spannungsirresein« in besonderer
Weise vertieft.

Karl Ludwig Kahlbaum (1828–1899) studierte Mathematik, Naturwissenschaften und Medizin an den Universitäten Königsberg, Würzburg, Leipzig und Berlin, wo er 1854 auch pro-
movierte. Nach ersten Berufsjahren als Arzt an einer psychiatrischen Klinik in Ostpreußen und einer dreijährigen Lehr-
tätigkeit im Fach Psychiatrie an der Universität Königsberg leitete er ab 1867 über zwanzig Jahre eine psychiatrische Privatklinik in Görlitz (Schlesien), die er mit damals unkonventionel-
len, aus heutiger Sicht fortschrittlichen Behandlungsmethoden
weit über die Grenzen Deutschlands hinaus bekannt machte.
Mit seinen Schriften trug er entscheidend zur Entwicklung einer differenzierten psychiatrischen Krankheitslehre bei. Sein
bekanntestes Werk wurde »Die Katatonie oder das Spannungsirresein«, das 1874 erschien und erst 1973 ins Englische übersetzt wurde.

Kahlbaum beschrieb 21 psychotische Krankheitsfäl-
le, davon acht mit günstigem und sieben mit tödli-
chem Ausgang. Neben affektiven Störungen, Halluzinationen, formalen und inhaltlichen Denkstörungen fielen bei allen Patienten vor allem psychomotorische Abnormitäten auf, die Kahlbaum als »somati-

sche Symptome« bezeichnete: u.a. wächserne Biegsamkeit, choreaartige Krämpfe des Gesichts und der Extremitäten, Bewegungs- und Haltungsstereotypien, unwillkürliche Anspannung der Glieder, Steifheit des ganzen Körpers, Grimassieren, unbequeme oder manierierte Posituren, erschwertes Gehen und Bewegen der Arme, sowie Sprachstörungen (Mutismus, Redesucht, Verbigeration).

Bei der Katatonie Kahlbaums handelte es sich um eine eigenständige nosologische Einheit, eine psychotische Erkrankung mit psychomotorisch akzentuierter Symptomatik, die im Falle des Eintretens völliger körperlicher Starre (Stupor), meist in Verbindung mit hohem Fieber und Dehydration, einen tödlichen Verlauf nehmen konnte (akute perniziöse Katatonie). Seinem erklärten Ziel entsprechend, psychopathologische Phänomene in naturwissenschaftlicher Weise zu behandeln, war Kahlbaum der Meinung, dass die somatischen Symptome der Katatonie unmittelbare Zeichen zugrundeliegender zerebraler Funktionsstörungen seien. Er definierte daher die Katatonie auch als »Gehirnkrankheit mit cyclisch wechselndem Verlauf, bei der die psychischen Symptome der Reihe nach das Bild der Melancholie, der Manie, der Stupescenz, der Verwirrtheit und schließlich des Blödsinns darbieten«, wobei neben den psychischen Symptomen ›Vorgänge in dem motorischen Nervensystem mit dem allgemeinen Charakter des Krampfes als wesentliche Symptome‹ nachweisbar seien (Kahlbaum 1874, S. 87; zit. nach Kindt 1980, S. 8). Der letztgenannte Aspekt bildete die Grundlage für die Bezeichnung 'Katatonie'; in der Folge wurden jedoch alle, nicht nur die mit muskulären Spannungszuständen einhergenden motorischen Erscheinungen bei psychotischen Patienten mit diesem Namen belegt.

Die Katatonie Kahlbaums wurde später von Emil Kraepelin in ein Klassifikationssystem psychiatrischer Krankheiten aufgenommen, welches die psychiatrische Nosologie bekanntlich bis heute prägt. Anhand seines zwischen 1883 und 1927 insgesamt neunmal aufgelegten Lehrbuchs der Psychiatrie lassen sich die Umformungen nachvollziehen, welche das ursprüngliche Krankheitskonzept der Katatonie dabei erfuhr (Hoff 1995). Die Katatonie verlor ihre nosologische Eigenständigkeit, sie wurde zu einer von mehreren Subtypen, oder besser **Verlaufsformen** der Dementia praecox. Kraepelin wies auch schon auf die mangelnde nosologische Spezifität katatoner Symptome hin, betonte ihre vermutlich hirnorganische Bedingtheit, diskutierte aber auch psychische Faktoren als mögliche Ursachen (Kraepelin 1913, S. 909 ff).

Damit ist das zentrale und bis heute nicht gelöste Problem der **Interpretation** katatoner Symptome angesprochen: handelt es sich bei den jeweils infrage stehenden Anomalien um primär **somatogene** oder um primär **psychogene** Phänomene? Im Gefolge von Kahlbaum und Kraepelin haben sich viele Autoren mit der Katatonie auseinandergesetzt und dabei wechselnde Positionen eingenommen.

In einer modern anmutenden Weise behandelte beispielsweise Kleist (1908) die Frage, inwieweit die bei den sogenannten ›Motilitätspsychosen‹ beobachteten Bewegungsanomalien und Koordinationsstörungen psychischen oder neurologischen Ursprungs seien. Dabei gelangte er zu dem Ergebnis, dass die von ihm bei 125 psychiatrischen Patienten eingehend studierten Phänomene zwar in einigen Fällen von psychologischen Faktoren wie innere Organempfindungen, Affektlage und Aufmerksamkeit abhängig seien, der Einfluss dieser psychischen Bedingungen dennoch nur »mittelbar« sei. Ohne die Bedeutung psychischer Faktoren insbesondere beim Zustandekommen der komplexeren Bewegungsstörungen zu vernachlässigen, vertrat Kleist mit Nachdruck die Auffassung, dass den meisten Bewegungsstörungen psychotischer Patienten eine Funktionsstörung des Frontalhirns und der »cerebellokortikalen Bahnen« zugrundeläge, möglicherweise in Verbindung mit »transkortikalen Störungen«. Als Möglichkeiten diskutierte er 1) eine Dissoziation zwischen dem Kleinhirn-Stirnhirnsystem und dem sensomotorischen Kortex sowie 2) eine Störung der transkortikalen Beziehungen des aus beiden Systemen zusammengesetzten Bewegungsapparates mit den übrigen Teilen des Gehirns.

In ähnlicher Weise wie Kleist (1908, vgl. auch Kleist 1934) hatten zuvor Wernicke (1900) und später vor allem Leonhard (1936, 1957) die Vorstellung einer hirnorganischen Bedingtheit der katatonen Symptome zu konkretisieren versucht. Aufgrund erscheinungsbildlicher Ähnlichkeiten mit motorischen Störungen bei zerebralen Systemerkrankungen wurden u.a. Funktionsstörungen der Basalganglien bzw. des Frontalhirns als organisches Substrat der Motilitätspsychosen angenommen. Diese Ansichten fanden später Unterstützung durch die experimentelle Erzeugung katatoner Zustände im Tierversuch. So beschrieb bereits DeJong (1945) mehr als zwei Dutzend Methoden zur pharmakogenen Auslösung so genannter ›Modellpsychosen‹ und leitete daraus die Schlussfolgerung ab, die Katatonie sei, ähnlich wie die Epilepsie, eine generalisierte abnorme Reaktion des zentralen Nervensystems auf verschiedene Toxine – eine Auffassung, der schon die bereits um die Wende zum 20. Jahrhundert kursierenden Hypothese einer »autotoxischen« Ätiologie der Katatonie nahe stand.

Andererseits gewannen die Auffassungen Eugen Bleulers starken Einfluss, der in seiner 1911 erschienenen und bis heute in vielerlei Hinsicht wegweisenden Schrift »Dementia praecox oder Gruppe der Schizophrenien«, die Dementia praecox Kraepelins zur Schizophrenie im heutigen Sinne umformte. Bleuler (1911) unterschied die »Grundsymptome« der Schizophrenie, zu denen er vor allem spezifische Alterationen des Denkens (assoziative Lockerung) und der Affektivität sowie Ambivalenz, Aufmerksamkeitsstörungen und Autismus rechnete, von den »akzessorischen« Symptomen wie Wahnideen und Halluzinationen. Im Gegensatz zu den Grundsymptomen könnten die akzessorischen Symptome teilweise oder ganz fehlen, wenn sie auch in vielen Fällen das Erscheinungsbild der Psychose bestimmten. Die Grundsymptome hielt Bleuler für charakteristisch, während die akzessorischen Symptome auch bei anderen Krankheiten vorkommen könnten. Andererseits glaubte er sich zu der Auffassung berechtigt, dass auch die akzessorischen Symptome Eigentümlichkeiten der Genese oder der Erscheinung aufwiesen, die nur bei der Schizophrenie zu finden seien. Bleuler subsumierte die katatonen Symptome (Katalepsie, Stupor, Hyperkinese, Stereotypien, Manieren, Negativismus, Befehlsautomatie, Echopraxie, Automatismen und impulsive Handlungen) unter die **akzessorischen** Phänomene, indem er die relative Intaktheit der Psychomotorik herausstellte:

> Die Motilität erweist sich unseren jetzigen Untersuchungsmethoden gegenüber nur in akzessorischer Weise alteriert (Katalepsie usw.). Die Patienten sind unter Umständen sehr gewandt, die psychomotorische Seite der Sprache zeigt nichts Abnormes, ebenso wenig die der Schrift; sogar so fein abgestufte Bewegungen wie die des Violinspielens scheinen nicht gestört; immerhin wird ein vollendetes Spiel selten sein, aber aus Gründen der musikalischen und affektiven Auffassung (Bleuler 1911, S. 51).

Bleuler gab die Anzahl schizophrener Patienten mit zumindest zeitweise vorherrschender katatoner Symptomatik in der von ihm geleiteten Klinik mit etwa 50% an. Als akzessorische Symptome führte er die Mehrzahl der motorischen Störungen auf »Freudsche Komplexe« zurück. Die Abhängigkeit katatoner Symptome von psychischen Einflüssen,

zumindest aber ihre multifaktorielle Bedingtheit – von Bleuler mehrfach betont [1] –, lässt ihn skeptisch bleiben gegenüber Ansichten anderer Autoren, insbesondere der Wernickeschen Schule (s. o.), die in ähnlichen Phänomenen Hinweise auf Störungen der Motilität im engeren Sinne sahen:

> Obgleich die Beobachtungen, auf die sich solche Ansichten stützen, etwas Alltägliches sind, konnte ich mich doch nicht von deren Richtigkeit überzeugen. ... Leute, die sich nicht aufsetzen »können«, vermögen auf irgend einen psychischen Reiz hin auf einmal beliebige komplizierte und kraftvolle, richtig koordinierte Lokomotionen zu machen.
>
> Abgesehen von anderen Möglichkeiten, ist, bevor man die psychische Genese ausschließen kann, namentlich Negativismus ... zu eliminieren. Sogar die apraxieähnlichen Symptome können Ausdruck einer psychischen Allgemeinstörung sein. Wenn sehr oft die Bewegungen der Kranken etwas Unsicheres haben, so kann das eine Folge der Ziellosigkeit des Handelns überhaupt wie der einzelnen Bewegungen sein (Bleuler 1911, S. 141).

Zwar nähert sich Bleuler (1911) gelegentlich doch einer organischen Interpretation motorischer Störungen. So ließen etwa »zitternde unsichere Bewegungen auf eine allgemeine gröbere Hirnstörung schließen« (S. 132), und bestimmte Phänomene wie fibrilläre Zuckungen in der Gesichtsmuskulatur (Wetterleuchten), Verstärkung der idiomuskulären Kontraktion sowie feinschlägiger Tremor seien alle als nicht psychisch bedingte, »reine« motorische Symptome der Schizophrenie aufzufassen (S. 140f). Dennoch schreibt er zusammenfassend:

> Beobachtungen, die zwingend auf eine Entstehung motorischer Symptome in spezifisch veränderten motorischen Rindenzentren oder an noch peripherer Stelle hinweisen, sind noch nicht publiziert worden. So stehen auch die Lokalisationsversuche, die gerade hier am häufigsten gemacht worden sind, in der Luft. So weit wir wissen, sind alle motorischen Symptome in Entstehen und Vergehen von psychischen Einflüssen abhängig. Diejenigen, die man analysieren kann, lassen sich oft restlos auf psychischem
>
> ▼

---

[1] Vgl. etwa die scharfsinnige Analyse zum Problem des Negativismus (Bleuler 1911, S. 158ff; allgemeiner: S. 361ff).

Wege erklären. Dennoch ist es nicht auszuschließen, dass irgendwo im motorischen Apparat Alterationen vorkommen, die einen Teil der Symptome hervorbringen oder die dazu nötige Disposition schaffen (man denke an die erhöhte Erregbarkeit der Muskulatur) (Bleuler 1911, S.
361).

Insgesamt äußerte sich Bleuler damit weitaus vor-
sichtiger als Kleist (1908) über eine im engeren Sinne **neurologische** Erklärung der motorischen
Störungen schizophrener Patienten. Interessanterweise schien ihm diese noch am ehesten gerechtfertigt bei jenen Phänomenen, die heute üblicherweise
als Medikamenten-Nebenwirkungen angesehen werden (z. B. Tremor; s. u.).

Die von Bleuler betonte psychogene Auffassung
katatoner Symptome bahnte in den folgenden Jahren
psychodynamischen Deutungen den Weg (Arieti
1955; Booth 1948; Jelliffe 1927, 1940), und im Sinne
der »direkten Analyse« wurden sogar tiefenpsycho-
logische Behandlungsversuche unternommen (Rosen 1953). Andere Autoren nahmen an, dass es sich
bei den katatonen Symptomen um sekundäre Folgen
langjähriger Hospitalisierung, mangelnder Stimulation und sozialer Isolation handele (Barton 1976;
Homburger 1932) oder aber um Symptome nicht er-
kannter organischer Hirnerkrankungen wie der Sy-
philis. Auf die Möglichkeit, dass die von den Psychiatern der Kraepelin-Ära so sehr beachteten katatonen Symptome eine Folge der insbesondere im
ersten Weltkrieg epidemisch auftretenden Encephalitis lethargica (Economo 1929) gewesen sein
könnten, hat später Marsden (1982) mit Nachdruck
hingewiesen. Wie das folgende Zitat belegt, waren
sich die damaligen Autoren dieser letztgenannten
Möglichkeit sehr wohl bewusst, versuchten aber
dennoch eine differenzialdiagnostische Abgrenzung
(vgl. auch Farran-Ridge 1926; Reiter 1926; Steck
1926, 1927):

> Die Akinese ist in hohem Maße seelisch **beein-**
> **flussbar** und kann inneren Anstößen unvermit-
> telt und auf kurze Frist weichen: impulsiv kniet
> der Kranke, betet, oder er springt auf, schreit,
> schlägt. Daher bleibt das Krankheitsbild von
> dem myostatischen Starrezustande einer Ence-
> phalitis lethargica oder Paralysis agitans trotz
> gewisser Ähnlichkeiten verschieden (Kleist
> 1943, S. 2).

Besonders bezeichnend für den unklaren Status katatoner Symptome im Rahmen schizophrener Erkrankungen ist die Position Karl Jaspers, der in seiner erstmals 1913 erschienenen und bis heute mehrfach aufgelegten »Allgemeinen Psychopathologie«
die grundlegende methodologische Unterscheidung
zwischen Erklären und Verstehen begründete. Trotz
größter Bemühungen um eine präzise Abgrenzung
zwischen Psychopathologie einerseits und Neuropathologie andererseits gelang es auch ihm nicht,
die katatonen Bewegungsstörungen psychotischer
Patienten eindeutig zuzuordnen:

> Die zahlreichen und vielfach grotesken Bewe-
> gungserscheinungen der Seelenkranken können
> wir also von zwei Seiten her untersuchen. Ent-
> weder suchen wir den **Bewegungsmechanismus**
> selbst in seinen Störungen kennenzulernen, die
> unter Umständen unabhängig von jeder see-
> lischen Anomalie bestehen können. Diesen
> Weg verfolgt die Neurologie. Oder wir suchen
> Kenntnis vom abnormen Seelenleben und **Wil-**
> **lensbewusstsein** der Kranken zu bekommen,
> dessen normale Folgen in den auffallenden Be-
> wegungen zutage tritt. ... Zwischen diesen bei-
> den auffallenden Bewegungserscheinungen,
> den **neurologischen** als Störungen des Bewe-
> gungsapparates und den **psychologischen** als
> Folgen seelischer Abnormität in einem norma-
> len Bewegungsapparat liegen die **psychotischen**
> Bewegungserscheinungen, die wir registrieren,
> ohne sie auf die eine oder andere Weise zurei-
> chend zu begreifen (Jaspers 1965, S. 150 f).

Jaspers schlug vor, die neurologischen Bewegungs-
erscheinungen als Störungen der **Motilität**, die psychotischen als Störungen der **Motorik** zu bezeichnen, die psychologischen aber als Störungen von
Handlung und Ausdruck aufzufassen. Er forderte,
der Psychopathologe müsse die Motilitätsstörungen
kennen, um sie nicht unsachgemäß psychologisch
verstehen zu wollen. Dass dabei die Zuordnung in
vielen Fällen nicht immer eindeutig möglich war
und ist, geht auch aus folgendem Zitat hervor:

> Es ist möglich, ja wahrscheinlich, dass bei eini-
> gen katatonischen Motilitätsstörungen eine neu-
> rologisch fassbare Störung einen Faktor bildet.
> Dieser wäre dann eben nicht psychisch, sondern
> die Störung eines Mechanismus, dem der Wille
> gegenübersteht; er wäre verbunden mit einer
> Störung in der Psyche und dem Willen selbst.
> Man hat Bewegungsanomalien bei echten neuro-
> logischen Erkrankungen der subkortikalen
> ▼

Ganglien (Corpus striatum), die auch mit merkwürdigen psychischen Anomalien (Mangel an Initiative) verbunden sein können, verglichen mit Katatonien. Doch scheinen psychologisch gerade die Unterschiede das Auffallende und der Vergleich kann nur fruchtbar werden sowohl durch Herausehebung des Neurologischen wie durch kontrastierende klarere Erfassung der katatonischen seelischen Störung (Jaspers 1965, S. 154).

In diesem Sinne hat Kindt (1980) in einer umfassenden Monographie über das Katatonieproblem herausgearbeitet, dass die Katatonie seit jeher als Prototyp für gestörte Psychomotorik im Grenzbereich zwischen Psychopathologie und Hirnpathologie angesiedelt war, als Gegenstand sowohl somatischer wie psychologischer Krankheitslehren, ohne dass eine endgültige und eindeutige Zuordnung möglich wurde. Die Katatonie als psychophysisches Grenzphänomen wird zum klinischen Modellfall des philosophischen Leib-Seele-Problems. Der in dieser Hinsicht auch heute noch herausfordernde Charakter der Katatonie bleibt auch im Rahmen neuerer **monistischer** Auffassungen zum Leib-Seele-Problem bestehen, beispielsweise des emergentistischen Materialismus (Bunge 1984).

1.3 Nosologisch-ätiologische Heterogenität katatoner Syndrome

1.3.1 Der katatone Subtyp der Schizophrenie

◨ Tabelle 1.1 führt die wichtigsten Kriterien (Leitsymptome) für die Diagnose schizophrener Störungen auf, wie sie in den beiden gegenwärtig verbindlichen psychiatrischen Klassifikationssystemen ICD-10 und DSM-IV genannt werden (linke Spalte), ergänzt um die Kriterien für die Diagnose des katatonen Subtyps der Schizophrenie (rechte Spalte).

Aus ◨ Tabelle 1.1 ist ersichtlich, dass vor allem charakteristische Störungen der Wahrnehmung und des Denkens die Schizophreniediagnose bestimmen, daneben auch Alterationen der Affekte sowie soziale Auffälligkeiten. Motorische Störungen scheinen weniger bedeutsam, da nur katatone Symptome (ICD-10) bzw. katatones Verhalten (DSM-IV) mit zu den Leitsymptomen gezählt werden.

Da kein einzelnes Symptom oder Zeichen bekannt ist, welches als pathognomonisch gelten könnte, kann die Diagnose einer Schizophrenie einschließlich aller ihrer Unterformen nur aufgrund einer mehr oder minder charakteristischen **Symptomkonstellation** gestellt werden, wobei zusätzlich bestimmte Verlaufsaspekte beachtet sowie organische Ursachen (neurologische Erkrankungen, akute Intoxikationen u. a.) ausgeschlossen werden müssen. Der katatone Subtyp der Schizophrenie darf nur bei Erfüllung der allgemeinen Leitsymptome der Schizophrenie diagnostiziert werden, wenn zusätzlich die als kataton bezeichneten psychomotorischen Auffälligkeiten das klinische Bild beherrschen.

Unter dem Begriff der Katatonie werden in beiden operationalen Diagnosesystemen eine Vielzahl meist komplexer (willkürlicher oder unwillkürlicher) Bewegungsstörungen und Haltungsanomalien subsumiert. Das DSM-IV gibt hierzu folgende Definition:

> Katatone motorische Verhaltensweisen … umfassen ein ausgeprägtes Nachlassen der Reagibilität auf die Umgebung, die bei Erreichen eines extremen Grades überhaupt nicht mehr bewusst wahrgenommen wird (katatoner Stupor), das Verharren in einer steifen Körperhaltung mit spürbarem Widerstand bei passiven Bewegungsversuchen (katatone Rigidität), den aktiven Widerstand gegenüber Aufforderungen oder Fremdversuchen, eine Bewegung durchzuführen (katatoner Negativismus), die Einnahme von inadäquaten oder bizarren Körperhaltungen (katatone Haltungsstereotypie) oder sinnlose und nicht durch äußere Reize hervorgerufene, übermäßige motorische Aktivität (katatone Erregung) (American Psychiatric Association 1994; dtsch. Übersetzung nach Saß et al. 1996, S. 331).

Im deutschen Sprachraum haben vor allem Bräunig, Börner und Krüger (1995) nachdrücklich darauf hingewiesen, dass die heute für die Subtypdiagnose ›Katatone Schizophrenie‹ geforderten Einschlusskriterien wesentlich enger sind als das Merkmalsspektrum, auf das traditionelle Kliniker die Diagnose einer katatonen Schizophrenie stützten (vgl. dazu auch Manschreck 1986, 1993). Die Autoren berichten über eigene Ergebnisse an 91 chronisch erkrankten Patienten, welche die ICD-10- und DSM-III-R-Kriterien einer Schizophrenie erfüllten (Höffler et al. 1995). Eine Aufteilung des Klientels in Subtypen anhand der ICD-10-Kriterien ergab 9,9% ka-

◻ Tabelle 1.1. Diagnostische Kriterien (Leitsymptome) schizophrener Störungen und diagnostische Kriterien des katatonen Subtyps schizophrener Störungen nach der **International Classification of Diseases** (ICD-10) der World Health Organization (WHO) und dem **Diagnostic and Statistical Manual of Mental Disorders** (DSM-IV) der American Psychiatric Association (APA)

Schizophrene Störungen	Katatoner Subtyp
ICD-10 (WHO, 1992): Mindestens ein eindeutiges Symptom 1–4 oder mindestens zwei Symptome 5–8 fast ständig während eines Monats oder länger deutlich vorhanden: 1) Gedankenlautwerden, Gedankeneingebung oder Gedankenentzug, Gedankenausbreitung 2) Kontroll- oder Beeinflussungswahn, Gefühl des Gemachten, Wahnwahrnehmungen 3) Kommentierende oder dialogische Stimmen 4) Anhaltender, kulturell unangemessener und völlig unrealistischer Wahn 5) Anhaltende Halluzinationen jeder Sinnesmodalität 6) Gedankenabreißen oder Einschiebungen mit Zerfahrenheit, Danebenreden oder Neologismen 7) Katatone Symptome wie Erregung, Haltungsstereotypien oder wächserne Biegsamkeit, Negativismus, Mutismus und Stupor 8) Negative Symptome wie auffällige Apathie, Sprachverarmung, verflachte oder inadäquate Affekte (meist mit sozialem Rückzug und Nachlassen der sozialen Leistungsfähigkeit)	**ICD-10** (WHO, 1992): Die allgemeinen diagnostischen Kriterien für Schizophrenie müssen erfüllt sein. Eine oder mehrere der folgenden Verhaltensweisen beherrschen das klinische Bild: 1) Stupor oder Mutismus 2) Erregung 3) Haltungsstereotypien 4) Negativismus 5) Katalepsie 6) Wächserne Biegsamkeit 7) Andere Symptome wie Befehlsautomatismus und verbale Perseveration
DSM-IV (APA, 1994): Zwei oder mehr der folgenden Symptome, sofern jeweils für eine signifikante Zeitdauer während einer einmonatigen Periode vorhanden: 1) Wahn 2) Halluzinationen 3) Desorganisierte Sprache 4) Grob desorganisiertes oder katatones Verhalten 5) Negative Symptome, insbesondere Affektverflachung, Alogie oder Antriebslosigkeit Bei eindeutig bizarrem Wahn oder akustischen Halluzinationen mit kommentierenden oder dialogischen Stimmen genügt **ein** solches Symptom	**DSM-IV** (APA, 1994): Ein Typ der Schizophrenie, bei welchem das klinische Bild durch mindestens zwei der folgenden Symptome dominiert wird: 1) Motorische Immobilität gekennzeichnet durch Katalepsie (einschließlich wächserner Biegsamkeit) oder Stupor 2) Exzessive motorische Aktivität 3) Extremer Negativismus oder Mutismus 4) Eigentümlichkeiten der Willkürmotorik wie Posituren, stereotype Bewegungen, deutliche Manierismen oder deutliches Grimassieren 5) Echolalie oder Echopraxie

Es werden jeweils nur die diagnostischen Leitsymptome aufgeführt. Weitere diagnostische Kriterien wie Verlaufsmerkmale, Art und Mindestdauer sozialer Dysfunktionen sowie differenzialdiagnostische Überlegen sind den genannten Diagnosemanualen zu entnehmen

tatone Schizophrenien. Wurden jedoch die **traditionellen** Kriterien zugrundegelegt, kam man bei 33% der Patienten zu dieser Diagnose. Wurde dieses Drittel der Patienten erneut nach der ICD-10 diagnostiziert, so mussten 70% der traditionellen Katatonien einem anderen als dem katatonen Subtyp zugeordnet werden. Die Gründe hierfür ergaben sich aus der eingehenden Analyse der Häufigkeitsverteilung der einzelnen katatonen Symptome. Von den nach traditionellen Gesichtspunkten insgesamt 41 identifizierbaren motorischen Anomalien waren in dieser Studie die häufigsten:

- Bewegungsstereotypien (63,3%)
- Parakinesen (60,0%)
- fehlende Ausdrucksbewegungen (60,0%)
- Haltungsanomalien (56,7%)
- Gegengreifen (43,3%) und
- Stupor/Mutismus (43,3%).

Interessanterweise werden von diesen Symptomen im ICD-10 nur Stupor/Mutismus berücksichtigt. Diese Ergebnisse wie auch die anderer Autoren (Stompe et al. 2002) demonstrieren, dass auch unter heutigen Behandlungsbedingungen ein bedeutsamer Prozentsatz schizophrener Patienten eine Häufung katatoner Symptome aufweisen kann, ohne dass dies zu einer entsprechenden Diagnose führt, da die in den gegenwärtigen Klassifikationssystemen genannten katatonen Symptome nur einen Ausschnitt der bei schizophrenen Patienten beobachtbaren motorischen Störungen darstellen.

Sowohl das ICD-10 als auch das DSM-IV weisen ausdrücklich darauf hin, dass katatone Symptome unspezifisch sind und im Rahmen auch anderer psychiatrischer (insbesondere affektiver) Störungen, bei Gehirnerkrankungen, Stoffwechselstörungen, Drogen- und Alkoholmissbrauch vorkommen können. Damit wird die vor allem auf Kraepelin zurückgehende einseitige Fokussierung katatoner Symptome als Elemente der **schizophrenen** Psychopathologie verlassen. Nur das DSM-IV erwähnt unter der Rubrik »Zugehörige körperliche Untersuchungsbefunde« weitere motorische Störungen, die mit Schizophrenie häufig assoziiert seien, doch wird im Hinblick auf Bewegungsstörungen generell die Bedeutung der Medikamenteneinnahme hervorgehoben:

Personen mit Schizophrenie sind manchmal körperlich ungeschickt und können neurologische »soft signs« aufweisen, wie etwa eine links/ rechts-Unsicherheit, Koordinationsstörungen,
▼

oder Spiegelbewegungen. ... Vielleicht sind Bewegungsstörungen die am weitesten verbreiteten körperlichen Nebenbefunde. Wahrscheinlich sind die meisten von ihnen auf Nebenwirkungen der Behandlung mit antipsychotischen Medikamenten zurückzuführen. Bewegungsstörungen nach neuroleptischer Behandlung umfassen die Neuroleptikainduzierte Tardive Dyskinesie, den Neuroleptikainduzierten Parkinsonismus, die Neuroleptikainduzierte Akute Akathisie, die Neuroleptikainduzierte Akute Dystonie und das Maligne Neuroleptische Syndrom. Spontane Bewegungsstörungen, die jenen ähnlich sind, die durch Neuroleptika induziert werden können (z. B. Nase rümpfen, Zunge schnalzen, Grunzen), waren in der präneuroleptischen Ära beschrieben worden und werden auch immer noch beobachtet, gleichwohl können sie nur schwer von neuroleptischen Effekten getrennt werden (American Psychiatric Association 1994; dtsch. Übersetzung nach Saß et al. 1996, S. 335).

Damit wird das – auch unter praktischen Gesichtspunkten – bedeutsame Problem der Differenzierung morbogener (katatoner) von pharmakogenen (neuroleptikabedingten) Bewegungsstörungen angesprochen.

1.3.2 Katatone vs. neuroleptikabedingte Bewegungsstörungen

Da die Pharmakotherapie mittels Neuroleptika heute den Kern der Schizophreniebehandlung bildet, gehören die Probleme der Konfundierung bzw. Kontrolle von Neuroleptika-Nebenwirkungen zu den zentralen methodischen Problemen der Schizophrenieforschung (Jahn u. Mussgay 1989). Im vorliegenden Zusammenhang sind die extrapyramidalmotorischen Nebenwirkungen von besonderem Interesse. Diese lassen sich je nach dem Zeitpunkt ihres Auftretens in frühe (1 bis 40 Tage) und späte (Monate bis Jahre) Syndrome unterteilen. In der Literatur werden unter dem Begriff der extrapyramidalen Symptome (EPS) meist nur die frühen Syndrome zusammengefasst und den späten extrapyramidalen Hyperkinesen (tardiven Dyskinesien, TD) gegenübergestellt (Casey 1995). ◗ Tabelle 1.2 fasst die verschiedenen neuroleptikainduzierten Bewegungsstörungen zusammen.

Offensichtlich schwanken die Prävalenzschätzungen für EPS und TD neuroleptisch behandelter Patienten erheblich. Häufigkeit und Intensität der genannten Störungen hängen dabei von einer Reihe

◻ **Tabelle 1.2.** Extrapyramidalmotorische Nebenwirkungen neuroleptischer Substanzen. (Mod. nach Tegeler, 1992, und Höffler, 1995)

	Klinisches Erscheinungsbild	Höchste Auftretens-wahrscheinlichkeit	Streubreite der Prävalenzangaben (%)
Frühdyskinesien	Muskelspasmen der Zunge, des Gesichts, des Nackens oder Rückens	1–5 Tage	2,3–66,7
Parkinsonsyndrom	Hypokinese, Rigor, Tremor, Maskengesicht, schlürfender Gang	5–30 Tage	8,6–72,0
Akathisie	Unruhe, Bewegungsdrang	5–40 Tage	5,5–41,0
Späte Hyperkinesen	Orofaziale Dyskinesie, choreo-athetoide Bewegungsstörungen	Monate bis Jahre	8,4–70,0

von Faktoren ab, zu denen insbesondere Patienten- und Medikamentenmerkmale, Dosishöhe sowie zeitliche Aspekte des Behandlungsregimes zählen (Casey 1995). Die Komplexität dieser Einflussfaktoren mag – zusammen mit unterschiedlichen Erhebungsmodalitäten – die genannten extremen Streubreiten zu einem gewissen Teil erklären. Nach Höffler (1995) könnten die massiven Inkonsistenzen in den berichteten Prävalenzen extrapyramidal-motorischer Symptome aber auch die schwierige differenzialdiagnostische Bewertung bestimmter Bewegungs- und Haltungsanomalien als pharmakogen oder morbogen widerspiegeln.

Für das Problem der differenzialdiagnostischen Abgrenzung pharmakogener von morbogenen Bewegungsstörungen prägten Brenner und Rheuban (1978) anhand einer Falldarstellung den Begriff des »katatonen Dilemmas«. Tatsächlich ist es möglich, jeder neuroleptikainduzierten Beeinträchtigung ein phänomenologisch kaum unterscheidbares katatones Symptom gegenüberzustellen: den neuroleptikabedingten Hypokinesen die katatonen Hemmungszustände, den neuroleptikabedingten Früh- und Spätdyskinesien die katatonen Hyper- und Parakinesien, dem malignen neuroleptischen Syndrom die perniziöse Katatonie, den passageren neuroleptikabedingten Dyskinesien und Dystonien die ebenfalls passageren hyper- oder dyskinetischen katatonen Krisen usw. (Bräunig 1995 b). Katatone Symptome können durch Neuroleptika maskiert (Manschreck 1993), in einigen Fällen aber auch verstärkt und dann als reine Medikamenten-Nebenwirkungen verkannt werden (Krüger u. Bräunig 1995).

Wie wenig es angezeigt ist, motorische Störungen schizophrener Patienten generell als Medika-

menten-Nebenwirkungen aufzufassen, wie es nach Einführung der Neuroleptika für viele Jahre allgemein üblich geworden war, demonstrierte eine Untersuchung von Rogers (1985). Dieser Autor verdeutlichte die seit langem bestehende theoretische Inkonsistenz bezüglich der Interpretation motorischer Störungen psychotischer Patienten, die sich in der Verwendung sowohl psychiatrischer wie neurologischer Begriffe für die gleichen, phänomenologisch oft nicht zu unterscheidenden Anomalien niederschlage, anhand der von ihm so genannten »Conflict of Paradigms«-Hypothese. Rogers untersuchte 100 psychotisch erkrankte Langzeitinsassen eines Londoner Krankenhauses (davon 92 mit der Diagnose einer Schizophrenie), die zwischen 1907 und 1955 aufgenommen und von denen 80 wegen persistierender psychotischer Störungen nicht mehr entlassen worden waren. Die mittlere Hospitalisierungsdauer der 59 weiblichen und 41 männlichen Patienten betrug 42,8 Jahre. In rein deskriptiver Weise teilte Rogers motorische Störungen in 10 verschiedene Kategorien ein:

1) Haltungsanomalien,
2) Tonusveränderungen,
3) Störungen der Willkürmotorik,
4) Hyperaktivität,
5) Bewegungsanomalien des Kopfes, des Rumpfes oder der Extremitäten,
6) Gangstörungen,
7) Störungen der spontanen Augenbewegungen,
8) vermehrtes oder vermindertes Blinzeln,
9) orofaziale Bewegungsstörungen und Grimassieren,
10) Störungen der Sprachproduktion.

◻ Tabelle 1.3. Relativer Anteil (%) von chronisch psychotischen Patienten mit motorischen Störungen über verschiedene Krankheitsstadien im intraindividuellen Verlauf. (Nach Rogers, 1985)

	Bei Erstaufnahme – vor Langzeithospitalisierung	Innerhalb der ersten fünf Jahre – vor jedweder somatogenen[a] Therapie	Vor 1955 – vor Einführung der Neuroleptika	Zum Untersuchungszeitpunkt (1978)
Störungen in mindestens einer Kategorie	88	92	98	100
Störungen in mindestens fünf Kategorien	10	41	71	91

[a] Ausgeschlossen wurden Kardiazol- und Elektrokrampftherapie, Insulinkoma und Leukotomie

Zusätzlich wurde bei jedem Patienten eine ausführliche neurologische Standarduntersuchung durchgeführt. Danach wurden sämtliche Krankenakten retrospektiv bis zum Aufnahmezeitpunkt nach konkreten Beschreibungen motorischer Auffälligkeiten durchsucht; auch hier wurden allzu »theoriegeladene« neurologische oder psychiatrische Interpretationen außer Acht gelassen. Der relative Anteil der Patienten mit motorischen Störungen zum Untersuchungszeitpunkt und in verschiedenen Krankheitsstadien davor gibt ◻ Tabelle 1.3 wieder.

Auch wenn die Anzahl motorischer Auffälligkeiten im Laufe der Hospitalisierung insgesamt deutlich zunahm, war doch der Prozentsatz von Patienten mit Störungen in mindestens einer Kategorie von Anbeginn sehr hoch und für den Zeitraum **vor** Einführung der Neuroleptika praktisch nicht verschieden vom Nachuntersuchungszeitpunkt. Zu diesem Zeitpunkt fanden sich die gleichen Störungen bei Patienten mit gegenwärtiger Neuroleptikabehandlung, bei solchen, die seit einem Monat bis 15 Jahren keine Medikamente mehr erhalten hatten und bei solchen, die nie welche erhalten hatten. Weder die gegenwärtigen noch die früheren motorischen Störungen konnten mit diagnostisch eindeutig identifizierbaren neurologischen Erkrankungen in Zusammenhang gebracht werden. Obwohl die motorischen Störungen intraindividuell variierten, waren sie doch ein durchgängiges Merkmal des untersuchten Patientenkollektivs. Rogers (1985) interpretierte diesen Befund als Evidenz dafür, dass motorische Störungen psychotisch erkrankter Patienten im Wesentlichen weder Folge langanhaltender Hospitalisierung, noch somatischer – einschließlich neuroleptischer – Therapie, noch übersehener hirn-

organischer Erkrankungen, sondern Teil des psychotischen Krankheitsprozesses selbst sind.

Die Weiterentwicklung der von Rogers (1985) verwendeten Untersuchungsmethode resultierte in einer erweiterten und besser standardisierten Ratingskala zur Erfassung einer großen Bandbreite katatoner (einschließlich extrapyramidaler) Symptome (Lund et al. 1991; vgl. auch Rogers 1992). Die »Conflict of Paradigms«-Hypothese wurde in der Folge stärker auf die Frage der Abgrenzbarkeit pharmakogener von morbogenen motorischen Anomalien eingeschränkt und dahingehend spezifiziert, dass die Unterscheidung letztlich illusorisch sei nicht nur aufgrund der Überlappung der beobachtbaren Charakteristika, sondern auch hinsichtlich der vermutlich zugrunde liegenden Neuropathologie (Liddle 1991).

McKenna et al. (1991) untersuchten 93 akute und chronische schizophrene Patienten mithilfe der modifizierten Rogers-Skala, sowie mittels etablierter Skalen zur Erfassung neuroleptika-induzierter Bewegungsstörungen (Simpson u. Angus 1970; Simpson et al. 1979). Auch nach Ausschluss der in der Rogers-Skala enthaltenen extrapyramidalen Symptome fand sich eine Korrelation von $r = 0,58$ ($p < 0,001$) zwischen dem Summenwert für katatone Symptome und einem Summenwert für tardive Dyskinesien und neuroleptischem Parkinsonoid. Die Autoren unterteilten die katatonen Symptome in »positive« und »negative« Phänomene analog der Definition positiver und negativer psychopathologischer Merkmale der Schizophrenie. Sie fanden spezifische Zusammenhänge zwischen positiven katatonen Phänomenen und tardiven Dyskinesien einerseits sowie negativen katatonen Phänomenen und neuroleptischem Parkinsonoid andererseits. Dieser Befund wurde bestätigt im Rahmen einer Faktorenanalyse, die keine Trennung katatoner und extrapyramidaler Symptome, wohl aber eine zwischen **hyp**erkinetischen und **hypo**kinetischen Symptomen ergab.

Die von der Arbeitsgruppe um Rogers gefundenen Ergebnisse werden durch eine Reihe unabhängiger Untersuchungen bestätigt. In einer vielzitierten Studie von Owens und Johnstone (1980) wiesen 327 von insgesamt 456 überwiegend langzeithospitalisierten, chronisch schizophrenen Patienten extrapyramidale Symptome und spontane unwillkürliche Bewegungen (Dyskinesien) auf. Diese motorischen Abnormitäten fanden sich auch bei 27 von 52 Patienten, die niemals neuroleptisch behandelt worden waren. Owens et al. (1982) konnten 411 Patienten 12–18 Monate später noch einmal untersuchen, davon 47, die niemals Neuroleptika erhalten hatten. Die Autoren fanden keine statistisch signifikanten Unterschiede zwischen den neuroleptisch behandelten und den unbehandelten Patienten, weder hinsichtlich der Prävalenz der Bewegungsstörungen über verschiedene Schweregrade, noch bezüglich mittlerer Schwereindizes. Darüber hinaus waren auch die Verteilungsprofile der Dyskinesien über verschiedene Körperregionen in beiden Gruppen nahezu identisch, mit den häufigsten und ausgeprägtesten Störungen im orofazialen Bereich.

Zu ähnlichen Ergebnissen kamen McCreadie et al. (1982) im Rahmen der ersten kommunalen Kohortenuntersuchung zur Prävalenz des neuroleptischen Parkinsonoids und tardiver Dyskinesien bei schizophrenen Patienten. Das Vorkommen extrapyramidalmotorischer Symptome und Dyskinesien bei bis zu einem Drittel niemals neuroleptisch behandelter Patienten wird in neueren Studien sogar im interkulturellen Vergleich bestätigt (Chatterjee et al. 1995; McCreadie et al. 1996). Untersuchungen, die sich apparativer Verfahren zur Erfassung extrapyramidaler Symptome bedienten, fanden bei 30–45% neuroleptikanaiver Patienten Rigidität und Tremor (Caligiuri et al. 1993 a; Caligiuri et al. 1993 b). Trotz gelegentlich widersprechender Befunde (McCreadie u. Ohaeri 1994) führte die von Rogers (1985, 1992) angeregte Diskussion der »Conflict of Paradigms«-Hypothese dazu, dass die lange Zeit fast ausschließlich pharmakogene Erklärung motorischer Störungen bei schizophrenen Patienten immer mehr in Zweifel gezogen wurde.

1.3.3 Katatone Symptome bei affektiven Erkrankungen

Bereits Kahlbaum (1874) hatte beobachtet, dass den meisten katatonen Episoden depressive oder manische Zustände vorausgehen. Bleuler (1911) sah katatone Symptome fast regelmäßig mit manischen und melancholischen Symptomen vermengt; und Kraepelin berichtete in verschiedenen seiner Schriften, dass nahezu die Hälfte aller katatonen Attacken mit einer depressiven Verstimmung begännen und dass Katatonie und Manie häufig assoziiert seien. Vor diesem Hintergrund überrascht es umso mehr, dass die Katatonie durch so viele Jahrzehnte hindurch fast ausschließlich als Subtyp bzw. spezifische Verlaufsform der Schizophrenie galt. Dabei wiesen zumindest einzelne Autoren schon sehr früh auch anhand systematischer Untersuchungen immer wieder auf den engen Zusammenhang zwischen affektiven Erkrankungen und katatonen Zuständen hin.

Eine der frühesten Studien dieser Art stammt von Kirby (1913), der bei Patienten mit manisch-depressiver Erkrankung zahlreiche katatone Symptome beschrieb, darunter Katalepsie, Posituren, abnorme Kopf- und Handstellungen, erhöhte muskuläre Rigidität, Phasen völliger Inaktivität, die von Ausbrüchen hektischer Impulsivität unterbrochen wurden, Mutismus alternierend mit zwanghaftem Lachen, okulomotorische Krisen und abnorme Gangmuster.[2] Knapp ein Jahrzehnt später teilte Lange (1922) die Ergebnisse seiner Untersuchungen an 700 hospitalisierten Patienten mit manisch-depressiven Psychosen mit: 13% aller Patienten mit reiner Manie und 28% aller Patienten mit gemischten manisch-depressiven Zuständen wiesen eindeutige katatone Symptome auf. Schließlich fanden auch Bonner und Kent (1936) unter N = 100 manisch erkrankten Patienten 10% mit einer Katatonie.

An diese frühen Untersuchungen knüpfte erst Morrison (1973) wieder an: er analysierte die Krankenakten von 250 ehemaligen Patienten des Iowa State Hospital, die über einen Zeitraum von 50 Jahren mit der Diagnose einer katatonen Schizophrenie behandelt worden waren. 11% der Patienten mit der Diagnose einer »erregten« katatonen Schizophrenie erfüllten auch die diagnostischen Kriterien einer Manie, 10% der Patienten mit der Diagnose einer

---

[2] Die mangelnde nosologische Spezifität katatoner Symptome wurde schon damals nicht nur gegenüber affektiven Psychosen, sondern auch gegenüber psychogenen, insbesondere hysterischen Zuständen hervorgehoben (Breuer u. Freud 1895; Janzarik 1978; Kaiser 1901, 1902; Kretschmer 1923).

»retardierten« katatonen Schizophrenie erfüllten die diagnostischen Kriterien einer depressiven Störung. Weitere 15% von Patienten mit gemischten (erregten und retardierten) katatonen Schizophrenien konnten als entweder depressiv oder manisch erkrankt rediagnostiziert werden. Interessanterweise schienen sich die als manisch-kataton rediagnostizierten Patienten sowohl zum Entlassungzeitpunkt als auch (durchschnittlich) zwei Jahre später in einem besseren psychopathologischen Zustand zu befinden als diejenigen Patienten, die als schizophren-kataton einzustufen waren.

Die Studie von Morrison (1973) wurde in der Folgezeit häufig zitiert, mehr noch aber diejenige von Abrams und Taylor (1976), die über einen Zeitraum von 14 Monaten alle konsekutiv auf zwei psychiatrischen Akutstationen eines New Yorker Krankenhauses aufgenommene Patienten mit mindestens einem katatonen Zeichen (Mutismus, Stereotypien, Posituren, Katalepsie, Befehlsautomatismus, Negativismus, Echolalie/Echopraxie, Stupor) prospektiv untersuchten. Von den identifizierten 55 Patienten erfüllten nur vier (!) die diagnostischen Kriterien einer Schizophrenie, wohingegen mehr als zwei Drittel an einer affektiven Störung (meist Manie) erkrankt waren. Alle Patienten mit katatonen Symptomen zeigten einen überwiegend günstigen Krankheitsverlauf. In einer weiteren Veröffentlichung (Taylor u. Abrams 1977) fanden sich unter 123 konsekutiv aufgenommenen manischen Patienten 28% mit mindestens einem katatonen Zeichen. In dieser Studie konnten keine Unterschiede zwischen manischen Patienten mit und ohne katatoner Symptomatik hinsichtlich klinischer Merkmale und Krankheitsverlauf festgestellt werden.

Aus neuester Zeit ist vor allem eine Untersuchungsreihe von Bräunig und Mitarbeitern hervorzuheben (Bräunig et al. 1999; Krüger et al. 2003), in der katatone Symptome mit Hilfe einer sorgfältig standardisierten und validierten Rating-Skala eingeschätzt wurden (**Katatonie-Rating-Skala**, KRS; Bräunig et al. 1999; s. u.). Zusammenfassend ergaben sich die folgenden Ergebnisse:
- 19 von 61 Patienten (31,1%) bzw. 27 von 99 Patienten (27,3%) mit einer manischen oder gemischten Episode einer bipolar-affektiven Störung nach DSM-III-R bzw. DSM-IV erfüllten die Kriterien eines katatonen Syndroms mit mindestens 4 katatonen Symptomen;
- bei den betroffenen Patienten rangierte die Zahl der als mindestens mittelschwer eingeschätzten katatonen Symtpome von 5–18;

- von 39 Patienten mit einer **gemischten** Manie waren 24 kataton (61,5%), dagegen waren nur 3 von 60 Patienten mit einer **reinen** Manie kataton (5,0%);
- Patienten mit katatonen Manien wiesen deutlich stärker ausgeprägte manische und depressive Symptome sowie auch Angst, Anergie, Denkstörungen und Feindseligkeit auf als manische Patienten ohne katatones Syndrom;
- außerdem hatten Patienten mit katatonen Manien mehr gemischte Episoden im Krankheitsverlauf, mehr Komorbidität, eine längere Hospitalisierungsdauer und ein signifikant niedrigeres soziales Funktionsniveau (GAF-Score) während der letzten 6 Monate vor der Indexaufnahme.

Die Ergebnisse dieser Untersuchungsreihe belegen erneut die Häufung katatoner Symptome bei manischen Erkrankungen, replizieren die schon von Lange (1922) gemachte Beobachtung, dass Patienten mit gemischten manisch-depressiven Zuständen häufiger katatone Symptome zeigen als Patienten mit rein manischen Zuständen, und weisen darüberhinaus darauf hin, dass katatone Symptome bei Manien einen für den Verlauf und die Prognose der manischen Episode relevanten Schweregradindikator darstellen. Vor allem letzteres unterstreicht die mögliche Bedeutung, welche eine sorgfältige diagnostische Beachtung katatoner Symptome auch und gerade für praktische Belange der Behandlung affektiver Störungen zukommt.

Die oben referierten und andere Studienergebnisse zusammenfassend lässt sich sagen, dass wahrscheinlich etwa 25% aller manisch erkrankten Patienten zumindest vorübergehend die DSM-Kriterien einer Katatonie erfüllen, und dass mehr als die Hälfte der Patienten, die als kataton einzustufen sind, an einer manisch-depressiven Erkrankung leiden (Taylor u. Fink 2003). Somit kann heute als unstrittig angesehen werden, dass entgegen der historisch engen Bindung des Katatoniebegriffes an die Schizophrenie die meisten katatonen Zustände in psychiatrischen Behandlungssettings bei den affektiven Erkrankungen vorkommen. Dabei ist im Rahmen von Manien das Auftreten von katatonen Symptomen umso wahrscheinlicher, je schwerer die psychotische Grunderkrankung ist (Cutting 1995; Krüger u. Bräunig 2000).

1.3.4 Organisch verursachte Katatonien

Die möglichen primär organischen Ursachen katatoner Zustände sind außerordentlich vielfältig (Johnson 1993), sodass katatone Symptome nicht auf schizophrene und affektive Erkrankungen beschränkt bleiben. Zu diesen organischen Ursachen gehören Infektionskrankheiten (neben der bereits mehrfach genannten Encephalitis lethargica z.B. auch Herpes simplex), vaskuläre Störungen (Basilarthrombosen), metabolische Prozesse (Hyperparathyroidismus, hepatitische Enzephalopathie, Kohlenmonoxid-Vergiftung), Drogen (neben Neuroleptika unter anderem Alkohol, Lithium, Amphetamine, Steroide), Hirngewebsläsionen (des Hirnstammes und der Ganglien, Wernicke Enzephalopathie, Sklerose) und Epilepsien (nonkonvulsiver epileptischer Status). Die Vielzahl der genannten Konditionen muss differenzialdiagnostisch berücksichtigt werden.

Über die möglichen organischen Ursachen katatoner Symptome, die **nicht** auf einen der o.g. Faktoren zurückgeführt werden können, ist derzeit noch wenig bekannt. Die bisher vorliegenden Befunde sind uneinheitlich; sie umfassen eher geringgradige Atrophien des Hirnstammes und des Cerebellums (Joseph et al. 1985; Wilcox 1991), Hypoperfusionen des linken inferioren Temporallappens unter Einschluss von Teilen des limbischen Systems (Ebert et al. 1992), Asymmetrien im Glucose-Metabolismus der Basalganglien (Luchins et al. 1989), sowie Dysfunktionen des mit den Basalganglien eng verbundenen ventralen striatal-pallidalen Komplexes (Heimer et al. 1982; Joyce 1983) als Teil eines mesotelenzephalen Dopamin-Systems (Bjorklund u. Lindvall 1984). Die Komplexität vieler katatoner Symptome, die auch auf Störungen der Aufmerksamkeit und der Handlungsintention hinweisen, lassen weiträumige Verursachungsmodelle unter Einschluss frontaler und subkortikaler Areale (Basalganglien, Dienzephalon, Hirnstamm) – vermutlich verbunden mit einer mesolimbisch-mesostriären dopaminergen Inbalance – adäquater erscheinen als allzu eng fokusierende Lokalisationsversuche (vgl. zusammenfassend Taylor 1990).

Völlig offen ist die Frage einer neurologischen Verursachung katatoner Symptome in solchen Fällen, die trotz intensiver Untersuchung weder mit einer bekannten hirnorganischen **noch** psychiatrischen Störung in Zusammenhang gebracht werden können (so genannte idiopathische Katatonie; Barnes et al. 1986; Benegal et al. 1993).

1.4 Standardisierte Untersuchungsinstrumente

Verschiedene Autoren haben zur Erfassung katatoner Syndrome diagnostische Checklisten vorgeschlagen (Gelenberg 1976; Morrison 1973, Rosebush et al. 1990; Taylor u. Abrams 1977). In diesen Checklisten variiert jedoch die Anzahl der Symptome zwischen 5 und 25, außerdem liegen keine Untersuchungen zu ihrer Reliabilität und Validität vor. Es ist daher als wichtiger Fortschritt in der Katatoniediagnostik anzusehen, dass in den letzten Jahren gleich mehrere standardisierte Ratingskalen entwickelt wurden, die hinsichtlich psychometrischer Gütekriterien überprüft und im klinischen Einsatz erprobt sind. Im Einzelnen sind dies: die im Zusammenhang mit der Untersuchung von Rogers (1985) bereits erwähnte **Modified Rogers Scale** (MRS; Lund et al. 1991; McKenna et al. 1991), die **Bush-Francis-Catatonia-Rating-Scale** (BFCRS), von der auch das kürzere **Bush-Francis-Catatonia-Screening-Instrument** (BFCSI) abgeleitet wurde (Bush et al. 1996), die **Northoff-Catatonia-Scale** (NCS; Northoff et al. 1999) sowie die **Katatonie-Rating-Skala** (KRS) von Bräunig und Mitarbeitern (Bräunig et al. 1999). Ein wesentliches Merkmal all dieser Skalen (s. ◘ Tabelle 1.4) ist, dass ihre Entwicklung an die im Vergleich zum DSM-IV und ICD-10 wesentlich umfangreichere und differenziertere Katatoniediagnostik der klassischen Psychiatrie-Ära anknüpft, womit die operationalisierte Erfassung auch relativ diskreter katatoner Zustandsbilder ermöglicht wird.

Beispielsweise basiert die Itemkonstruktion für die KRS (Bräunig et al. 1999; s. Anhang A in diesem Band) auf der detaillierten Auswertung von 65 zwischen 1874 und 1986 publizierten Fallberichten über Patienten mit Katatonien, allen bisher vorgeschlagenen Symptomchecklisten **und** den aktuellen Diagnosemanualen DSM-IV und ICD-10. In der Erstversion enthielt die KRS insgesamt 61 Items, die im Laufe einer mehrjährigen klinischen Erprobungsphase auf 21 Items (16 motorische katatone Symptome und 5 katatone Verhaltenssymptome) komprimiert wurden mit dem Ziel, inhaltliche Redundanz zu vermeiden und höchstmögliche Spezifität der Skala zu erreichen, ohne ihre Sensitivität zu verringern. Die Autoren beanspruchen, mit der KRS auch Veränderungen katatoner Symptome im zeitlichen Verlauf erfassen zu können, was für die Untersuchung »natürlicher« Krankheitsverläufe sowie für die Evaluation therapeutischer Interventionen von erheblicher Bedeutung ist. Ein instruktives Fallbeispiel zur Stabilität und Variabilität katatoner Symptome

Tabelle 1.4. Standardisierte Ratingskalen zur Erfassung katatoner Symptome

	Modified Rogers Scale (MRS)	Bush-Francis Catatonia Rating Scale (BFCRS)	Bush-Francis Catatonia Screening Instrument (BFCSI)	Northoff Catatonia Scale (NCS)	Katatonie-Rating-Skala (KRS)
Autoren (Jahr)	Lund et al. (1991) und McKenna et al. (1991)	Bush et al. (1996)	Bush et al. (1996)	Northoff, Koch et al. (1999)	Bräunig, Krüger, Höffler et al. (1999)
Stichproben	93 akut und chronisch kranke Patienten mit schizophreniformen Störungen (alle Teilgruppen zusammen)	28 katatone Patienten unterschiedlicher Diagnosen	Dito	34 akut katatone Patienten 68 alters-, geschlechts-, diagnose- und medikamenten-gematchte psychiatrische Kontrollen	71 stationär behandelte psychiatrische Patienten mit katatonem Syndrom 50 stationär behandelte psychiatrische Patienten n.n.b.
Anzahl Items	36	23	14	40	21
Itemcodierung	0–2 (Schweregradstufen)	0–3 (Schweregradstufen)	0 (absent)–1 (präsent)	0–2 (Schweregradstufen)	0–4 (Schweregradstufen)
Anzahl Subskalen	10 a priori definierte. 3 aus 18 vorselektierten Items faktorenanalytisch gewonnene (davon nur zwei interpretierbar: hyper- vs. hypokinetische Dimension)	Keine	Keine	3 a priori definierte (13 motorische, 12 affektive und 15 behaviorale Symptome). 4 faktorenanalytisch gewonnene (affektive, hyperaktiv-erregte, hypoaktiv-retardierte und behaviorale Dimension)	2 a priori definierte (16 katatone Motorsymptome und 5 katatone Verhaltensweisen)
Beurteilungsbasis	Verhaltensbeobachtung (keine Zeitangabe)	5-minütige Untersuchung, ergänzt durch Krankenakte	Dito	Verhaltensbeobachtung und standardisierte Verhaltensproben (keine Zeitangabe)	45-minütige semistrukturierte Untersuchung, ergänzt durch Fremdinformtionen

◘ Tabelle 1.4 (Fortsetzung)

	Modified Rogers Scale (MRS)	Bush-Francis Catatonia Rating Scale (BFCRS)	Bush-Francis Catatonia Screening Instrument (BFCSI)	Northoff Catatonia Scale (NCS)	Katatonie-Rating-Skala (KRS)
Skalen-homogenität	k.A.	k.A.	k.A.	Cronbachs $\alpha=0,87$	Cronbachs $\alpha=0,89$
Interrater-Reliabilität	Kendalls W=0,57–0,99 (Items)	r=0,93 (Gesamt-score) Mittl. Kappa=0,73 (Items)	r=0,95 (präsente Items); Mittl. Kappa=0,83 (Items)	r=0,94 (Gesamtscore) Mittl. Kappa=0,81 (Items)	$0,91 \leq r \leq 0,99$ (Gesamt-score) ICC=0,83–0,99 (Items)
Intrarater-Reliabilität	k.A.	k.A.	k.A.	ICC=0,80–0,95	k.A.
Diagnostischer Schwellenwert	k.A.	k.A.	Mindestens zwei präsente Symptome	Mindestens ein Symptom aus jeder a priori Subskala unabhängig von Grunderkrankung	Mindestens vier Symptome oder Verhaltensweisen mit mindestens mittelschwerer (2) Ausprägung

k.A. keine Angaben

im Krankheitsverlauf bei einer erstmals mit 33 Jahren schizophren erkrankten Patientin schildern Brüne und Bräunig (1999); dabei wurde über einen Zeitraum von insgesamt 3 1/2 Jahren zu 5 Zeitpunkten das Verhalten der Patientin videographiert. Dadurch war es möglich, auch ausgesprochen diskrete katatone Symptome zu erfassen, die andernfalls von imponierenden Symptomen leicht überdeckt worden wären. Die sorgfältige Operationalisierung katatoner Symptome mittels Skalen wie der KRS und die prospektive videographische Dokumentation des Krankheitsverlaufes eröffnet der systematischen psychopathologischen Forschung in der Tat Möglichkeiten, die den Kasuistiken herkömmlicher Art zur Frage des Langzeitverlaufes katatoner Syndrome (Strauss et al. 1989) bisher verschlossen bleiben mussten.

Trotz ihres Umfanges ebenfalls für Verlaufsuntersuchungen geeignet ist die NCS, die von Northoff et al. (1999) über den vergleichsweise kurzen Zeitraum von nur drei Wochen insgesamt 5-mal angewendet wurde. Zu dieser Skala werden auch die bisher detailliertesten Angaben hinsichtlich konvergenter, divergenter und faktorieller Validität gemacht. Ein Gesamtsummenwert von ≥8 separierte die katatonen und nicht-katatonen Patienten mit einer Sensitivität und Spezifität von jeweils 100%.

Die im Vergleich zur KRS und NCS sehr viel kürzere nominale Durchführungzeit der beiden Bush-Francis-Skalen erscheint unrealistisch bzw. muss kritisch gesehen werden. Bräunig et al. (1999) weisen wohl zurecht darauf hin, dass die reliable Erfassung der oft flukturierenden Katatoniesymptomatik eher längere als kürzere Beobachtungszeiten notwendig macht und am besten im Rahmen einer semistrukturierten Untersuchungssituation geschehen sollte, wobei **zusätzlich** alle zur Verfügung stehenden Fremdinformationen (Klinikpersonal, Angehörige, Akteneinträge) berücksichtigt werden müssen.

Zur faktoriellen, konvergenten und divergenten Validität der MRS wurden kürzlich umfangreiche neue Befunde von Peralta und Cuesta (2001a, 2001b) vorgelegt. Dafür wurden bei N = 187 konsekutiv aufgenommenen psychotischen Patienten unterschiedlicher Diagnosen erstmals alle 36 Items der MRS faktoranalytisch untersucht (Hauptkomponentenanalyse mit obliquer Rotation). Aus den alternativ resultierenden ein- bis zehnfaktoriellen Lösungen präferieren die Autoren im Hinblick auf erklärte Varianz (59%), Sparsamkeit und Interpretierbarkeit eine Lösung mit 6 Faktoren (motor poverty, agitation/excitation, stereotypy/mannerisms, proskinetic, ne-

gativistic, dyskinetic) mit Homogenitätswerten zwischen 0,61 und 0,92 (Cronsbachs a). Diese Faktoren zeigten differenzielle Korrelationen zu psychopathologischen Dimensionen (psychotisches, desorganisiertes und negatives Syndrom) sowohl zum Aufnahme- wie zum Entlasszeitpunkt, wobei die Assoziation zwischen negativen Symptomen der Psychose und motorischer Retardierung mit $r_s = 0,65$ bzw. $r_s = 0,63$ am deutlichsten zutage trat. Darüber hinaus gingen residuale Symptome motorischer Retardierung und stereotyp-manierierter Verhaltensweisen mit geringerer prämorbider Anpassung, schwererem Krankheitsverlauf und Schizophreniediagnosen einher. Die Autoren gingen darüber hinaus auch der Frage nach, ob und wie sich auf der Grundlage der MRS operationale Kriterien zur Diagnose der Katatonie gewinnen ließen. Anhand einer Cluster-Analyse von 14 katatonen Zeichen konnten sie die Gesamtstichprobe psychotischer Patienten in eine katatone Gruppe (N = 32) und eine nonkatatone Gruppe (N = 155) einteilen. Eine anschließende Diskriminanzanalyse zeigte, dass 11 der 14 potenziell verwertbaren diagnostischen Zeichen gut zwischen den Gruppen diskriminierte. Aufgrund von nachfolgenden ROC-Analysen und Klassifikationsstatistiken (Sensitivität, Spezifität, positive und negative Vorhersagevaliditäten) kommen Peralta und Cuesta (2001b) zu der Auffassung, dass eine beliebige Kombination aus mindestens 3 der 11 klassisch-katatonen Zeichen (Immobilität/Stupor, Mutismus, Negativismus, Opposition, Haltungsanomalien, Katalepsie, Befehlsautomatismus, Echophänomene, Rigidität, Verbigeration, Rückzug) die reliable Diagnose des katatonen Syndroms erlauben. Die Untersuchung von Peralta und Cuesta (2001a, 2001b) belegt eindrucksvoll, dass die Faktorenstruktur katatoner Symptome und ihre Beziehungen zu klinischen Korrelaten komplexer sind als gemeinhin angenommen; außerdem beflügelt sie nicht zuletzt durch ihre methodische Qualität die Weiterentwicklung aktueller Katatoniekonzepte und operationaler Kriterien zur diagnostischen Erfassung.

Insgesamt eignet allen in ◘ Tabelle 1.4 zusammengestellten Katatonie-Skalen befriedigende bis sehr gute psychometrische Eigenschaften. Allerdings existieren bei näherer Betrachtung doch zahlreiche Unterschiede zwischen den Instrumenten hinsichtlich Itemkonstruktion und -zusammenstellung, operationalen Kriterien für die quantitative Einschätzung der Symptomschwere, faktorieller Validität vorgeschlagener Subskalen, optimaler Schwellenwerte zur Diagnose eines katatonen Syndroms u. a. m., auf die hier nicht im Detail eingegangen werden kann. Die Entwicklung psychometrisch überprüfter Skalen zur standardisierten Erfassung katatoner Symptome steht 130 Jahre nach Kahlbaum noch an ihrem Anfang. Erst die Zukunft wird zeigen, welches der schon vorliegenden oder künftig noch zu entwickelnden Instrumente in Wechselwirkung mit der stetig wachsenden Zahl von Forschungsbefunden zu einer allgemein akzeptierten Definition und einheitlichen Erfassung katatoner Symptome bzw. Syndrome am meisten beitragen wird.

1.5 Neurophysiologische und neuropsychologische Korrelate

Angesichts der Heterogenität katatoner Syndrome scheint es verwegen, nach regelhaften neurophysiologischen und neuropsychologischen Korrelaten »der« Katatonie zu suchen. Allerdings fand sich in mehreren Untersuchungen an katatonen Patienten wiederholt eine Verminderung des regionalen zerebralen Blutflusses (regional cerebral blood flow, rCBF) speziell in rechten präfrontalen und parietalen Kortexarealen (Satoh et al. 1993; Liddle 1994; Galynker et al. 1997). Daraus ergibt sich neuropsychologisch die Hypothese einer spezifischen Störung attentionaler und visuospatialer kognitiver Funktionen bei den betroffenen Patienten, die möglicherweise auch mit dem Schweregrad der katatonen Symptomatik assoziiert sein könnten. Obwohl in den vergangenen Jahrzehnten eine große Zahl von neuropsychologischen Untersuchungen an schizophrenen und affektiv erkrankten Patienten durchgeführt wurden (aktuelle Übersichten u.a. bei Beblo 2004; Crowe 1998; Jahn u. Rockstroh, im Druck; Lautenbacher u. Möser 2004; Zakzanis et al. 1999), findet sich darunter bisher nur eine einzige, methodisch allerdings gut kontrollierte empirische Studie zur Neuropsychologie der Katatonie.

Northoff et al. (1999a) untersuchten 13 katatone Patienten, die von zwei unabhängigen Ratern über einen Zeitraum von 1 1/2 Jahren aus den konsekutiven stationären Aufnahmen dreier psychiatrischer Kliniken anhand übereinstimmender Urteile hinsichtlich jedes einzelnen (!) Items zweier Katatonie-Checklisten und zweier Katatonie-Rating-Skalen herausgesucht worden waren (Inzidenz: 2,6%). Da katatone Patienten mit Hyperkinesen gezielt ausgeschlossen wurden, handelt es sich bei dieser Stichprobe um Patienten mit **akinetischem** katatonen Syndrom. Weiter mussten alle katatonen Patienten auf eine Einzelgabe Lorazepam (2 mg) respondieren. Die auf diese Weise klinisch homogenisierte Stichprobe katatoner Patienten (davon 9 affektiv und 4 schizophren erkrankte) wurde mit zwei gleich großen Stichproben psychiatrischer und gesunder Kontrollpersonen verglichen, die sorgfältig nach Alter, Geschlecht, Händigkeit, psychiatrischer Hauptdiagnose, Krankheitsdauer und Medikation bzw. – im Falle der Gesunden – nach Alter und Geschlecht fallweise parallelisiert worden waren. Die an zwei Tagen innerhalb einer Woche durchgeführte umfangreiche neuropsychologische Untersuchung beinhaltete bewährte und größtenteils altersnormierte psychometrische Testverfahren zum generellen intellektuellen Funktionsniveau (SPM, MWT-B), zu Aufmerksamkeit und Reaktionsinhibition (d2-Test, FWIT), zu visuell-räumlichen Funktionen (BO-WIT, VOSP; Subtests 7 und 9 aus LPS), zu exekutiven Funktionen (ZVT, lexikalische [F-A-S] und semantische [Tiere] Wortflüssigkeit, Kramer-Kategorientest, 5-Punkte-Test, Tower of London-Test) sowie zum Arbeitsgedächtnis (komplexe progressive Substraktionsaufgaben). Die wesentlichen Ergebnisse dieser Untersuchung können wie folgt zusammengefasst werden:

- die beiden klinischen Stichproben unterschieden sich nicht hinsichtlich ihres generellen kognitiven Leistungsniveaus, schnitten aber in den meisten Aufmerksamkeitstests, sowie in fast allen visuell-räumlichen, exekutiven und auf das Arbeitsgedächtnis bezogenen Tests signifikant schlechter ab als die gesunde Kontrollgruppe;
- nur die katatonen Patienten zeigten ein **selektives Defizit** in der visuellen Objektwahrnehmung, die eine spezifisch rechts-parietale Funktion darstellt;
- nur bei katatonen Patienten bestanden signifikante Korrelationen zwischen visuell-räumlichen und attentionalen Leistungskennwerten;
- es fanden sich signifikante Korrelationen zwischen der Ausprägung katatoner Symptome und attentionalen Defiziten sowie psychopathologischen Symptomen (Depressivität);
- in keiner der beiden Patientenstichproben waren die neuropsychologischen Testleistungen mit der Medikation (Chlorpromazinäquivalente), soziodemographischen oder sonstigen psychopathologischen Merkmalen korreliert – mit Ausnahme einer signifikanten Korrelation zwischen Krankheitsdauer und beeinträchtigtem Arbeitsgedächtnis in der katatonen Stichprobe.

Da ein zusätzlicher, **nosologisch** orientierter Gruppenvergleich zwischen affektiv und schizophren erkrankten Patienten keinerlei neuropsychologische Leistungsunterschiede aufzeigte, argumentieren Northoff et al. (1999 a), dass es sich bei dem Defizit der visuellen Objektwahrnehmung tatsächlich um ein katatoniespezifisches kognitives Defizit handeln müsse, zumal sich signifikante Korrelationen zwischen beeinträchtigter visueller Objektwahrnehmung und Aufmerksamkeitsdefiziten ebenfalls nur bei den katatonen Patienten fanden. Beide Befunde korrespondieren in der Tat mit den oben bereits erwähnten, explorativen rCBF-Befunden anderer Autoren (Satoh et al. 1993; Liddle 1994; Galynker et al. 1997).

Northoff und Mitarbeiter berichten ergänzend über eine eigene SPECT-Untersuchung zum regionalen Blutfluss bei einem Teil der katatonen und nicht-katatonen psychiatrischen Patienten (je N = 10) der soeben erläuterten neuropsychologischen Studie im Vergleich zu einer erweiterten gesunden Kontrollgruppe (N = 20) (Northoff et al. 2000). Auch hier zeigten die katatonen Patienten einen signifikant verringerten Blutfluss in rechtsseitigen präfrontalen und parietalen Kortexarealen. Signifikante Korrelationen zwischen visuospatialen Leistungen und rechtsparietalem rCBF ergaben sich allerdings nur innerhalb der psychiatrischen und gesunden Kontrollgruppen. Umgekehrt korrelierten nur in der Stichprobe der katatonen Patienten defizitäre visuospatiale Leistungen mit Aufmerksamkeitsleistungen, motorischen Symptomen, und vermindertem rechtsparietalem rCBF. Da zum Zeitpunkt der SPECT-Untersuchung (eine Woche nach Absetzen von Lorazepam) die vormals katatonen Patienten keine akuten katatonen Symptome mehr zeigten, sehen Northoff et al. (2000) in dem Befund einer kortikalen präfrontal-parietalen Dysfunktion eine Trait-Variable, die möglicherweise für die Manifestation katatoner Symptome prädisponiere.

Natürlich sind die neurophysiologischen und neuropsychologischen Ergebnisse von Northoff et al. (1999, 2000) und die sich daraus ergebenden Spekulationen aufgrund der geringen Stichprobengrößen (und damit einhergehender geringer statistischer Power), aber auch aufgrund der strikt auf akinetische und pharmakotherapie-respondente katatone Syndrome beschränkten Patientenauswahl als vorläufig zu bewerten und nicht ohne weiteres auf andere katatone Patienten generalisierbar. Das methodisch sorgfältige und neuropsychologisch umfangreiche Studiendesign ist aber wegweisend für

künftige Untersuchungen zur Neuropsychologie katatoner Sydnrome.

1.6 Die Katatonie – ein diagnostisch eigenständiges Syndrom?

Die vorangegangenen Abschnitte haben sicherlich verdeutlicht, dass die Katatonie ein nosologisch und ätiologisch unspezifisches Syndrom ist, welches gleichwohl in zahlreichen klinischen Kontexten Beachtung verdient. In einer aktuellen Literaturübersicht reflektieren Taylor und Fink (2003) die Stellung der Katatonie im Rahmen der gegenwärtigen psychiatrischen Klassifikationssysteme vor dem Hintergrund der folgenden Studienergebnisse:

- Die Katatonie ist ein ätiologisch heterogenes, gleichwohl klar definiertes Syndrom aus bestimmten motorischen Symptomen und Verhaltensanomalien, das reliabel diagnostiziert werden kann.
- Obwohl mehr als 40 motorische Symptome der Katatonie bekannt sind, genügt die Präsenz von mindestens zwei prominenten Symptomen über 24 Stunden, um das Syndrom zuverlässig zu identifizieren.
- Grob zu unterscheiden sind retardiert-stuporöse Formen von erregt-deliranten.
- Ungefähr 10% aller akut erkrankten Patienten, die sich in stationäre psychiatrische Behandlung begeben, weisen Zeichen einer Katatonie auf; dabei ist die Prävalenz bei affektiv erkrankten (insbesondere manischen) Patienten höher als bei schizophren erkrankten.
- Die Katatonie reagiert positiv auf spezifische Behandlungsansätze wie etwa sedative Antikonvulsiva (Barbiturate, Benzodiazepine) und Elektrokonvulsionstherapie (EKT). Andererseits führen sowohl konventionelle wie atypische Neuroleptika meist zu einer deutlichen Zustandsverschlechterung bis hin zur »malignen« Form der Katatonie.

Aufgrund dieser Aspekte sehen Taylor und Fink (2003) die Voraussetzungen als erfüllt an, die Katatonie – etwa in Analogie zum Delirium – künftig als eigenständige Kategorie in psychiatrischen Diagnosesystemen zu führen. Die von ihnen vorgeschlagenen allgemeinen diagnostischen Kriterien und spezifischen Unterformen der Katatonie fasst die folgende Übersicht zusammen (vgl. dazu ausführlicher Fink u. Taylor 2003).

Diagnostische Kriterien und Unterformen der Katatonie, wie sie in künftigen Revisionen psychiatrischer Klassifikationssysteme als eigenständige diagnostische Kategorie kodiert werden könnte. (Nach Fink u. Taylor 2003; Taylor u. Fink 2003)

- Diagnostische Leitsymptome
  A) Immobilität, Mutismus oder Stupor von mindestens einer Stunde Dauer, zusammen mit **mindestens einem** der folgenden Symptome: Katalepsie, Befehlsautomatismus oder Haltungsanomalien, jeweils mindestens zweimalig beobachtet oder provoziert.
  B) Bei Abwesenheit von Immobilität, Mutismus oder Stupor **mindestens zwei** der folgenden Symptome, jeweils mindestens zweimalig beobachtet oder provoziert: Stereotypien, Echophänomene, Katalepsie, Befehlsautomatismus, Haltungsanomalien, Negativismus, Gegenhalten, Ambitendenz.
- Unterformen
  1) Nicht-maligne Katatonie (Kahlbaum-Syndrom)
  2) Delirante Katatonie (delirante Manie, erregte Katatonie)
  3) Maligne Katatonie (malignes neuroleptisches Syndrom, Serotonin-Syndrom)
- Optionale Zusatzspezifikationen
  sekundär zu:
  - einer affektiven Störung
  - einer somatischen Grunderkrankung oder einem toxischem Status
  - einer neurologischen Störung
  - einer psychotischen Störung

1.7 Zusammenfassung und Ausblick

Sowohl im historischen Rückblick wie angesichts der hier referierten aktuellen Forschungsbefunde ist zusammenfassend festzuhalten, dass das im Rahmen schizophrener und affektiver Erkrankungen vorkommende Spektrum katatoner Symptome wesentlich fassettenreicher ist, als die gegenwärtig verbindlichen Diagnosesysteme ICD-10 und DSM-IV vermuten lassen. Insofern ist das vielzitierte »Verschwinden« der Katatonie – von ihren schwereren Ausdrucksformen abgesehen – mehr Artefakt denn Fakt. Dabei besitzen katatone Haltungs- und Bewegungsanomalien innerhalb schizophrener Erkran-

kungen wie auch über diese hinaus eine Heterogenität und Vielfalt, vor der alle eindimensionalen Erklärungsversuche von vornherein zum Scheitern verurteilt sind. Unter dem Begriff der ›Katatonie‹ wurden und werden höchst unterschiedliche Phänomene zusammengefasst, die von Beeinträchtigungen der motorischen Koordination bis zum lebensgefährlichen Stupor, von eng umgrenzten Einzelphänomenen (Schnauzkrampf) bis zu komplexesten Handlungsritualen reichen. Es ist sehr unwahrscheinlich, dass all diesen verschiedenartigen motorischen und psychomotorischen Anomalien eine einheitliche Ursache zugrunde liegt. Die seit Kahlbaum und Kraepelin konkurrierenden Ansätze zur Interpretation und Erklärung der Katatonie verdeutlichen dies bis in die unmittelbare Gegenwart hinein, wenn auch die enge Beziehung (einiger) katatoner Symptome zum extrapyramidalmotorischen System und zum Dopaminstoffwechsel unbestritten ist (Johnson 1993; Taylor 1990).

Ähnlich wie »der« Wahn, so scheint auch »die« Katatonie ein zu allen bekannten nosologischen Entitäten quer liegendes Phänomenbündel zu sein. Aktualität und Reiz des Katatonieproblems ergeben sich gerade aus dieser Zwischenposition katatoner Symptome (Saß 1981): sie stehen **zwischen** neurologischen und psychiatrischen Störungen, **zwischen** psychotischen und psychogenen Zuständen, **zwischen** schizophrenen und affektiven Störungen, und stellen so eine Reihe traditioneller Dichotomien psychiatrischer Ordnungsversuche in Frage. Gleichzeitig sind sie von pharmakogen verursachten Bewegungsstörungen oft nicht zu unterscheiden. Im Ergebnis bleibt die spezifische Bedeutung katatoner Symptome im Rahmen schizophrener und affektiver Psychosen meist unklar. Nicht nur das ›katatone Dilemma‹ (Brenner u. Rheuban 1978) angesichts der schwierigen Abgrenzung pharmakogener von morbogenen Bewegungsstörungen besteht – trotz heute vermehrtem Einsatz atypischer Neuroleptika – im Prinzip fort; die Vielfalt der heute bekannten möglichen organischen Ursachen katatoner Symptome, die im Einzelfall differenzialdiagnostisch bedacht werden müssen, macht die Situation für den Kliniker zunehmend komplizierter.

Angesichts dieser Situation ergibt sich im Übrigen eine wichtige Schlussfolgerung im Hinblick auf die Strategie, welche die biologisch orientierte Ursachenforschung zur Erklärung schizophrener und affektiver Psychosen – der Psychosen **selbst** und nicht ihrer zuweilen katatonen Symptomatik – einschlagen sollte, sofern sie nicht nur von psychopathologischen und neuropsychologischen, sondern eben auch von motorischen Auffälligkeiten dieser schwerwiegenden Erkrankungen ausgehen möchte. Es erscheint dann nämlich sinnvoll, sich auf einen Ausschnitt motorischer Störungen zu konzentrieren, für den erwartet werden kann, dass komplexe psychologische Bedingungsfaktoren keine bzw. eine zu vernachlässigende Rolle spielen. Störungen der betreffenden Art sollten nicht als »krankhafte Alterationen des Willens« (Schneider 1914), als Ausdruck eines »apokalyptisch veränderten Leiberlebens« (Conrad 1958) oder einer »leibnahen Abwehrform« gegen den akuten Einbruch der Psychose (Scharfetter 1995) interpretierbar sein. Sekundäre Reaktionen im Sinne eines mehr oder minder unbewussten Bewältigungsverhaltens oder autotherapeutischer Selbstheilungsversuche sind zwar für die Klinik schizophrener und affektiver Psychosen von nicht zu unterschätzender Bedeutung, nicht aber für die Klärung der ätiopathogenetisch relevanten, **primären** Faktoren der Genese psychotischer Störungen. Diese Faktoren könnten aber gerade in der Motorik ihren Niederschlag finden, die zu Recht als wichtiger Indikator des Reifungsgrades und der Integrität des zentralen Nervensystems gilt (King 1991).

Diskretere motorische Störungen, die – vergleichsweise unscheinbar – innerhalb eines weiten Katatoniebegriffes etwa als »eckige, steife, disharmonische Bewegungen« (Höffler et al. 1995) oder als »Clumsiness« (Manschreck 1986) Erwähnung finden, stellen in dieser Perspektive einen besonders interessanten Untersuchungsgegenstand dar. Diskrete motorische Störungen können als Beeinträchtigungen der Motorik definiert werden, die nicht schon im Alltagsverhalten der Patienten grob auffällig sind und für die – obwohl ihnen keine spezifisch diagnostische Validität für eindeutig lokalisierbare Schädigungen des peripheren oder zentralen Nervensystems zukommt – eine neurologische Verursachung wahrscheinlich, wenn auch gegenwärtig noch weitgehend unklar ist. In diesem Sinne haben sich beispielsweise die vielen in den vergangenen Jahren unternommenen empirischen Untersuchungen zu neurologischen ›Soft Signs‹ schizophrener Patienten (Übersichten: Boks et al. 2000; Heinrichs u. Buchanan 1988; Jahn 1999) von der Fokussierung der klinisch-psychiatrischen Motorikforschung auf das lange Zeit dominierende Katatonieproblem gelöst. Besonders basale okulomotorische und manumotorische Koordinationsdefizite wurden und werden intensiv (quasi-)experimentell untersucht (▶ s. Kap. 7 und 8), und auch für herkömmliche Aufgaben zur klinischen Prüfung neuromotorischer Soft Signs

werden neuartige quantitative Untersuchungsmethoden beispielsweise der kinematischen Bewegungsanalyse entwickelt und erprobt (Jahn et al. 1995; Jahn u. Cohen 1999). Theoretisch von größtem Interesse sind dabei Befunde retrospektiver und prospektiver (Längsschnitt-)Studien, die zeigen, dass diskrete motorische Koordinationsstörungen anders als katatone motorische Symptome kein mehr oder minder transientes Merkmal des psychotischen Geschehens sind, sondern bereits lange vor Ausbruch der Psychose prämorbid bestehen (z. B. Walker et al. 1994; Fish et al. 1992; Rosso et al. 2000; zusammenfassend: Niemi et al. 2003), ja sogar gehäuft bei Verwandten schizophrener Patienten sowie bei Cluster-A-Persönlichkeitsstörungen (insbesondere Schizotypie) vorkommen können (Jahn et al. 2001; Rossi et al. 1990; Walker et al. 1999). Tatsächlich scheinen derartige motorische Koordinationsstörungen quasi als Trait-Indikator einer vermuteten, basalen neurointegrativen Funktionsstörung eine gewisse prognostische Validität für spätere psychotische Erkrankungen bzw. für das Vorhandensein familiärer Vulnerabilität beanspruchen zu können.

Mit diesen Überlegungen verlassen wir nicht den Kreis motorischer Phänomene bei den großen Psychosen, wohl aber den Kreis katatoner Symptome.

Literatur

Zakzanis KK, Leach L, Kaplan E (1999) Neuropsychological differenzial diagnosis. Swets & Zeitlinger, Lisse, NL

Abrams R, Taylor MA (1976) Catatonia: A prospective clinical study. Arch Gen Psychiatry 33:579–581

American Psychiatric Association (1994) Diagnostic and Statistical Manual of Mental Disorders, 4th edn (DSM-IV). APA, Washington, DC

Arieti S (1955) Interpretation of schizophrenia. Brunner & Mazel, New York

Baillarger JGF (1853) De la melancholie avec stupeur. Ann Medico-Psychologiques 5:251–276

Barnes MP, Saunders M, Walls TJ et al (1986) The syndrome of Karl Ludwig Kahlbaum. J Neurol Neurosurg Psychiatry 49:991–996

Barton R (1976) Institutional neurosis, 3rd edn. John Wright, Bristol

Beblo T (2004) Neuropsychologie affektiver Störungen. In: Lautenbacher S, Gauggel S (Hrsg) Neuropsychologie psychischer Störungen. Springer, Berlin Heidelberg New York, S 177–197

Benegal V, Hingorani S, Khanna S (1993) Idiopathic catatonia: Validity of the concept. Psychopathology 26:41–46

Bjorklund A, Lindvall O (1984) Dopamine-containing systems in the CNS. In: Bjorklund A, Hokfelt T (eds) Handbook of chemical neuroanatomy. Elsevier, Amsterdam

Bleuler E (1911) Dementia praecox oder Gruppe der Schizophrenien. In: Aschaffenburg G (Hrsg) Handbuch der Psychiatrie (Spezieller Teil, 4. Abteilung, 1. Hälfte). Deuticke, Leipzig

Boks MPM, Russo S, Knegtering R, van den Bosch RJ (2000) The specificity of neurological signs in schizophrenia: A review. Schizophrenia Res 43:109–116

Bonner CA, Kent GH (1936) Overlapping symptoms in a catatonic excitement and manic excitement. Am J Psychiatry 92:1311–1322

Booth G (1948) Psychodynamics in parkinsonism. Psychosom Med 10:1–14

Bräunig P (Hrsg) (1995 a) Differenzierung katatoner und neuroleptika-induzierter Bewegungsstörungen. Thieme, Stuttgart

Bräunig P (1995 b) Diagnostische Erfassung und Bewertung motorischer Störungen bei chronischen Schizophrenien – das katatone Dilemma. In: Bräunig P (Hrsg) Differenzierung katatoner und neuroleptika-induzierter Bewegungsstörungen. Thieme, Stuttgart, S 2–11

Bräunig P, Börner I, Krüger S (1995) Diagnostische Merkmale katatoner Schizophrenien. In: Bräunig P (Hrsg) Differenzierung katatoner und neuroleptika-induzierter Bewegungsstörungen. Thieme, Stuttgart, S 36–42

Bräunig P, Krüger S, Shugar G (1999) Prävalenz und klinische Bedeutung katatoner Symptome bei Manien. Fortschr Neurol Psychiatrie 67:306–317

Bräunig P, Krüger S, Höffler J et al (1999) Entwicklung, Anwendung und Reliabilität einer Katatonie-Skala. In: Bräunig P (Hrsg) Motorische Störungen bei schizophrenen Psychosen. Schattauer, Stuttgart, S 41–67

Brenner I, Rheuban WJ (1978) The catatonic dilemma. Am J Psychiatry 135:1242–1243

Breuer J, Freud S (1895) Studien über Hysterie. Deuticke, Wien

Brüne M, Bräunig P (1999) Stabilität und Variabilität katatoner Symptome im Krankheitslängsschnitt. Videografische Dokumentation einer katatonen Schizophrenie. Nervenarzt 70:26–30

Bunge M (1984) Das Leib-Seele-Problem. Mohr, Tübingen

Bush G, Fink M, Petrides G et al (1996) Catatonia. I. Rating scale and standardized examination. Acta Psychiatr Scand 93:129–136

Caligiuri MP, Lohr JB, Jeste DV (1993 a) Parkinsonism in neuroleptic-naive schizophrenic patients. Am J Psychiatry 150:1343–1348

Caligiuri MP, Lohr JB, Panton D, Harris MJ (1993 b) Extrapyramidal motor abnormalities associated with late-life psychosis. Schizophrenia Bull 19:747–754

Carroll BT (2001) Kahlbaum's catatonia revisited. Psychiatry Clin Neurosci 55:431–436

Casey DE (1995) Neuroleptic-induced acute extrapyramidal syndromes and tardive dyskinesia. In: Hirsch SR, Weinberger DR (eds) Schizophrenia. Blackwell, Oxford, pp 546–565

Chatterjee A, Chakos M, Koreen A et al (1995) Prevalence and clinical correlates of extrapyramidal signs and spontaneous dyskinesia in never-medicated schizophrenic patients. Am J Psychiatry 152:1724–1729

Conrad K (1958) Die beginnende Schizophrenie. Versuch einer Gestaltanalyse des Wahns. Thieme, Stuttgart

Crowe SF (1998) Neuropsychological effects of the psychiatric disorders. Harwood, Amsterdam

Cutting J (1995) Descriptive psychopathology. In: Hirsch SR, Weinberger DR (eds) Schizophrenia. Blackwell, Oxford, pp 15–27

De Jong HH (1945) Experimental catatonia. Williams & Wilkins, Baltimore

Ebert D, Feistel H, Kaschka W (1992) Left temporal hypoperfusion in catatonic syndromes: a SPECT study. Psychiatry Res Neuroimaging 45:239–241

Economo C von (1929) Die Encephalitis lethargica, ihre Nachkrankheiten und ihre Behandlung. Urban & Schwarzenberg, Berlin

Farran-Ridge C (1926) Some symptoms referable to the basal ganglia occurring in dementia praecox and epidemic encephalitis. J Ment Sci 72:513–523

Fink M, Taylor MA (2003) Catatonia: A clinician's guide to diagnosis and treatment. Cambridge University Press, Cambridge, UK

Fish B, Marcus J, Hans SL et al (1992) Infants at risk for schizophrenia: Sequelae of a genetic neurointegrative defect. A review and replication analysis of pandysmaturation in the Jerusalem Infant Development Study. Arch Gen Psychiatry 49:221–235

Galynker I, Weiss J, Ongseng F, Finestone H (1997) ECT treatment and cerebral perfusion in catatonia. J Nucl Med 38:251–254

Gelenberg AJ (1976) The catatonic syndrome. Lancet 2:1339–1341

Hecker E (1871) Die Hebephrenie. Ein Beitrag zur klinischen Psychiatrie. Arch Pathol Anat Physiol Klin Med 52:394–429

Heimer L, Switzer RD, van Hoesen GW (1982) Ventral striatum and ventral pallidum: components of the motor system? Trends Neurosci 5:83–87

Heinrichs DW, Buchanan RW (1988) Significance and meaning of neurological signs in schizophrenia. Am J Psychiatry 145:11–18

Hoff P (1995) Der »katatone Symptomencomplex« in der Systematik Kraepelins. In: Bräunig P (Hrsg) Differenzierung katatoner und neuroleptika-induzierter Bewegungsstörungen. Thieme, Stuttgart, S 24–31

Höffler J, Bräunig P (1995) Abnahme der Häufigkeit katatoner Schizophrenien im Epochenvergleich. In: Bräunig P (Hrsg) Differenzierung katatoner und neuroleptika-induzierter Bewegungsstörungen. Thieme, Stuttgart, S 32–35

Höffler J (1995) Extrapyramidalmotorische Nebenwirkungen unter Neuroleptika – Phänomenologie und Prävalenz. In: Bräunig P (Hrsg) Differenzierung katatoner und neuroleptika-induzierter Bewegungsstörungen. Thieme, Stuttgart, S 12–17

Höffler J, Bräunig P, Börner I, Krüger S (1995) Untersuchung zum Einfluss veränderter diagnostischer Kriterien auf die Häufigkeit der Diagnose »katatone Schizophrenie«. In: Bräunig P (Hrsg) Differenzierung katatoner und neuroleptika-induzierter Bewegungsstörungen. Thieme, Stuttgart, S 43–46

Homburger A (1932) Motorik. In: Bumke O (Hrsg) Handbuch der Geisteskrankheiten, 9. Band, Spez Teil V (Die Schizophrenie). Springer, Berlin

Jahn T (1999) Diskrete motorische Störungen bei Schizophrenie. Beltz/Psychologie Verlags Union, Weinheim (Fortschritte der Psychologischen Forschung, Bd 40)

Jahn T, Cohen R (1999) Kinematische Analysen motorischer Störungen in der Psychiatrie: Einige Prinzipien und Befunde. In: Bräunig P (Hrsg) Motorische Störungen bei schizophrenen Psychosen. Schattauer, Stuttgart, S 17–40

Jahn T, Mussgay L (1989) Die statistische Kontrolle möglicher Medikamenteneinflüsse in experimentalpsychologischen Schizophreniestudien: Ein Vorschlag zur Berechnung von Chlorpromazinäquivalenten. Z Klin Psychol 18:257–267

Jahn T, Rockstroh B (im Druck) Neuropsychologie der Schizophrenie. In: Förstl H, Hautzinger M, Roth G (Hrsg) Neurobiologie psychischer Störungen. Springer, Berlin Heidelberg New York

Jahn T, Cohen R, Mai N et al (1995) Untersuchung der fein- und grobmotorischen Dysdiadochokinese schizophrener Patienten: Methodenentwicklung und erste Ergebnisse einer computergestützten Mikroanalyse. Z Klin Psychol 24:300–315

Jahn T, Klein C, Andresen B, Rockstroh B (2001) Gibt es vergleichbare neurologische Zeichen bei Schizophrenie und Schizotypie? In: Andresen B, Maß R (Hrsg) Schizotypie. Psychometrische Entwicklungen und biopsychologische Forschungsansätze. Hogrefe, Göttingen, S 435–454

Janzarik W (1978) Wandlungen des Schizophreniebegriffes. Nervenarzt 49:133–139

Jaspers K (1965) Allgemeine Psychopathologie, 8. Aufl. Springer, Berlin Heidelberg New York

Jelliffe SE (1927) The mental pictures in schizophrenia and in epidemic encephalitis, their alliances, differences and a point of view. Am J Psychiatry 6:413–465

Jelliffe SE (1940) The parkinsonian body posture, some considerations of unconscious hostility. Psychoanal Rev 27:467–479

Johnson J (1993) Catatonia: The tension insanity. Br J Psychiatry 162:733–738

Joseph AB, Anderson WH, O'Leary DH (1985) Brain stem and vermis atrophy in catatonia. Am J Psychiatry 142:352–354

Joyce JN (1983) Multiple dopamine receptors and behavior. Neurosci Behav Rev 7:227–256

Kahlbaum KL (1874) Die Katatonie oder das Spannungsirresein. Eine klinische Form psychischer Krankheit. Hirschwald, Berlin

Kaiser O (1901) Beiträge zur Differentialdiagnose der Hysterie und Katatonie, Teil 1 und 2. Allg Z Psychiatrie 58:956, 969–1127, 1159

Kaiser O (1902) Beiträge zur Differentialdiagnose der Hysterie und Katatonie, Teil 3. Allg Z Psychiatrie 59:66–83

Kindt H (1980) Katatonie. Ein Modell psychischer Krankheit. Enke, Stuttgart

King HE (1991) Psychomotor dysfunction in schizophrenia. In: Steinhauer SR, Gruzelier JH, Zubin J (eds) Handbook of schizophrenia, vol 5: Neuropsychology, psychophysiology and information processing. Elsevier, Amsterdam, pp 273–301

Kirby GH (1913) The catatonic syndrome and its relation to manic-depressive insanity. J Nerv Ment Dis 40:694–704

Kleist K (1908) Untersuchungen zur Kenntnis der psychomotorischen Bewegungsstörungen bei Geisteskranken. Klinkhardt, Leipzig

Kleist K (1934) Gehirnpathologie. Barth, Leipzig

Kleist K (1943) Die Katatonien. Nervenarzt 16:1–10

Kraepelin E (1899) Psychiatrie. Ein Lehrbuch für Studirende und Aerzte, 6. Aufl. (2 Bde). Barth, Leipzig

Kraepelin E (1913) Psychiatrie. Ein Lehrbuch für Studierende und Ärzte, 8. Aufl (Bd III). Barth, Leipzig

Kretschmer E (1923) Über Hysterie. Thieme, Leipzig

Krüger S, Bräunig P (1995) Zunahme katatoner Symptomatik unter Neuroleptikatherapie. In: Bräunig P (Hrsg) Differenzierung katatoner und neuroleptika-induzierter Bewegungsstörungen. Thieme, Stuttgart, S 126–130

Krüger S, Bräunig P (2000) Catatonia in affective disorder: New findings and a review of the literature. CNS Spectrums 5:48–53

Krüger S, Cooke RG, Spegg CC, Bräunig P (2003) Relevance of the catatonic syndrome to the mixed manic episode. J Affect Disord 74:279–285

Lange J (1922) Katatonische Erscheinungen im Rahmen manisch-depressiver Erkrankungen. Monographien auf dem Gesamtgebiete der Neurologie und Psychiatrie. Springer, Berlin

Lautenbacher S, Möser C (2004) Neuropsychologie der Schizophrenie. In: Lautenbacher S, Gauggel S (Hrsg) Neuropsychologie psychischer Störungen. Springer, Berlin Heidelberg New York, S 285–299

Leonhard K (1936) Die defektschizophrenen Krankheitsbilder. Thieme, Leipzig

Leonhard K (1957) Aufteilung der endogenen Psychosen. Akademie-Verlag, Berlin

Liddle PF (1991) Commentary on the modified Rogers scale and the ›conflict of paradigms‹ hypothesis. Br J Psychiatry 158:337–339

Liddle PF (1994) Volition and schizophrenia. In: David A, Cutting J (eds) The neuropsychology of schizophrenia. Erlbaum, Hillsdale, NJ, pp 39–49

Luchins DJ, Metz JT, Marks RC, Cooper MD (1989) Basal ganglia regional glucose metabolism asymmetry during a catatonic episode. Biol Psychiatry 26:725–728

Lund CE, Mortimer AM, Rogers D, McKenna PJ (1991) Motor, volitional and behavioural disorders in schizophrenia. 1: Assessment using the Modified Rogers Scale. Br J Psychiatry 158:323–327

Mahendra B (1981) Where have all the catatonics gone? Psychol Med 11:669–671

Manschreck TC (1986) Motor abnormalities in schizophrenia. In: Nasrallah HA, Weinberger DR (eds) Handbook of schizophrenia, vol 1: The neurology of schizophrenia. Elsevier, Amsterdam, pp 65–96

Manschreck TC (1993) Psychomotor abnormalities. In: Costello CG (ed) Symptoms of schizophrenia. New York: Wiley, New York, pp 261–290

Marsden CD (1982) Motor disorders in schizophrenia. Psychol Med 12:13–15

McCreadie RG, Ohaeri JU (1994) Movement disorder in never and minimally treated nigerian schizophrenic patients. Br J Psychiatry 164:184–189

McCreadie RG, Barron ET, Winslow GS (1982) The Nithsdale Schizophrenic Survey: II. Abnormal movements. Br J Psychiatry 140:587–590

McCreadie RG, Thara R, Kamath S et al (1996) Abnormal movements in never-medicated indian patients with schizophrenia. Br J Psychiatry 168:221–226

McKenna PJ, Lund CE, Mortimer AM, Biggins CA (1991) Motor, volitional and behavioural disorders in schizophrenia. 2: The ›conflict of paradigms‹ hypothesis. Br J Psychiatry 158:328–336

Monro H (1856) On the nomenclature of various forms of insanity. J Ment Sci 2:286–305

Morrison JR (1973) Catatonia: Retarded and excited types. Arch Gen Psychiatry 28:39–41

Niemi LT, Suvisaari JM, Tuulio-Henriksson A, Lönnqvist JK (2003) Childhood developmental abnormalities in schizophrenia: Evidence from high-risk studies. Schizophrenia Res 60:239–258

Northoff G (1997) Katatonie. Einführung in die Phänomenologie, Klinik und Pathophysiologie eines psychomotorischen Syndroms. Enke, Stuttgart

Northoff G, Koch A, Wenke J et al (1999) Catatonia as a psychomotor syndrome: A rating scale and extrapyramidal motor symptoms. Mov Disord 14:404–416

Northoff G, Nagel D, Danos P et al (1999a) Impairment in visual-spatial function in catatonia: A neuropsychological investigation. Schizophrenia Res 133–147

Northoff G, Steinke R, Nagel D et al (2000) Right lower prefronto-parietal cortical dysfunction in akinetic catatonia: A combined study of neuropsychology and regional cerebral blood flow. Psychol Med 30:583–596

Owens DGC, Johnstone EC (1980) The disabilities of chronic schizophrenia – their nature and the factors contributing to their development. Br J Psychiatry 136:384–395

Owens DGC, Johnstone EC, Frith CD (1982) Spontaneous involuntary disorders of movement. Their prevalence, severity, and distribution in chronic schizophrenics with and without treatment with neuroleptics. Arch Gen Psychiatry 39:452–461

Peralta V, Cuesta MJ (2001a) Motor features in psychotic disorders. I Factor structure and clinical correlates. Schizophrenia Res 47:107–116

Peralta V, Cuesta MJ (2001b) Motor features in psychotic disorders. II Development of diagnostic criteria for catatonia. Schizophrenia Res 47:117–126

Peters UH (1984) Wörterbuch der Psychiatrie und medizinischen Psychologie, 3. Aufl. Urban & Schwarzenberg, München

Reiter PJ (1926) Extrapyramidal motor-disturbances in dementia praecox. Acta Psychiatr Neurol 1:287–309

Rogers D (1985) The motor disorders of severe psychiatric illness: A conflict of paradigms. Br J Psychiatry 147:221–232

Rogers D (1992) Motor disorder in psychiatry. Towards a neurological psychiatry. Wiley, Chichester

Rosebush PI, Hildebrand AM, Furlong BG, Mazurek MF (1990) Catatonic syndromes in a general psychiatric inpatient population: Frequency, clinical presentation and response to lorazepam. J Clin Psychiatry 51:357–362

Rosen JN (1953) Direct analysis. Grune & Stratton, New York

Rossi A, De Cataldo S, Di Michele V et al (1990) Neurological soft signs in schizophrenia. Br J Psychiatry 157:735–739

Rosso IM, Bearden CE, Megginson Hollister J et al (2000) Childhood neuromotor dysfunction in schizophrenia patients and their unaffected siblings: A prospective cohort study. Schizophrenia Bull 26:367–378

Saß H (1981) Probleme der Katatonieforschung. Nervenarzt 52:373–382

Saß H, Wittchen H-U, Zaudig M (1996) Diagnostisches und Statistisches Manual Psychischer Störungen DSM-IV. Hogrefe, Göttingen

Satoh K, Suzuki T, Narita M et al (1993) Regional cerebral blood flow in catatonic schizophrenia. Psychiatry Res Neuroimaging 50:203–216

Scharfetter C (1995) Schizophrene Menschen. Diagnostik, Psychopathologie, Forschungsansätze, 4. Aufl. Beltz/Psychologie Verlags Union, Weinheim

Schneider K (1914) Über Wesen und Bedeutung katatonischer Symptome. Z Ges Neurol Psychiatrie 22:486–505

Schüle H (1867) Über das Delirium acutum. Allg Z Psychiatrie 24:316–351

Simpson GM, Angus JWS (1970) A rating scale for extrapyramidal side effects. Acta Psychiatr Scand Suppl 212:11–19

Simpson GM, Lee JH, Zoubok B, Gardos GA (1979) A rating scale for tardive dyskinesia. Psychopharmacology 64:171–179

Steck H (1926) Les syndromes extrapyramidaux dans les maladies mentales. Arch Suisses Neurol Psychiatrie 19:195–233

Steck H (1927) Les syndromes extrapyramidaux dans les maladies mentales. Arch Suisses Neurol Psychiatrie 20:92–136

Stöber G, Ungvari GS (eds) (2001) Catatonia: A new focus of research. Eur Arch Psychiatry Clin Neurosci 251 (Suppl 1):1–34

Stompe T, Ortwein-Swoboda G, Ritter K et al (2002) Are we witnessing the disappearance of catatonic schizophrenia? Compr Psychiatry 43:167–174

Strauss A, Eben E, Franzek E et al (1989) Die Katatonie – Gibt es schizophrene Verläufe mit einer langzeitstabilen katatonen Symptomatik? In: Hippius H, Rüther E, Schmauss M (Hrsg) Katatone und dyskinetische Syndrome. Springer, Berlin Heidelberg New York, S 107–114

Taylor MA, Abrams A (1977) Catatonia. Prevalence and importance in the manic phase of manic-depressive illness. Arch Gen Psychiatry 34:1223–1225

Taylor MA, Fink M (2003) Catatonia in psychiatric classification: A home of its own. Am J Psychiatry 160:1233–1241

Taylor MA (1990) Catatonia. A review of a behavioral neurologic syndrome. Neuropsychiatry Neuropsychol Behav Neurol 3:48–72

Tegeler J (1992) Extrapyramidal-motorische Begleitwirkungen unter der Behandlung mit Neuroleptika. Schnetztor, Konstanz

Walker EF, Lewis N, Loewy R, Palyo S (1999) Motor dysfunction and risk for schizophrenia. Dev Psychopathol 11:509–523

Walker EF, Savoie T, Davis D (1994) Neuromotor precursors of schizophrenia. Schizophrenia Bull 20:441–451

Wernicke C (1900) Grundriss der Psychiatrie. Thieme, Leipzig

Wilcox JA (1991) Cerebellar atrophy and catatonia. Biol Psychiatry 29:733

World Health Organization (1992) The ICD-10 Classification of Mental and Behavioral Disorders: Clinical Descritions and Diagnostic Guidelines. WHO, Geneva

Neuroleptika-induzierte vs. genuine Bewegungsstörungen

Matthias Dose

2.1   Einleitung

Zwei Jahre, nachdem Delay und Deniker (1952) anlässlich einer Konferenz in Luxembourg erstmals ihre Erfahrungen mit dem später Chlorpromazin genannten RP 4560 bei der Behandlung deliranter und psychotischer Patienten referiert hatten, berichtete der Schweizer Neurologe Hans Steck über ein reversibles, dosisabhängiges extrapyramidales Syndrom mit Parkinsonismus und Akathisie, das er unter der Behandlung mit Chlorpromazin und Reserpin an 111 von 299 (37%) meist chronisch schizophrenen Patienten beobachtet hatte (Steck 1954). In Anlehnung an eine vergleichbare Symptomatik im Verlauf der Encephalitis lethargica (sein Spezialgebiet) benannte Steck die beobachtete Symptomatik als »extrapyramidales-diencephales« Syndrom. Aufgrund früherer Beobachtungen an chronisch Schizophrenen, bei denen die Entwicklung eines Parkinson-Syndroms im Rahmen einer zusätzlichen Erkrankung an Encephalitis lethargica zu einer Besserung der schizophrenen Symptomatik geführt hatte, entwickelte Steck die nach ihm benannte Hypothese, dass Chlorpromazin ähnlich einer Encephalitis den natürlichen Verlauf der psychotischen Krankheit von einem erregten Initialstadium zu einem akinetischen, durch Aktivitätsverlust charakterisierten Stadium bis hin zur Möglichkeit einer Spontanheilung beschleunigen würde. Auch vom heutigen Stand (s. »Neuroleptikainduzierte Pseudokatatonie«) ist es interessant, dass nicht nur Steck's Theorie, sondern auch seine Beobachtungen auf Ablehnung stießen. Deniker, der im Auditorium saß, äußerte, er habe niemals ein extrapyramidales Syndrom nach den gebräuchlichen (in Frankreich damals im Vergleich zur Schweiz niedrigeren) Dosen von Chlorpromazin beobachtet und vermutete, Steck beschreibe eine Katatonie (Rogers 1992). Unterstützt wurde Steck's Hypothese von dem deutschen Psychiater Haase (1955), der mit dem Handschrift-Test ein erstes operationalisiertes Verfahren zur Erfassung extrapyramidaler Wirkungen der Neuroleptika entwickelte, die er in Form einer milden Akinese als Voraussetzung der antipsychotischen Wirkung der Neuroleptika ansah. Die Erkenntnis, dass Chlorpromazin und Reserpin extrapyramidale Syndrome hervorrufen können, wurde nach kürzerer Zeit auch von Delay und Deniker akzeptiert, die nunmehr vorschlugen, diese Medikamente als »Neuroleptika« (vom griech. »die den Nerv ergreifen«) zu bezeichnen, um damit auf den vermeintlich unverzichtbaren Zusammenhang von antipsychotischer und extrapyramidaler Wirkung aufmerksam zu machen. Es folgte eine Periode vielfältiger Beobachtungen und Benennungen akuter und tardiver (dh. verzögert auftretender) neuroleptisch bedingter Syndrome (◻ Tabelle 2.1), die heute als »extrapyramidale« oder »extrapyramidal-motorische« im Wesentlichen nach dem zeitlichen Verlauf ihres Auftretens (akut vs. tardiv) bzw. ihrem neurologischen Erscheinungsbild klassifiziert werden, wobei sich im deutschen Sprachraum der (fragwürdige) Begriff der »Frühdyskinesien« zur Charakterisierung akuter Dystonien durchgesetzt hat.

Bewegungsstörungen als unerwünschte Begleitwirkung kommen nicht nur bei Neuroleptika vor, obwohl diese mit Sicherheit die Mehrzahl der medikamentös induzierten Syndrome verursachen. Neben Neuroleptika können das Antiemetikum Metoclopramid (z. B. Cerucal®; Gastronerton®; Gastrosil®; Gastrotranquil®; MCP®; Paspertin®) häufig, Antidepressiva, die selektiv die Wiederaufnahme von Serotonin hemmen (SSRI wie Fevarin®; Fluctin®; Seroxat®; Tagonis®; Cipramil®), Antihistaminika, Malariamittel, Tetrabenazin (Nitoman®), Mefenaminsäure-haltige, nicht-steroidale Antirheumatika (Parkemed®, Ponalar®) und Calcium-antagonistische Substanzen wie Flunarizin (Flunavert®; Sibelium®) oder Cinnarizin (Cinnacet®) eher selten zu akuten Dystonien führen (Owens 1999).

◻ **Tabelle 2.1.** Die Benennung Neuroleptika-induzierter extrapyramidaler Syndrome in den 50er Jahren

Syndrombezeichnung	Autor(en)
Extrapyramidales und diencephales Syndrom	Steck, 1954
Psychomotorisches Parkinson-Syndrom	Haase, 1954
Eigentümliches Syndrom im oralen Bereich nach Megaphenapplikation	Kulenkampff & Tarnow, 1956
Persistierende orale Automatismen	Schönecker, 1956
Akinetisch-abulisches Syndrom	Flügel & Bente, 1956
Schauanfälle…infolge Megapheneinwirkung	v. Ditfurth, 1957
Akinetisches Syndrom Akinetisch-hypertones Syndrom (Parkinson-Syndrom) Dyskinetisch-hypertones Syndrom (akute Dystonien) Parästhetisch-parakinetische Syndrome (Akathisie)	Sigwald et al., 1959
Reversible und irreversible Dyskinesien	Uhrbrand & Faurbye, 1960

2.2   Definitionen

Mit Hinblick auf die allgemein festzustellende »Sprachverwirrung« bezüglich neuroleptika-bedingter extrapyramidaler Syndrome ist es sinnvoll, einige Begriffsdefinitionen an den Anfang der ausführlichen Diskussion der einzelnen Störungsbilder zu stellen. Dabei beginnt das Dilemma schon bei »extrapyramidal«: der Begriff »extrapyramidales System«, eingeführt von dem amerikanischen Neurologen Wilson (1912), sollte Effektormechanismen kennzeichnen, die nicht unmittelbar die Pyramidenbahn betreffen. Er wurde anatomisch nie exakt definiert und stammt aus einer Zeit, als die Basalganglien als ein unabhängiges motorisches Zentrum, unabhängig vom pyramidalen System verstanden wurden (Conrad 1996). Nach heutigem Verständnis sollte der Begriff des »extrapyramidalen Systems« zugunsten des Begriffs »Basalganglien« aufgegeben werden, der aufgrund neuerer anatomischer und physiologischer Kenntnisse ebenfalls einen Bedeutungswandel erfahren hat.

Zu den Basalganglien rechnet man heute das Corpus striatum, den Nucleus subthalamicus und die Substantia nigra. Sie stellen eine dem Kortex parallel geschaltete Struktur dar, die innerhalb der Schleifenverbindungen zwischen Kortex, Striatum, Thalamus und Frontalhirn als »Prozessor« wirken, der funktionsrelevante Informationen aus selektiven

�‌ Tabelle 2.2. Neuroleptika-induzierte Hypo- und Hyperkinesen

Hypokinesen	Hyperkinesen
Akinetisch-rigide Syndrome	Dystonie (fokal, segmental, generalisiert)
Parkinson-Syndrom	Tremor
Bradykinese	Akathisie
Akinese	Tardive Dyskinesie
Hypokinese	Chorea
Rigor	

Kortexarealen für die Informationsverarbeitung des Frontalhirns extrahiert. Diese funktionelle Verbindung erklärt auch, warum Basalganglienläsionen oder -dysfunktionen zu Frontalhirndysfunktionen und -syndromen führen können (Conrad 1996).

Grundsätzlich können neuroleptisch bedingte Bewegungsstörungen in Hypo- und Hyperkinesen eingeteilt werden (◌ Tabelle 2.2).

Akinetisch-rigide Syndrome (synonym »Parkinson-Syndrom«) sind durch Bewegungsverlangsamung (Bradykinese) und Bewegungsverarmung (Akinese) bzw. eine Hemmung oder Verzögerung des Beginns einer Bewegung charakterisiert. Hypokinese kennzeichnet demgegenüber eine Verminderung von Bewegungsamplituden, wobei die Differenzierung der Begriffe schwierig ist und im Alltag nicht vorgenommen wird. Zum neuroleptisch bedingten »Parkinson-Syndrom« gehören in der Regel erhöhter Muskeltonus (Rigor), gebeugte Haltung, kleinschrittiger Gang, Tremor und vegetative Symptome (z. B. Hypersalivation, pastöse Haut).

Der Begriff Dyskinesien (vom griech. »dyskinetos«, schwer zu bewegen) hat sich zur Charakterisierung medikamentös induzierter choreatiformer (tardive Dyskinesie) und dystoner (»Frühdyskinesie«) Bewegungsstörungen etabliert, während Dystonie (vom griech. »tonos«, Spannung) einen »fehlerhaften Spannungszustand«, nämlich in der Regel langsame, unwillkürliche, länger anhaltende Muskelkontraktionen kennzeichnen soll. Durch die persistierende Muskelanspannung kann es zu bizarren Haltungen und »Verdrehungen« (Torsionsdytonie) kommen, die bei distaler Ausprägung auch als Athetosen (vom griech. »athetos«, nicht an seinem Platz) bezeichnet werden. Als »tardive« (vom lat. »tardus«, langsam, verzögert) Bewegungsstörungen benennt man nach längerer Einnahme von (in der Regel) Neuroleptika auftretende Bewegungsstörungen, vor allem Dyskinesien aber auch Akathisien. Akathisie

(vom griech. »a-kathizein«, nicht sitzen) charakterisiert ein durch inneren Unruhe und Bewegungsdrang charakterisiertes Störungsbild, das sich in repititiven Bewegungen (Händereiben, Ver- und Entschränken von Armen und Beinen, Trippeln, Wippen, Scharren, Schaukeln von einem Fuß zum anderen im Stand und rastloses Umherlaufen) äußern kann, wobei unter Neuroleptika äußerlich kaum wahrnehmbare, subjektiv jedoch äußerst quälende Zustände auftreten können. Chorea (vom griech. »chorein«, tanzen) benennt abnorme, unwillkürliche, kurzzeitige, als Bewegung in Erscheinung tretende Muskelkontraktionen, die von einer Körperregion zur andern springen können und bei Befall proximaler Muskeln auch als Ballismus (vom griech. »ballein«, werfen) bezeichnet werden.

2.3 Akute Dystonien (Dyskinesien)

Dieses im deutschen Sprachraum fälschlicherweise mit »Früh«-Dyskinesien bezeichnete Störungsbild kann als Ausdruck eines Ungleichgewichts der dopaminergen und cholinergen Transmission im Bereich der Basalganglien zu verschiedenen Zeitpunkten einer neuroleptischen Medikation (Übersicht) auftreten.

Wann können akute Dystonien unter Neuroleptika auftreten?

- Beginn einer neuroleptischen Behandlung
- Dosissteigerung
- Dosisreduktion
- Reduktion oder Absetzen von Anticholinergika, anticholinerg wirksamen Antidepressiva, Benzodiazepinen
- Schwankungen des Plasmaspiegels von Neuroleptika (Resorptionsstörungen durch z. B. Kaffee, Tee bei oraler Medikation; Injektion von Depotpräparaten ins subkutane Fettgewebe)
- Physischer oder psychischer Stress

Weitgehende Übereinstimmung herrscht in der wissenschaftlichen Literatur darüber, dass akute Dystonien (Dyskinesien) zu Beginn einer Behandlung mit insbesondere stark wirksamen (hochpotenten) Neuroleptika und bei Dosissteigerungen auftreten. So schreiben z. B. Benkert und Hippius in der als Standardwerk anerkannten Psychiatrischen Pharmakotherapie: »Frühdyskinesien manifestieren sich fast ausschließlich zu Behandlungsbeginn (zumeist in der ersten Behandlungswoche). Nach Ablauf dieses Manifestationszeitraumes treten sie nur noch dann auf, wenn die Dosierung plötzlich erhöht wird« (Benkert u. Hippius 1992). Auf dieser klinischen Beobachtung beruht auch die Charakterisierung »früh«. Dementsprechend fand eine frühe, retrospektive Studie (Ayd 1961), dass 90% aller akuten Dystonien innerhalb der ersten 5 Behandlungstage aufträten. Allerdings finden sich in der Literatur auch vereinzelt Hinweise darauf, dass Dystonien, die aufgrund ihres raschen therapeutischen Ansprechens auf Anticholinergika den »akuten« zugerechnet werden können, auch im weiteren Behandlungsverlauf auftreten können. So wurden während einer 2-monatigen Beobachtungsperiode an Patienten, die bereits zwischen 5 Monaten und 3 Jahren mit Neuroleptika dauermediziert waren, bei 1,7% rezidivierende okulogyre Krisen beobachtet (Tandon et al. 1994). Insgesamt ist davon auszugehen, dass die Inzidenz akuter Dystonien (Dyskinesien) im Verlauf einer neuroleptischen Dauerbehandlung deshalb unterschätzt wird, weil sie – aufgrund ihrer Kopplung an psychopathologische Phänomene – vielfach als psychotische Symptomatik missdeutet und fehlbehandelt werden (Dose 1998). So wird das Phänomen, dass es häufig 3–5 Tage nach Dosisreduktion stark wirksamer Antipsychotika zu einem Wiederauftreten von Symptomen wie Angst, Anspannung und Halluzinationen in Verbindung mit Auffälligkeiten wie »starrem Blick«, »hölzernen« Bewegungen, Haltungsverharren oder rastloser Bewegung kommt, in der Regel ausschließlich als »Wiederaufflackern« der psychotischen Symptomatik gedeutet. Die Konsequenz ist in der Regel eine Erhöhung der Neuroleptikadosis und eine oft wochenlang anhaltende »Schaukeltherapie«, in deren Rahmen Reduktionsversuche der Neuroleptika immer wieder misslingen, sodass schließlich davon ausgegangen wird, die Betroffenen benötigten eine hohe Dosis antipsychotischer Medikation. Eine ähnliche Situation entsteht, wenn Anticholinergika oder anticholinerg wirksame Medikamente (z. B. tri- und tetrazyklische Antidepressiva), die als Begleitmedikation zu Neuroleptika eingesetzt wurden, abgesetzt oder reduziert werden, und auch beim Absetzen und Reduzieren von Benzodiazepinen. Letzteres Phänomen hängt wahrscheinlich mit der Tatsache zusammen, dass akute Dystonien (Dyskinesien) wie wahrscheinlich sämtliche Basalganglienstörungen durch

psychischen Stress ausgelöst und verstärkt und entsprechend durch stresslösende Medikamente günstig beeinflusst werden. Dementsprechend sind Benzodiazepine auch zur Behandlung akuter, neuroleptisch induzierter Dystonien (Dyskinesien) angewandt und empfohlen worden (Korczyn u. Goldberg 1972; Rainier-Pope 1979). Fluktuierende Plasmaspiegel von Neuroleptika durch unterschiedliche Resorptionsbedingungen aus dem Darm (z. B. durch Kaffee, Tee) bei oraler Medikation, aus dem Muskel- (vielfach infolge falscher Injektionstechnik auch Fett-)gewebe (z. B. aufgrund unterschiedlicher Muskelaktivität) führen auf Rezeptorebene zu einem ständigen An- und Abfluten und damit verbundenem Ungleichgewicht der dopaminerg/cholinergen Transmission, sodass eine dem Auf- oder Abdosieren oral verabreichter Neuroleptika vergleichbare Situation mit entsprechenden Konsequenzen für akute Dystonien (Dyskinesien) entsteht. Bei Verabreichung von Depot-Präparaten äußern sich diese Phänomene häufig als mit dem Wiederauftreten psychotischer Symptome verbundene Phasen subjektiven Missbehagens wenige Stunden bis Tage nach Injektion (abhängig vom Zeitpunkt bis zum Erreichen der »peak«-Konzentration im Plasma), aber auch (im Sinne des oben genannten Phänomens bei Dosisreduktion oraler Neuroleptika) wenige Tage vor Ablauf des Injektionsintervalls. Insbesondere das »Aufflackern« psychotischer Symptome wenige Tage vor Ablauf des Injektionsintervalls wird in der Regel ausschließlich dahingehend interpretiert, dass die Dosis des Depot-Neuroleptikums zu niedrig gewählt und entsprechend zu erhöhen sei. An die Möglichkeit, dass es sich bei den geschilderten psychopathologischen Phänomenen um Vorboten oder Begleitsymptome akuter Dystonien (Dyskinesien) handelt, deren neurologische Symptomatik sich nur subklinisch (Gefühl innerer Anspannung, Verkrampfung etc.) äußert, wird zu wenig gedacht, obwohl die erfolgreiche Anwendung anticholinerger Substanzen in solchen Situationen diese Annahme vielfach bestätigt (Dose 2000). Die Möglichkeit der Auslösung akuter Dystonien (Dyskinesien) durch körperliche Anstrengung und seelische Anspannung wird häufig als Ausdruck einer »Verweigerungshaltung« von Betroffenen fehlinterpretiert, denen unterstellt wird, sie würden sich gegen an sie gerichtete Anforderungen (z. B. Teilnahme an Therapien, Aktivitäten des täglichen Lebens) durch Simulation akuter extrapyramidaler Symptome »wehren«.

2.3.1 Häufigkeit akuter Dystonien

Über die Häufigkeit Neuroleptika-induzierter akuter Dystonien (Dyskinesien) gibt die wissenschaftliche Literatur höchst widersprüchliche Zahlen zwischen 2,3–60% (Owens 1999) an. Das liegt in der Methodik der Untersuchungen (z. B. retrospektiv vs. prospektiv), den Dosierungsgepflogenheiten der jeweiligen Epoche (Niedrigdosierung in den 50er vs. Hochdosierung in den 80er Jahren) und der Nicht-Erkennung subklinischer und mit psychotischen Symptomen vergesellschafteter Formen begründet. So kommt eine retrospektive Untersuchung an Patienten, die in den 50er Jahren neuroleptisch behandelt wurden zu dem Ergebnis, dass akute Dystonien bei 2,3% der Patienten aufgetreten seien (Ayd 1961). In dieser Untersuchung wurden die Krankengeschichten von 3775 Patienten nach Berichten über extrapyramidale Symptome durchgesehen, die in der Weise »hierarchisch« geordnet wurden, dass das Auftreten akuter Dystonien in Verbindung mit später aufgetretenem Parkinsonoid oder Akathisie nicht berücksichtigt wurde, sodass sich die Angabe 2,3% auf das ausschließliche Auftreten akuter Dystonien beschränkt (Owens 1999). Andere Autoren (Addonizio u. Alexopoulos 1988; Singh et al. 1990) berichten über das Auftreten akuter Dystonien bei ca. 30% der mit hochpotenten Neuroleptika behandelten Patienten, während eine Untersuchung an Patienten, die mit einer fixen Dosierung von 15 mg Haloperidol behandelt wurden (Aguilar et al. 1994) akute Dystonien bei 60% der Patienten fand. Für Deutschland wurde die Häufigkeit therapiebedürftiger akuter Dystonien (»Frühdyskinesien«) bei 5229 im Rahmen eines »Arzneimittel Überwachungsprogramms in der Psychiatrie« (AMÜP) untersuchten Patienten unter durchschnittlichen Tagesdosen von 15 mg Haloperidol mit 22% angegeben (Grohmann u. Rüther 1994). Bezüglich atypischer (Clozapin) und neuentwickelter Antipsychotika (Risperidon, Olanzapin, Seroquel und Amisulprid) liegen nur teilweise aussagekräftige Daten vor. Clozapin wird insgesamt nur einmal mit akuten Dystonien (Dyskinesien) in Zusammenhang gebracht (Kastrup et al. 1994). Untersuchungen zu neuentwickelter Substanzen sind mit Hinblick auf akute Dystonien (Dyskinesien) schwierig zu beurteilen, da in den groß angelegten multizentrischen Studien mit in der Regel stark wirksamen Neuroleptika vorbehandelte Patienten nach kurzer »wash-out«-Phase (meist 1 Woche) auf die Studienmedikation und in der Regel (in der Vergleichsgruppe) Haloperidoldosen von 10–20 mg eingestellt wurden. So gibt z. B. der Be-

richt über eine internationale, multizentrische Untersuchung von Risperidon (1–16 mg/Tag) im Vergleich zu Haloperidol (10 mg/Tag) keine Angaben zur Häufigkeit akuter Dystonien (Dyskinesien), sondern lediglich den Anteil der Patienten an, die mit Anticholinergika behandelt werden mussten (Peuskens et al. 1995). Danach benötigten 29,6% der Haloperidolpatienten vs. 17,1% der Risperidonpatienten unter der als »therapeutisch« empfohlenen Dosis von 4 mg/Tag eine anticholinerge Zusatzmedikation (bei 8 mg bereits 19,5%). Zur Einordnung dieser Befunde sei darauf verwiesen, dass für gebräuchliche mittelstarke Antipsychotika wie z. B. Perazin bei mittleren Tagesdosen von 300 mg eine Häufigkeit therapierelevanter extrapyramidaler Symptome von 9,7% (darunter 3,2% »Frühdyskinesien«) berichtet wurden (Grohmann u. Rüther 1994). Insgesamt ist davon auszugehen, dass das Risiko extrapyramidaler Nebenwirkungen unter atypischen und neuentwickelten Substanzen geringer, jedoch nicht aufgehoben ist. Mit Hinblick auf die in einer Studie (Weiden et al. 1987) ermittelte Nicht-Erkennung Neuroleptika-bedingter Bewegungsstörungen (◘ Tabelle 2.3) durch Klinikärzte muss angenommen werden, dass eine Vielzahl dieser Syndrome nicht erkannt wird, was insbesondere dann zu Fehlbeurteilungen und -diagnosen führt, wenn die extrapyramidalen Symptome subklinisch und maskiert durch psychopathologische Phänomene auftreten. In dieser Studie wurden die Patienten zum einen von den behandelnden Klinikärzten ohne, zum anderen von den (bezüglich klinischer Diagnose und Behandlung »blinden«) Studienärzten mit Anwendung operationalisierter Beurteilungsskalen für extrapyramidale Syndrome (z. B. Extrapyramidal Symptom Rating Scale, Abnormal Involuntary Movement Scale) untersucht.

◘ **Tabelle 2.3.** Anzahl von Patienten mit der Diagnose eines extrapyramidalen Syndroms unter Anwendung von Forschungskriterien und nach klinischer Beurteilung

Extrapyramidales Syndrom	Skalengestützte Diagnostik	Klinische Diagnostik
Dystonie	3	1
Parkinsonoid	29	17
Akinese	23	14
Akathisie	27	7
Tardive Dyskinesie	10	1

Zur diagnostischen Verkennung insbesondere akuter, Neuroleptika-induzierter Dystonien (Dyskinesien) trägt bei, dass das in Deutschland gebräuchliche Klassifikationssystem psychischer Störungen ICD-10 (WHO 1992) für die medikamentös induzierten psychischen und motorischen Syndrome keine »klinisch-diagnostischen Leitlinien« vorgibt, sondern die (motorischen) Syndrome als »Unterkapitel« der »Erkrankungen des Nervensystems (G)« behandelt. Auch das US-amerikanische »Diagnostische und Statistische Manual Psychischer Störungen (DSM-IV)« (APA 1994) behandelt die »Medikamenteninduzierten Bewegungsstörungen« lediglich im »Anhang B«, der Kriterienlisten und Achsen enthält, die für die weitere Forschung vorgesehen sind. Neben einer umfangreichen Darstellung der klinischen Symptome neuroleptika-induzierter akuter Dystonien enthält das »B-Kriterium« leider Festlegungen, die auch weiterhin zu einer Fehlbeurteilung insbesondere derjenigen akuten Dystonien führen werden, die im Zusammenhang mit der Reduktion von Neuroleptika, fluktuierenden Plasmaspiegeln sowie physischen und psychischen Stressoren auftreten. Dort heißt es nämlich: »Die Anzeichen oder Symptome … entwickeln sich innerhalb von 7 Tagen nach Beginn oder rascher Dosissteigerung einer neuroleptischen Medikation oder nach Reduktion von Medikamenten, die zur Behandlung (oder Prävention) akuter extrapyramidaler Symptome (z. B. anticholinerge Wirkstoffe) eingesetzt werden«. Positiv zu vermerken ist, dass die »Forschungskriterien« die Besserung nach Senkung der Neuroleptikadosis oder nach Verabreichung von Anticholinergika als diagnostisches Kriterium benennen.

2.3.2 Symptomatik

Die sichtbaren motorischen Symptome Neuroleptika-bedingter, akuter Dystonien (Dyskinesien) sind Ausdruck vorübergehend anhaltender, unwillkürlicher Muskelkontraktionen. Sie führen zu z. T. sichtbaren, z. T. bizarren Haltungsanomalien, aber auch zu Blick-, Sprach- und Schluckstörungen (■ Tabelle 2.4).

In der Regel handelt es sich um langsame (»tonische«) Kontraktionen, es sind aber auch »myoklonische« Dystonien beschrieben worden (Obeso et al. 1983). Diesen sichtbaren motorischen Symptomen gehen jedoch in der Regel »subklinische« Prodromalsymptome (Dose 1993; Owens 1999) voraus, die den Patienten Anlass zu Klagen geben, jedoch objektiv kaum wahrnehmbar sind, was dazu führt, dass sie nicht oder fehldiagnostiziert und -behandelt werden (■ Tabelle 2.5).

Im Rahmen dieser Prodromalsymptome versuchen die Betroffenen die subjektiv wahrgenommene Symptomatik durch Massieren, Beklopfen, rotierende und lockernde Bewegungen loszuwerden, was je nach Lokalisation als »Grimassieren«, »Stereotypien« und »Manierismen« in Richtung einer katatonen Symptomatik fehlinterpretiert und -be-

■ **Tabelle 2.4.** Motorisch-neurologische Symptomatik Neuroleptika-induzierter, akuter Dystonien

Haltungsanomalien	Retrocollis, Torticollis, Opisthotonus, Rumpf- und Hüfttorsion
Mund- und Kieferbereich	Kiefersperre, Mundaufreißen, Grimassen, Zungenprotrusion
Augen	Okulogyre Krise (konjugierte Blickwendung in der Regel nach oben, z. T. seitwärts); Blepharospasmus
Sprechen, Schlucken, Atmung	Dysarthrie, Dysphonie, Dysphagie

■ **Tabelle 2.5.** Patientenbeschwerden über »subklinische« Prodromi neuroleptikabedingter, akuter Dystonien

Subjektive Klage	**Mögliches neurologisches Symptom**
Druck auf den Augen; Augenbrennen	Okulogyre Krise
Pelziges oder taubes Gefühl an Wangen und Lippen	Kiefersperre, Mundaufreißen, Grimassen
Kloßige Zunge und Sprache	Zungenprotrusion, Dysarthrie, Dysphagie
Zahn- und Kieferschmerzen	Kiefersperre, Zungen-Schlundkrampf
Muskelschmerz und -steifigkeit in verschiedenen Körperregionen; »kann mich im Bett nicht mehr umdrehen«	Retro-, Torticollis, Opisthotonus, Rumpf- und Hüfttorsionen

handelt werden kann. Neuroleptika-erfahrene Patienten befürchten in dieser Situation zu Recht, dass sich eine akute Dystonie (Dyskinesie) ankündigt und verlangen (oft drängend, was dann als »Suchtverhalten« oder »Simulation« interpretiert wird) nach Anticholinergika. Akut psychotische Patienten verkennen oft wahnhaft die medikamentöse Verursachung dieser subjektiven und z. T. auch der objektiven, neurologischen Symptomatik und »integrieren« sie in ihr wahnhaftes Erleben. So werden z. B. Spannungsgefühle oder Muskeltorsionen im Rahmen von Ich-Störungen als »Fern-« oder »Fremdsteuerung« durch Sender und Apparate empfunden und - im Rahmen der Verleugnung von Krankheitssymptomen - auch häufig gegenüber dem Untersucher verschwiegen.

2.3.3 Psychische Symptome

Neben der möglichen Fehlbeurteilung der Versuche betroffener Patienten, die verspürte Muskelspannung oder -taubheit durch z. T. merkwürdig anmutende und als »kataton« interpretierte Bewegungen abzumildern, kann es im Rahmen der Prodromalsymptome akuter Dystonien (Dyskinesien), aber auch bei beginnenden und ausgeprägten Dystonien zum Auftreten bislang nicht vorhandener oder zur Verstärkung bestehender produktiver psychotischer Symptome kommen. Auf diesen möglichen Zusammenhang zwischen motorischen und psychischen Neuroleptika-bedingten »extrapyramidalen« Symptomen als Ausdruck einer gestörten Basalganglienfunktion haben bislang nur wenige Autoren aufmerksam gemacht. Erste Hinweise auf unerwünschte psychische Wirkungen der Neuroleptika gibt die Schilderung einer »eigentümlichen Drängeligkeit«, die an einen »paradoxen Effekt« der Neuroleptika denken lasse (Janzarik 1954). Einen ersten Fall der Verstärkung vorhandener (»zwanghaftes Beten«) und des Neuauftretens psychotischer Symptome (wahnhafte Überzeugung der Patientin »dass ich nicht sprechen kann«) im Zusammenhang mit neuroleptikabedingter Unruhe beschrieb von Dithfurt (1957), während ein erster Hinweis, dass diese Symptome »vielfach als Beweis einer Aktivierung der Psychose gedeutet« würden, jedoch rasch auf Anticholinergika-Gabe remittierten von Freyhan (1957) gegeben wurde. In systematischer Form hat erstmals van Putten (van Putten et al. 1974) auf »Phenothiazin-induzierte psychotische Dekompensationen« hingewiesen, die er im Zusammenhang mit »subklinischer Akathisie« bei immerhin 11%

Tabelle 2.6. Psychische Nebenwirkungen extrapyramidal-motorischer Neuroleptikawirkungen (nach van Putten & Marder, 1987)

Motorische Symptomatik	Psychische (mentale) Nebenwirkung
Akathisie	Psychotische Erregung Diffuse Angst Unwohlsein Bedrohliche akustische Halluzinationen Suizidgedanken
Akinese	Apathie Emotionale Verflachung Mangelnde soziale Anpassung Postpsychotische Depression

von 80 mit Fluphenazin und Trifluoperazin behandelten schizophrenen Patienten beobachtete und erfolgreich mit Biperiden behandelte. Mehr als ein Jahrzehnt später fasste van Putten die von ihm beobachteten »mentalen Nebenwirkungen« der Neuroleptika unter dem Begriff der »behavioral toxicity« (van Putten u. Marder 1987) zusammen (**Tabelle 2.6**).

Im deutschen Sprachraum berichtete Arnold (1979) über »Schizophrene Exazerbationen: paradoxe Reaktionen auf Intensiv-Neuroleptika« die sich – für ihn »paradoxerweise«, aber vor dem Hintergrund ihrer anticholinergen Wirkungen verständlich – besser durch »Basisneuroleptika mit dämpfender Wirkung« als durch (hochpotente) »Intensivneuroleptika« behandeln ließen.

In den 80er Jahren verlor sich – mit wenigen Ausnahmen – das wissenschaftliche Interesse an den unerwünschten psychischen Wirkungen der Neuroleptika, zumindest was ihre Koinzidenz mit den so genannten »extrapyramidalen« Nebenwirkungen betrifft, sodass Standardlehrbücher der Psychiatrie und Psychopharmakologie (z.B. Benkert u. Hippius 1992; Bandelow et al. 1993) sich bei der Darstellung »psychischer Nebenwirkungen« von Neuroleptika auf das pharmakogene Delir, auf Sedierung, Konzentrationsstörungen und depressive Syndrome beschränken, bzw. psychische Symptome als »Begleitsymptome« der motorischen Symptomatik bezeichnen. So beschreibt DSM-IV (APA 1994) unter »Zugehörige Merkmale«, dass »Furcht und Angst...oft den Beginn einer Neuroleptikainduzierten Akuten Dystonie (begleiten), besonders bei Personen, die nicht wissen, dass sie eine Dystonie entwickeln können und die fälschlicherweise das Symptom als Teil ihrer psychischen Störung ansehen«. Als Ausdruck des subjektiven Erlebens (»mental aspects«) der motorischen Symptomatik beschreibt z. B. Casey (1994) die psychische Begleitsymptomatik, die in einer von ihm mitentwickelten Rating-Skala für extrapyramidal-motorische Symptome, der St. Hans Rating Scale for Extrapyramidal Syndromes (Gerlach et al. 1993) auch erstmals durch Einbeziehung des subjektiven Erlebens der Patienten Eingang gefunden hat.

Zu den Ausnahmen gehört das von Chouinard entwickelte Konzept der »Supersensitivitätspsychose« (Chouinard et al. 1980) und das Konzept der »neuroleptischen Turbulenzen« (Hinterhuber u. Hackenberg 1986). Beide Konzepte befassen sich mit Exazerbationen bzw. Verschlimmerungen der psychotischen Symptomatik bei schizophrenen Patienten unter gleich bleibenden bzw. ansteigenden (Hinterhuber u. Hackenberg 1986) oder nach Reduktion bzw. Absetzen einer neuroleptischen Behandlung (Chouinard et al. 1980). Im Rahmen seines Konzeptes der »Supersensitivitätspsychose« geht Chouinard in Anlehnung an die Hypothese der Überempfindlichkeits- (»Supersensitivität«) Entwicklung neostriataler Dopaminrezeptoren bei der Entstehung tardiver Dyskinesien von einer entsprechenden Überempfindlichkeitsentwicklung mesolimbischer Dopaminrezeptoren unter neuroleptischer Therapie aus. Entsprechend der durch die abnehmende Besetzung neostriataler, überempfindlicher Dopaminrezeptoren hervorgerufenen »Demaskierung« tardiver Dyskinesien nach Reduktion oder Absetzen von Neuroleptika soll die abnehmende Blockade mesolimbischer Dopaminrezeptoren ein psychotisches Rezidiv zur Folge haben, das sich in frühen Stadien durch eine Erhöhung der Neuroleptikadosis behandeln lässt. »Neuroleptische Turbulenzen« werden nach Auffassung ihrer Beschreiber ebenfalls mit der »Hypersensibilisierung« von Dopaminrezeptoren erklärt, obwohl diese sich von Chouinards Theorie der »Supersensitivitätspsychose« abgrenzen. Ein Zusammenhang mit einem Neuroleptika-bedingten Parkinson-Syndrom wird von den Autoren explizit negiert, therapeutisch wird eine Elektrokrampftherapie empfohlen. Trotz der Abgrenzung zumindest der Beschreiber der »neuroleptischen Turbulenzen« von einem neuroleptisch bedingten Parkinsonoid legen die gegebenen klinischen Beschreibungen, der zeitliche Zusammenhang des Auftretens der psychotischen Symptomatik mit der Gabe von Neuroleptika in konstanter bzw. reduzierter Dosis nahe, dass es sich bei beiden klinischen Bildern um die oben beschriebenen Absetz- bzw. Reduktionsphänomene handelt, die zu subklinischen extrapyramidalen Syndromen bzw. psychischen Manifestationen dieser extrapyramidalen Syndrome führen können.

Ein integratives Konzept der psychischen und motorischen Symptome Neuroleptika-induzierter akuter Dystonien, das mit operationalisierten Kriterien Bestandteil der psychiatrischen Klassifikations- und Diagnosesysteme sein sollte, fehlt derzeit, und entsprechend wird das, wovon kein Begriff existiert auch nicht »begriffen«, d. h. richtig wahrgenommen, zugeordnet und behandelt.

2.3.4 Fallbeispiele

1. Formale Denkstörungen und paranoide Verarbeitung akuter Dystonien
   Ein 23-jähriger Mann kommt in einem akuten Erregungszustand im Rahmen einer schizomanischen Phase einer schizoaffektiven Psychose zur stationären Aufnahme. Nach i.m.-Injektion von 15 mg Haldol entwickelt er im Rahmen eines ausführlichen Anamnesegespräches am folgenden Tag einen leicht aufwärts gerichteten, starren Blick, der von einer Unterbrechung seines Redeflusses und leichten massierenden Handbewegungen an Lippen und Wangen begleitet ist. Nach ca. 30 s setzt der Patient (auf Aufforderung durch den Untersucher) das Gespräch fort. Auf Nachfrage, warum er seine Rede unterbrochen und nach oben gesehen habe, gibt der Patient eine ausweichende Antwort. Auf einen hinzugetretenen Mitarbeiter deutend sagt er: »Jetzt habe ich Sie gesehen«, obwohl dessen Erscheinen in keinem zeitlichen Zusammenhang mit der Gesprächsunterbrechung und dem starren Blick stand. Kurze Zeit später verliert der Patient, jetzt im Zusammenhang mit »Pillendreh-Bewegungen« der Finger, Anwinkeln der Arme und Schiefneigung des Kopfes erneut den Gesprächsfaden: »Mensch, was wollte ich sagen. Da bin ich auf so einen ganz neuen Gedanken gekommen, so wie jetzt gerade…«. Kurz darauf manifestiert sich eine akute Dystonie mit Retrocollis mit Übergang zum Opisthotonus, okulogyrer Krise, kurzzeitigen laryngealen und pharyngealen Spasmen, die sich durch Atemnot manifestieren. Während dieser schweren Dystonien ist der Patient ansprechbar und wach, befolgt Aufforderungen, bejaht, dass er den Untersucher hören und verstehen kann, beantwortet jedoch

die Frage danach, was denn mit ihm los sei, nicht. Ohne therapeutische Intervention kommt es nach ca. 5 Minuten zur Spontanremission der Symptomatik. Auch jetzt kann der Patient die Frage, was denn los gewesen sei, nur mit einem Achselzucken beantworten. Als das Gespräch fortgesetzt wird, kommt es nach wenigen Minuten erneut zu Retrocollis und okulogyrer Krise. Zu diesem Zeitpunkt bejaht der Patient die Frage, ob er denn »da oben« (wo er hinschaut) Stimmen höre. Nach intravenöser Gabe von Biperiden (5 mg) sistiert die Symptomatik. In psychisch stabilisiertem Zustand kann der Patient berichten, dass er die beobachtete Symptomatik bewusst erlebt hat und sich mit Schrecken daran erinnern könne. Die Unterbrechungen seines Redefluss habe er als »Denkblockaden«, die Krämpfe als »von irgendwoher gemacht«, erlebt. Während seiner »Verkrampfungen« hätten Stimmen ihm verboten, darüber zu sprechen. Die Injektion von Biperiden sei »erlösend« gewesen.

Kommentar: noch vor dem sichtbaren Auftreten akuter Dystonien kommt es zu formalen Denkstörungen, die in Fällen, wo die motorische Symptomatik nicht zur vollen Ausprägung kommt, das einzig wahrnehmbare Symptom bleiben können. Der akut psychotische Patient verarbeitet die durchaus bewusst wahrgenommenen Dystonien z. T. paranoid. Eine sinnvolle Erklärung seines Zustandes ist dann nicht vom ihm zu erwarten, z. T. wird die Symptomatik dissimuliert. Spontanremissionen sind möglich, das Risiko rezidivierender Dystonien ist aber hoch. Symptombesserung nach Placebogabe oder verbaler Intervention ist somit kein »Beweis« für Aggravation oder Simulation durch den Patienten.

2. Neuroleptische Pseudokatatonie
Nach längerem medikamenten- und symptomfreiem Intervall erlebt eine 35-jährige Patientin eine Exazerbation ihrer bekannten paranoid-halluzinatorischen Psychose und kommt freiwillig zur stationären Aufnahme. Im Aufnahmegespräch schildert sie in flüssiger Rede mit vernehmlicher Stimme Schlafstörungen, Überempfindlichkeit gegenüber Gerüchen und Geräuschen und die paranoide Angst, ihre Verfolger hätten bereits ihre Eltern getötet und wollten nun sie in den Wahnsinn treiben, damit sie aus dem Fenster springe, um zu sterben. Nach 2 Tagen unter neuroleptischer Behandlung mit Haloperidol (10 mg/Tag), während derer sich

die Patientin bewusstseinsklar, krankheits- und behandlungseinsichtig und in pflegerischer Hinsicht völlig selbständig zeigte, entwickelte sie ein Zustandsbild, das zunächst als »katatoner Stupor« interpretiert wurde: die Patientin saß entweder in zusammengekauerter Haltung, monoton vor sich hinmurmelnd und auf Ansprache nicht reagierend auf ihrem Stuhl, oder stand regungslos mit vor den Mund gehaltenen Händen auf dem Flur der Station. Zeitweise war zu beobachten, wie sie an Wangen und Lippen, teilweise auch im Nacken massierende Bewegungen mit den Händen ausführte. Im Verhalten war sie negativistisch: Nahrungs- und Flüssigkeitsaufnahme verweigerte sie, ebenso die Körperhygiene. Gegen jeden Versuch, ihre Position zu ändern sperrte sie sich durch absolutes Haltungsverharren. Vor Einleitung einer intensivierten neuroleptischen Behandlung (Dosiserhöhung, Infusionsbehandlung) unter der Annahme eines katatonen Stupor erfolgt die probatorische i.v.-Injektion von 5 mg Biperiden, die innerhalb von 20 Minuten zu einer völligen, von einem »Ruck« durch den ganzen Körper und tiefem Aufatmen begleiteten Lösung der Erstarrung führt. Die Patientin nimmt wieder Blick- und Gesprächskontakt auf, verlangt nach Essen und Trinken, möchte duschen und sich anziehen. Später berichtet sie, sich als »ferngesteuert« erlebt und während der »Erstarrung« vermehrt bedrohliche Stimmen gehört zu haben. Trotz Vorerfahrung mit Neuroleptika (und auch extrapyramidalen Nebenwirkungen) sei ihr in dem Zustand der Gedanke, es könne sich um Nebenwirkungen handeln, einfach nicht gekommen.

Kommentar: die Neuroleptika-bedingte Pseudokatatonie, als »katatone Reaktionen auf hochpotente Neuroleptika« erstmals von Gelenberg und Mandel (1977) beschrieben, bedarf vor allem deshalb sorgfältiger diagnostischer Zuordnung, weil sie weitreichende therapeutische Implikationen hat. Ein tatsächlicher katatoner Stupor wird in der Regel mit hochdosierten, stark wirksamen Neuroleptika, z. T. als Infusionsbehandlung, alternativ mit Elektrokrampftherapie (EKT) behandelt. Wird dabei eine neuroleptische Pseudokatatonie übersehen, die als Ausdruck einer Überempfindlichkeit der Betroffenen gegenüber Neuroleptika zu bewerten ist, kann es durch die Intensivierung der neuroleptischen Therapie zur Entwicklung eines malignen neuroleptischen Syndroms kommen. Auch die EKT stellt mit den Risiken der Narkose eine eingreifende Therapiemaßnahme dar, deren Einsatz wohl überlegt sein muss. Das »katatone Dilemma« (Brenner u. Rheuban 1978) sollte daher immer zunächst durch die probatorische Injektion eines Anticholinergikum auf das Vorliegen einer »Pseudokatatonie« geprüft werden, bevor weitere therapeutische Maßnahmen erfolgen.

3. Pseudohysterisches Verhalten
   Im Rahmen einer akuten psychotischen Exazerbation war ein Patient am Abend seiner stationären Aufnahme mit Haloperidol (10 mg) behandelt worden. Bei der morgendlichen Routineblutabnahme präsentierte er laut Pflegebericht einen »hysterischen« Anfall. Er habe hyperventiliert, einen starren Blick gezeigt, seine Arme zunächst »ausgeschüttelt«, dann rhythmisch auf die Bettdecke geschlagen und habe ständig unverständliche Laute wiederholt. Zwar habe er sich kurzzeitig beruhigen lassen, kurze Zeit später sei es aber wieder »losgegangen«. Am Nachmittag sei er zunächst angespannt auf dem Stationsflur auf- und abgelaufen und habe schließlich eine große, an sich »unzerbrechliche« Glasscheibe eingeschlagen.
   Zehn Minuten nach probatorischer Injektion von Biperiden (5 mg langsam i.v.) kommt es bei dem weiterhin angespannten Patienten zu völliger Entspannung und kurzzeitigem Einschlafen. Später berichtet er, schon morgens sei ihm »komisch« geworden, seine Muskeln hätten sich zuerst »pelzig«, später »steif« angefühlt. Hyperventiliert habe er aus dem Gefühl heraus, keine Luft mehr zu bekommen. Weil er den Eindruck hatte, sein Zustand werde vom Personal nicht bemerkt oder ernst genommen, habe er erst mit den Armen geschlagen, später – weil er glaubte, dem »Spuk« so ein Ende bereiten zu können – die Scheibe zerstört.

Kommentar: in Verbindung mit der Unterstellung, Patienten simulierten oder aggravierten akute Dystonien (Dyskinesien) um sich, wegen ihrer »euphorisierenden« Wirkung, Anticholinergika zu verschaffen werden insbesondere pseudohysterische Verhaltensweisen als Ausdruck subklinischer Dystonien und psychischer Nebenwirkungen von Neuroleptika am häufigsten fehldiagnostiziert und -behandelt. Leider haben sich im Bewusstsein vieler Psychiater nur die Berichte festgesetzt, in denen von Simulation und Aggravation dystoner Reaktionen im Rahmen einer unterstellten Abhängigkeit von Anticholinergika die Rede ist. Aber wie häufig ist das Problem? In einem Zeitraum von 36 Jahren (1960 –1996) finden sich in der wissenschaftlichen Literatur 141 Fälle von Anticholinergika-Missbrauch, von denen über die Hälfte neuroleptisch behandelte, schizophrene Patienten sind, die – im Unterschied zu Drogenabhängigen, die sich durch toxische Dosen einen deliranten »Kick« zu geben versuchen (Schulte 1988) – nach therapeutischen Dosierungen von Anticholinergika verlangten (Dose u. Tempel 2000).

2.3.5 Diagnostik

Das voll ausgeprägte Bild einer akuten, Neuroleptika-induzierten Dystonie (in der Zeit der Einführung der Neuroleptika häufig als Tetanus, epileptischer Krampfanfall, Enzephalitis fehldiagnostiziert) stellt heute in der Regel, insbesondere wenn die Einnahme von Neuroleptika anamnestisch gesichert ist, keine besondere diagnostische Herausforderung dar. Schwieriger wird es bei den »subklinischen« Vorformen, vor allem wenn akut psychotische Patienten keine verwertbaren Angaben über die bestehenden Beschwerden machen, bzw. wenn psychische Symptome vorherrschend sind. Dann kommt es auf eine qualifizierte Beobachtung an, die durch Beschreibung typischer Verhaltensweisen wie massierende Bewegungen an Lippen, Wangen, im Nacken, rotatorische Bewegungen (z. B. des Kopfes oder im Schultergelenk, um »Spannung« loszuwerden), merkwürdig starrer Blick mit Blickrichtung leicht nach oben oder »katatoniformer« Erstarrung richtungsweisend sein kann. Besonders wichtig ist die Frage nach dem zeitlichen Zusammenhang des Auftretens fraglicher Symptome mit entweder der Einleitung, Beendigung, Dosiserhöhung oder -reduktion einer Behandlung mit Neuroleptika. Symptome, die sich innerhalb einer Woche im Zusammenhang mit einer der oben genannten Modifikationen einer neuroleptischen Behandlung entwickeln sind in der Regel auch dadurch bedingt. Zu beachten ist auch, ob es im Zusammenhang mit der Medikamentenänderung zu einer veränderten psychopathologischen Symptomatik kommt: wäre z. B. höchst ungewöhnlich, wenn sich (▸ s. Fallbeispiel 2) eine initial paranoid-halluzinatorische Symptomatik auf einmal (und auch noch unter neuroleptischer Behandlung) in einen katatonen Stupor verwandelt. Bestehende diagnostische Unsicherheiten lassen sich im Rahmen der probatorischen Gabe eines Anticholinergikum (im Falle des Verdachts auf akute Dystonien parenteral zum rascheren Wirkungseintritt) klären. Therapeutisches Ansprechen auf Anticholinergika kann als beweisend für das Vorliegen einer Neuroleptika-induzierten unerwünschten Wirkung angesehen werden, während sich eine unzureichend neuroleptisch behandelte psychotische Symptomatik oder ein Stupor im Rahmen einer katatonen Schizophrenie nicht bessern, sondern eher verschlechtern würde.

2.3.6 Pathophysiologie

Die Pathophysiologie akuter, Neuroleptika-induzierter Dystonien ist bislang noch nicht vollständig aufgeklärt. Das liegt unter anderem daran, dass kein aussagekräftiges, für die Forschung anwendbares Tiermodell für akute, Neuroleptika-induzierte Dystonien besteht. Klinische Beobachtungen sprechen dafür, dass ein temporäres Ungleichgewicht der dopaminergen und cholinergen Transmission im Bereich der Basalganglien wesentlich für ihre Entstehung ist. So sind Dystonien charakteristisch für Läsionen im Bereich des Striatum, was mit experimentellen Daten übereinstimmt, die auf eine Neuroleptika-induzierte Störung der Neurotransmission im Striatum hindeuten (Owens 1999). Alle Medikamente, die akute Dystonien hervorrufen können, in erster Linie Neuroleptika, üben eine direkte oder indirekte Wirkung auf die dopaminerge Neurotransmission aus, deren Intensität umgekehrt proportional zu gleichzeitigen anticholinergen Effekten steht (Dose 2000). Der zeitliche Verlauf akuter Dystonien hebt sie von allen anderen extrapyramidalen Medikamenteneffekten ab. Es wird angenommen, dass eine vorübergehende Zunahme der cholinergen Transmission für die Entstehung der akuten Dystonien verantwortlich ist. Im Rahmen von Tierversuchen an Primaten konnten durch Anwendung cholinerger Agonisten bzw. fokale Injektion von Acetylcholin und Carbachol in das Striatum Dystonien ausgelöst werden. Gleichzeitig konnte gezeigt werden, dass die akute Applikation von Neuroleptika zu einer erhöhten striatalen Acetylcholinausschüttung führt (Owens 1999). Unklar bleibt bislang, welche Bedeutung in diesem Zusammenhang der dopaminergen Übertragung zukommt, denn es gibt sowohl Hinweise, dass es im Zusammenhang mit akuten Dystonien eine verstärkte, als auch eine verminderte dopaminerge Transmission gibt. Derzeit überwiegen Hinweise auf eine verstärkte dopaminerge Transmission, obwohl es auf den ersten Blick paradox erscheint, warum Dopamin-Rezeptor-Antagonisten eine verstärkte Dopamin-Übertragung zur Folge haben sollen. Im Rahmen einer »mis-match«-Theorie (Kolbe et al. 1981; Rupniak et al. 1986) wird angenommen, dass zentrale, dopaminerge Systeme auf die Neuroleptika-induzierte Blockade postsynaptischer Rezeptoren kompensatorisch mit einer Erhöhung des Dopamin-turnover, also einer gesteigerten Synthese, Freisetzung und Metabolisierung von Dopamin reagieren. Alternativ könnte zu Beginn einer neuroleptischen Behandlung die überwiegende Blockade präsynaptischer Autorezeptoren mit Dopamin-Antagonisten zu einem erhöhten Dopamin-turnover führen. Die vorübergehende, akut einsetzende Erhöhung des striatalen Dopaminturnover ist experimentell durch Messung von Dopaminmetaboliten wie Homovanillinsäure (HVA) und 3,4-Dihydroxyphenylessigäure (DOPAC) belegt. Der gleichzeitige zunächst rasche Anstieg, dann jedoch Abfall der Neuroleptika-Plasmaspiegel und -Konzentration an den postsynaptischen Rezeptoren vor Erreichen eines Equilibriums (»steady state«) soll nun in Verbindung mit einer erhöhten präsynaptischen Dopaminfreisetzung an den unzureichend antagonistisch besetzten, z.T. überempfindlich (supersensitiv) gewordenen postsynaptischen Rezeptoren zu akuten Dystonien (Dyskinesien) führen (Kolbe et al. 1981). Im Rahmen dieser Theorie sind allerdings eher Dyskinesien (exzessive Dopamin-Transmission), als Dystonien zu erklären und es bleibt offen, warum – bei Annahme einer kombiniert verstärkten cholinerg-dopaminergen Transmission als Ursache akuter Dystonien und Dyskinesien – die Applikation anticholinerger Substanzen nicht zu Hyperkinesen als Folge eines nunmehr ausschließlichen Dopamin-Überschuss führt. Eine Erklärung dafür könnte sein, dass die Neuroleptika-induzierte Zunahme des Dopaminturnover durch die Applikation anticholinerger Substanzen gehemmt wird. Alternativ wird eine Verminderung der dopaminergen Transmission bzw. ein Dopaminmangel, der wiederum eine Verstärkung der cholinergen Übertragung zur Folge haben könnte, als Ursache akuter Neuroleptika-induzierter Dystonien diskutiert (Neale et al. 1984). Diese Annahme stützt sich auf die Tatsache, dass Reserpin und Tetrabenazin, die zur Entleerung präsynaptischer Dopaminspeicher führen, bei Menschen akute Dystonien auslösen können und dass umgekehrt L-DOPA Neuroleptika-induzierte, akute Dystonien beseitigen kann.

Zu weiterer Verwirrung bezüglich der Pathophysiologie akuter, Neuroleptika-induzierter Dystonien haben die Wirkungen von Medikamenten beigetragen, die auf die Serotonin-Übertragung einwirken. Allgemein wird heute davon ausgegangen, dass Serotonin die dopaminerge Übertragung im Striatum und anderen Hirnregionen moduliert. Im Tiermodell konnte, übereinstimmend mit klinischen Beobachtungen bei der Anwendung selektiver Serotonin-Wiederaufnahmehemmer (SSRI's) eine erhöhte Neigung zu akuten Dystonien nachgewiesen werden (Arya 1994). Ausgehend von der im Vergleich zu hochpotenten, herkömmlichen Neuroleptika wie Haloperidol geringeren Häufigkeit extrapyramidaler Syndrome unter dem (auch) Serotonin-antagonistischen Risperidon hat Meltzer (1989) postuliert, dass eine gegenüber der Blockade von Dopamin-D_2-Rezeptoren hohe Rate der Serotonin 5-HT_2-Rezeptorblockade eine Verringerung extrapyramidaler Nebenwirkungen zur Folge hat.

2.3.7 Therapie akuter, Neuroleptika-induzierter Dystonien

Aufgrund der gut belegten Imbalance der dopaminerg-cholinergen Übertragung im Zusammenhang mit der antagonistischen Wirkung von Neuroleptika an Dopaminrezeptoren können akute Dystonien grundsätzlich durch eine Verstärkung der Dopamin- oder Hemmung der Acetylcholin-Übertragung therapeutisch beeinflusst werden. Klinisch haben sich Anticholinergika bewährt, von denen Biperiden sich wegen seiner präferentiellen Wirkung auf zentrale muskarinische (M 1) Rezeptoren bei geringerer peripherer M 2-Blockade und dadurch geringeren peripheren Nebenwirkungen (Mundtrockenheit, Tachykardie, Palpitationen, gastroinestinale Beschwerden) als Mittel erster Wahl empfiehlt (Larson et al. 1991). Amantadin, das (möglicherweise über glutamaterge Mechanismen) eine Dopamin-agonistische Wirkung hat, ist weniger wirksam als Anticholinergika (McEvoy et al. 1987 a), empfiehlt sich aber u. U. bei Patienten mir erhöhtem Risiko für anticholinerge Nebenwirkungen (McEvoy et al. 1987 b). Zu diesen Risikofaktoren zählen neben höherem Lebensalter, Exsikkose und schlechtem Allgemeinzustand Prostatahypertrophie, Harnverhalt, Engwinkelglaukom, tachykarde Rhythmusstörungen, Myasthenia gravis, respiratorische Probleme (wegen Gefahr der Austrocknung der Atemwege), Schwangerschaft und gleichzeitige Verordnung anticholinerg wirksamer Medikamente wie niedrig potenter Neuroleptika oder tri- und tetrazyklischer Antidepressiva mit ausgeprägt anticholinerger Wirkung (Dose 2000). Die Applikation (z. B. 1 Ampulle Biperiden) sollte bei akuten Dystonien parenteral, entweder langsam (über 5 Minuten) intravenös oder intramuskulär er-

folgen, da bei zu rascher i.v.-Injektion kurzzeitig toxische Effekte (Delir, Schwindel, Atemdepression, Herzsensationen) auftreten können. Spricht die dystone oder auch im Zusammenhang mit subklinischen Dystonien aufgetretene psychische Symptomatik auf die parenterale Anticholinergika-Gabe an, kann das als beweisend für eine Neuroleptika-induzierte Symptomatik angesehen werden. In diesem Fall sollte die anticholinerge Medikation für einen begrenzten Zeitraum beibehalten werden, während dessen immer wieder der Versuch unternommen werden sollte, das Anticholinergikum abzusetzen, da unter konstanten Neuroleptikadosen in der Regel eine Adaptation der cholinerg-dopaminergen Transmission im Bereich der Basalganglien eintritt, die eine Langzeitbehandlung mit Anticholinergika erübrigt (Owens 1999). Treten über einen längeren Zeitraum akute Dystonien oder unerwünschte psychische Wirkungen auf, sollte auf Neuroleptika mit geringerem Risiko für extrapyramidale Syndrome umgestellt werden.

Auch wenn anticholinerge Substanzen weder das immer wieder postulierte und ausschließlich durch anekdotische Erfahrungen belegte Abhängigkeitspotential besitzen (Dose u. Tempel 2000), noch das zeitweilig behauptete Risiko zur Entstehung tardiver Dyskinesien bergen (Haag et al. 1992), besteht mit Hinblick auf die durchschnittliche Häufigkeit keine grundsätzliche Indikation zur prophylaktischen Gabe von Anticholinergika, auch wenn diese von einigen Autoren (z. B. Arana et al. 1988) empfohlen wird.

2.4 Neuroleptika-induziertes Parkinson-Syndrom

Erste Beschreibungen eines medikamentös induzierten Parkinson-Syndroms stammen aus dem Jahr 1944 aus Indien und beziehen sich auf als Sedativa eingesetzte Rauwolfia-Alkaloide wie Reserpin (Owens 1999). Nach Einführung der Neuroleptika in Europa wurden »Parkinson-ähnliche« Symptome zwar immer wieder beschrieben, fanden jedoch - mit Ausnahme der Theoriebildung zum Wirkungsmechanismus und vor allem der »neuroleptischen Schwelle« - keine besondere wissenschaftliche Beachtung. Das hängt möglicherweise mit der Tatsache zusammen, dass die mit der Entwicklung eines Neuroleptika-induzierten Parkinson-Syndroms verbundene »psychomotorische Retardierung« der Patienten unter Nichtbeachtung ihres subjektiven Erlebens als therapeutisch erwünscht angesehen wurde.

2.4.1 Symptomatik

Die Kardinalsymptome des neuroleptisch induzierten Parkinson-Syndroms entsprechen denen des idiopathischen Morbus Parkinson: Rigor, Tremor, Akinese (Bradykinese), begleitet von einer Fülle klinischer Symptome (◘ Tabelle 2.7).

Die Verlangsamung von Bewegungen (Bradykinese) wird am deutlichsten bei dem Versuch, rasche, alternierende Bewegungen (wie z. B. Faustöffnen und -schließen, Tippen der Fingerspitzen aufeinander oder Fußwippen) wiederholt auszuführen. Weiter wird sie im Verlust von Spontanmotorik, dem verminderten Mitschwingen der Arme beim Gehen, das – verbunden mit deren Adduktion im Schulter- und Beugung im Ellbogengelenk – zu einem typischen Gangbild führt. Die zu starrem Gesichtsausdruck mit seltenem Lidschlag führende Hypomimie ist Ausdruck der Bradykinese im Gesichtsbereich, die im Bereich der Sprechmuskulatur zu heiserer und monotoner Stimme, durch Behinderung des Schluckaktes (nicht Mehrproduktion von Speichel) zur Hypersalivation führt.

Rigor wird von neuroleptisch behandelten Patienten subjektiv zunächst häufig als Steifigkeitsgefühl oder ziehender Schmerz in den Muskeln empfunden. Bei der klinischen Untersuchung findet sich bei passiver Bewegung des Hand-, Ellbogen- oder Schultergelenkes ein zäher Widerstand, der entweder dem Biegen eines Bleirohres (»lead-pipe«) oder einem Zahnrad (»Zahnradphänomen«) entsprechen kann. Beim Parkinson-typischen Tremor handelt es sich um einen meist einseitig betonten Ruhetremor mit einer Frequenz von 5–7 Hertz, der bei psychischer Belastung manifest oder verstärkt werden kann. Im Unterschied zum idiopathischen Parkinson-Syndrom ist der Neuroleptika-induzierte Tremor häufig grobschlägig und nicht unilateral. Eine besondere Form des medikamentös-induzierten Parkinson-Tremors stellt der nach seinem Erstbeschreiber »Rabbit-Syndrom« benannte Tremor der perioralen Muskulatur dar (Villeneuve 1972).

Zu den neuropsychiatrischen Begleitsymptomen des Parkinson-Syndroms gehören – entgegen der Auffassung des Erstbeschreibers der Parkinson-Krankheit, dass diese nicht von mentalen Auffälligkeiten begleitet sei – Depressionen, Angststörungen und dementielle Syndrome. Bezüglich neuroleptisch-induzierter Parkinson-Syndrome hat die von ihren Erstbeschreibern mit einer Inzidenz von 30% angegebene »akinetische Depression« Eingang

◘ Tabelle 2.7. Symptome des Neuroleptika-induzierten Parkinson-Syndroms

Gesicht, Mimik	Salbengesicht (Seborrhoe); Maskengesicht; Sialorrhoe; verringerte Lidschlagfrequenz; Tremor der Mundregion (»rabbit syndrome«)
Sprache	Artikulationsstörungen; Stammeln; Stottern; Iterationen; gestörte Sprachmodulation (leise, z. T. gehauchte, »tonlose« und monotone Sprache)
Motorik/Psychomotorik	Verlangsamung; Verarmung des psychomotorischen Ausdrucksverhaltens (»einfrieren«, »hölzern«, »steif«, »Roboterhaft«, abschätzig »Zombiemäßig«); Haltungsstörungen (gebeugte Körperhaltung; Anwinkeln der Arme beim Gehen), kleinschrittiges Gangbild (Schrittweite, -höhe und -festigkeit), vermindertes Mitschwingen der Arme beim Gehen
Muskeltonus, Feinmotorik, Koordination	Rigor (»Zahnradphänomen«, »Bleirohr«); Ruhe- und Haltetremor der Hände und Arme, manchmal Beine; Pillendrehertremor; gestörte Haltungs- und Gleichgewichtsreflexe
Psychisch, subjektiv	Antriebslosigkeit; Depressivität; Schwäche; Müdigkeit; Anergie; Apathie; Demenz
Vegetativum	Orthostatische Hypotension; Obstipation; Miktionsstörungen; Störung der Temperaturregulation mit Schweißausbrüchen
Sensorik	Parästhesien; Schmerzen; Störungen des Geruchssinns und der Farbdiskrimination; Verminderung der Sehschärfe

in die Nomenklatur der Neuroleptika-Nebenwirkungen gefunden (van Putten u. May 1978). Von den autonomen Funktionsstörungen werden orthostatische Dysregulation, Obstipation, Potenz- und Blasenentleerungsstörungen hauptsächlich in Verbindung mit einer Multisystematrophie beobachtet (Poewe et al. 1996). Im Zusammenhang mit der Einnahme von Neuroleptika können diese Störungen auch unabhängig von der Entwicklung eines Parkinson-Syndroms auftreten. Häufig zu beobachten ist jedoch im Rahmen des neuroleptisch-induzierten Parkinson-Syndroms eine Seborrhoe, die neben der Maskenhaftigkeit des Gesichtsausdrucks zum sog. »Salbengesicht« führen kann.

2.4.2 Diagnostik

Bei jüngeren, neuroleptisch behandelten Patienten bereitet die Diagnose eines Neuroleptika-bedingten Parkinson-Syndrom bei Vorhandensein der klinischen Symptomatik in der Regel keine Schwierigkeiten. Die Angaben zur Inzidenz und Prävalenz zeigen eine große Streubreite: eine frühe Arbeit zur Inzidenz des Parkinson-Syndrom ergab bei 3775 neuroleptisch behandelten Patienten eine Inzidenz von 39% (Ayd et al. 1961). Grohmann und Rüther (1994) berichten aus der Intensiverfassung im Rahmen des »Arzneimittel-Überwachungs-Programm« – AMÜP) eine Gesamtinzidenz von 17,5% unter allen Neuroleptika und eine Inzidenz unter Haloperidol von 29,8%. Die Prävalenz (also das Vorkommen unter einer Gesamtheit neuroleptisch behandelter Patienten zu einem Stichtag) wird bei älteren Patienten unter Haloperidol mit 10–15% angegeben (Moleman et al. 1986). Bei älteren Patienten stellt sich die Frage, ob eine subklinische, idiopathische Parkinson-Krankheit medikamentös »demaskiert« oder verstärkt wird. Außerdem muss im Rahmen der Erhebung der Medikamenten-Anamnese nach »Magenmitteln« (Metoclopramid), Medikamenten gegen »Hirnleistungsschwäche« (Sibelium), »Aufbauspritzen« gegen Depressionen, Angst- und Schlafstörungen (Fluspirilen) und einigen möglichen, jedoch seltenen Verursachern eines Parkinson-Syndroms (z.B. Tetrabenazin, Reserpin, Pethidin, Antidepressiva von SSRI-Typ) gefragt werden. Bei unklarer Medikamenten-Anamnese oder zusätzlichen neurologischen Symptomen sind andere Ursachen des Parkinson-Syndroms in Erwägung zu ziehen (◘ Tabelle 2.8).

Symptomatisch imponiert bei medikamentös/neuroleptisch-induzierten Parkinson-Syndromen häufig die Bradykinese als Hypomimie, Dysarthrophonie, Dysphagie (»Sialorrhoe«), als gestörte Motorik der Extremitäten (Gangbild, Mitschwingen der Arme, Mikrographie, Schwierigkeiten beim Aufstehen aus dem Sitzen und Umdrehen im Bett). Als »subklinische«, subjektive Wahrnehmungen der Patienten sind Klagen über ziehende Schmerzen in den

◘ **Tabelle 2.8.** Mögliche Ursachen eines Parkinson-Syndroms (modifiziert nach Poewe et al., 1996)

Neuro-degenerativ	Sympto-matisch	Pseudo-Parkinson
Idiopathisch (80% der Fälle)	Medikamentös	Normaldruck-hydrozephalus
Bei Multisystematrophie (ca. 10% der Fälle)	Intoxikation (Kohlenmonoxid, Mangan)	Subkortikale arteriosklerotische Enzephalopathie
Bei seniler Demenz vom Alzheimertyp Kortikobasale Degeneration	Stammganglieninfarkt, -blutung Multiple Sklerose, systemischer Lupus erythematodes	Frontale Tumoren AIDS-Enzephalopathie
Parkinsonismus-Demenz-ALS-Komplex	postenzephalitisch	Boxerenzephalopathie
Huntington-Krankheit (bei hoher CAG-repeat-Zahl; Westphal-Variante)	Raumforderungen	Syringomesenzephalie
Hallervorden-Spatz-Krankheit	M. Wilson, M. Fahr	
Neuroakanthozytose	Glutamatdehydrogenase-Mangel	
Machado-Joseph-Krankheit		

Gelenken (v.a. Schultergelenk) und geistige »Verlangsamung« zu bewerten und ernst zu nehmen.

Als Risikofaktoren gelten nach einigen Untersuchungen höheres Lebensalter, weibliches Geschlecht und höhere »Potenz« des verwendeten Neuroleptikums (Ayd 1961), wobei andere Untersucher diese Zusammenhänge mit Ausnahme der Art des Neuroleptikums weder bezüglich des Alters (Keepers et al. 1983) noch des Geschlechts (Kennedy et al. 1971) bestätigen konnten.

Vom Zeitverlauf entwickelt sich ein neuroleptisch-induziertes Parkinson-Syndrom langsam und allmählich, wobei sich nach Ayd (1961) ca. 40% der Syndrome zwischen dem 10. und 30. Behandlungstag und 90% innerhalb der ersten 72 Tage nach Behandlungsbeginn entwickeln. Zusätzlich ist in Betracht zu ziehen, dass sich Parkinson-Syndrome auch nach längerer Zeit entwickeln können, z.B. wenn am Ende einer stationären Behandlung mit oraler Medikation kurz vor Entlassung eine Einstellung auf Depot-Präparate erfolgt, die in der Folgezeit – vor allem wenn das Absetzen der oralen Medikation verzögert wird und die Depot-Medikation nach mehreren Injektionen zu einem kumulativen Anstieg der Plasmakonzentration führt – zur Entwicklung eines Parkinson-Syndroms führt.

2.4.3 Therapie

Da es sich beim neuroleptisch induzierten Parkinson-Syndrom um einen sich im Verlauf einer Behandlung allmählich entwickelnden Zustand handelt, bedarf es keiner akut wirksamen Therapie, wie z.B. der parenteralen Administration von Anticholinergika wie bei akuten Dystonien. Pathophysiologisch kommt es durch die Blockade postsynaptischer Dopaminrezeptoren zur Abschwächung der nigrostriatalen, dopaminergen Übertragung im Sinne einer Deafferentierung des Striatum von den Projektionsbahnen der Substantia nigra. Theoretisch könnte diesem Zustand, wie beim Morbus Parkinson z.B. durch die Gabe von L-DOPA abgeholfen werden, die zur Verdrängung des Neuroleptikums aus der Bindung an Dopaminrezeptoren und damit Besserung der Parkinson-Symptomatik führen würde. Obwohl es keine kontrollierten Untersuchungen zu den Auswirkungen einer L-DOPA-Behandlung des Neuroleptika-induzierten Parkinson-Syndroms gibt, wird in den meisten Lehrbüchern davon abgeraten, weil ausgehend von der Dopaminhypothese psychotischer Symptome eine Exazerbation bzw. Verstärkung psychotischer Symptome befürch-

tet wird. Der pragmatische Weg besteht darin, durch eine Reduktion der neuroleptischen Dosis, den Wechsel zu einem Neuroleptikum mit einer geringeren Affinität zu Dopamin-D_2-Rezeptoren oder die zusätzliche Gabe eines Anticholinergikums eine Linderung des Parkinson-Syndroms zu erreichen. Dabei ist umstritten, ob die gleichzeitige Gabe von Anticholinergika die antipsychotische Wirkung von Neuroleptika (Johnstone et al. 1983) und/oder die Plasmaspiegel von Neuroleptika verringert (Remington u. Bezchlibnyk-Butler 1996). Klinisch ist zu beobachten, dass es nach parenteraler Gabe von z.B. 5 mg Biperiden i.v. kurzzeitig zur Verstärkung bzw. Re-Exazerbation produktiver psychotischer Symptome kommt, jedoch nicht unter oraler Applikation von Biperiden-Dosierungen zwischen 4–8 mg/Tag.

2.5   Akathisie

Gemeinhin wird die Einführung des Begriffs »Akathisie« dem böhmischen Neurologen Haskovec (1901) zugeschrieben, der ihn in Anlehnung an die Begriffe »Astasie-Abasie« (meist psychogene Unfähigkeit zu gehen und zu stehen) im Zusammenhang mit hysterischen und neurasthenischen Störungen zur Charakterisierung zweier Patienten verwendete, die unruhig waren und nicht still sitzen konnten (kathizein = griech. Sitzen). Nahezu synonym wird »Tasikinesie« (Sicard 1923) als Bezeichnung eines unstillbaren Drang zu körperlicher Bewegung verwendet. Während Haskovec die beschriebene Bewegungsunruhe als psychogen betrachtete, stellten Sicard, später Bing (1923) und Wilson (1940) einen Zusammenhang zum idiopathischen oder postencephalitischen Parkinson-Syndrom her (Übersicht bei Sachdev 1995). In der Folgezeit war es Ekbom (1944), der mit seiner Beschreibung des »restless legs« (zunächst »irritable legs«) – Syndroms auf die Möglichkeit unabhängig von Parkinson-Syndromen bestehender Unruhezustände hinwies und Sigwald (1947), der als Erster eine pharmakologische Verursachung von Akathisie bei einem Parkinson-Patienten unter Therapie mit Promethazin diskutierte (Sigwald et al. 1947). Nach der verbreiteten Einführung der ersten Neuroleptika beschrieben verschiedene Autoren Unruhezustände bei neuroleptisch behandelten Patienten, die unruhig waren, nicht ruhig sitzen konnten und ständig hin- und herliefen. Ohne zunächst den Begriff »Akathisie« zu verwenden, wurde auf die Ähnlichkeit der Symptome mit dem von Haskovec beschriebenen

Bild hingewiesen, für das Begriffe wie »Turbulenzreaktionen« (Barsa u. Kline 1956), »paradoxe Reaktionen« (Sarwer-Foner u. Ogle 1956) und »excitomotorisches Syndrom« (Delay et al. 1957) verwendet wurden. Als Erster hat Freyhan konsistent den Begriff »Akathisie-Syndrom« für neuroleptisch bedingte Unruhezustände der unteren Extremität verwendet, die er nach »Gefühl innerer Unruhe mit ziehenden, kribbelnden Empfindungen«, »vor- und rückwärts Bewegen der Beine, Unfähigkeit zu Sitzen, zu Lesen, zu Schlafen« und »ständige Erregung« stufenweise einteilte (Freyhan 1958).

2.5.1 Symptomatik

Symptomatisch werden objektive und subjektive Symptome der Akathisie unterschieden (Sachdev 1995), wobei kein Konsens bezüglich der Klassifikation (z.B. mit Hinblick auf die Zuordnung ausschließlich motorischer Phänomene ohne subjektive Beeinträchtigung bzw. subjektiv wahrgenommener Symptome ohne motorische Beeinträchtigung) besteht (s.u. zur Diagnostik). Allerdings haben bereits die ersten Berichte über psychische Begleitsymptome der Neuroleptika-bedingten Akathisie auf den Zusammenhang zwischen motorischer Unruhe und psychischen Symptomen hingewiesen. So berichtete van Putten (van Putten et al. 1974) erstmals über »psychotische Exazerbationen« bei 9 von 80 mit Phenothiazinen behandelten Patienten, die im Zusammenhang mit einer beginnenden Akathisie aufgetreten seien und sich nach parenteraler Gabe eines Anticholinergikums gebessert hätten. Ein amerikanischer Medizinstudent, der sich im Rahmen einer Studie freiwillig Haloperidol (1 mg i.m.) hatte spritzen lassen, berichtete, dass sich 30 min nach der Injektion bei ihm eine diffuse, langsam zunehmende Ängstlichkeit entwickelt habe. Gleichzeitig entwickelte sich bei ihm der Gedanke, für den Rest der Untersuchung nicht still sitzenbleiben zu können. Er fühlte einen Bewegungsdrang, hatte das Bedürfnis, draußen spazieren zu gehen. Er konnte sich nicht konzentrieren, fing an, auf- und abzulaufen, schüttelte und rang dabei seine Hände. Jeder Versuch, mit der Bewegung innezuhalten, führte zur Zunahme seiner Ängstlichkeit. Nach einer Stunde war der Höhepunkt erreicht – das Gefühl, bezüglich seines Bewegungsdranges fremdbeeinflusst gewesen zu sein, sei dramatisch gewesen (Kendler 1976). Owens (1999) unterscheidet bei den Manifestationen einer Akathisie zwischen »Symptomen« (z.B. psychisches Unwohlsein, Dys-

◘ Tabelle 2.9. Verhältnis von Symptomen und Zeichen der akuten Akathisie bei unterschiedlichen Schweregraden (nach Owens, 1999)

Schweregrad	Symptome	Zeichen
Mild	Unwohlsein, Ängstlichkeit	ängstlicher Ausdruck
Mäßig	Besorgnis, Anspannung	Erregung, Ruhelosigkeit, nutzlose Geschäftigkeit
Schwer	Unbehagen, Bewegungsdrang	erzwungene Bewegung

phorie, Angst, Anspannung, Ungeduld, Reizbarkeit, verringerte Aufmerksamkeit und Konzentration, körperliches Unwohlsein, innere Unruhe, Unfähigkeit, sich ruhig zu halten, Bewegungsdrang, Dysästhesie und Zuckungen) und »Zeichen« (z.B. bekümmerter Gesichtsausdruck, Gewichtsverlagerung beim Sitzen, Streckbewegungen des Rumpfes, Ver- und Entschränken der Beine, Schwingen der verschränkten Beine, Ab- und Adduktion, wringende und drehende Bewegungen der Gelenke, Zappeln, Nesteln, Ver- und Entschränken der Arme, Streicheln am eigenen Körper, Reiben der Schenkel und Knie, des Stuhls, massierende Bewegungen an Haar, Gesicht und Körper, Hin- und Herrutschen, plötzliches Aufstehen, auf der Stelle treten und Trippeln und ordnet die einzelnen Symptome und Zeichen unterschiedlichen Schweregraden der Akathisie zu (◘ Tabelle 2.9).

2.5.2 Akute, chronische und tardive Akathisie

Neben den als erstes erkannten und beschriebenen akuten Akathisieformen, die innerhalb eines 6-Wochenzeitraumes im Zusammenhang mit jeglicher Veränderung einer neuroleptischen Medikation auftreten können, wurden schon bald Formen von Akathisie erkannt, die sich als verzögerte Nebenwirkung bei Patienten unter neuroleptischer Dauermedikation sowohl unter kontinuierlicher Gabe als auch bei Reduktion oder Absetzen entwickeln können. Analog zu »tardiver Dyskinesie« zur Charakterisierung von im Verlauf einer längerfristigen neuroleptischen

Behandlung verzögert (tardus = langsam) auftretenden Dyskinesien wurde dafür der Begriff der »tardiven Akathisie« geprägt und – allerdings recht spät –
eingeführt (Braude et al. 1983), während entsprechende Beschreibungen bereits in den 60er Jahren,
z. B. von Uhrbrand und Faurbye (1960) gegeben
wurden. Für die Symptomatik von Patienten, die unter langdauernder Neuroleptikagabe keine typischen
choreoathetoiden Bewegungen, aber eine dauerhafte
Akathisie boten, die erst verzögert aufgetreten war,
verwendeten Forrest und Fahn (1979) die Bezeichnung »tardive Dysphrenie und subjektive Akathisie«. Ab Mitte der 80er Jahre begann die Unterscheidung zwischen »akuter« und »tardiver« Akathisie in
der psychiatrischen Fachwelt akzeptiert zu werden
(Barnes u. Braude 1985; Stahl 1985). Doch sind damit nicht alle Fragen gelöst: einige Autoren haben
eine weitere »Aufsplitterung« der tardiven neuroleptischen Syndrome (z. B. in tardives Tourette-Syndrom, tardive Dystonie, tardive Myokloni, tardive
»dysmentia«) vorgeschlagen und es bleibt unklar,
ob die akute Akathisie unter fortgesetzter Medikation in die tardive übergeht, oder ob es sich um
grundsätzlich unterschiedliche Erscheinungsformen
handelt, zwischen denen eine »akute persistierende
(chronische) Akathisie« (Barnes u. Braude 1985)
steht. Für eine Differenzierung zwischen akuter
und tardiver Akathisie spricht die unterschiedliche
Ansprechbarkeit auf pharmakologische Interventionen (s. u. Therapie). Unter »Pseudoakathisie« verstehen einige Autoren fehlinterpretierte Manifestationen einer tardiven Dyskinesie (Munetz u. Cornes
1982), andere (Barnes u. Braude 1985) eine objektiv
vorhandene Bewegungsunruhe ohne subjektive
Wahrnehmung. Andere halten diesen zusätzlichen
Begriff nicht für sinnvoll (Sachdev 1995) und argumentieren, auch eine objektivierbare motorische Unruhe ohne subjektive Wahrnehmung (z. B. im Rahmen einer Toleranzentwicklung) sei eine Akathisie.

- Von einem Fuß auf den anderen Schaukeln beim
  Stehen
- Auf- und Abgehen zur Erleichterung der Unruhe
- Unfähigkeit, für wenigstens einige Minuten still
  zu sitzen oder zu stehen.

Die Symptome sollen innerhalb von 4 Wochen nach
Beginn oder Dosissteigerung der neuroleptischen
Medikation oder nach Reduktion anticholinerger
Zusatzmedikamente auftreten und nicht durch eine
psychische Störung erklärt werden können. Außerdem sollen sie nicht auf eine nicht-neuroleptische
Medikation oder eine andere (z. B. neurologische
Krankheit) zurückzuführen sein. Mit diesen Festlegungen bleiben neuroleptisch bedingte Akathisie-
Formen bei denen entweder ausschließlich subjektive Missempfindungen oder motorische Phänomene
auftreten von der Diagnose »neuroleptikabedingte
Akathisie« ausgeschlossen. Es wird auch nicht zwischen akuten und tardiven Verlaufsformen der Akathisie unterschieden.

Die in Deutschland in der Versorgungsroutine
angewandte »Internationale Klassifikation psychischer Störungen/ICD-10« (WHO 1991) enthält
im psychiatrischen Teil keinerlei Angaben zur Akathisie. Im Anhang »Kategorien aus anderen Kapiteln« werden unter »andere extrapyramidale und
Bewegungstörungen« (ICD-10 G 25) arzneimittel-
induzierter Tremor, Myoklonus, Chorea, Tics und
»restless legs Syndrom«, nicht aber die Akathisie
aufgeführt.

Ein klinisch brauchbares operationalisiertes
Konzept hat Sachdev (1995) vorgeschlagen, der als
»Eingangskriterium« das Vorhandensein charakteristischer subjektiver und/oder objektiver Zeichen
von Unruhe bei eindeutiger Medikamenten-Anamnese und Ausschluss anderer medizinischer Ursachen der Unruhe fordert und folgende Subtypen unterscheidet (◘ Tabelle 2.10).

2.5.3 Diagnostik

Die »Forschungskriterien« des »Diagnostisch Statistischen Manual Psychischer Störungen/DSM-IV«
(APA 1994) fordern für die Diagnose einer Neuroleptika-bedingten, akuten Akathisie neben der Entwicklung »subjektiver Beschwerden mit starker Unruhe nach Einnahme eines Neuroleptikums« das
Vorhandensein mindestens einer der folgenden Beschwerden:

- Zappelige Bewegungen oder Schwingen der Beine

2.5.4 Differenzialdiagnose

Die klinisch-psychiatrische bedeutsamste Differenzialdiagnose betrifft die Abgrenzung einer Neuroleptika-induzierten Akathisie von psychomotorischen Erregungs- und Unruhezuständen im Rahmen der psychiatrischen Grundstörung (schizophrene Psychosen, agitierte Depression, organisch
bedingte psychische Störungen), insbesondere weil
die subjektiven Symptome eine derartige Störung
vortäuschen, bzw. bestehende psychotische Symptome unter dem »Stress« der akuten Akathisie poten-

◻ Tabelle 2.10. Operationalisierte diagnostische Kriterien für Akathisie (nach Sachdev, 1995)

Akute Akathisie	Beginn innerhalb von 6 Wochen nach Beginn, Dosissteigerung, Änderung des Behandlungsregimes Kein Reduzieren oder Absetzen von Medikamenten mit Antiakathisiewirkung in den vergangenen 2 Wochen
Tardive Akathisie	Auftreten nach mindestens 3-monatiger Neuroleptika-Einnahme; keine Dosis- oder Medikamentenänderung in den vorausgegangenen 6 Wochen; Kein Reduzieren oder Absetzen von Medikamenten mit anti-Akathisiewirkung in den vergangenen 2 Wochen
Absetz- akathisie	Neuroleptika-Einnahme mindestens 3 Monate; Beginn der Symptome innerhalb 6 Wochen nach Absetzen oder deutlicher Dosisreduktion; Kein Reduzieren oder Absetzen von Medikamenten mit anti-Akathisiewirkung in den vergangenen 2 Wochen

ziert und exazerbiert werden können (van Putten et al. 1974; Dose 2000). Differenzialdiagnostisch hilfreich ist in erster Linie die Frage nach dem zeitlichen Zusammenhang des Auftretens der Symptomatik mit dem Beginn oder Ende bzw. der Dosisänderung einer Behandlung mit einschlägigen Medikamenten (siehe Aufstellung):

- Herkömmliche Neuroleptika: z.B. Butyrophenone, Phenothiazine, Thioxanthene,
- Neu entwickelte Neuroleptika: z.B. Sulpirid, Amisulprid, Clozapin, Risperidon, Seroquel, Olanzapin
- Antidepressiva: z.B. tri- und tetrazyklische, 5HT-Wiederaufnahme-Hemmer
- Tetrabenazin, Methysergid, Buspiron
- Antikonvulsiva: Carbamazepin, Ethosuximid
- Calciumantagonisten: Diltiazem, Flunarizin, Cinnarazin
- Lithiumsalze
- Medikamente, die mit der Auslösung von Akathisie in Verbindung gebracht werden (modifiziert nach Sachdev 1995)

Auch die »Lokalisation« der Unruhe – bei Akathisie häufig im Bereich der unteren Extremität – kann hilfreich sein, obwohl subjektive Akathisieformen auch häufig in den »Brustbereich« lokalisiert werden, was die Differenzialdiagnose zur psychotisch-depressiven Unruhe und Agitation wieder erschwert. Die Unruhe selbst wird von den Betroffenen oft als »fremdartig«, deutlich unterscheidbar von »erklärbarer« Unruhe (z.B. Aufregung in bestimmten Situationen) empfunden. Im Unterschied zu psychisch bedingter Unruhe ist Akathisie nach Auskunft Betroffener häufig von seltsamen Wahrnehmungen (»Ameisenlaufen«, Kribbeln in den Beinen) begleitet. Diagnostisch »beweisend« kann bei akuten Akathisien das rasche Ansprechen auf medikamentöse therapeutische Interventionen (s.u. Therapie) gewertet werden. Bei tardiver Akathisie, deren Symptome von den Betroffenen meist nicht mit der Intensität beklagt werden, wie bei der akuten Akathisie, ist ein mangelndes sofortiges therapeutisches Ansprechen auf medikamentöse Interventionen nicht aussagekräftig, da bis zum Wirkungseintritt einige Zeit vergehen kann. Weitere differenzialdiagnostische Möglichkeiten betreffen die idiopathische Parkinson-Krankheit, das »restless legs«-Syndrom, subthalamische Läsionen, Neuro- und Myelopathien. Eisen und Folsäuremangel sowie (para-)thyreoidale, renale und Diabetes-bedingte metabolische Störungen können ursächlich für Akathisie-ähnliche Syndrome sein, auch Schwangerschaft und Gefäßleiden. Mit Hinblick auf die weite Verbreitung ihres Einsatzes (auch in der Allgemeinpraxis) ist immer an die Möglichkeit eines serotonergen Syndroms unter SSRI zu denken.

2.5.5 Häufigkeit

Die aufgezeigten Unterschiede bei der Bewertung der Bedeutung subjektiver und objektiver Symptome bei der Diagnosestellung der Neuroleptika-induzierten Akathisien sowie die Tatsache, dass die Akathisie erst spät in die Klassifikation der extrapyramidalen Nebenwirkungen von Neuroleptika aufgenommen wurde, sind ursächlich dafür, dass zu deren Häufigkeit höchst unterschiedliche Angaben gemacht werden. Je nach Anwendung der unterschiedlichen Kriterien schwanken die Zahlenangaben zwischen 3% (Gibb u. Lees 1986) und 47% (Barnes u. Braude 1985), wobei z.B. die Untersuchung von Gibb und Lees aus der Gruppe der untersuchten Langzeitpatienten sowohl diejenigen Patenten diagnostisch ausschloss, die motorische Unruhe ohne subjektive und objektive Akathisiezeichen, bzw. Ruhelosigkeit ohne subjektive innere Unruhe oder orofaziale Dyskinesien bot, während Barnes und Braude akute (7%), chronische (28%) und »Pseudo-«

Akathisie zusammenzählten. Eine der größten Studien (an 3500 Patienten), die Patienten mit anderen extrapyramidalen Syndromen ausschloss, gab die Häufigkeit von Akathisie mit 21,2% an (Ayd 1961). Unter Anwendung der von Sachdev entwickelten Kriterien kam eine prospektive Studie an 100 zunächst medikamentenfreien stationären Patienten zu dem Ergebnis, dass innerhalb von 14 Tagen einer neuroleptischen Behandlung 40% der Patienten eine Akathisie entwickelten. Ein »mäßiger« Schweregrad der Akathisie, der eine medikamentöse Intervention erforderlich machte, wurde bei 21% der Patienten festgestellt (Sachdev u. Kruk 1994). Die Häufigkeit tardiver Akathisie wird in der Literatur mit durchschnittlich 23% (in etwa analog zur Häufigkeit tardiver Dyskinesien) benannt. Insgesamt kann aus der bestehenden Literatur geschlossen werden, dass ca. 20–45% der neuroleptisch behandelten Patienten eine akute oder tardive Akathisie entwickeln (Owens 1999).

Als begünstigende, prädisponierende Faktoren für das Entstehen einer Akathisie wurden die »Potenz« des jeweiligen Neuroleptikums (nach heutigem Kenntnisstand das Ausmaß der Hemmung striataler Dopaminrezeptoren vom Typ D_2), seine Dosierung und das Tempo des »Anflutens« (Dosisänderungen) identifiziert (Sachdev u. Kruk 1994). Von gesunden Probanden entwickeln 30% nach einer oralen Einzeldosis von Haloperidol innerhalb kurzer Zeit eine akute Akathisie, während nach intravenöser Einmalgabe 60% darunter litten (Magliozzi et al. 1985). Über diese Faktoren hinaus haben sich keine anderen prädisponierenden Faktoren (wie z.B. Alter, Geschlecht etc.) als stabil erwiesen. Auch die Beobachtung von Gardos (Gardos et al. 1992), dass Patienten mit affektiven Psychosen eine höhere Tendenz zur Entwicklung akuter Akathisien zeigten, konnte bislang nicht von anderen Forschern bestätigt werden (Owens 1999).

2.5.6 Pathophysiologie

Nach dem gegenwärtigen Kenntnisstand beruht die Akathisie auf einer Störung, die mehrere Transmittersysteme betrifft. Das Dopaminsystem spielt dabei möglicherweise eine herausragende, wenn auch nicht alles erklärende Rolle. Zwar zeigen Untersuchungen mittels Positronen-Emissions-Tomographie (PET) an gesunden Probanden, dass das Auftreten einer Akathisie mit einer Blockade von 73–92% striataler Dopamin-D_2-Rezeptoren nach Haloperidolgabe korreliert (Nordstrom et al. 1992;

Farde et al. 1992), aber damit ist – da sie bei der PET-Untersuchung striataler Dopaminrezeptoren nicht erfasst werden – keine Aussage über andere Rezeptoren- und Transmittersysteme gemacht. Die größte Dichte an D_2-Rezeptoren besteht im Bereich der nigrostriatalen Verbindungen. Die Blockade dieser Rezeptoren bzw. Verarmung von Dopamin längs dieser Verbindungen führen beim Menschen zum Parkinson-Syndrom, das nicht zwingend mit Akathisie vergesellschaftet ist, bei Versuchstieren zu motorischer Hemmung. Auch die begrenzte Wirkung anticholinerger Substanzen, die Entstehung von Akathisie-ähnlichen nach Gabe von SSRI's und die therapeutische Wirkung von β-Rezeptorenblockern lassen sich nicht einfach mit einer auf der Blockade striataler Dopamin-D_2-Rezeptoren beruhenden Hypothese erklären. Alternativ zur striatalen Dopamin-D_2-Rezeptor-Blockade ist eine Blockade mesokortialer und mesolimbischer dopaminerger Projektionsbahnen als Ursache einer Akathisie vorgeschlagen worden (Marsden u. Jenner 1980), aber auch dieser Hypothese fehlt es derzeit noch an empirischer Fundierung. Ähnlich ist es um Zusammenhänge zwischen Akathisie und dem noradrenergen, serotonergen, GABA-ergen, endogenen Opioid- und Glutamat-System bestellt, die möglicherweise auf Interaktionen mit dem Dopamin-System und seiner Hemmung durch Neuroleptika beruhen (Sachdev 1995).

2.5.7 Therapie

Vergleichbar konfus zur Situation der Klassifikation und Diagnostik der Neuroleptika-bedingten Akathisie stellt sich die Datenlage zur Therapie dar. Analog zur Wirksamkeit bei akuten Dystonien und mit Hinblick auf günstige Wirkungen, die in einer der ersten Studien (van Putten et al. 1974) beobachtet wurden, wäre von Anticholinergika eine gute therapeutische Effizienz zumindest bei akuter Akathisie zu erwarten. Eine Anfang der 90er Jahre verfasste Übersicht (Fleischhacker et al. 1990) kommt jedoch zu dem Ergebnis, die Wirksamkeit der Anticholinergika könne nicht als erwiesen angesehen werden: von 9 Studien, die in die Auswertung einbezogen wurden, seien lediglich 4 kontrolliert und selbst diese methodologisch unzulänglich gewesen. Es wird hervorgehoben, dass Anticholinergika besonders wirksam seien, wenn gleichzeitig ein Parkinson-Syndrom bestand, was in Übereinstimmung mit einer von Braude und Mitarbeitern (Braude et al. 1983) formulierten Hypothese stehe. Dabei kann unterstellt werden, dass es sich – wenn gleichzeitig ein Parkinsonoid besteht – eher um akute als tardive Akathisien handelt, sodass möglicherweise eine gute therapeutische Wirksamkeit von Anticholinergika bei akuter Akathisie, weniger jedoch bei tardiven Formen anzunehmen ist. Nach der Untersuchung von Braude und Mitarbeitern besteht die Verbindung von Akathisie und akuten extrapyramidalen Nebenwirkungen bei 59% der Patienten mit Akathisie, sodass Anticholinergika, auch wenn keine methodisch einwandfreien, kontrollierten Studien zu größeren Patientenzahlen vorliegen, nach wie vor einen Therapieversuch wert sind (Remington u. Bezchlibnyk-Butler 1996). Ähnlich in der Wirkung auf akute Akathisien werden Amantadinsalze beurteilt (Zubenko et al. 1984), die insgesamt – bezüglich des im Vergleich zu Anticholinergika geringeren Risikos kognitiver Nebenwirkungen – in der Therapie neuroleptisch induzierter extrapyramidaler Syndrome unterschätzt werden.

In den 80er Jahren machten 2 Studien, eine Kasuistik (Wilbur u. Kulik 1983) und eine offene Studie an 12 Patienten (Lipinski et al. 1983) auf therapeutische Effekte von Propranolol aufmerksam – aber auch hier blieb die Datenlage in der Folgezeit mager. Die oben zitierte Arbeit von Fleischhacker konnte zum Zeitpunkt des Abfassens auf insgesamt 15 Studien an insgesamt 138 Patienten (darunter einige von den gleichen Autoren mehrfach publiziert) zurückgreifen. Sie kommt bezüglich der β-Rezeptorenblocker zu dem Schluss, diese

- seien gut verträglich
- wirkten wahrscheinlich antagonistisch an zentralen β-adrenergen Rezeptoren, obwohl bislang nicht geklärt werden konnte an welchen spezifischen
- seien nur an kleinen Patientenzahlen untersucht,
- die außerdem bezüglich der Symptomatik heterogen gewesen seien
- und gleichzeitig Antiparkinsonmedikamente bekommen hätten.

Trotz dieser unzulänglich gesicherten Effizienz werden â-Rezeptorenblocker insbesondere bei tardiven Akathisien (bzw. solchen, die nicht auf Anticholinergika ansprechen) in Dosierungen von 20–60 mg/Tag (z.B. Propranolol) empfohlen.

Benzodiazepine (Studien betreffen vor allem Lorazepam, Clonazepam und Diazepam) zeigen eine zufriedenstellende Wirkung bei allen Akathisieformen (Fleischhacker et al. 1990), sind jedoch bezüglich des Einsatzes wegen ihres Abhängigkeitspotentials und möglicher Toleranzentwicklung limitiert.

Therapeutische Effekte bei neuroleptisch induzierten Akathisien sind außerdem für Clonidin, Ritanserin, und Cyproheptadin beschrieben worden, und selbst SSRI (die Unruhezustände auslösen können) wie Fluoxetin bzw. der Serotonin Precursor L-Tryptophan sind neben einer Reihe weiterer Substanzen (darunter auch zahlreiche trizyklische Antidepressiva) als therapeutisch hilfreich beschrieben worden, ohne dass dazu kontrollierte Studien vorlägen (Remington u. Bezchlibnyk-Butler 1996).

2.6 Tardive Dystonien und Dyskinesien

Die wahrscheinlich erste Beschreibung tardiver, neuroleptikabedingter Dyskinesien stammt von dem Essener Nervenarzt Schönecker, der 1957 ein »eigentümliches Syndrom im oralen Bereich bei Megaphenapplikation« (Schönecker 1957) mit »Automatismen mit leckenden und schmatzenden Lippenbewegungen« nach einer Chlorpromazinbehandlung von maximal 8 Wochen beschrieb. Die erste Beschreibung orofazialer Dyskinesien die auch 27 Monate nach Absetzen einer relativ niedrig dosierten neuroleptischen Medikation über 8–18 Monate persistierten stammt von Sigwald (Sigwald et al. 1959), gefolgt von den Dänen Uhrbrand und Faurbye (1960), die z.T. irreversible, unwillkürliche Bewegungen, zwar orofacial betont, aber auch in anderen Körperregionen nach Behandlung mit Neuroleptika, Reserpin, Insulin- und Elektrokrampftherapie beschrieben. Der Begriff »tardive Dyskinesie« wurde von einem dieser Autoren (Faurbye et al. 1964) in einer Arbeit verwendet, die »koordinierte, unwillkürliche, stereotype, rhythmische Bewegungen« nach längerer antipsychotischer Medikation mit Prädominanz im orofazialen Bereich, aber auch Beteiligung des gesamten Körpers schilderte. Sie betonte die Variabilität des Beginns der Symptomatik, ihr mögliches Auftreten nach symptomfreien Intervallen, nach Absetzen der Medikamente und ihr häufigeres Auftreten unter höherpotenten Neuroleptika und in höherem Lebensalter.

2.6.1 Symptomatik

Bei leichteren Formen der tardiven Dyskinesie (Spätdyskinesie) findet sich zunächst oft lediglich eine »Unruhe« der Zunge, die entweder bei geöffnetem Mund als Fibrillieren oder Vibrieren, oder als Unfähigkeit, die Zunge über mehr als 30 Sekunden herausgestreckt zu halten imponiert (Frühdiagnostik). Später kommt es zu ständigem Belecken der Lippen bis zu »chamäleonartigem« Herausschnellen der Zunge, das – wie alle tardiven Symptome – den Betroffenen in der Regel unbewusst bleibt und von ihnen – darauf angesprochen – »rationalisiert« wird (»trockene Lippen«). Die bei fortgeschrittenem Verlauf zum »bukko-linguo-mastikatorischen Syndrom« gerechneten Kau- und Schmatzbewegungen mit Zungenwälzen erwecken insbesondere bei älteren Patienten häufig den Eindruck von Gebissproblemen (z. B. schlecht sitzende Prothese), während umgekehrt tardive Dyskinesien im Mundbereich tatsächlich die Ursache von Prothesen- und/oder Zahnproblemen sein können. Im Gesichtsbereich können bizarr anmutende Grimassen und (im Rahmen dystoner Syndrome) ein Retro- oder Torticollis und Blepharospasmen auftreten.

Im Bereich der Extremitäten kommt es anfangs an den Händen zu alternierenden Streck- und Beugebewegungen (kulturgeographisch interessant in Europa als »Klavierspieler«- in den USA als »guitar player«-Syndrom beschrieben), an den Füßen zur Überstreckung der Zehen, die später in athetotisch oder choreatiform anmutende Schleuderbewegungen von Armen und Beinen übergehen können. Im Rumpfbereich sind schaukelnde Bewegungen des Oberkörpers und rotatorische Bewegungen der Hüfte zu beobachten.

In seltenen Fällen können äußerlich nicht sichtbare Muskeln wie die des Ösophagus (Casey u. Rabins 1978) oder das Zwerchfell (Faheem et al. 1982) betroffen sein.

Typisch für tardive Dyskinesien ist in der Regel die Nicht-Wahrnehmung oder Bagatellisierung der von anderen deutlich beobachteten Symptomatik, ihre Zunahme bei körperlicher oder seelischer Belastung, ihr Nachlassen bei Entspannung und Sistieren im Schlaf. Wenn überhaupt, klagen Betroffene über Schwierigkeiten beim Essen und Sprechen, häufigeres Verschlucken, Unbeholfenheit bei feinmotorischen Aktivitäten (z. B. beim Anziehen), Kritik von Angehörigen über ständige Unruhe oder Grimassieren, oder über Atembeschwerden (bei Störungen der Koordination der Atemmuskulatur (Dose 1993).

Tardive Dystonien treten neben den bereits erwähnten Formen (Blepharospasmen, Retro- und Torticollis) fokal, segmental (Blepharospasmen mit oromandibularer Dystonie i. S. eines Meige-Syndroms), multifokal oder generalisiert auf, wobei Kopf und Hals von beginnenden tardiven Dystonien am häufigsten betroffen scheinen (Burke u. Kang 1988).

2.6.2 Diagnostik

Aufbauend auf Vorschlägen einiger Gruppen (z. B. Jeste u. Wyatt 1982; Schooler u. Kane 1982) haben Haag und Mitarbeiter (1992) in einer WHO-Publikation operationalisierte Kriterien für die Diagnostik tardiver Dyskinesien und Dystonien vorgeschlagen.

a) Anlässlich wiederholter Untersuchungen zeigen sich unwillkürliche, zwecklose Bewegungen, die der Patient teilweise willentlich unterdrücken kann, teilweise nicht.
   Frequenz der Bewegungen (kontinuierlich für Perioden von mindestens 30 s) < 120/min. Bewegungen treten nicht anfallsweise sondern mit unterschiedlicher Intensität über Stunden auf.
b) Erstmaliges Auftreten der Bewegungen nach mindestens dreimonatiger, kontinuierlicher Neuroleptikaexposition. Die Bewegungen treten unter kontinuierlicher Neuroleptikaeinnahme oder wenige Wochen nach deren Absetzen auf.
c) Treten die Bewegungen nach Absetzen der Neuroleptika auf, so bestehen sie danach länger als 3 Wochen.
d) Es besteht keine andere angemessene Erklärung der Bewegungsstörungen.

Dabei soll der »cut-off« bezüglich der Frequenz der Bewegungen die verschiedenen Tremorformen ausschließen, das zeitliche Kriterium der 30 Sekunden »normale« unwillkürliche Bewegungen, die als Gewohnheiten bestehen können. Zur Abgrenzung akuter und tardiver Dystonien dient der Ausschluss der »anfallsartigen« Bewegungsstörungen.

Das Zeitkriterium der 3-monatigen neuroleptischen Behandlung ist eine empirisch fundierte Definition, mit der die Mehrzahl der Fälle erfasst wird. In Einzelfällen sind tardive Dyskinesien bereits nach kürzerer Zeit (z. B. 8 Wochen) zu beobachten. Unter den beobachtbaren extrapyramidalen Störungen nach Absetzen von Neuroleptika werden diejenigen ausgeschlossen, die nicht länger als 3 Wochen bestehen (z. B. akute Dystonien und Akathisie).

Unter »andere angemessene Erklärungen der Bewegungsstörungen« werden die zahlreichen differenzialdiagnostisch zu erwägenden Störungen zusammengefasst (◘ Tabelle 2.11).

»Subtypen« werden entsprechend der Symptomatik (»klassische« tardive Dyskinesie, tardive Dystonie und atypische tardive Dystonie) bzw. des Verlaufes (vorübergehend = sistieren der Symptomatik innerhalb von 3 Monaten nach Absetzen der Neuro-

☐ **Tabelle 2.11.** Mögliche Ursachen dyskinetischer Bewegungsstörungen (modifiziert nach Owens, 1999)

Hereditär	Huntington-Krankheit; M. Wilson; benigne, hereditäre Chorea; Dystonia musculorum deformans; tuberöse Sklerose; familiäre Basalganglienverkalkung; Hallervorden-Spatz-Krankheit; Neuroakanthozytose
Infektiös	Chorea Sydenham; Encephalitis lethargica; HIV; spongioforme und virale Encephalitiden; Abszesse; Tuberkulome
Metabolisch	Hyperthyreoidismus; Hypoparathyreoidismus; Elektrolytentgleisungen; Hypo- und Hyperglykämie; Porphyrie; neurometabolische Erkrankungen (z.B. Lesch-Nyhan-Syndrom)
Immunologisch	System. Lupus erythematodes; Sarkoidose; M. Behcet; Polyarteriitis nodosa
Toxisch	Alkoholentzug; Kohlenmonoxid-Vergiftung; Schwermetall-Vergiftung
Vaskulär	Infarkt (einschließlich TIA); Blutung; arteriovenöse Missbildungen; Migräne
Neoplasma	Primär; metastatisch
Traumatisch	Geschlossene Schädelverletzung; subdurales oder extradurales Hämatom
Verschiedene	Benigne, senile Chorea; Multiple Sklerose; M.Parkinson; Progressive supra-nucleäre Lähmung; Multisystem Atrophie; idiopathische Torsionsdystonie; Tic-Störungen; L-DOPA responsive Dystonie; post Thalatomie-Syndrom; oromandibuläre Dyskinesien; Manierismen/Stereotypien; Chorea gravidarum

sich im Zusammenhang mit der Einnahme von Neuroleptika entwickelt haben

B. Die unwillkürlichen Bewegungen sind über einen Zeitraum von wenigstens 4 Wochen vorhanden und treten nach einem der folgenden Muster auf:
1. choreiforme Bewegungen (d.h. schnell, ruckartig, nonrepetitiv
2. athetoide Bewegungen (d.h. langsam, sich windend, kontinulierlich)
3. rhythmische Bewegungen (d.h. Stereotypien)

C. Die Anzeichen oder Symptome unter A und B entwickeln sich während der Einnahme eines Neuroleptikums oder innerhalb von 4 Wochen nach Entzug eines oralen (oder innerhalb von 8 Wochen nach Entzug eines Depot-)Neuroleptikums

D. Es bestand mindestens 3 Monate lang (1 Monat im Alter von 60 oder älter) eine neuroleptische Medikation

E. Die Symptome sind nicht auf einen neurologischen oder anderen medizinischen Krankheitsfaktor zurückzuführen (es folgt eine Aufzählung: siehe dazu unten)

F. Die Symptome können nicht besser durch eine Neuroleptika-induzierte akute Bewegungsstörung (z.B. Neuroleptika-induzierte akute Dystonie, akute Akathisie) erklärt werden.

Positiv an diesen Forschungskriterien ist die Differenzierung der Absetzdyskinesien nach oraler und Depot-Medikation sowie die Altersdifferenzierung der Dauer der Neuroleptikaverabreichung, die der höheren Sensitivität älterer Patienten Rechnung trägt. Bedauerlich ist die Nicht-Berücksichtigung der tardiven Akathisie und Dystonie sowie atypischer Formen (z.B. bei ausschließlicher Beteiligung des Gastrointestinal- bzw. Respirationstraktes), die in den von Haag et al. vorgeschlagenen Kriterien aufgeführt sind.

leptika; persistierend = besteht 3 Monate nach Absetzen der Neuroleptika weiter; irreversibel = besteht auch 3 Jahre nach Absetzen weiter und intermittierend = wochen- bis monatelange Remission und Wiederauftreten der Symptomatik, unabhängig von der Medikation) unterschieden. Die Forschungskriterien von DSM-IV (APA 1994) fordern für »Neuroleptikainduzierte Tardive Dyskinesie«

A. Unwillkürliche Bewegungen der Zunge, des Kiefers, des Rumpfes oder der Extremitäten, die

2.6.3 Differenzialdiagnose

Auch wenn die statistische Wahrscheinlichkeit hoch ist, dass es sich beim Auftreten abnormer, unwillkürlicher Bewegungen bei chronisch psychiatrisch Kranken unter Neuroleptika um Neuroleptika-induzierte, tardive Dyskinesien handelt, sollten doch alternative Erklärungsmöglichkeiten für die bestehende Symptomatik geprüft werden. Insbesondere Erkrankungen wie die Huntington-Krankheit, M. Wilson und Intoxikationen durch Schwermetalle manifestieren sich häufig primär als isolierte, psychopathologische (affektive, schizophreniforme, antisoziale) Syndrome, sodass auch eine stattgehabte neuroleptische Behandlung die Diagnose einer tardiven Dyskinesie nicht allein sichern kann. Auch symptomatisch überlappen sich die verschiedenen Basalganglien-Störungen und -Krankheiten, sodass auch die Art und Verteilung der Symptomatik keine eindeutigen Rückschlüsse zulässt.

Die Möglichkeit, dass es sich trotz einer Neuroleptikabehandlung in der Vorgeschichte nicht um tardive Dyskinesien handelt, sollte insbesondere dann in Betracht gezogen werden, wenn sich die Symptomatik rasch und progredient verschlechtert (tardive Dyskinesien bleiben im Verlauf symptomatisch meist stabil), wenn zusätzliche Symptome (z. B. Wahrnehmungsstörungen, Inkontinenz) auftreten, wenn ein dementielles Syndrom hinzutritt oder andere körperliche Symptome (Fieber, Gelbsucht, Hautreaktionen, Tachykardie etc.).

2.6.4 Häufigkeit

Nachdem es bis 1982 keine operationalisierten Kriterien für die Diagnose einer neuroleptisch bedingten tardiven Dyskinesie gab, gibt es zur Häufigkeit dieser neuroleptischen Nebenwirkung sehr unterschiedliche Zahlenangaben aus zumeist retrospektiven Analysen, die die Prävalenz mit 10–40% benennen (Haag et al. 1992). Unter Anwendung operationalisierter Kriterien kamen Jeste und Wyatt (1982) aufgrund der Auswertung von 36 Studien mit einer Mindestzahl von 50 Patienten zu einer mittleren Prävalenzrate von 17,5% und Kane und Smith (1982) aufgrund einer Metaanalyse, die 56 Studien umfasste zu einer mittleren Prävalenzrate tardiver Dyskinesien von 20%. Bemerkbar war in beiden Untersuchungen ein Anstieg der Prävalenzraten von 5,5% in der Zeit bis 1965 bis zu 25,6% im Zeitraum 1976–1980 (Haag et al. 1992). Neben methodischen Artefakten (erhöhte Aufmerksamkeit bezüglich tardiver Dyskinesien, zunehmendes Alter der untersuchten Patienten und Akkumulation schwer betroffener Patienten in den untersuchten Kliniken) trug dazu wahrscheinlich die zunehmende Anzahl von Patienten mit persistierenden tardiven Dyskinesien und eine tatsächliche Zunahme tardiver Dyskinesien aufgrund neuroleptischer Langzeitbehandlungen und hoher Neuroleptikadosierungen bei. Der Einfluss dieser Faktoren konnte durch eine Untersuchung belegt werden, die Prävalenzunterschiede

zwischen 13,5% (stationäre, neuroleptisch behandelte Patienten einer Privatklinik), 20,4% (stationäre, neuroleptisch behandelte Patienten eines Veteran Administration Hospital) und 37,8% (neuroleptisch behandelte, chronische Patienten eines State-Hospital) ergab, die zu einer durchschnittlichen Prävalenz von 20–25% zusammengefasst wurde (Woerner et al. 1991). Eine prospektive Untersuchung an ersterkrankten schizophrenen Patienten die neuroleptisch behandelt wurden, ergab im Rahmen eines 4-Jahres-follow-up eine kumulative Inzidenz persistierender tardiver Dyskinesien von 4,8% nach einem Jahr und 15,6% nach 4 Jahren (Chakos et al., 1996). Theoretische Risikoberechnungen auf der Basis einer Untersuchung, die Patienten mit unterschiedlicher Krankheitsdauer einbezog, kamen zu Prävalenzraten von 60% und mehr nach 25-jähriger neuroleptischer Behandlung (Glazer et al. 1993), was einigen früheren Untersuchungen zur Prävalenz tardiver Dyskinesien unter chronischen Patienten entspricht (Owens et al. 1982). Darüber, ob und wie sich mit zunehmender Verbreitung antipsychotischer Medikamente mit geringerem EPS-Risiko die Prävalenzraten von Spätdyskinesien verändern, liegen derzeit keine gesicherten Erkenntnisse vor.

2.6.5 Risikofaktoren

Bezüglich der Risikofaktoren, die die Entstehung tardiver Dyskinesien begünstigen, sind Neuroleptika eindeutig an erster Stelle zu nennen. So fand die bereits erwähnte Studie von Kane und Smith (1982) unter 35000 analysierten, neuroleptisch behandelten Patienten tardive Dyskinesien bei 20%, während die Rate bei 19000 unbehandelten Patienten 5% betrug. Auch im Tierexperiment (Kovacic u. Domino 1982) können den tardiven Dyskinesien vergleichbare Syndrome durch neuroleptische Langzeitexposition hervorgerufen werden. Sämtliche retro- und prospektiven Studien zeigen, dass die Dauer der neuroleptischen Behandlung einen Risikofaktor darstellt – wobei die kumulative Inzidenz nach 5 Jahren ein Plateau erreicht (Haag et al. 1992). Der Einfluss der kumulativen Gesamtdosis von Neuroleptika wird von einigen Autoren bestritten, während andere Untersuchungen deutlich niedrigere Prävalenzraten für tardive Dyskinesien aus Ländern berichten, in denen vergleichsweise niedrige Neuroleptika-Dosen verabreicht werden (z. B. Gardos et al. 1980). Neuere Ergebnisse prospektiver Studien (Morgenstern u. Glazer 1993) bestätigen den Einfluss der Neuroleptikadosis auf die Entstehung tardiver Dyskinesien. »Drug holidays«, also das Auslassen der Medikation für einige Tage, wurden ursprünglich einmal vorgeschlagen, um das Risiko auch tardiver Dyskinesien durch Senken der kumulativen Gesamtdosis von Neuroleptika zu minimieren, haben sich aber als möglicher Risikofaktor für die Entstehung tardiver Dyskinesien erwiesen (Branchey u. Branchey 1984) – möglicherweise durch »Demaskierung« sensitiv gewordener Dopaminrezeptoren. Mit Ausnahme von Clozapin hat sich – entgegen der hypothetischen Erwartung, dass hochpotente Neuroleptika ein höheres Risiko bergen – auch kein Neuroleptikum als besonders risikobehaftet oder –arm erwiesen (Haag et al. 1992).

Anticholinergika sind – da sich in retrospektiven Untersuchungen stets eine starke Korrelation zum Auftreten tardiver Dyskinesien fand – über lange Zeit als »Risikofaktor« angeschuldigt und entsprechend restriktiv eingesetzt worden (Haag et al. 1985). Sowohl tierexperimentelle Arbeiten als auch prospektive Untersuchungen an neuroleptisch behandelten Patienten haben jedoch gezeigt, dass die Gabe von Anticholinergika das Auftreten tardiver Syndrome verhindert (Asnis et al. 1977; Schooler et al. 1982), was dafür spricht, dass die in retrospektiven Untersuchungen gefundene Korrelation die erhöhte Vulnerabilität der Patienten widerspiegelt, die auf Neuroleptika zunächst akute, später tardive Syndrome entwickeln (Kane 1990).

Unter den patientenbezogenen Variablen, die mit tardiven Dyskinesien korrelieren, steht in erster Linie das Alter, sowohl was die Prävalenz, als auch was die Schwere betrifft (Kane u. Smith 1982), obwohl hinter der erhöhten Prävalenz die Kumulation älterer, chronisch Kranker und neuroleptisch Behandelter und nicht unbedingt eine höhere Inzidenz stecken muss. So wurde über eine Gruppe neuroleptisch behandelter Kinder und Jugendlicher zwischen 11–16 Jahren das Vorkommen persistierender tardiver Dyskinesien bei 20,4% berichtet (Paulson u. Crane 1975). Allerdings zeigte eine prospektive Studie an älteren (ca. 65-jährigen), nicht neuroleptisch vorbehandelten Patienten eine kumulative Inzidenz tardiver Dyskinesien bei 26% nach einem, 52% nach 2 und 60% nach 3 Jahren neuroleptischer Behandlung (Jeste et al. 1995).

Studien in den 60er Jahren berichteten eine 1,6fach höhere Inzidenz tardiver Dyskinesien bei Frauen gegenüber Männern – eine Zahl die in den 70er Jahren auf 1,3 und in den 80er Jahren auf 1,2 gesunken ist, was möglicherweise auf historische Besonderheiten zurückzuführen ist. Nachweislich hat es in früheren Jahren unter den stationären Langzeitpatienten einen höheren Frauenanteil gegeben, die auch (Owens 1999) in der Regel mit höheren Neuroleptikadosen behandelt wurden. Bezüglich der psychiatrischen Diagnosen gibt es Hinweise, dass neuroleptisch behandelte Patienten mit nicht-schizophrenen Erkrankungen ein höheres Risiko für tardive Dyskinesien haben könnten. So sind für Patienten mit affektiven bzw. schizoaffektiven Psychosen höhere Prävalenzraten im Vergleich zu Schizophrenen (Yassa et al. 1983; Kane et al. 1984) und eine Besserung der Dyskinesien während manischer im Vergleich zu depressiven Zuständen (Davis et al. 1976) beschrieben worden. Das Auftreten früher neuroleptikabedingter Nebenwirkungen ist (als Ausdruck einer erhöhten Vulnerabilität) als Risikofaktor tardiver Dyskinesien in prospektiven Studien (Kane et al.,1986) bestätigt worden. In prospektiven Untersuchungen hat sich außerdem (bei älteren Patienten) ein Alkoholmissbrauch in der Vorgeschichte als Risikofaktor erwiesen. Über weitere Risikofaktoren (vorgeschädigtes Gehirn, Zahnstatus, genetische Prädisposition und ethnische Zugehörigkeit) gibt es Spekulationen, jedoch keine gesicherten Erkenntnisse (Haag et al. 1992).

2.6.6 Pathophysiologie

Bereits aus der frühen Zeit der Beschreibung neuroleptisch bedingter tardiver Dyskinesien rühren experimentell gestützte Hypothesen, dass diesem Syndrom eine funktionelle Überaktivität der dopaminergen Übertragung zugrunde liegen könnte. So zeigte sich, dass diese Bewegungsstörungen durch Applikation von L-DOPA bzw. Amphetamin verstärkt wurden (Hippius u. Logemann 1970; Smith et al. 1977). Dopamin-Antagonisten bzw. Dopaminspeicher entleerende Substanzen (Reserpin, Tetrabenazin) erwiesen sich als therapeutisch nützlich, eine Reduktion oder das Absetzen von Neuroleptika verstärkte die Symptomatik (Haag et al. 1992). Für eine dopaminerge Überaktivität sprechen darüber hinaus L-DOPA-induzierte Hyperkinesen bei Parkinson-Patienten, das vergleichbare Ansprechen anderer, auf dopaminerge Hyperaktivität zurückzuführender Erkrankungen wie Huntington-Krankheit auf Dopamin-Antagonisten, obwohl diese nicht generalisiert zu sein scheint, da es bei manchen Patienten eine Koinzidenz der sich auf Grundlage dieser Hypothese ausschließenden tardiven Dyskinesien und eines Parkinson-Syndroms gibt. Aus der therapeutischen Wirkung Dopamin-agonistischer bzw. anticholinerger Substanzen bei neuroleptisch bedingtem Parkinson-Syndrom und dem Ansprechen tardiver Dyskinesien auf Dopamin-Antagonisten bzw. cholinerge Substanzen ist auf eine Imbalance des cholinerg/dopaminergen Systems im Bereich der Basalganglien geschlossen worden, wobei die geringe Effizienz anticholinerger Substanzen beim Parkinson-Syndrom und cholinerger Substanzen bei Hyperkinesen einige Erklärungsschwierigkeiten bereitet. Mit der Theorie der »Supersensitivitätsentwicklung« postsynaptischer Dopaminrezeptoren unter neuroleptischer Langzeitbehandlung haben Carlsson (1970) und Klawans (1973) versucht, die Frage zu lösen, warum eine Langzeitbehandlung mit Dopamin-Antagonisten zu dopaminerger Überaktivität führen soll. In Analogie zur Supersensitivierung denervierter postsynaptischer Neurone schlossen sie auf eine Supersensitivitätsentwicklung postsynaptischer, dopaminerger Neurone unter Neuroleptikaeinwirkung als »chemischer Denervierung«. Nicht erklären kann diese Hypothese, warum im Tierexperiment eine Supersensitivitätsentwicklung bereits nach einmaliger Neuroleptika-Applikation beobachtet werden kann, warum Dyskinesien im Tiermodell bei nahezu allen betroffenen Tieren auftreten, beim Menschen aber nur bei einzelnen, möglicherweise prädisponierten Individuen und warum in post mortem Untersuchungen keine veränderte Rezeptordichte bei Patienten mit tardiver Dyskinesie gefunden wurde (Crow et al., 1982). Neuere Untersuchungen haben die Rolle einer präsynaptischen, katecholaminergen Überfunktion bzw. eine Unterfunktion GABA-erger inhibitorischer Einflüsse auf die dopaminerge Übertragung ins Blickfeld gerückt, ohne dass daraus bereits eine schlüssige Hypothese zur Erklärung des vielschichtigen Phänomens Neuroleptika-induzierter tardiver Dyskinesien und Dystonien abzuleiten wäre (Haag et al. 1992; Owens 1999).

2.6.7 Behandlung

Entsprechend den unterschiedlichen Hypothesen zur Entstehung tardiver Dyskinesien sind zur Behandlung Dopamin-Antagonisten, noradrenerge Antagonisten, cholinerge Substanzen und GABA-erge Substanzen eingesetzt und unterschiedlich erfolgreich bewertet worden (Haag et al. 1992). Nach einer Bewertung der entsprechenden Publikationen zur medikamentösen Therapie tardiver Dyskinesien (Jeste et al., 1988) führten Neuroleptika, noradrenerge Antagonisten und das Absetzen von Anticholinergika zu einer »durchschnittlichen Besserungsrate«

von 60–63%, gefolgt von GABA-ergen Substanzen mit 42% (nach Owens 1999). Herkömmliche Neuroleptika mit hoher Affinität zu Dopaminrezeptoren zeigen zumindest kurzfristig die beste therapeutische Wirkung, bewirken aber wahrscheinlich nur – durch zeitweise Blockade überempfindlicher Dopaminrezeptoren – eine vorübergehende symptomatische Linderung mit der Gefahr, dass sich die Dyskinesien zu einem späteren Zeitpunkt intensiviert manifestieren. Ein »Task Force Report« der American Psychiatric Association (Baldessarini et al. 1980) schlägt übereinstimmend mit vielen anderen Autoren vor, beim Auftreten von Spätdyskinesien die Neuroleptikadosis schrittweise zu reduzieren, bzw. wenn möglich, Neuroleptika ganz abzusetzen. Dabei muss allerdings damit gerechnet werden, dass sich zum einen kurzfristig (wegen des »Bloßlegens« überempfindlicher Dopaminrezeptoren) die Dyskinesien verstärken, zum anderen die Gefahr der Exazerbation psychotischer Symptome besteht. Unter diesem Gesichtspunkt hat sich beim Auftreten tardiver Dyskinesien die Umstellung auf Clozapin bewährt, das – allerdings nach Anwendungszeiten bis zu 2 Jahren und länger eine 50%-Reduktion abnormer, unwillkürlicher Bewegungen bei 43% einer Patientengruppe mit tardiven Dyskinesien und Dystonien zeigte (Liebermann et al. 1991) und sich auch bei L-DOPA induzierten Dyskinesien bei Parkinson-Patienten bewährt hat (Bennet et al. 1994). Über die weiteren neuentwickelten Substanzen wie Risperidon, Quetiapin und Amisulprid liegen noch keine gesicherten Erkenntnisse darüber vor, ob und in welchem Maß sie selbst tardive Dyskinesien hervorrufen und andererseits zu deren Therapie geeignet sind.

2.7 Bewegungsstörungen bei schizophrenen Patienten – Krankheits- oder Medikamentenfolge?

Bewegungsstörungen im Rahmen schizophrener Psychosen wurden wahrscheinlich erstmals von Kahlbaum in seiner 1847 erschienen Monographie »Die Katatonie oder das Spaltungsirresein« beschrieben (Jahn 1999). Kraepelin übernahm die »Katatonie« als eine mögliche Unterform der »Dementia praecox«, wobei er ihr eine spezifische nosologische Spezifität absprach und als Ursache sowohl hirnorganische wie auch psychische Störungen annahm (Kraepelin 1913). In der »organischen« Tradition des Verständnis katatoner Symptome stehen

Wernicke (1900), Kleist (1908) und später Leonhardt (1957), die eine hirnorganische Verursachung durch Funktionsstörungen »cerebello-kortikaler Bahnen« postulieren (Jahn 1999). Demgegenüber hat Bleuler (1911) katatone Symptome den »akzessorischen« zugerechnet und ihnen eine weitgehende psychogene Entstehung zugeschrieben, während Jaspers (1965) das Problem dadurch zu lösen versuchte, dass er vorschlug, die »psychotischen Bewegungsstörungen« zwischen den »neurologischen als Störungen des Bewegungsapparates« und den »psychologischen« als Folgen »seelischer Abnormität in einem normalen Bewegungsapparat« einzuordnen. Das Problem der nosologischen Zuordnung zahlreicher psychomotorischer Phänomene, die im Verlauf einer schizophrenen Psychose auftreten können, ist bis heute nicht gelöst.

Daneben scheint – zumindest wenn die Prävalenzraten katatoner Schizophrenien zugrunde gelegt werden – die Häufigkeit psychomotorischer Störungen im Rahmen schizophrener Psychosen rückläufig zu sein, die vor 1960 mit über 25% angegeben wurde, gegenwärtig aber nur noch 2–8% zu sein scheint (Höffler u. Bräunig 1995). Als Ursache sind die verbesserten Möglichkeiten des Ausschluss hirnorganisch bedingter Störungen, Rückgang infektiöser Erkrankungen wie Encephalitis lethargica, aber vor allem auch veränderte diagnostische Gepflogenheiten anzunehmen. So berichten Bräunig und Mitarbeiter (1995), dass sich die »traditionelle« Diagnostik katatoner Symptome auf ein wesentlich breiteres Spektrum als »kataton« diagnostizierter Symptome stützte, als dies durch die operationalisierten

Kriterien der ICD-10-Diagnostik gegeben ist. Dementsprechend konnten in einer Studie an 91 chronisch schizophrenen Patienten bei 9,9% entsprechend den ICD-10-Kriterien eine »katatone Schizophrenie« festgestellt werden, während nach »traditionellen« Kriterien (z.B. Parakinesen, fehlende Ausdrucksbewegungen, Gegengreifen) die Diagnose bei 33% der Patienten gestellt worden wäre (Höffler et al. 1995). Den Autor überraschte ein persönlicher Schüler Leonhardt's anlässlich der Begegnung mit einer chronisch schizophrenen Patientin der spontanen Äußerung: »So eine herrliche Katatonie habe ich schon lange nicht mehr gesehen«, weil diese im Rahmen ihres religiösen Wahns mit zum Gebet erhobenen Händen und schaukelnden Bewegungen des Oberkörpers vor einer Marienstatue stand.

Zusätzlich kompliziert hat sich die nosologische Zuordnung von Bewegungsstörungen durch die mit der neuroleptischen Behandlung schizophrener Psychosen aufgetretenen motorischen Störungen. Es ist bezeichnend für das jeweilige Verdrängungsbedürfnis, mit welchen Argumenten zu welchen Zeitpunkten verschiedene Autoren die Beschreibung motorischer Störungen bei schizophrenen Patienten belegt haben: so wurden katatone Symptome im Sinne der »direkten Analyse« tiefenpsychologisch behandelt (Rosen 1953), während andererseits Steck's Beschreibung neuroleptisch induzierter Bewegungsstörungen (Steck 1954) entgegengehalten wurde, er habe katatone Symptome als medikamentös induziert fehlgedeutet (Rogers 1992). Rogers selbst hat im Rahmen der »Friern«-Studie 100 »psychisch schwer Kranke« auf Bewegungsstörungen und den

◻ **Tabelle 2.12.** Symptome und Störungen bei »schwer psychisch Kranken«, die gegenwärtig (NL aktuell), in der Vergangenheit (NL früher) oder niemals neuroleptisch behandelt worden sein sollen (modifiziert nach Rogers, 1992)

Symptom/ Störung	% der Gesamtgruppe (n = 100)	% NL aktuell (n = 55)	% NL früher (n = 37)	% NL niemals (n = 8)
Haltung, Tonus, Gesamtbewegung	37,8	43	32,8	29,6
Zweckbewegungen	40,5	38,3	29,5	44,2
Überaktivität	24,6	32,6	19	8,7
Abnorme Bewegung	23	24,4	22,3	17
Augenbewegung, Blinzeln	21,7	22,5	19,7	26,5
Sprachstörungen	33,1	34,3	32,8	27,3

Zusammenhang mit neuroleptischer Medikation untersucht (Rogers 1985) und seine Ergebnisse dahingehend interpretiert, als seien bezüglich verschiedener psychomotorischer Symptome keine Unterschiede zwischen neuroleptisch behandelten und unbehandelten Patienten festzustellen (◨ Tabelle 2.12), wobei die Gruppe der unbehandelten Patienten mit 8 gegenüber 37 in der Vorgeschichte und 55 aktuell behandelten Patienten recht klein ausfällt. Im Rahmen seiner Argumentation ist außerdem zu bedenken, dass Neuroleptika zumindest tardive Dyskinesien symptomatisch überdecken können, sodass die Aussagen zu abnormen, unwillkürlichen Bewegungen zurückhaltend zu interpretieren sind.

Rogers spricht in der »Friern«-Studie von »schwer psychisch Kranken«, die zwischen 1911–1955 stationär aufgenommen worden und 1978 untersucht worden waren. Ihr Durchschnittsalter betrug 72 Jahre, im Laufe der Zeit seien 92 als »schizophren« diagnostiziert worden, der »einzigen möglichen Diagnose für Patienten mit einer langdauernden, nicht remittierenden, schweren psychischen Krankheit« (Rogers 1992). Einzelne seiner Ergebnisse lassen vermuten, dass unter den Patienten ein hoher Anteil von Menschen mit geistiger Behinderung waren. So wurde zu den »Zweckbewegungen« u.a. untersucht, welche Hilfe Patienten zum Waschen und Anziehen benötigten (63% der unbehandelten Patienten vs. 80% der neuroleptisch behandelten), bzw. die »Echopraxie« beim Armheben, die 63% der unbehandelten vs. 25% der neuroleptisch behandelten Patienten ausführten. Vor diesem Hintergrund sind die Ergebnisse der »Friern«-Studie mit großer Zurückhaltung zu betrachten, weil eine Vielzahl der motorischen Störungen, die als in der Häufigkeit nicht zwischen neuroleptisch behandelten und unbehandelten Patienten unterscheidbar dargestellt werden (z.B. auch »motorische Überaktivität«, Blinzeln und »episodische Stimmaktivität«), eher Ausdruck einer geistigen Retardierung als psychomotorische Symptome bzw. neuroleptisch induzierte extrapyramidale Störungen sind. Auch die Darstellung, dass unter den 28 Patienten, die spontane, konjugierte Blickdeviationen mit meist gleichzeitiger Kopfwendung in die gleiche Richtung hatten (eher typisch für Neuroleptika-induzierte okulogyre Krisen) 38(!)% unbehandelte Patienten waren, lässt entweder an der Darstellung zweifeln, oder den Verdacht aufkommen, dass hier Anfallskranke untersucht wurden.

Auch bezüglich des Zusammenhangs zwischen tardiven Dyskinesien und Neuroleptika hat es nicht an Versuchen gemangelt, diesen unter Verweis auf die Beobachtung vergleichbarer Phänomene bei neuroleptisch unbehandelten Patienten in Frage zu stellen. So kamen Vergleichsuntersuchungen zur Häufigkeit »abnormer, unwillkürlicher Bewegungen« bei chronisch psychisch Kranken mit und ohne neuroleptische Vorbehandlung zu dem Ergebnis, es seien (bei 411 Patienten, von denen 47 unbehandelt waren) keine signifikanten Unterschiede zwischen beiden Gruppen nachweisbar (Owens et al. 1982). Dieses Ergebnis stellt sich allerdings anders dar, wenn Altersunterschiede berücksichtigt werden: die unbehandelten Patienten waren im Durchschnitt 10 Jahre älter als die neuroleptisch Behandelten, sodass von einer höheren Rate spontaner, unwillkürlicher Bewegungen im höheren Lebensalter ausgegangen werden muss: alterskorrigiert unterschied sich die neuroleptisch behandelte Gruppe doch signifikant von der unbehandelten (Owens 1999). Die Ergebnisse der ursprünglichen Studie (Owens et al. 1982) wurden insbesondere in den 80er Jahren dazu verwendet, die – angesichts der damalig üblichen »Hochdosierung« stark wirksamer Neuroleptika – wachsende Besorgnis gegenüber einer Zunahme neuroleptisch bedingter tardiver Dyskinesien zu zerstreuen, obwohl Replikationsstudien an unbehandelten Schizophrenen in Marokko (Chiorfi u. Moussaoui 1985) und Nigeria (McCreadie u. Ohaeri 1994) ihre Befunde nicht bestätigen konnten. Lediglich eine retrospektive Analyse motorischer Auffälligkeiten von »Chestnut Lodge«-Patienten (einer Klinik in der überwiegend psychotherapeutisch behandelt wurde) fand unter 100 nachträglich als »schizophren« diagnostizierter Patienten, die niemals Neuroleptika erhalten hatten, bei 23% (nicht näher definierte) »motorische Auffälligkeiten« und bei 15% »beinahe sicher« orofaziale Dyskinesien. Eine weitere Untersuchung in Indien (McCreadie et al. 1996) fand bei neuroleptisch unbehandelten Patienten in Madras (Südindien) eine mit 38(!)% bei unbehandelten Schizophrenen statistisch nicht von der 41%igen Prävalenz mit der »Skala für abnorme, unwillkürliche Bewegungen (AIMS)« erfasster motorischer Störungen bei neuroleptisch behandelten Patienten im durchschnittlichen Alter von 65 Jahren. Eine mögliche Erklärung dieser Daten wird von einigen Autoren darin gesehen, dass Neuroleptika bei entsprechend prädisponierten Patienten das Auftreten motorischer Störungen begünstigt, die bei entsprechender Disposition auch ohne Neuroleptika oder aufgrund anderer Prozesse (z.B. auch körperliche Erkrankungen, die bei älteren Menschen das Auftreten spontaner Hyperkinesen begünstigen) entstehen können (Owens, 1999). In ähnliche Richtung deuten Ergebnisse einer Untersuchung an neuroleptisch unbehandelten, erstmals erkrankten Schizophrenen, die zu 1/5–1/6 extrapyramidale Symptome aufwiesen, die sich im Verlauf einer neuroleptischen Behandlung als prädiktiv für schlechtes Ansprechen auf Neuroleptika, negative und extrapyramidale Symptome erwiesen (Chaterjee et al. 1995).

Insgesamt kann die Frage, ob die bei neuroleptisch unbehandelten schizophrenen Patienten beobachteten Bewegungsstörungen in einem Zusammenhang zu den durch Neuroleptika verursachten akuten und tardiven Syndromen stehen, bzw. ob die unter Neuroleptika zu beobachtenden extrapyramidalen Syndrome lediglich den (oder einigen?) Schizophrenien zugehörige motorische Störungen verstärken, bzw. provozieren oder früher zutage treten lassen, nicht abschließend beantwortet werden. Forschungsbemühungen um diese Frage werden dadurch erschwert, dass die Klassifikation der Neuroleptika-induzierten, extrapyramidalen Syndrome unvollständig (z. B. das Fehlen der »Absetzphänomene« i.S. akuter Dystonien, der »neuroleptisch bedingten Pseudokatatonie« in DSM-IV) oder nicht vorhanden ist (ICD-10), dass neuroleptische Nebenwirkungen häufig nicht als solche diagnostiziert werden (Weiden et al. 1987), andererseits katatone Symptome nicht als solche erkannt und dokumentiert werden, und dass es immer schwieriger wird, neuroleptisch nicht vorbehandelte Patienten im Rahmen von Studien zu untersuchen. Es ist zu wünschen, dass zumindest ein Teil dieser Hindernisse überwunden werden kann, um über den Zusammenhang zwischen motorischen und psychischen Störungen möglicherweise einen verbesserten Zugang zur Diagnostik und Therapie schizophrener Störungen zu finden.

Literatur

Addonizio G, Alexopoulos GS (1988) Drug-induced dystonia in young and elderly patients. Am J Psychiatry 145:869–871

Aguilar EJ, Keshavan MS, Martinez-Quiles MD et al (1994) Predictors of acute dystonia in first-episode psychotic patients. Am J Psychiatry 151:1819–1821

American Psychiatric Association (1994) Diagnostic and Statistical Manual of Mental Disorders, 4th edn (DM-IV). APA, Washington, DC

Arana GW, Goff DC, Baldessarini RJ, Keepers GA (1988) Efficacy of anticholinergic prophylaxis for neuroleptic-induced acute dystonia. Am J Psychiatry 145:993–936

Arnold OH (1979) Schizophrene Exazerbationen: paradoxe Reaktionen auf Intensiv-Neuroleptika. In: Kryspin-Exner K, Hinterhuber H, Schubert H (Hrsg) Therapie akuter psychiatrischer Syndrome. Schattauer, Stuttgart New York, pp 165–168

Asnis GM, Leopold MA, Duvoisin RC et al (1985) A survey of tardive dyskinesia. A double blind study. Pharmacopsychiatry 18:61–62

Ayd FJ (1961) A survey of drug-induced extrapyramidal reactions. JAMA 175:1054–1060

Ayra DK (1994) Extrapyramidal symptoms with selective serotonin reuptake inhibitors. Br J Psychiatry 165:728–733

Baldessarini RJ, Cole JO, Davis JM et al (1980) Task force on the late neurological effects of antipsychotic drugs: Tardive dyskinesia. Summary of a task force report of the American Psychiatric Association. Am J Psychiatry 137:1163–1172

Bandelow B, Grohmann R, Rüther E (1993) In: Möller HJ (Hrsg) Therapie psychiatrischer Erkrankungen. Enke, Stuttgart, S 166–183

Barnes TRE, Braude WM (1985) Akathisia variants and tardive dyskinesia. Arch Gen Psychiatry 42:672–676

Barsa JA, Kline (1956) Use of reserpine in disturbed psychatric patients. Am J Psychiatry 13:155–162

Benkert O, Hippius H (1992) Psychiatrische Pharmakotherapie. Springer, Berlin Heidelberg New York

Bennett JP, Landow ER, Dietrich S, Schuh LA (1994) Suppression of dyskinesias in advanced Parkinson's disease: moderate daily clozapine doses provide long-term dyskinesia reduction. Movement Dis 9:409–414

Braude WM, Barnes TRE, Gore SM (1985) Clinical characteristics of akathisia: a systematic investigation of acute psyciatric inpatient admissions. Br J Psychiatry 143:139–150

Bräunig P, Börner I, Krüger S (1995) Diagnostische Merkmale katatoner Schizophrenien. In: Bräunig P (Hrsg) Differenzierung katatoner und neuroleptika-induzierter Bewegungsstörungen. Thieme, Stuttgart, S 36–42

Brenner J, Rheuban W (1978) The catatonic dilemma. Am J Psychiatry 135:1242–1243

Bing R (1923) Über einige bemerkenswerte Begleiterscheinungen der »extrapyramidalen Rigidität«. Schweiz Med Wochenschr 4:167–171

Branchey M, Branchey L (1984) Patterns of psychotropic drug use and tardive dyskinesia. J Clin Psychopharmacol 1:41–45

Burke RE, Kang UJ (1988) Tardive dystonia: clinical aspects and treatment. In: Jankovic J, Tolosa E (eds) Facial dyskinesias. Raven Press, New York, pp 199–210 (Advances in neurology, vol 49)

Carlsson A (1970) Biochemical aspects of abnormal movements induced by L-DOPA. In: Barbeau A, McDowell FH (eds) L-DOPA and parkinsonism. FA Davis, Philadelphia

Casey DE (1994) Motor and mental aspects of acute extrapyramidal syndromes. Acta Psychiatr Scand 89, (Suppl 380):14–20

Casey DE, Rabins P (1978) Tardive dyskinesia as a life-threatening illness. Am J Psychiatry 135:486–488

Chakos MH, Alvir JM, Woerner MG et al. (1996) Incidence and correlates of tardive dyskinesia in first episode of schizophrenia. Arch Gen Psychiatry 53:313–319

Chatterjee A, Chakos M, Koreen A et al (1995) The prevalence and correlates of acute extrapyramidal symptoms in never-medicated schizophenic patients. Am J Psychiatry 152:1724–1729

Chiorfi M, Moussaoui D (1985) Les schizophrènes jamais traités n'ont pas de movements abnormaux type dyskinésie tardive. L'Encéphale 11:263–265

Chouinard G, Jones BD (1980) Neuroleptic-induced supersensitivity psychosis: clinical and pharmacological characteristics. Am J Psychiatry 137:16–21

Conrad B (1996) Pathophysiologie der Bewegungsstörungen. In: Conrad B, Ceballos AO (Hrsg) Bewegungsstörungen in der Neurologie. Thieme, Stuttgart New York, pp 11–29

Davis KL, Berger PA, Hollister LE (1976) Tardive dyskinesia and depressive illness. J Clin Pschopharmacol 2:350–354

Crow TJ, Cross AJ, Johnstone EC (1982) Abnormal involuntary movements in schizophrenia: Are they related to the disease process or its treatment? Are they associated with changes in dopamine receptors? J Clin Psychopharmacol 5:336–340

Delay J, Deniker P, Green A, Moronet P (1957) Les syndromes excito moteurs provoqués par les médicaments neuroleptics. Presse Méd 65:1771–1774

Dose M (1993) Neuroleptisch bedingte Spätdyskinesien. Synthelabo, Schürholz

Dose M (1993) Spektrum Neuroleptika und andere Psychopharmaka. Aesopus, Basel

Dose M (1998) Unerwünschte psychische Wirkungen. In: Riederer P, Laux G, Pöldinger W (Hrsg) Neuro-Psychopharmaka. Ein Therapie-Handbuch, Bd 4: Neuroleptika. Springer, Wien New York, pp 166–176

Dose M (2000) Recognition and management of acute neuroleptic-induced extrapyramidal motor and mental syndromes. Pharmacopsychiatry 33 (Suppl):3–13

Dose M, Tempel HD (2000) Abuse potential of anticholinergics. Pharmacopsychiatry 33 (Suppl):43–46

Ekbom KA (1944) Irritable legs. Acta Med Scand 118:197–198

Faheem AD, Brightwell DR, Burton GC et al (1982) Respiratory dyskinesia and dysarthria from prolonged neuroleptic use: tardive dyskinesia? Am J Psychiatry 139:517–518

Farde L, Nordstroem A, Wiesel F et al (1993) Positron emission tomographic analysis of central D_1 and D_2 dopamine receptor occupancy in patients treated with classical neuroleptics and clozapine. Arch Gen Psychiatry 49:539–544

Faurbye A, Rasch PJ, Peterson PB et al (1964) Neurological symptoms in pharmacotherapy of psychoses. Acta Psychiatr Scand 40:10–27

Fleischhacker WW, Roth SD, Kane J (1990) The pharmacological treatment of neuroleptic-induced akathisia. J Clin Pschopharmacol 10:12–21

Flügel F, Bente D (1956) Das akinetisch-abulische Syndrom und seine Bedeutung für die pharmakologisch-psychiatrische Forschung. Dtsch Med Wochenschr

Freyhan FA (1957) Psychomotilität, extrapyramidale Syndrome und Wirkungsweisen neuroleptischer Therapien. Nervenarzt 27:504–509

Freyhan FA (1958) Extrapyramidal symptoms and other side effects in trifluoperazine: clinical and pharmacological aspects. Lea & Febiger, Philadelphia

Gardos G, Samu I, Kallos M et al (1980) Absence of severe tardive dyskinesia in Hungarian schizophrenic out-patients. Psychopharmacology 71:29–34

Gardos G, Teicher MH, Lipinski JF et al (1992) Quantitative assessment of psychomotor activity in patients with neuroleptic-induced akathisia. Prog Neuropsychopharmacol Biol Psychiatry 16:27–37

Gelenberg AJ, Mandel MR (1977) Catatonic reactions to high-potency neuroleptic drugs. Arch Gen Psychiatry 34:947–950

Gerlach J, Korsgaard S, Clemmensen P et al (1993) The St. Hans Rating Scale for extrapyramidal syndromes: reliability and validity. Acta Psychiatr Scand 87:244–252

Gibb WR, Lees AJ (1986) The clinical phenomenon of akathisia. J Neurol Neurosurg Psychiatry 49:861–866

Glazer WM, Morgenstern H, Doucette JT (1993) Predicting the long-term risk of tardive dyskinesia in outpatients maintained on neuroleptic medications. J Clin Psychiatry 54:133–139

Grohmann R, Rüther E (1994) Neuroleptika. In: Grohmann R, Rüther E, Schmidt LG (Hrsg) Unerwünschte Wirkungen von Psychopharmaka. Springer, Berlin Heidelberg New York, S 42–133

Haag H, Greil W, Schertel M et al (1985) Tardive dyskinesia and medication history. Pharmacopsychiatry 18:35–36

Haag H, Rüther E, Hippius H (1992) Tardive Dyskinesia: WHO Expert Series on Biological Psychiatry, vol I. Hogrefe & Huber, Seattle

Haase HJ (1954) Über Vorkommen und Deutung des psychomotorischen Parkinson-Syndroms bei Megaphen- bzw. Largactil-Dauerbehandlung. Nervenarzt 25:486–492

Haskovec ML (1901) L'akathisie. Rev Neurol 9:1107–1109

Hinterhuber H, Hackenberg B (1986) Neuroleptische Turbulenzphasen. In: Hinterhuber H, Kulhanek F (Hrsg) Seitenefekte und Störwirkungen der Psychopharmaka. Schattauer, Stuttgart New York, pp 49–56

Hippius H, Logemann G (1970) Zur Wirkung von Dioxyphenylalanin (L-DOPA) auf extrapyramidalmotorische Hyperkinesen nach langfristiger neuroleptischer Therapie. Arzneim Forsch 20:894–895

Höffler J, Bräunig P (1995) Abnahme der Häufigkeit katatoner Schizophrenien im Epochenvergleich. In: Bräunig P (Hrsg) Differenzierung katatoner und neuroleptika-induzierter Bewegungsstörungen.Thieme, Stuttgart, S 32–35

Höffler J, Bräunig P, Börner I, Krüger S (1995) Untersuchung zum Einfluss veränderter diagnostischer Kriterien auf die Häufigkeit der Diagnose »katatone Schizophrenie«. In: Bräunig P (Hrsg) Differenzierung katatoner und neuroleptika-induzierter Bewegungsstörungen. Thieme, Stuttgat, S 43–46

Janzarik W (1954) Zur Psychopathologie der Megaphenwirkung. Nervenarzt 25:330–335

Jahn T (1999) Diskrete motorische Störungen bei Schizophrenie. In: Bungard W, Frey D, Lantermann ED et al (Hrsg) Fortschritte der psychologischen Forschung 40. Psychologie Verlags Union, Weinheim

Jaspers K (1965) Allgemeine Psychopathologie, 8. Aufl. Springer, Berlin Heidelberg New York

Jeste DV, Wyatt RJ (1982) Understanding and treating tardive dyskinesia. The Guilford Press, New York London

Jeste DV, Caliguri MP, Paulson JS et al (1995) Risk of tardive dyskinesia in older patients: a prospective longitudinal study of 266 outpatients. Arch Gen Psychiatry 52:756–765

Johnstone EC, Crow TJ, Ferrier IN et al (1983) Adverse effects of anticholinergic medication on positive schizophrenic symptoms. Psychol Med 13:513–527

Kahlbaum KL (1874) Die Katatonie oder das Spannungsirresein. Eine klinische Form psychischer Krankheit. Hirschwald, Berlin

Kane JM, Smith JM (1982) Tardive dyskinesia. Arch Gen Psychiatry 39:473–481

Kane JM, Woerner M, Weinhold P et al (1984) Incidence of tardive dyskinesia: Five-year data from a prospective study. Psychopharmacol Bull 20:387–389

Kane JM, Woerner M, Borenstein P et al (1986) Integrating incidence and prevalence of tardive dyskinesia. Psychopharmacol Bull 1:254–258

Kane JM (1990) Spätdyskinesien: Prävalenz, Inzidenz und Risikofaktoren. In: Hinterhuber H, Kulhanek F, Fleischhacker WW (Hrsg) Kombination therapeutischer Strategien bei schizophrenen Erkrankungen. Vieweg, Braunschweig, S 181–193

Kastrup O, Gastpar M, Schwartz M (1994) Acute dystonia due to clozapine. J Neurol Neurosurg Psychiatry 57:119

Keepers GA, Casey DE (1987) Prediction of neuroleptic induced dystonia. J Clin Psychopharmacol 7:342–344

Kendler KS (1976) A medical student's experience with akathisia. Am J Psychiatry 133:454

Kennedy PF, Hershon HI, McGuire RJ (1971) Extrapyramidal disorders after prolonged phenothiazine therapy. Br J Psychiatry 118:508–518

Klawans HL (1973) The pharmacology of tardive dyskinesia. Am J Psychiatry 130:82–86

Kleist K (1908) Untersuchungen zur Kenntnis der psychomotorischen Bewegungsstörungen bei Geisteskranken. Thieme, Leipzig

Kolbe H, Clow A, Jenner P, Marsden CD (1981) Neuroleptic-induced acute dystonic reactions may be due to enhanced dopamine release to supersensitive postsynaptic receptors. Neurology (NY) 31:434–439

Korczyn AD, Goldberg GJ (1972) Intravenous diazepam in drug-related dystonic reactions. Br J Psychiatry 121:75–77

Kovacic B, Domino EF (1982) A monkey model of tardive dyskinesia (TD). Evidence that reversible TD may turn into irreversible TD. J Clin Psychopharmacol 5:305–307

Kraepelin E (1913) Psychiatrie. Ein Lehrbuch für Studierende und Ärzte, 8. Aufl. (Band III). Barth, Leipzig

Kuhlenkampff C, Tarnow G (1956) Ein eigentümliches Syndrom im oralen Bereich bei Megaphenapplikation. Nervenarzt 27:178–180

Larson EW, Pfenning MA, Richelson E (1991) Selectivity of antimuscarinic compounds for muscarinic receptors of human brain and heart. Psychopharmacology 103:162–165

Lieberman JA, Saltz BL, Johns CA et al (1991) The effects of clozapine on tardive dyskinesia. Br J Psychiatry 158:503–510

Leonhard K (1936) Die defektschizophrenen Krankheitsbilder. Thieme, Leipzig

Lipinski JF, Zubenko GS, Barreira P, Cohen BM (1983) Propranolol in the treatment of neuroleptic-induced akathisia. Lancet 2:685–686

Magliozzi JR, Gillespie H, Lombrozo L, Hollister LE (1985) Mood alteration following oral and intravenous haloperidol and relationship to drug concentration in normal subjects. J Clin Pharmacol 25:285–290

Marsden CD, Jenner P (1980) The pathophysiology of extrapyramidal side-effects of neuroleptic drugs. Psychol Med 10:55–72

McCreadie RG, Ohaeri JU (1994) Movement disorder in never and minimally treated Nigerian schizophrenic pattients. Br J Psychiatry 164:184–189

McCreadie RG, Thara R, Kamath S et al (1996) Abnormal movements in never medicated Indian patients with schizophrenia. Br J Psychiatry 168:221–226

McEvoy JP, McCue M, Freter S (1987) Replacement of chronically administered anticholinergic drugs by amantadine in out-patient management of chronic schizophrenia. Curr Ther 9:429–433

McEvoy JP, McCue M, Spring B et al (1987) Effects of amantadine and trihexyphenidyl on memory in elderly normal volunteers. Am J Psychiatry 144:573–577

Meltzer HY, Matsabura S, Lee JC (1989) Classification of typical and atypical antipsychotic drugs on the basis of D-1, D-2 and serotonine pKi values. J Pharmacol Exp Ther 251:238–246

Morgenstern H, Glazer WM (1983) Identifying risk factors for tardive dyskinesia among long-term outpatients maintained with neuroleptic medications. Arch Gen Psychiatry 50:723–733

Moleman P, Janzen G, Bargen BA (1986) Relationship between age and incidence of parkinsonism in psychiatric patients treated with haloperidol. Am J Psychiatry 143:232–234

Nordstrom AL, Farde L, Halldin C (1992) Time course of D_2-dopamine receptor occupancy examined by PET after single oral doses of haloperidol. Psychopharmacology 106:433–438

Obeso JA, Rothwell JC, Lang AE, Marsden CD (1983) Myoclonic dystonia. Neurology (Cleveland) 33:825–830

Owens DG, Johnstone EC, Frith CD (1982) Spontaneous involuntary disorders of movement: their prevalence, severity, and distribution in chronic schizophrenics with and without treatment with neuroleptics. Arch Gen Psychiatry 39:452–461

Owens DG (1999) A guide to the extrapyramidal side-effects of antipsychotic drugs. Cambridge University Press

Paulson GW, Crane GE (1975) Tardive dyskinesia as a possible sequel of long-term therapy with phenothiazines. Clin Pediatr 14:953–955

Poewe W, Ceballos-Baumann AO, Conrad B (1996) Parkinsonkrankheit. In: Conrad B, Ceballos AO (Hrsg) Bewegungsstörungen in der Neurologie. Thieme, Stuttgart New York, S 30–68

Rainier-Pope CR (1979) Treatment with diazepam of children with drug-induced extrapyramidal symptoms. South African Med J 55:328–330

Remington G, Bezchlibnyk-Butler K (1996) Management of acute antipsychotic-induced extrapyramidal syndromes. CNS Drugs 5 (Suppl 1):21–35

Rogers D (1985) The motor disorders of severe psychiatric illness: a conflict of paradigms. Br J Psychiatry 147:221–232

Rogers D (1992) Motor disorder in psychiatry. Towards a neurological psychiatry. Wiley, Chichester

Rosen JN (1953) Direct analysis. Grune & Stratten, New York

Rupniak NMJ, Jenner P, Marsden CD (1986) Acute dystonia induced by neuroleptic drugs. Psychopharmacology 88: 403–419

Sachdev P (1995) Akathisia and restless legs. Cambridge University Press

Sachdev P, Kruk J (1994) Clinical characteristics and predisposing factors in acute drug-induced akathisia. Arch Gen Psychiatry 51:963–974

Sarwer-Foner GJ, Ogle W (1956) Psychosis and enhanced anxiety produced by reserpine and chlorpromazine. Can Med Assoc J 74:526–532

Schönecker M (1957) Beitrag zur Mitteilung von Kuhlenkampff und Tarnow: ein eigentümliches Syndrom im oralen Bereich bei Megaphenapplikation. Nervenarzt 28:35

Schooler NR, Kane JM (1982) Research diagnoses for tardive dyskinesia. Arch Gen Psychiatry 39:486–487

Sicard JA (1923) Akathisie et tasikinesie. Rev Neurol 31:265–266

Sigwald J, Grossiord A, Duriel P et al (1947) Le traitement de maladie de Parkinson et des manifestations extrapyramidalles par le diethylaminomethyl n-thiophenylamine (2987 RP): résultats d'une année d'application. Rev Neurol 79:683–687

Sigwald J, Bouttier D, Courvoisier M (1959) Les accidents neurologiques des médications neuroleptiques. Rev Neurol 100:553

Sigwald J, Bouttier D, Raymond C, Piot C (1959) Quatre cas de dyskinesie facio-bucco-linguo-masticatice à évolution prolongée secondaire à un traitement par les neuroleptiques. Rev Neurol (Paris) 100:751–755

Smith RC, Tamminga CA, Haraszti J et al (1977) Effects of dopamine agonists in tardive dyskinesia. Am J Psychiatry 134:763–768

Stahl SM (1985) Akathisia and tardive dyskinesia. Changing concepts. Arch Gen Psychiatry 42:874–878

Steck H (1954) Le syndrome extrapyramidal et diencéphalique au cours des traitements au largactil et au serpasil. Ann Med Psych 112:737–743

Tan CH, Chiang PC, Ng LL, Chee KT (1994) Oculogyric spasm in Asian psychiatric in-patients on maintenance medication. Br J Psychiatry 165:381–383

Uhrbrand L, Faurbye A (1960) Reversible and irreversible dyskinesia after treatment with perphenazine, chlorpromazine, reserpine and electroconvulsive therapy. Psychopharmacology 1:408–418

Van Putten T, Multipassi LR, Malkin MD (1974) Phenothiazine-induced decompensation. Arch Gen Psychiatry 30:102–106

Van Putten T, May PRA (1978) ›Akinetic depression‹ in schizophrenia. Arch Gen Psychiatry 35:1101–1107

Van Putten T, Marder SR (1987) Behavioral toxicity of antipsychotic drugs. J Clin Psychiatry 48 (Suppl 9):13–19

Villeneuve A (1972) The Rabbit syndrome: a peculiar extrapyramidal reaction. Can Psychiatr Assoc J 17 (Suppl 2):69–72

Von Ditfurth H (1956) Schauanfälle bei der Zwangskrankheit infolge Megapheneinwirkung. Nervenarzt 28:177–179

Weiden PJ, Mann JJ, Haas G et al (1987) Clinical nonrecognition of neuroleptic-induced movement disorders: a cautionary study. Am J Psychiatry 144:1148–1153

Weltgesundheitsorganisation (1991) Internationale Klassifikation psychischer Störungen: ICD-10, Kapitel V (F), klinisch-diagnostische Leitlinien. Dilling H, Mombour W, Schmidt MH (Hrsg) Huber, Bern Göttingen Toronto

Wernicke C (1900) Grundriss der Psychiatrie. Thieme, Leipzig

Wibur R, Kulik AV (1983) Propranolol for akathisia. Lancet 2:917

Wilson SAK (1912) Progressive lenticular degeneration: a familial nervous disease associated with cirrhosis of the liver. Brain 34:295–509

Woerner MG, Kane JM, Lieberman JA et al (1991) The prevalence of tardive dyskinesia. J Clin Psychopharmacol 11:34–42

Yassa R, Ghadirian AM, Schwartz G (1983) Prevalence of tardive dyskinesia in affective disorder patients. J Clin Psychiatry 44:410–412

Zubenko GS, Lipinski JF, Cohen BM, Barreira PJ (1984) Comparison of metoprolol and propranolol in the treatment of akathisia. Psychiatry Res 11:143–149

Malignes Neuroleptisches Syndrom vs. Akute lebensbedrohliche Katatonie

Klaus-Peter Lesch, Armin Heils

3.1 Einführung

Das Maligne Neuroleptische Syndrom (MNS) wird in der älteren wie auch der gegenwärtigen Literatur kontrovers diskutiert. Die Beobachtung eines Syndroms mit hohem Fieber und schwerer Akinese nach vorausgegangener Neuroleptikatherapie erfolgte erstmals 1956. Weitere ähnliche Beobachtungen veranlassten Delay, Pichot und Lemperiere, zunächst im frankophonen Schrifttum, von einer neu entdeckten Krankheitsentität auszugehen. Die Begriffsbildung MNS erfolgte schließlich durch Delay und Deniker (1968): »Das MNS ist die seltenste, jedoch gefährlichste Komplikation einer neuroleptischen Therapie«. In der anglo-amerikanischen Literatur wurden erste Kasuistiken erst zu Beginn der Achtzigerjahre veröffentlicht.

Die publikatorischen Aktivitäten erstreckten sich in der Folge und auch aktuell vornehmlich auf Einzelfallveröffentlichungen mit mehr oder weniger wahrscheinlichem MNS. In einer MEDLINE-Suche (1966–9/2000) fanden sich unter dem Begriff MNS insgesamt 1325 Publikationen. Zahlreiche Autoren beschäftigen sich mit der systematischen ret-

rospektiven Auswertung dieser Kasuistiken und stoßen dabei auf erhebliche methodische Schwierigkeiten, um zu allgemein gültigen Aussagen zu gelangen. 1980 erschien die erste gründliche Übersichtsarbeit von Caroff (1980). Bis zu diesem Zeitpunkt waren 60 Fälle beschrieben worden. Weitere 50 Fälle wurden durch Levenson (1985) analysiert. Aufgrund von bis heute nicht allgemein akzeptierten operationalen Kriterien kommt es immer wieder zur Schilderung so genannter atypischer Erkrankungsfälle.

Basierend auf dem symptomatologischen Bild wurden das MNS, das Maligne Dopa-Entzugssyndrom und die Parkinson-Krise von mehreren Autoren als identisches Krankheitsbild betrachtet (Keyser u. Rodnitzky 1991; Rainer et al. 1991; Reutens et al. 1991; Young u. Kaufman 1995). Das schon sehr viel länger von Stauder (1934) beschriebene Syndrom der akuten lebensbedrohlichen Katatonie (maligne bzw. perniziöse Katatonie) wurde von vielen Autoren zunächst als Kontrapunkt dem MNS gegenübergestellt (▶ s.a. Abschn. 3). Bereits in den Achtzigerjahren und auch später gab es jedoch immer wieder Autoren, die diese Ansicht nicht teilten. Auch der Begriff des MNS wurde kritisiert. Alternative Vorschläge waren die Maligne Dopamin-abhängige Hyperthermie und das Akute Dopamin-Entzugssyndrom (Keyser u. Rodnitzky 1991; Sczesni et al. 1991).

Mit dem MNS nicht verwechselt werden sollte das Serotonin-Syndrom, das durch ein unterschiedliches Ausmaß kognitiver, autonomer und neuromuskulärer Dysfunktion charakterisiert ist (Fink 1996b; Gillman 1998; Carbone 2000). Wie eine Übersicht mit 127 Fällen und auch andere Arbeiten zeigen, wird diese Symptomkonstellation meist durch eine Behandlung mit Substanzen, die eine ausgeprägte Steigerung der zentralen serotonergen Neurotransmission induzieren, wie z.B. die Kombination von nicht-selektiven irreversiblen MAO-Inhibitoren und potenten SSRI oder durch MDMA

(»Ecstasy«) ausgelöst (Graber et al. 1994; Demirki-ran et al. 1996; Mills 1997; Bailly 1999). Die Therapie ist überwiegend supportiv, Serotoninrezeptor-Antagonisten können potenziell hilfreich sein (Mills 1997).

Nach einem von Addonizio und Kollegen (1986, 1987) propagierten Spektrumkonzept ist das MNS eine extreme Ausprägung aller möglichen unter der Neuroleptikatherapie auftretenden extrapyramidalen Störungen. Dadurch ist auch die Diagnose milder Erkrankungsfälle möglich, was in einer viel kritisierten Prävalenz von mehr als 9% aller Neuroleptikatherapien resultiert.

3.2 Klinische Symptomatik und Diagnostik

Bei den verschiedenen Autoren scheint Konsens darüber zu bestehen, dass zu dem Syndrom Störungen der Bewusstseinslage und der Orientiertheit, Temperaturerhöhungen und andere autonome Störungen, extrapyramidal-motorische Symptome (EPMS) mit Rigor der Extremitätenmuskulatur bis hin zu Rhabdomyolyse und akutem Nierenversagen sowie in seltenen Fällen epileptische Anfallsäquivalente und disseminierte intravaskuläre Koagulopathie gehören (Becker u. Ismail 1994). Schwachpunkt der Analyse von Kasuistiken ist jedoch, dass nicht explizit erwähnte Symptome nicht von vornherein als unauffällig angesehen werden können.

Nach Levenson (1985) sind Rigor und Tremor, Temperaturerhöhung und die im Serum zu findende Erhöhung der Kreatinkinase (CK) konstituierende Hauptsymptome der MNS (◘ Tabelle 3.1). In Anlehnung an die Diagnoseschemata des Rheumatischen Fiebers kann das Nichtvorhandensein eines dieser Hauptsymptome durch gleichzeitiges Auftreten von 4 Nebensymptomen ausgeglichen werden. Gegen diese starke diagnostische Gewichtung der CK-Erhöhung wurde heftige Kritik geäußert. Die CK ist ein unspezifischer Parameter, der unter verschiedensten Bedingungen erhöht sein kann. Die CK-Erhöhung beim MNS soll nach einer Untersuchung von Guerrera und Romero (1993) auf eine Erhöhung des Isoenzyms der quer gestreiften Muskulatur zurückzuführen sein. In der Folge bemühten sich weitere Autoren um die Entwicklung operationaler Diagnosekriterien (Levinson u. Simpson 1986; Pope et al. 1986; Shalev u. Munitz 1986) (◘ Tabelle 3.2). Nicht in jeder dieser Arbeiten findet man jedoch ei-

◘ **Tabelle 3.1.** Symptomprävalenz (in %) von 53 MNS-Patienten in Prozent (Levenson, 1985)

Temperaturerhöhung	98
CK-Erhöhung	97
Tachykardie	91
Rigor	89
Bewusstseinsstörung	84
Leukozytose	79
Blutdruck-Labilität	74
Tachypnoe	73
Schwitzen	67
Tremor	45
Urininkontinenz	21

◘ **Tabelle 3.2.** Operationale Diagnosekriterien

Delay u. Deniker (1986)	— Fieber mit Temperaturen über 38°C und auffallende Blässe — Akinetisch-hypertones Syndrom — Dyspnoe und Asphyxie bei Stauungslunge und Lungeninfarkt
Levinson u. Simpson (1986)	— Fieber (ohne Angabe einer Mindesttemperatur) — Rigor der Extremitätenmuskulatur
Shalev u. Munitz (1986)	— Extrahypramidal-motorische Störungen — Zeichen der autonomen Dysregulation
Pope et al. (1986)	— Fieber mit einer oralen Temperatur über 37,5°C — Mindestens zwei extrapyramidal-motorische Störungen — Mindestens zwei Symptome autonomer Dysregulation

ne detaillierte Begründung der diagnostischen Kriterien.

Weitere möglicherweise pathologisch veränderte Laborparameter sind die Blutsenkungsgeschwindigkeit, Leukozytenzahl, Transaminasen und alkalische Phosphatase. Es finden sich auch Zeichen der Dehydratation und Elektrolytverschiebungen, eine Myoglobinämie und Myoglobinurie. Als Zusatz-

❏ Tabelle 3.3. Diagnostisches Vorgehen

Anamnese
- vorausgegangene Operation?
- vorbestehender M. Parkinson?
- katatone Symptomatik?

Klinische Untersuchung
Laboruntersuchungen
- aerobe und anaerobe Blutkulturen (Sepsis?)
- Urinstatus und Urinkultur (Urosepsis?)
- Blutsenkung
- Blutbild
- Kreatinkinase (CK), GOT, GPT, GGT, AP
- Elektrolyte, Kreatinin, Harnstoff, Myoglobin
- Liquordiagnostik (Meningitis/Encephalitis?)

Bildgebung
- Röntgenthorax (Pneumonie?),
- CT bzw. NMR (Ventrikulitis/Hirnabszess?, Hirnödem!)

diagnostik werden craniale Computertomographie oder Magnetresonanztomographie, Röntgen-Thorax, Blutkulturen und Urinstatus sowie Nieren-, Schilddrüsen- und Liquordiagnostik empfohlen. Im EEG findet sich allenfalls eine leichte Verlangsamung des Grundrhythmus. Im Liquor cerebrospinalis werden gelegentlich leichte Eiweißerhöhungen gefunden. Die übrigen Untersuchungen lassen keine pathologischen Ergebnisse erwarten. ❏ Tabelle 3.3 zeigt eine Zusammenstellung der erforderlichen diagnostischen Maßnahmen.

Als Komplikationen können akutes Nierenversagen auf der Basis der Rhabdomyolyse mit der möglichen Folge einer Dialysepflichtigkeit sowie beatmungspflichtige respiratorische Insuffizienz in Folge einer Stauungslunge, Pneumonie, Lungenembolie oder Aspiration (Shalev et al. 1989) auftreten. Seltene Komplikationen sind Myokardinfarkt, Leberversagen und septisch bedingte disseminierte intravasale Koagulation. Viele dieser Komplikationen stehen insbesondere im Zusammenhang mit der allgemeinen Schwächung und der Immobilisation des Patienten.

Neuere bildgebende Verfahren wie die »Single photon emission«-Tomographie (SPECT) und die Positronen-Emissions-Tomographie (PET) werden ebenfalls zunehmend in der Diagnostik des MNS eingesetzt (De Reuck et al. 1991; Larisch u. Klimke 1998). Dabei richtet sich das Augenmerk besonders auf das zentrale dopaminerge System (z.B. D2-Rezeptoren, Dopamintransporter) und motorische

Funktionseinheiten (z.B. Basalganglien, occipitaler Cortex, Cerebellum). Nisjima und Mitarbeiter (1994) fanden bei drei Patienten mit MNS eine assymetrische Anreicherung von [^{123}I]-N-Isopropyl-p-Iodoamphetamin ([^{123}I]-IMP) in den Basalganglien, die nach Remission wieder ausgeglichen war.

3.3 Differenzialdiagnose

Ergibt sich bei einem Patienten der klinische Verdacht auf das Vorliegen eines MNS, so sind zunächst differenzialdiagnostisch internistische und neurologische entzündliche Erkrankungen, Tetanien unterschiedlicher Genese und Syndrome, die nur Teilaspekte des Syndroms repräsentieren, durch die hierzu geeigneten Maßnahmen auszuschließen.

Die in diesem Kontext immer genannte Maligne Hyperthermie lässt sich anamnestisch ausschließen.

Sorgfältige Anamnese, klinischer Befund und weiterführende Diagnostik sollen einen Patienten davor bewahren, eine dringend indizierte Therapie mit Neuroleptika nach einer voreiligen und unzutreffenden Diagnose eines MNS nicht mehr zu erhalten. Besonders in früheren Jahren aber auch heute noch behaupten viele Autoren, dass es außerordentlich wichtig sei, die Differenzialdiagnose zur Akuten Lebensbedrohlichen Katatonie zu stellen. Vielzitiert ist das »Katatone Dilemma« nach Brenner und Rheuban (1978; Northoff 1996; Lausberg u. Hellweg 1998). Einige Autoren propagieren (Hermle u. Oepen 1986; Castillo et al. 1989), dass es sich beim MNS und der Akuten Lebensbedrohlichen Katatonie um zwar in ihrer Symptomatologie ähnliche, jedoch ansonsten gegensätzliche Krankheitsbilder handelt. Darüber hinaus bieten sie dem Kliniker diffizile, jedoch ihrer Meinung nach sichere Parameter zur Differenzialdiagnose an, um Entscheidungen bezüglich der von ihnen angegebenen gegensätzlichen Therapiestrategien treffen zu können.

Caroff (1980) ging zwar bezüglich der pathophysiologischen Zusammenhänge prinzipiell von konträren Syndromen aus, berichtete aber, dass es seiner Meinung nach kein klinisches oder laborchemisches Merkmal gibt, welches eine sichere Differenzialdiagnose gestattet. Peele und von Loetzen (1993) fand bei der Beurteilung von 94 Fällen einer Akuten Lebensbedrohlichen Katatonie ein fast identisches Geschlechts- und Altersverhältnis, wie man es heute beim MNS in der Literatur angegeben findet. White (1992) berichtete über eine Patientin, die dreimalig innerhalb einer kurzen Zeit ein jeweils gleichartig verlaufendes Krankheitsbild mit hohem

Fieber und entsprechenden Laborwertveränderungen bot. Diese Episoden hätten durchaus als MNS diagnostiziert werden können, allerdings erhielt die Patientin nur vor der ersten Episode eine neuroleptische Therapie. Während der zweiten Episode erhielt sie Haloperidol erst nach Beginn der Symptomatik, worauf sich der Zustand dramatisch verschlechterte. Dieser Autor schließt sich im Weiteren den Beobachtungen anderer Autoren (Harsch 1987; Rosebush et al. 1991) an, wonach vor Manifestation dieses Syndroms aufseiten der Patienten jeweils ein agitiertes Zustandsbild zu beobachten war, in einigen Fällen aber schon durch rasche Therapie mit Neuroleptika abgefangen worden war.

Des Weiteren wird die Beobachtung, wonach sich das Syndrom hauptsächlich bei schizophrenen Patienten ausbildet, durch eine prospektive Studie an 24 Patienten durch Rosebush und Stewart (1989) in Frage gestellt, welche unter der Anwendung von DSM-III-Kriterien nur bei einem Patienten eine schizophrene Psychose beobachtete. Im Wesentlichen sah sie Patienten mit affektiven Erkrankungen und führt einen mit affektiver Symptomatologie assoziierten Faktor als möglichen präzipitierenden Faktor für die Krankheitsentwicklung an. In einer Studie aus der Würzburger Klinik für Psychiatrie und Psychotherapie wurden unter der zusätzlichen Anwendung diagnostischer Kriterien nach Leonhard (1995) überwiegend Patienten mit zykloiden Psychosen gefunden, welche ein MNS entwickeln (Franzek et al. 1994). Patienten mit unsystematischen und systematischen Schizophrenien fanden sich nicht. Daraus wie auch auf der Basis von Untersuchungen zahlreicher anderer Autoren (Mann et al. 1986; White 1992; Osman u. Khurasani 1994; Philbrick u. Rummans 1994; Raja et al. 1994; Fink 1996a; Blumer 1997; Carroll u. Taylor 1997; Berardi et al. 1998; Koch et al. 2000) wäre zu schließen, dass das MNS und die Akute Lebensbedrohliche Katatonie einen gemeinsamen pathophysiologischen Mechanismus teilen, ja in vielen Fällen identische Krankheitsbilder sind. Dass nicht immer zwei völlig gegensätzliche Entitäten vorliegen, zeigt auch eine in der Literatur belegte Verlagerung der Diagnosestellung von Akuter Lebensbedrohlicher Katatonie zu MNS (◘ Abb. 3.1).

Ebenfalls mit dieser Annahme im Einklang berichten einige Autoren (Gaertner et al. 1983) über die völlige Ineffektivität der neuroleptischen Therapie bei akuten katatonen Syndromen sowohl unter der Annahme einer Akuten Lebensbedrohlichen Katatonie als auch eines MNS. Mann und Mitarbeiter (1986) postulierten, das MNS sei eine iatrogen indu-

◘ Abb. 3.1. Verlagerung der Diagnosestellung

zierte, jedoch ansonsten gleichartige Form des akut lebensbedrohlichen katatonen Syndroms. Zu dieser Ansicht gelangen auch Osman und Khurasani (1994) und formulieren als pathophysiologische Erklärungsmöglichkeit – allerdings rein spekulativ – die Dopaminrezeptor-«shutdown»-Hypothese. Sie glauben, dass die Zustandsbilder einer akuten lebensbedrohlichen Katatonie mit einer massiven dopaminergen Hyperstimulation einhergehen. Dieser würde sich dann im Verlauf der Erkrankung ein intrinsischer protektiver Gegenregulationsmechanismus anschließen, welcher dann sozusagen im Überschuss ähnlich einer von außen applizierten Neuroleptikatherapie zur Manifestation der schweren Symptomatik führt. Diese Spekulationen lassen jedoch andere Neurotransmittersysteme unberücksichtigt und beruhen nicht auf experimentellen und damit reproduzierbaren Daten.

3.4   Epidemiologie

Das MNS tritt hauptsächlich sporadisch auf; die Inzidenz wird im Mittel auf 0,2% der Patienten, die mit Neuroleptika behandelt werden, geschätzt (Naganuma u. Fujii 1994; Francis et al. 1998; Hasan u. Buckley 1998; Rasmussen 1998; Andreassen u. Pedersen 2000) (◘ Tabelle 3.4). Die Letalität bewegt sich zwischen 4 und 30%. Das Geschlechterverhältnis beträgt Frauen/Männer = 2 : 1. Das Alter der Patienten wird mit zwischen 3 und 78 Jahren angegeben, im Mittel 38 Jahre. Im Falle der kindlichen Erkrankung (Silva et al. 1999) handelt es sich z. B. auch um die von Shields und Bray (1976) beschriebenen Fälle einer akzidentellen Inkorporation von Neuroleptika. Von vielen Autoren wird mittlerweile eine Abnahme der Inzidenz- und Letalitätsraten beschrieben, wobei die hohe Streuung der Angaben wahrscheinlich durch unterschiedliche diagnostische Kriterien, Erfassungstechniken und Patientenpopulationen bedingt ist. Trotz der erkennbar abnehmenden Tendenz scheint die Inzidenzangabe manchmal erstaunlich hoch zu sein, berücksichtigt man die immer wieder betonte Seltenheit des Syndroms und die gleichzeitig weite Verbreitung der neuroleptischen Therapie. Ebenso unterschiedlich

Tabelle 3.4. Prävalenz- und Letalitätsschätzungen (pro Neuroleptikaanwendung)

	Prävalenz (%)		Letalität (%)
Caroff (1980)	0,5–1,0		20
Addonizio et al. (1980)	2,4	Kurlan et al. (Kurlan et al., (1984))	17
Pope et al. (1986)	1,4	Levenson (1985)	15
Shalev u. Munitz (1986)	0,4		22
Keck et al. (1987)	0,9	Spieß-Kiefer u. Hippius (1986)	15,6
Gelenberg (1988)	0,07	Shalev u. Munitz (1989)	11,6
Deng et al. (1990)	0,12	Rosenberg u. Green (1991)	5
Pope et al. (1991)	0,2		

sind die angegebenen Letalitätsraten, die jedoch ebenso eine abnehmende Tendenz zeigen. Frauen und Männer unterscheiden sich nicht bezüglich des Anteils letaler Krankheitsverläufe. Aktuelle Untersuchungen zeigen, dass bei erneuter Therapie mit Neuroleptika die Rekurrenzrate für ein NMS bei 30% liegt (Persing 1994).

3.5 Ätiologie, Risikofaktoren und Krankheitsverlauf

Die Verursachung des Syndroms wird von den meisten Autoren im Zusammenhang mit einer Therapie mit Neuroleptika, also im weiteren Sinne Dopaminrezeptor-Antagonisten gesehen. Die veröffentlichten Fälle eines identischen Krankheitsbildes unter Verwendung von Tetrabenazin, das den vesikulären Monamintransporter und damit Speicherung von Dopamin, Noradrenalin und Serotonin inhibiert, in der Therapie einer Huntingtonschen Erkrankung ist mit dieser Annahme durchaus vereinbar (Mateo et al. 1992; Ossemann et al. 1996; Petzinger u. Bressman 1997).

Die in der Literatur genannten Risikofaktoren für die Entwicklung dieses Syndroms sind die hochdosierte und hochpotente parenterale Therapie und eine Vorschädigung des Gehirns (Delay u. Deniker 1968; Caroff u. Mann 1993; Perez-Vela et al. 1996; Rasmussen 1998). Zwar ist der letztere Punkt umstritten, einig ist man sich jedoch, dass diese Patienten eine etwa doppelt so hohe Letalität aufweisen im Vergleich zur Gruppe der nicht hirnorganisch beeinträchtigten Patienten. Als weiterer Risikofaktor wird die Dehydratation und Elektrolytentgleisung angeführt. Bei der Durchsicht vieler Kasuistiken verfestigt sich die bereits von Meltzer (1979) so getroffene Feststellung, dass aufseiten der Patienten der unmittelbar zuvor zu beobachtende Zustand der Agitiertheit ein Risikofaktor zur Syndromentwicklung ist und damit unabhängig von der neuroleptischen Therapie besteht.

Die relativ konsistent in vielen Studien angeschuldigte Substanz ist Haloperidol, welches in 55% der Fälle genannt wird, gefolgt von Fluphenazin. 40% der Patienten erhalten multiple andere Neuroleptika. In diesen Untersuchungen wird immer wieder darauf hingewiesen, dass die relative Verursachungsrate durch Haloperidol bezüglich seiner breiten Verwendung sogar im Vergleich zu anderen Neuroleptika leicht niedriger ist. Eine so genannte Risikosubstanz ist bislang nicht identifiziert worden. Vielmehr spiegelt sich hier in etwa die Verwendungsrate der verschiedenen Neuroleptika wider.

Shalev u. Munitz (1986) konnten zeigen, dass die meisten von ihnen untersuchten Fälle vor Manifestation eines MNS einer Dosiserhöhung oder einer Neuaufnahme einer neuroleptischen Therapie unterworfen wurden. Sie ziehen hieraus die Erkenntnis eines direkten kausalen Zusammenhanges, lassen dabei jedoch unberücksichtigt, dass es aufseiten der Patienten bezüglich der psychopathologischen Voraussetzungen auch Befunde gegeben haben muss, die eine solche Behandlungsmaßnahme erforderlich machten. Ebenso geben sie an, dass sich 90% aller Erkrankungsfälle innerhalb von 10 Tagen nach Beginn oder Erhöhung einer neuroleptischen Therapie entwickelten. Bei einer Streubreite von zwischen 45 Minuten und 65 Tagen muss das Erkennen eines direkten Zusammenhanges in solchen Extremfällen doch zuweilen Schwierigkeiten bereiten. Im Gegensatz zu Addonizio und Mitarbeiter (1987) beschreiben die Mehrzahl der Autoren meist einen raschen und akuten Symptombeginn innerhalb von 24–72 Stunden. Eine Remission wird nach oraler Neuroleptika-Medikation im Mittel mit 15 Tagen und nach Applikation von Depot-Neuroleptika nur geringfügig, jedoch nicht signifikant länger angegeben. Wird die Erkrankung überlebt, kommt es in der Mehrzahl der Fälle zu einer kompletten Remission. Abweichungen hiervon wurden jedoch beschrieben (Caroff et al. 2000).

3.6 Pathophysiologie

Als pathophysiologischer Mechanismus wird im Allgemeinen ein Versagen dopaminerger Neurone im Hypothalamus und in den Basalganglien angenommen (◘ Abb. 3.2). So zeigen einerseits tierexperimentelle Untersuchungen, dass das dopaminerge System ,eine wichtige Funktion in den zentralen thermoregulatorischen Zentren ausübt (Lazarus 1986; Levinson u. Simpson 1986; Gurrera 1999), andererseits fand sich bei Patienten mit akinetisch-mutistischen Krankheitsbildern Läsionen dopaminerger Projektionen im anterioren Hypothalamus (Ross u. Stewart 1981).

Diese **zentrale** Hypothese stützt sich auf die Kenntnisse über die postsynaptische Blockade dopaminerger Neurone durch Neuroleptika (Levinson u. Simpson 1986). Ergänzend ist eine gleichzeitige Überaktivität glutamaterger Neurone nach Reduktion der dopaminergen Gegenregulation anzunehmen (Kornhuber et al. 1993; Lange et al. 1994) (◘ Abb. 3.3). Eine Beteiligung dopaminerger Rezeptoren wie DRD2 am Pathomechanismus wird favorisiert, schlüssige Befunde fehlen bisher. Verschiedene Hin-

weise lassen den Dopamin D2 (DRD2)-Rezeptor jedoch bedeutsam erscheinen. Die meisten Substanzen, die mit dem Auftreten eines MNS assoziiert sind, sind entweder potente DRD2-Antagonisten oder beeinflussen nachhaltig die dopaminerge Neurotransmission. Dopamin-Agonisten wie Bromocriptin und partielle Glutamat-Antagonisten wie Amantadin reduzieren die Mortalität des MNS. Patienten mit parkinsonscher Erkrankung entwickeln ein MNS-ähnliches Krankheitsbild nach Entzug oder Dosisreduktion von L-Dopa, Bromocriptin und Amantadin (Keyser u. Rodnitzky 1991). Die gegenüber der zentralen Hypothese von Pietzcker (1988) noch diskutierte **periphere** Hypothese, die in Anlehnung an die Maligne Hyperthermie in der Anästhesie von speziellen Voraussetzungen im Muskelgewebe im Sinne einer latenten (hereditären) Myopathie ausgeht, tritt mehr und mehr in den Hintergrund der Diskussion.

Nach der heute favorisierten zentralen Hypothese wird der zu beobachtende Rigor auf eine relative Überaktivität glutamaterger und cholinerger Neurotransmission gegenüber dem dopaminergen System in den Basalganglien zurückgeführt. Die Ursache der häufig zu beobachtenden CK-Erhöhung ist pathophysiologisch nicht sicher geklärt. Falls sie nicht unspezifisch auftritt, wird sie im Allgemeinen auf eine Kombination aus Rigor und Hyperthermie zurückgeführt und kann als Zeichen einer Rhabdomyolyse erhebliche Ausmaße erreichen. Umstritten bleibt auch die Entstehung der Hyperthermie. Von einigen Autoren (Di Rosa et al. 1995; Gurrera u. Chang 1996) wird die Ansicht einer zentralen, hypothalamischen Störung über eine Blockade dopaminerger Systeme im Hypothalamus angenommen. Danach entsteht die Hyperthermie durch den Ausfall der zentralen dopamin-vermittelten Vasodilatation und – auf der Basis der anticholinergen Wirkung vieler Neuroleptika – möglicherweise zusätzlich als Folge einer Reduktion der cholinerg-vermittelten Transpiration vermittelten Vasodilatation.

Manche Autoren, wie z. B. Shalev und Munitz (1986), führen zusätzlich eine erhöhte Wärmeproduktion durch den Rigor an, der jedoch nicht, wie diese Autoren angeben, immer vor den Zeichen der vegetativen Entgleisung zu beobachten ist. Als weiterer Faktor muss die bei manchen psychotischen Patienten zu beobachtende Exsikkose genannt werden, die die Wärmeabgabe zusätzlich behindert.

Rosebush und Kollegen (1991) berichteten von signifikant erniedrigten Serum-Eisenkonzentrationen. Zwar konnte dies nicht konsistent bestätigt

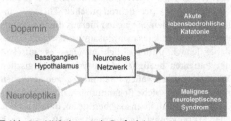

◘ **Abb. 3.2.** MNS als zentrale Dysfunktion

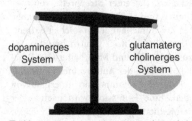

◘ **Abb. 3.3.** Neurotransmitter-Dysregulation bei MNS

werden, verminderte Konzentrationen von Eisen bei akuter lebensbedrohlicher Katatonie scheinen die Konversion in eine MNS zu begünstigen (Raja et al. 1994; Lee 1998).

Durch diese genannten pathophysiologischen Hypothesen lässt sich jedoch nicht erklären, warum nur wenige Patienten, die mit Neuroleptika behandelt werden, ein MNS entwickeln und warum die Neuroleptikatherapie zuvor häufig lange Zeit gut vertragen wurde. Trotz im Nachhinein wiederholt kritisch beurteilter Publikationen scheint es doch auch Patienten zu geben, die ein MNS unter einer Therapie mit Clozapin entwickeln. Dies ist mit der schwachen DRD_2-Blockade durch Clozapin kaum zu erklären. In diesen Fällen wurde dann von einigen Autoren das Vorliegen einer möglichen akuten lebensbedrohlichen Katatonie als Alternative vorgeschlagen. In der neueren Literatur finden sich auch Hinweise, dass Tiaprid, Risperidon und Olanzepin zu einem MNS führen können (Webster u. Wijeratne 1994; Duarte et al. 1996; Sharma et al. 1996; Bajjoka et al. 1997; Filice et al. 1998; Hasan u. Buckley 1998; Gheorghiu et al. 1999; Margolese u. Chouinard 1999).

Unerklärlich blieb auch ein Fall von Spivak und Mitarbeitern (1990), die über einen Fall eines MNS unter fortgeschrittener Reduktion einer Therapie mit Neuroleptika berichteten. Schließlich konnte auch keine hinreichende Deutung für die immer wieder berichtete Syndromauslösung durch andere Substanzen wie Lithium, trizyklische Antidepressiva und selektive Serotonin-Wiederaufnahmeinhibitoren (Caley 1997; Fava u. Galizia 1995; Heinemann et al. 1997) sowie auch das Fehlen der prompten therapeutischen Wirkung der Dopaminagonisten gegeben werden.

3.7 Genetik

Die meisten Fälle von NMS treten sporadisch auf, jedoch lassen anekdotische Berichte einer familiären Häufung vermuten, es handle sich beim MNS gelegentlich um ein pharmakogenetisches Merkmal (Ram et al. 1995). Otani et al. (1991) berichtete über eine Mutter und zwei ihrer Töchter, die jeweils ein MNS nach niedrigen Dosen von Neuroleptika entwickelten. Ein MNS wurde auch bei Zwillingsbrüdern mit einer schizophrenen Erkrankung beobachtet (Deuschl et al. 1987). Rekurrente Episoden eines MNS fanden sich auch bei einem Patienten mit invertierter Dublikatur des Chromosoms 15 (Lazarus et al. 1991).

Jedoch bleibt die Suche nach einer genetischen Suszeptibilität für das MNS durch das Fehlen allgemein akzeptierter biologischer Marker oder durch die große Anzahl möglicher Kandidatengene erschwert. Zwar fand sich bei einem einzelnen Patienten mit MNS eine Mutation im Gen des Dopamin D2 (DRD2)-Rezeptors, die zu einer Aminosäurensubstitution (Pro310Ser) und damit zu einer Strukturveränderung im Bereich des Rezeptors führt, der mit dem G-Protein interagiert (Ram et al. 1995), andere Patienten zeigten die Veränderung jedoch nicht. Ebenfalls negativ waren entsprechende Mutationsanalysen für den Serotoninrezeptor 1A (5HT1A) und 2A (5HT2A) (Kawanishi et al. 1998a).

Neue Impulse zu dieser Problematik sind von der Pharmakogenetik und -genomik zu erwarten. Vorläufige Ergebnisse pharmakogenetischer Untersuchungen weisen darauf, dass die Struktur sowie der Expressionsstatus und damit schließlich die Funktion primärer Angriffspunkte typischer und atypischer Neuroleptika auf der pharmakodynamischen Ebene (z. B. Dopamin-Rezeptoren DRD3 und DRD4 sowie Serotonin-Rezeptoren 5HT2A und 5HT2C) und neuroleptika-metabolisierende Enzyme auf der pharmakokinetischen Ebene (z. B. Cytochrom-P450-System CYP2D6, CYP2C19 und CYP2C9) wie auch der genetisch beeinflusste Funktionszustand neuronaler Netzwerke, Einflüsse auf ihre neuroleptische Effektivität und damit wahrscheinlich auch auf den Remissionsverlauf, das Rekurrenzrisiko und das Nebenwirkungsspektrum, einschließlich tardive Dyskinesie und MNS, ausüben (Catalano 1999; Cichon et al. 1999). Obwohl es auch widersprechende Befunde gibt, zeigt eine Studie, dass insbesondere mithilfe von Varianten serotonerger Gene (Serotonin-Rezeptoren 5HT2A, 5HT2C und Serotonintransporter) die therapeutische Effektivität des atypischen Neuroleptikums Clozapin, mit dessen Einsatz das Risiko eines MNS minimiert wird (s. a. Abschn. 7), vorhergesagt werden kann (Arranz et al. 2000). Von Bedeutung könnten auch die metabolisierenden Enzyme CYP2D6, jedoch wahrscheinlich nicht CYP2D6A oder CYP2D6B sein (Iwahashi 1994; Kawanishi et al. 1997, 1998b; Iwahashi et al. 1999).

3.8   Therapie

Zur Senkung der Mortalität ist es am wesentlichsten, die bedrohliche Situation zu erkennen und den auslösenden Mechanismus, falls möglich, auszuschalten. In der Literatur besteht ein wesentlicher Konsens darüber, dass bei dem Verdacht auf ein MNS die neuroleptische Therapie zügig beendet werden sollte (◘ Tabelle 3.5). Besondere Bedeutung haben supportive Maßnahmen, welche die physikalische Temperatursenkung, Ausgleich des Wasser- und Elektrolythaushalts und Prophylaxe der durch die Immobilisation bedingten Sekundärkomplikationen betreffen. Bezüglich der so genannten spezifischen Zusatzmedikation besteht eine Kontroverse hinsichtlich ihrer Wirksamkeit. Kontrollierte Studien liegen diesbezüglich nicht vor. Zentral wirksame Dopaminagonisten und der peripher wirksame Kalziumantagonist Dantrolen werden dennoch am häufigsten verwendet. Des Weiteren werden NMDA-Partialantagonisten wie Amantadin und Memantin eingesetzt. Eine allgemein gültige Therapieempfehlung bezüglich dieser Zusatzmedikation kann jedoch bei weitem nicht erfolgen.

Anticholinergika. Shalev und Kollegen (1986) berichten über 24 Patienten, die im Krankheitsverlauf mit Anticholinergika (z. B. Biperiden) behandelt wurden. Diese Therapie erwies sich in keinem Fall als eindeutig wirksam. Andere Autoren berichten vereinzelt über Patienten, die unter der Therapie bezüglich der Vigilanzlage profitiert hätten. Nicht zuletzt aufgrund der unter Anticholinergika er-

schwerten Temperaturabgabe wird von einer solchen Behandlung eher abgeraten.

Dopaminagonisten. Bromocriptin und Lisurid werden am häufigsten eingesetzt, eine indirekt dopaminerge Behandlung wird auch mit L-Dopa erzielt (Rosebush et al. 1991; Nisijima et al. 1997; Shoop u. Cernek 1997). Die Einzelfallberichte variieren zwischen »Unwirksamkeit« der Therapie und »dramatischen« Besserungen. Des Weiteren ist hinreichend bekannt, dass diese Substanzen zur Auslösung oder Verschlechterung einer psychotischen Symptomatik führen können (Parkes 1979). Rosebush und Mitarbeiter (1991) wiesen darauf hin, dass durch die dopaminerge Medikation in vielen Fällen lediglich eine Protrahierung der Symptomatik erfolgt und nach Reduktion die zunächst gebessert erscheinenden Krankheitssymptome rezidivieren. Schließlich muss bedacht werden, dass Dopaminagonisten selbst Psychosen induzieren können, was sie generell als Mittel der zweiten Wahl in Betracht kommen lässt.

NMDA-Partialantagonisten. In Anlehnung an die guten therapeutischen Erfolge in der Therapie der Parkinsonkrise kommen auch das Amantadin und Memantin zum Einsatz (Sakkas et al. 1991; Kornhuber et al. 1993; Blumlein 1997). Auch hierbei muss mit der Exazerbation psychotischer Symptome gerechnet werden. Shalev und Munitz (1986) rechnen das Amantadin in ihrer Aufstellung zu den wirksamen Substanzen und beschreibt Therapieerfolge in etwa 50% aller Behandlungseinsätze. Die Beurteilung des Therapieerfolges bei einer potenziell sich selbst limitierenden Erkrankung bleibt jedoch ein methodisches Problem.

Dantrolen. Es wird als peripher wirksamer Kalziumantagonist wirksam und spezifisch in der Therapie der Malignen Hyperthermie eingesetzt. Der therapeutische Angriffspunkt im Sinne eines verminderten Kalziumausstroms aus dem Sarkoplasmatischen Retikulum wäre auch beim MNS theoretisch sinnvoll, und in der Praxis scheint er auch erfolgreich zu sein. Eine zentrale Wirkung könnte jedoch auch von Bedeutung sein (Nisijima u. Ishiguro 1993). Die Einzelfallbeobachtungen fallen nahezu alle positiv aus. Vereinzelt wird auch über Erfahrungen an größeren Fallzahlen referiert, placebo-kontrollierte Studien wurden nicht durchgeführt (Tsutsumi et al. 1998). Rosenberg und Green (1989) berichten über eine signifikante Verkürzung des

◘ **Tabelle 3.5.** Therapeutische Strategien

Absetzen der antidopaminergen Medikation!

Supportive Maßnahmen
- physikalische Temperatursenkung
- Dekubitus- und Pneumonieprophylaxe
- Aspirationsprophylaxe
- Ausgleich des Wasser
  und Elektrolythaushaltes

Pharmakotherapie
- *Dantrolen*
- NMDA-Partialantagonisten (z. B. *Amantadin*)
- Dopaminagonisten (z. B. *Lisurid, Bromocriptin*)
- Benzodiazepine (z. B. *Lorazepam*)

Elektrokonvulsionstherapie

Krankheitsverlaufs unter einer Medikation mit Dantrolen. Diese Daten sollten jedoch nicht unkritisch betrachtet werden, denn auch über das Dantrolen berichten einige Autoren nur eine Protrahierung des Krankheitsbildes. Zudem wird nicht selten darüber berichtet, dass eine Therapie mit dieser Substanz abgebrochen werden musste, da Dantrolen bei längerer Anwendung eine nicht zu vernachlässigende Hepatotoxizität zeigt.

Carbamazepin. In einzelnen Fällen wurde Carbamazepin erfolgreich in der Behandlung des MNS eingesetzt (Thomas et al. 1998). Eine verbindliche Therapieempfehlung kann jedoch nicht gegeben werden, da sich Hinweise finden, dass Carbamazepin auch zu einer Induktion oder Exazerbation der Symptomatik führen könnte (Müller et al. 1988; van Amelsvoort 1994; Nisijima et al. 1998).

Benzodiazepine. Möglicherweise bieten die Benzodiazepine, insbesondere das Lorazepam, eine wirksame Therapiealternative (Shalev u. Munitz 1986; Clark u. Rickards 1999; Caroff et al. 2000).

Clozapin. Sollte eine Wiederaufnahme der neuroleptischen Therapie erforderlich werden, so wird in der Literatur aufgrund der geringen Prävalenz von EPMS im Wesentlichen der Einsatz von Clozapin (vorwiegende Interaktion mit dem serotonergenen System) empfohlen (Weller u. Kornhuber 1997; Worrel et al. 2000). Siehe aber auch zu der gegenteiligen Auffassung folgend aufgelistete Berichte (Reddig et al. 1993; Cohen 1994; Sachdev et al. 1995; Tsai et al. 1995; Chatterton et al. 1996; Ganelin et al. 1996; Dalkilic u. Grosch 1997; Lee u. Robertson 1997; Karagianis et al. 1999). Auch wird der Einsatz von niederpotenten sowie anderen atypischen Neuroleptika empfohlen, wobei sich diese Empfehlung jedoch nicht auf eindeutige Studienergebnisse stützt, sondern mehr auf theoretischen Überlegungen und allgemeinen Erfahrungen begründet ist. In der Literatur wird durchaus über Patienten berichtet, die nach einem MNS und Wiederaufnahme einer äquipotenten und gleichdosierten Therapie kein Erkrankungsrezidiv zeigten, andererseits können niederpotente sowie atypische Neuroleptika die Wahrscheinlichkeit für das Auftreten eines MNS durchaus erhöhen (Webster u. Wijeratne 1994; Sharma et al. 1996; Bajjoka et al. 1997; Filice et al. 1998; Hasan u. Buckley 1998; Brown et al. 1999; Gheorghiu et al. 1999; Margolese u. Chouinard 1999).

Elektrokonvulsionstherapie. Eine besondere Beachtung verdient noch die Elektrokonvulsionstherapie (EKT). Zwar wird von einigen Autoren vor dieser Behandlungsmethode wegen möglicher, teilweise schwerer Komplikationen gewarnt, doch sind die überwiegenden Mitteilungen in der Literatur positiv und ermutigen, die EKT als wirksame Therapie zum Einsatz kommen zu lassen. Exemplarisch genannt seien einige Fallberichte und Studien (Hermesh et al. 1987; Bruggeman u. de Waart 1994; Verwiel et al. 1994; McKinney u. Kellner 1997; Nisijima u. Ishiguro 1999; Ray 1999; Trollor u. Sachdev 1999). Addonizion und Susman (1987) berichten über die Behandlung von 17 Patienten, von denen 6 einen schnellen und anhaltenden Therapieerfolg zeigten und die anderen später vollständig remittierten. Es kann darüber hinaus davon ausgegangen werden, dass eine erfolgreich durchgeführte EKT zu einer gefahrloseren Wiederaufnahme der neuroleptischen Therapie beiträgt (McKinney u. Kellner 1997).

3.9 Zusammenfassung und Ausblick

Das MNS ist eine schwere, lebensbedrohliche, aber auch seltene Erkrankung. Zwar ist die Pathogenese nicht eindeutig geklärt, eine dopaminerg-glutamaterge Dysregulation ist jedoch wahrscheinlich. Genetische Faktoren tragen zu einer erhöhten Vulnerabilität bei. Patienten mit affektiven Erkrankungen und katatoner Begleitsymptomatik und mit zykloiden Psychosen erscheinen besonders häufig betroffen, wie auch die akute lebensbedrohliche Katatonie eine deletäre Verlaufsform insbesondere von zykloiden Psychosen darstellt. In vielen Fällen des MNS ist sogar die primäre Auslösung durch Neuroleptika fraglich. Das MNS verlangt jedoch eine unverzögerte Erkennung, um durch die auf jeden Fall gerechtfertigte Elimination der neuroleptischen Therapie und intensive supportive Maßnahmen die lebensbedrohliche Situation abzuwenden.

Literatur

Addonizio G, Susman VL (1987) ECT as a treatment alternative for patients with symptoms of neuroleptic malignant syndrome. J Clin Psychiatry 48(3):102–105

Addonizio G, Susman VL, Roth SD (1986) Symptoms of neuroleptic malignant syndrome in 82 consecutive inpatients. Am J Psychiatry 143(12):1587–1590

Addonizio G, Susman VL, Roth SD (1987) Neuroleptic malignant syndrome: review und analysis of 115 cases. Biol Psychiatry 22(8):1004–1020

Undreassen MD, Pedersen S (2000) Malignant neuroleptic syndrome. A review of epidemiology, risk factors, diagnosis, differential diagnosis and pathogenesis of MNS. Ugeskr Laeger 162(10):1366–1370

Bailly D (1999) Neuropsychiatric disorders induced by MDMA (»Ecstasy«). Encephale 25(6):595–602

Bajjoka I, Patel T, O'Sullivan T (1997) Risperidone-induced neuroleptic malignant syndrome. Ann Emerg Med 30(5):698–700

Becker BN, Ismail N (1994) The neuroleptic malignant syndrome and acute renal failure. J Am Soc Nephrol 4(7):1406–1412

Berardi D, Amore M, Keck PE Jr, Troia M, Dell'Atti M (1998) Clinical and pharmacologic risk factors for neuroleptic malignant syndrome: a case-control study. Biol Psychiatry 44(8):748–754

Blumer D (1997) Catatonia and the neuroleptics: psychobiologic significance of remote und recent findings. Compr Psychiatry 38(4):193–201

Blumlein G (1997) Successful use of amantadine in treatment of malignant neuroleptic syndrome. Psychiatr Prax 24(5):257–258

Brenner I, Rheuban WJ (1978) The catatonic dilemma. Am J Psychiatry 135(10):1242–1243

Brown CS, Markowitz JS, Moore TR, Parker NG (1999) Atypical antipsychotics: Part II: Adverse effects, drug interactions, and costs. Ann Pharmacother 33(2):210–217

Bruggeman R, de Waart MJ (1994) Successful electroconvulsive therapy in a pregnant woman with malignant neuroleptic syndrome (letter). Ned Tijdschr Geneeskd 138(19):977

Caley CF (1997) Extrapyramidal reactions and the selective serotonin-reuptake inhibitors. Ann Pharmacother 31(12): 1481–1489

Carbone JR (2000) The neuroleptic malignant und serotonin syndromes. Emerg Med Clin North Am 18(2):317–325

Caroff SN (1980) The neuroleptic malignant syndrome. J Clin Psychiatry 41(3):79–83

Caroff SN, Mann SC (1993) Neuroleptic malignant syndrome. Med Clin North Am 77(1):185–202

Caroff SN, Mann SC, Keck PE Jr, Francis A (2000) Residual catatonic state following neuroleptic malignant syndrome. J Clin Psychopharmacol 20(2):257–259

Carroll BT, Taylor RE (1997) The nondichotomy between lethal catatonia and neuroleptic malignant syndrome [letter]. J Clin Psychopharmacol 17(3):235–238

Castillo E, Rubin RT, Holsboer-Trachsler E (1989) Clinical differenziation between lethal catatonia and neuroleptic malignant syndrome. Am J Psychiatry 146(3):324–328

Chatterton R, Cardy S, Schramm TM (1996) Neuroleptic malignant syndrome and clozapine monotherapy [see comments]. Aust NZJ Psychiatry 30(5):692–693

Cohen SA (1994) Successful clozapine rechallenge following prior intolerance to clozapine [letter]. J Clin Psychiatry 55(11):498–499

Dalkilic A, Grosch WN (1997) Neuroleptic malignant syndrome following initiation of clozapine therapy [letter]. Am J Psychiatry 154(6):881–882

De Reuck J, Van Aken J, Van Lundegem W, Colardyn F (1991) Positron emission tomographic studies of changes in cerebral blood flow and oxygen metabolism in neuroleptic malignant syndrome. Eur Neurol 31(1):1–6

Delay J, Deniker P (1968) Drug-induced extrapyramidal syndromes. In: Vinken J, Bruyn JWG (eds) Diseases of the basal ganglia. Handbook of clinical neurology. North-Holland, Amsterdam, p 258

Demirkiran M, Jankovic J, Dean JM (1996) Ecstasy intoxication: an overlap between serotonin syndrome und neuroleptic malignant syndrome. Clin Neuropharmacol 19(2):157–164

Deng MZ, Chen GQ, Phillips MR (1990) Neuroleptic malignant syndrome in 12 of 9,792 Chinese inpatients exposed to neuroleptics: a prospective study. Am J Psychiatry 147(9):1149–1155

Deuschl G, Oepen G, Hermle L, Kindt H (1987) Neuroleptic malignant syndrome: observations on altered consciousness. Pharmacopsychiatry 20(4):168–170

Di Rosa AE, Morgante L, Spina E, Meduri M (1995) Epidemiology and pathoetiology of neurological syndromes with hyperthermia. Funct Neurol 10(3):111–119

Filice GA, McDougall BC, Ercan-Fang N, Billington CJ (1998) Neuroleptic malignant syndrome associated with olanzapine. Ann Pharmacother 32(11):1158–1159

Fink M (1996a) Neuroleptic malignant syndrome und catatonia: one entity or two? Biol Psychiatry 39(1):1–4

Fink M (1996b) Toxic serotonin syndrome or neuroleptic malignant syndrome? Pharmacopsychiatry 29(4):159–161

Francis A, Chundragiri S, Petrides G (1998) Risk factors for neuroleptic malignant syndrome [letter; comment]. Am J Psychiatry 155(11):1639–1640

Franzek E, Stöber G, Beckmann H (1994) Malignes neuroleptisches und akut lebensbedrohlich katatones Syndrom. Eine identische Komplikation im Verlauf von funktionellen Psychosen. Neuropsychiatrie 8:151–158

Gaertner HJ, Hörner W, Bartels M (1983) Katatoniforme Symptome als Nebenwirkung neuroleptischer Behandlung. Der Nervenarzt 54:250–254

Ganelin L, Lichtenberg PS, Marcus EL, Munter RG (1996) Suspected neuroleptic malignant syndrome in a patient receiving clozapine. Ann Pharmacother 30(3):248–250

Gelenberg AJ, Bellinghausen B, Wojcik JD, Falk WE, Sachs GS (1988) A prospective survey of neuroleptic malignant syndrome in a short-term psychiatric hospital. Am J Psychiatry 145(4):517–518

Gheorghiu S, Knobler HY, Drumer D (1999) Recurrence of neuroleptic malignant syndrome with olanzapine treatment. Am J Psychiatry 156(11):1836

Gillman PK (1998) Serotonin syndrome: history und risk. Fundam Clin Pharmacol 12(5):482–491

Graber MA, Hoehns TB, Perry PJ (1994) Sertraline-phenelzine drug interaction: a serotonin syndrome reaction. Ann Pharmacother 28(6):732–735

Gurrera RJ (1999) Sympathoadrenal hyperactivity und the etiology of neuroleptic malignant syndrome. Am J Psychiatry 156(2):169–180

Gurrera RJ, Chang SS (1996) Thermoregulatory dysfunction in neuroleptic malignant syndrome. Biol Psychiatry 39(3):207–212

Gurrera RJ, Romero JA (1993) Enzyme elevations in the neuroleptic malignant syndrome. Biol Psychiatry 34(9):634–640

Harsch HH (1987) Neuroleptic malignant syndrome: physiological und laboratory findings in a series of nine cases. J Clin Psychiatry 48(8):328–333

Hasan S, Buckley P (1998) Novel antipsychotics and the neuroleptic malignant syndrome: a review and critique [see comments]. Am J Psychiatry 155(8):1113–1116

Heinemann F, Assion HJ, Laux G (1997) Neuroleptic malignant syndrome from treatment with antidepressives. Fortschr Neurol Psychiatr 65(5):208–213

Hermesh H, Aizenberg D, Weizman A (1987) A successful electroconvulsive treatment of neuroleptic malignant syndrome. Acta Psychiatr Scand 75(3):237–239

Hermle L, Oepen G (1986) Zur Differenzialdiagnose der akut lebensbedrohlichen Katatonie und des malignen Neuroleptikasyndroms – ein kasuistischer Beitrag. Fortschr Neurol Psychiatr (54):189–195

Iwahashi K (1994) CYP2D6 genotype und possible susceptibility to the neuroleptic malignant syndrome [letter]. Biol Psychiatry 36(11):781–782

Iwahashi K, Yoshihara E, Nakamura K, Ameno K, Watanabe M, Tsuneoka Y, Ichikawa Y, Igarashi K (1999) CYP2D6 HhaI genotype and the neuroleptic malignant syndrome. Neuropsychobiology 39(1):33–37

Karagianis JL, Phillips LC, Hogan KP, LeDrew KK (1999) Clozapine-associated neuroleptic malignant syndrome: two new cases und a review of the literature. Ann Pharmacother 33(5):623–630

Kawanishi C, Hanihara T, Maruyama Y, Matsumura T, Onishi H, Inoue K, Sugiyama N, Suzuki K, Yamada Y, Kosaka K (1997) Neuroleptic malignant syndrome and hydroxylase gene mutations: no association with CYP2D6A or CYP2D6B. Psychiatr Genet 7(3):127–129

Kawanishi C, Hanihara T, Shimoda Y, Suzuki K, Sugiyama N, Onishi H, Miyakawa T, Yamada Y, Kosaka K (1998a) Lack of association between neuroleptic malignant syndrome und polymorphisms in the 5-HT1A und 5-HT2A receptor genes. Am J Psychiatry 155(9):1275–1277

Kawanishi C, Shimoda Y, Fujimaki J, Onishi H, Suzuki K, Hanihara T, Sugiyama N, Kosaka K (1998b) Mutation involving cytochrome P450IID6 in two Japanese patients with neuroleptic malignant syndrome. J Neurol Sci 160(1):102–104

Keyser DL, Rodnitzky RL (1991) Neuroleptic malignant syndrome in Parkinson's disease after withdrawal or alteration of dopaminergic therapy. Arch Intern Med 151(4):794–796

Koch M, Chundragiri S, Rizvi S, Petrides G, Francis A (2000) Catatonic signs in neuroleptic malignant syndrome. Compr Psychiatry 41(1):73–75

Kornhuber J, Weller M, Riederer P (1993) Glutamate receptor antagonists for neuroleptic malignant syndrome and akinetic hyperthermic parkinsonian crisis. J Neural Transm Park Dis Dement Sect 6(1):63–72

Lange K, Kornhuber KW, Riederer P (1994) Glutamaterge Mechanismen im Gehirn bei Bewegungsstörungen und Schizophrenie. Neuropsychiatrie 8:107–119

Larisch R, Klimke A (1998) Clinical impact of cerebral dopamine-D2 receptor scintigraphy. Nuklearmedizin 37(7):245–250

Lausberg H, Hellweg R (1998) »Catatonic dilemma«. Therapy with lorazepam und clozapine (see comments). Nervenarzt 69(9):818–822

Lazarus A (1986) The neuroleptic malignant syndrome: a review. Can J Psychiatry 31(7):670–674

Lazarus AL, Moore KE, Spinner NB (1991) Recurrent neuroleptic malignant syndrome associated with inv dup(15) and mental retardation. Clin Genet 39(1):65–67

Lee JW (1998) Serum iron in catatonia and neuroleptic malignant syndrome. Biol Psychiatry 44(6):499–507

Lee JW, Robertson S (1997) Clozapine withdrawal catatonia and neuroleptic malignant syndrome: a case report. Ann Clin Psychiatry 9(3):165–169

Leonhard K (1995) Aufteilung der endogenen Psychosen und ihre differenzierte Ätiologie. Thieme, Heidelberg

Levenson JL (1985) Neuroleptic malignant syndrome. Am J Psychiatry 142(10):1137–1145

Levinson DF, Simpson GM (1986) Neuroleptic-induced extrapyramidal symptoms with fever. Heterogeneity of the ›neuroleptic malignant syndrome‹. Arch Gen Psychiatry 43(9):839–848

Mann SC, Caroff SN, Bleier HR, Welz WK, Kling MA, Hayashida M (1986) Lethal catatonia. Am J Psychiatry 143(11):1374–1381

Margolese HC, Chouinard G (1999) Olanzapine-induced neuroleptic malignant syndrome with mental retardation. Am J Psychiatry 156(7):1115–1116

Mateo D, Munoz-Blanco JL, Gimenez-Roldan S (1992) Neuroleptic malignant syndrome related to tetrabenazine introduction und haloperidol discontinuation in Huntington's disease. Clin Neuropharmacol 15(1):63–68

McKinney P, Kellner C (1997) Multiple ECT late in the course of neuroleptic malignant syndrome. Convuls Ther 13(4):269–273

Mills KC (1997) Serotonin syndrome. A clinical update. Crit Care Clin 13(4):763–783

Müller T, Becker T, Fritze J (1988) Neuroleptic malignant syndrome after clozapine plus carbamazepine. Lancet 1500

Naganuma H, Fujii I (1994) Incidence and risk factors in neuroleptic malignant syndrome. Acta Psychiatr Scand 90(6):424–426

Nisijima K, Ishiguro T (1993) Does dantrolene influence central dopamine and serotonin metabolism in the neuroleptic malignant syndrome? A retrospective study. Biol Psychiatry 33(1):45–48

Nisijima K, Ishiguro T (1999) Electroconvulsive therapy for the treatment of neuroleptic malignant syndrome with psychotic symptoms: a report of five cases. J Ect 15(2):158–163

Nisijima K, Kusakabe Y, Ohtuka K, Ishiguro T (1998) Addition of carbamazepine to long-term treatment with neuroleptics may induce neuroleptic malignant syndrome. Biol Psychiatry 44(9):930–931

Nisijima K, Matoba M, Ishiguro T (1994) Single photon emission computed tomography with 123I-IMP in three cases of the neuroleptic malignant syndrome. Neuroradiology 36(4):281–284

Nisijima K, Noguti M, Ishiguro T (1997) Intravenous injection of levodopa is more effective than dantrolene as therapy for neuroleptic malignant syndrome [letter]. Biol Psychiatry 41(8):913–914

Northoff G (1996) Neuroleptic malignant syndrome and catatonia: one entity or two? [letter; comment]. Biol Psychiatry 40(5):431–433

Osman AA, Khurasani MH (1994) Lethal catatonia and neuroleptic malignant syndrome. A dopamine receptor shutdown hypothesis. Br J Psychiatry 165(4):548–550

Ossemann M, Sindic CJ, Laterre C (1996) Tetrabenazine as a cause of neuroleptic malignant syndrome [letter]. Mov Disord 11(1):95

Otani K, Horiuchi M, Kondo T, Kaneko S, Fukushima Y (1991) Is the predisposition to neuroleptic malignant syndrome genetically transmitted? Br J Psychiatry 158:850–853

Parkes JD (1979) Bromocriptine in the treatment of parkinsonism. Drugs 17(5):365–382

Peele R, Von Loetzen IS (1993) Phenothiazine deaths: A critical review. Am J Psychiatry 130:306–309

Perez-Vela JL, Sanchez Casado M, Sanchez-Izquierdo Riera JA, Ambros Checa A, Caballero Cubedo R, Alted Lopez E (1996) Neuroleptic malignant syndrome in a patient with head injury. Intensive Care Med 22(6):593–595

Persing JS (1994) Neuroleptic malignant syndrome: an overview. SDJ Med 47(2):51–55

Petzinger GM, Bressman SB (1997) A case of tetrabenazine-induced neuroleptic malignant syndrome after prolonged treatment. Mov Disord 12(2):246–248

Philbrick KL, Rummans TA (1994) Malignant catatonia. J Neuropsychiatry Clin Neurosci 6(1):1–13

Pietzcker A (1988) Das maligne neuroleptische Syndrom. Der Nervenarzt 59:691–700

Pope HG Jr, Aizley HG, Keck PE Jr, McElroy SL (1991) Neuroleptic malignant syndrome: long-term follow-up of 20 cases. J Clin Psychiatry 52(5):208–212

Pope HG Jr, Keck PE Jr, McElroy SL (1986) Frequency and presentation of neuroleptic malignant syndrome in a large psychiatric hospital. Am J Psychiatry 143(10):1227–1233

Rainer C, Scheinost NA, Lefeber EJ (1991) Neuroleptic malignant syndrome. When levodopa withdrawal is the cause. Postgrad Med 89(5):175–178, 180

Raja M, Altavista MC, Cavallari S, Lubich L (1994) Neuroleptic malignant syndrome und catatonia. A report of three cases. Eur Arch Psychiatry Clin Neurosci 243(6):299–303

Ram A, Cao Q, Keck PE Jr, Pope HG Jr, Otani K, Addonizio G, McElroy SL, Kaneko S, Redlichova M, Gershon ES et al. (1995) Structural change in dopamine D2 receptor gene in a patient with neuroleptic malignant syndrome. Am J Med Genet 60(3):228–230

Rasmussen KG (1998) Risk factors for neuroleptic malignant syndrome [letter; comment]. Am J Psychiatry 155(11):1639; discussion 1639–1640

Ray LT (1999) »Multiple ECT« for neuroleptic malignant syndrome [letter]. J Ect 15(4):284–285

Reddig S, Minnema AM, Tundon R (1993) Neuroleptic malignant syndrome and clozapine. Ann Clin Psychiatry 5(1):25–27

Reutens DC, Harrison WB, Goldswain PR (1991) Neuroleptic malignant syndrome complicating levodopa withdrawal. Med J Aust 155(1):53–54

Rosebush P, Stewart T (1989) A prospective analysis of 24 episodes of neuroleptic malignant syndrome [see comments]. Am J Psychiatry 146(6):717–725.

Rosebush PI, Stewart T, Mazurek MF (1991) The treatment of neuroleptic malignant syndrome. Are dantrolene und bromocriptine useful adjuncts to supportive care? Br J Psychiatry 159:709–712

Rosenberg MR, Green M (1989) Neuroleptic malignant syndrome. Review of response to therapy. Arch Intern Med 149(9):1927–1931

Sachdev P, Kruk J, Kneebone M, Kissane D (1995) Clozapine-induced neuroleptic malignant syndrome: review und report of new cases. J Clin Psychopharmacol 15(5):365–371

Sakkas P, Davis JM, Janicak PG, Wang ZY (1991) Drug treatment of the neuroleptic malignant syndrome. Psychopharmacol Bull 27(3):381–384

Shalev A, Hermesh H, Munitz H (1989) Mortality from neuroleptic malignant syndrome. J Clin Psychiatry 50(1):18–25

Shalev A, Munitz H (1986) The neuroleptic malignant syndrome: agent and host interaction. Acta Psychiatr Scand 73(4):337–347

Sharma R, Trappler B, Ng YK, Leeman CP (1996) Risperidone-induced neuroleptic malignant syndrome. Ann Pharmacother 30(7–8):775–778

Shields WD, Bray PF (1976) A danger of haloperidol therapy in children. J Pediatr 88(2):301–303

Shoop SA, Cernek PK (1997) Carbidopa/levodopa in the treatment of neuroleptic malignant syndrome [letter]. Ann Pharmacother 31(1):119

Silva RR, Munoz DM, Alpert M, Perlmutter IR, Diaz J (1999) Neuroleptic malignant syndrome in children und adolescents. J Am Acad Child Adolesc Psychiatry 38(2):187–194

Spieß-Kiefer C, Hippius H (1986) Malignes neuroleptisches Syndrom und maligne Hyperthermie – ein Vergleich. Fortschr Neurol Psychiatr (54):158–170

Spivak B, Weizman A, Wolovick L, Hermesh H, Tyano S, Munitz H (1990) Neuroleptic malignant syndrome during abrupt reduction of neuroleptic treatment. Acta Psychiatr Scand 81(2):168–169

Stauder KH (1934) Die tödliche Katatonie. Arch Psychiatr (102):614–634

Thomas P, Maron M, Rascle C, Cottencin O, Vaiva G, Goudemund M (1998) Carbamazepine in the treatment of neuroleptic malignant syndrome. Biol Psychiatry 43(4):303–305

Trollor JN, Sachdev PS (1999) Electroconvulsive treatment of neuroleptic malignant syndrome: a review and report of cases. Aust NZJ Psychiatry 33(5):650–659

Tsai G, Crisostomo G, Rosenblatt ML, Stern TA (1995) Neuroleptic malignant syndrome associated with clozapine treatment. Ann Clin Psychiatry 7(2):91–95

Tsutsumi Y, Yamamoto K, Matsuura S, Hata S, Sakai M, Shirakura K (1998) The treatment of neuroleptic malignant syndrome using dantrolene sodium. Psychiatry Clin Neurosci 52(4):433–438

van Amelsvoort T (1994) Neuroleptic malignant syndrome and carbamazepine? Br J Psychiatry 164(2):269–270

Verwiel JM, Verwey B, Heinis C, Thies JE, Bosch FH (1994) Successful electroconvulsive therapy in a pregnant woman with neuroleptic malignant syndrome. Ned Tijdschr Geneeskd 138(4):196–199

Webster P, Wijeratne C (1994) Risperidone-induced neuroleptic malignant syndrome [letter]. Lancet 344(8931):1228–1229

Weller M, Kornhuber J (1997) Clozapine und neuroleptic malignant syndrome: a never-ending story [letter]. J Clin Psychopharmacol 17(3):233–234

White DA (1992) Catatonia and the neuroleptic malignant syndrome – a single entity? Br J Psychiatry 161:558–560

Worrel JA, Marken PA, Beckman SE, Ruehter VL (2000) Atypical antipsychotic agents: a critical review. Am J Health Syst Pharm 57(3):238–255

Young CC, Kaufman BS (1995) Neuroleptic malignant syndrome postoperative onset due to levodopa withdrawal. J Clin Anesth 7(8):652–656

Bewegungsstörungen bei affektiven Erkrankungen

Veränderungen von Motilität, Gestik und Lokomotion

Matthias R. Lemke

4.1   Einleitung

Veränderungen von Bewegungsabläufen sind bei Patienten mit affektiven Störungen ein aus der klinischen Praxis bekanntes Merkmal. Anders als das Erleben des Patienten sind motorische Phänomene der direkten Beobachtung zugänglich. Sie können objektiv erfasst und quantifiziert werden und sind relevant für differenzialdiagnostische und -therapeutische Entscheidungen. Es liegen vielfältige Hinweise für die prognostische und pathophysiologische Bedeutung dieser Krankheitszeichen vor. Jedes mo-torische Merkmal stellt die Endstrecke eines komplexen neurophysiologischen Prozesses dar, an dem eine Vielzahl zentraler und peripherer Funktionen und Strukturen beteiligt ist. Die Analyse motorischer Muster und deren Störungen lässt daher Rückschlüsse auf zentralnervöse Mechanismen und Funktionen zu und ergänzt Befunde zu psychobiologischen Mechanismen affektiver Störungen (Aldenhoff 1997). Dieses Kapitel gibt daher einen Überblick über die Phänomenologie und Pathophysiologie motorischer Phänomene bei affektiven Störungen und deren Relevanz für Diagnostik und Therapie.

4.2   Motorik und Psychomotorik

Schon Kraepelin (1905) beschrieb die Veränderung motorischer Funktionen als deutliches, beobachtbares klinisches Zeichen der Depression: »... Mit müden, kleinen Schritten tritt er ein, setzt sich langsam hin und bleibt in etwas gebeugter Haltung sitzen, fast regungslos, vor sich hinstarrend. Auf Befragen wendet er ein wenig den Kopf und antwortet nach einer gewissen Pause leise und einsilbig, aber sachgemäß... Diese Hemmung bildet den bei weitem hervorstechendsten Zug des Krankheitsbildes«. Motilität, Gestik und Lokomotion sind Komponenten der Psychomotorik. Nach DSM-IV wird der Begriff Psychomotorik für jede beobachtbare Manifestation einer verlangsamten, verminderten (engl.: retardation) oder beschleunigten, gesteigerten (engl.: agitation) motorischen Aktivität gebraucht (APA 1994). Die Abgrenzung psychischer und somatischer Aspekte des psychomotorischen Phänomens ist schwierig (Lemke 1999). So können z. B. dem Tremor depressiver Patienten als motorischem Phänomen somatische und psychische pathogenetische Komponenten zugrunde liegen. Aus historischen Gründen wird in diesem Beitrag der Begriff »Psychomotorik« weiter verwendet. Der Begriff »Motorik« wird deskriptiv gebraucht, ohne eine Gewichtung psychischer oder somatischer Komponenten zu implizieren.

Motorische Aktivität kann als Verlangsamung (Retardierung, Reduktion, Hemmung) oder Beschleunigung (Agitation, Steigerung) verändert sein und sich auf der Erlebens- und Verhaltensebene manifestieren, wobei eine Kongruenz dieser Aspekte nicht generell vorausgesetzt werden kann (Lemke et al. 1997). Wichtig ist, dass Agitiertheit und Hemmung keine sich ausschließenden Merkmale darstellen und als voneinander unabhängige Merkmale beurteilt werden. Während das subjektive Erleben (engl.: symptom) durch Äußerungen des Patienten für den Untersucher nur gefiltert erfassbar ist, sind Verhaltensphänomene (engl.: sign) externer Beobachtung und Messung zugänglich. Diese wiederum können als Verhaltenskonsequenzen in Abhängigkeit von bestimmten Stimulusbedingungen oder als Bewegung in Raum und Zeit in einem definierten Kontext erfasst und analysiert werden (Gaebel 1990).

4.3   Klinische Erfassung

Psychomotorische Phänomene depressiver Patienten werden in standardisierten Beurteilungsinstrumenten der Depression meist nur global in einzelnen Items erfasst. Als Fremdbeurteilungsskala zur Schwere der Depression beinhaltet die Hamilton Depression Scale (HAMD, 17-Item-Version) (Hamilton 1960) 2 Items, um Agitation oder Erregung zu erfassen. Faktorenanalytisch wurden u. a. die Faktoren »depressive Hemmung« und »depressive Agitiertheit« gefunden. Andere Depressionskalen wie die Newcastle oder Melancholia Scale (Carney et al. 1965) beinhalten ebenfalls einzelne globale Items, während die Montgomery Asperg Depression Rating Scale (MADRS) (Montgomery und Asberg 1979) kein Item aufweist, das beobachtbare psychomotorische Merkmale erfasst (Bech 1993). Der psychische Befund des AMDP-Systems (1995) als klinisches Fremdbeurteilungsinstrument enthält den Abschnitt »Antriebs- und psychomotorische Störungen«, wobei hier die meisten Items eine Kombination aus Verhaltensbeurteilung und Erlebnisschilderung darstellen. Subjektiv erlebte Aspekte von Agitiertheit und Hemmung gehen als einzelne Items in die Gesamtscores von verschiedenen Selbstbeurteilungsinstrumenten ein. Spezifische Instrumente zur Dokumentation und klinischen Quantifizierung psy-

chomotorischer Merkmale bei Depressiven wurden von Widlöcher (Retardation – Scale) (1983) und Parker (CORE-Measure) (1990, 1996) entwickelt, enthalten jedoch auch subjektiv erlebte Items. Ein Instrument, das sich ausschließlich auf beobachtbare Merkmale bezieht, ist die Motor Agitation and Retardation Scale (MARS) (Sobin et al. 1998), die in Kooperation mit den Autoren der englischen Originalfassung jetzt auch als deutsche Version validiert wird (Lemke, unveröffentlichte Ergebnisse) (Anhang).

4.4   Physiologische Grundlagen und Depressions-Modelle

Motorisches Verhalten manifestiert sich als Resultat eines komplexen funktionellen Systems, das parallel afferente und efferente Informationen verarbeitet, koordiniert und integriert (Illert 1994). Innerhalb dieses Systems übernehmen verschiedene Komponenten unterschiedliche Aufgaben der Planung und Ausführung einer Bewegung (◘ Tabelle 4.1). Zentralnervös liegen der Organisation von Bewegungsmustern Funktionen bestimmter motorischer Hirnareale, wie der primär-motorische, der supplementär-motorische, der prä-motorische und der

◘ Tabelle 4.1. Beziehung zwischen neuronalen Strukturen und Bewegungskontrolle. Phasen der Zielmotorik, in diesen Phasen realisierte Funktionen und an diesen Funktionen beteiligte neuronale Gebiete und Strukturen. (Mod. nach Illert 1994)

Phase	Funktion	Neuronale Strukturen
Entschluss ↓	Antrieb	Kortikale und Subkortikale Motivationsareale (Limbisches System, präfrontaler Kortex)
Programm ↓	Bewegungsprogramm	Motorische Kortexareale (sekundär, primär) Basalganglien Kleinhirn
Durchführung	Selektion von Neuronensystem Bewegung	Motorischer Kortex (primär) Motorische Einheiten

posterior-parietale Kortex, Kleinhirn und Basalganglien zugrunde (Illert 1994). Die an der Organisation von Bewegungsmustern beteiligten Kortexareale stehen durch neuronale Vernetzung in engem funktionalen Zusammenhang mit Affektregulation und Kognition (Alexander et al. 1986). Untersuchungen zur bewegungsvorbereitenden Informationsverarbeitung, deren zentralnervöses neurophysiologisches Korrelat das motorische Bereitschaftspotenzial (readiness potenzial) darstellt (Kornhuber u. Deecke 1965, Libet 1985), sind bislang bei Depressiven nicht eindeutig (Khanna et al. 1989, Thier et al. 1986).

Motorische Symptome depressiver Patienten sind mit Veränderungen in spezifischen zentralnervösen Strukturen assoziiert. Neuroanatomisch konnten Verbindungen zwischen Komponenten des limbischen Systems als Regulator affektiver, autonomer und neuroendokriner Funktionen und dem nigrostriatalen System als zentraler Schaltstelle für die Regulation motorischer Aktivität nachgewiesen werden (Greden u. Caroll 1981). Die meisten Befunde bei depressiven Patienten deuten auf Anomalien in den Projektionen zwischen Basalganglien, Thalamus und Kortex hin. Motorische Hemmung könnte bei depressiven Patienten eine Antriebsverminderung aufgrund von Funktionsstörungen des dorsolateralen Präfrontalkortex widerspiegeln (Bech et al. 1993a) und korreliert mit einer Hypoperfusion paralimbischer Regionen, wie vorderes Cingulum und vorderer Temporallappen (Mayberg et al. 1994). Der Ncl. accumbens gilt als neuroanatomischer Lokus für das dopaminerge Belohnungssystem (reward system) hinsichtlich der Wirkung von Suchtmitteln und mit Befriedigung verknüpfter Körperfunktionen wie Essen, Trinken, Sexualverhalten, Psychomotorik u.a. (Ebert u. Lammers 1997). Etwa 85% des Dopamins im ZNS werden in den Basalganglien synthetisiert. Diese wiederum sind das Ziel primärer serotonerger Projektionen aus dem Nucleus raphe dorsalis des Hirnstamms. Tierexperimentell konnte ein enger Zusammenhang zwischen der serotonergen Aktivität dieses Hirnstammareals und repetitiver motorischer Aktivität gezeigt werden (Jacobs 1993).

4.5 Diagnose und Prognose

In gegenwärtigen Diagnosesystemen stellen Hemmung und Agitiertheit ein Kriterium für die Depression mit somatischem Syndrom (ICD-10) (WHO 1994) bzw. für den melancholischen Typ (DSM-IV) (APA 1994) der Major Depression dar, ohne dass detailliert auf diese Phänomene eingegangen wird. In den Research Diagnostic Criteria (RDC) (Spitzer 1980) gehören beobachtbare, aber nicht subjektiv erlebte Agitiertheit oder Hemmung zu den Kriterien der endogenen Major Depression. Zusätzlich stellen agitierte und gehemmte Depressionen Subgruppen der Major Depression dar. In einer Übersicht faktorenanalytischer Studien zu diesem Thema fanden Nelson und Cherny (1981) in fast allen 12 Untersuchungen, dass von 20 eingeschlossenen depressiven Symptomen motorische Hemmung, Gemütsstarre und Anhedonie die höchste Ladung auf dem Faktor für melancholische (endogene) Depression aufwiesen. Eine andere Metaanalyse von Parker (1990) bestätigt diese Ergebnisse. Auftretenshäufigkeit und Ausprägungsgrad eines Merkmals stellen ebenfalls einen Indikator für dessen diagnostische Relevanz im Vergleich zu anderen Aspekten des Syndroms dar. Patienten, die die RDC-Kriterien (Spitzer 1980) für die Major-Depression bei bipolarem oder unipolaren Verlauf erfüllten, zeigen in ca. 12% schwere psychomotorische Symptome (Hamilton 1989).

Es gibt vielfältige Hinweise dafür, dass die Veränderung motorischer Abläufe einen Prädiktor für das Ansprechen auf antidepressive Pharmakotherapie darstellt. Aus dem Spektrum depressiver Symptome scheint die psychomotorische Hemmung eine therapeutische Wirkung trizyklischer Antidepressiva vorauszusagen (Joyce u. Paykel 1989). Bei schweren und mittelschweren Depressionen hatten motorische Symptome einen prädiktiven Wert für die Wirkung von Imipramin und Amitriptylin (Overall et al. 1966). Psychomotorische Hemmung, depressive Stimmung und Gewichtsverlust, erfasst mit HAMD, wiesen auf eine bessere Wirkung von Tranylcypromin hin (White et al. 1986). Längere Sprechpausen und häufigeres Abwenden des Kopfes stellten Prädiktoren für das Ansprechen depressiver Patienten auf Amitriptylin dar (Ranelli et al. 1981). Buchanan et al. (1992) berichteten, dass die Kombination von Wahn und motorischer Retardiertheit einen Prädiktor für den Erfolg von Elektrokrampftherapie darstellt, während in anderen Untersuchungen weder Hemmung und Agitiertheit, noch Wahn ein Ansprechen auf diese Therapieform prädizierten (Sobin u. Sackeim 1997).

4.6 Motilität

Die Summe aller größeren Bewegungen einer Person während eines definierten Zeitraums wird als gesamt- und grobmotorische Aktivität (Motilität, Psychomotilität, engl: groß motor activity) bezeichnet. Ausprägungsgrad und temporale Verteilungsmuster der Motilität stellen Merkmale der individuellen Regulation motorischer Aktivität dar. Die bislang durchgeführten Untersuchungen zur Motiliät bei Patienten mit depressiven Störungen variieren bezüglich der verwendeten Instrumente, der analysierten Aktivitätsparameter und der untersuchten Klientel. Kupfer et al. (1974) berichteten erstmals über eine telemetrisch gemessene Reduktion der über Tag und Nacht gemittelten motorischen Aktivität bei Patienten mit bipolaren Depressionen im Vergleich zu unipolaren Depressionen. Bei manischen Patienten waren die aktigraphisch gemessenen Aktivitätslevel signifikant höher als bei schwer agitierten depressiven Patienten (Teicher 1995). Mittels Aktigraphie konnte bei Patienten mit bipolaren Depressionen während der Tagesstunden eine niedrigere Rate motorischer Aktivitätseinheiten gemessen werden als bei einer vergleichbaren gesunden Kontrollgruppe (Wehr et al. 1980). Kuhs u. Reschke (1992) fanden mittels Aktigraphie niedrigere motorische Aktivität bei bipolar depressiven Patienten im Vergleich zu unipolar Depressiven, wobei die Unterschiede hauptsächlich auf Agitation und Hyperaktivität einer Untergruppe weiblicher, älterer Patientinnen mit unipolarem Verlauf beruhten. Nach einer Untersuchung von Benoit et al. (1985) ließen sich endogene und nicht-endogene Form der Depression durch die aktigraphische Bestimmung der Motilität unterscheiden und ein Zusammenhang mit der Schwere der Depression und dem Therapieerfolg herstellen. Wehr et al. (1980) beschriebe eine signifikante Phasenvorverlagerung des Aktivitätszyklus bei Patienten mit bipolaren depressiven Störungen. Teicher (1995) berichtete über eine deutliche Verzögerung (phase delay) der Akrophase (Zeitpunkt der höchsten Aktivität) bei gerontopsychiatrischen Patienten mit unipolaren Depressionen im Vergleich zu gesunden Kontrollen. Weitere Auffälligkeiten bezüglich chronobiologischer Muster motorischer Aktivität fanden sich bei Patienten mit saisonal abhängigen Depressionen und bei affektiven Störungen im Kindesalter (Teicher 1995).

4.6.1 Zirkadiane Symptomintensität und subjektive Befindlichkeit

Die Abhängigkeit der Symptomintensität von der Tageszeit stellt ein Kriterium für die Depression mit somatischem Syndrom (ICD-10) oder für den melancholischen Typ der Depression (DSM-IV) dar. Diese Schwankungen können sich im Bereich neuropsychologischer Funktionen, Psychomotorik, Stimmung, Antrieb und Anhedonie, auf der Erlebens- wie auf der Verhaltensebene, manifestieren (Wirz-Justice 1995). Schwankungen motorischer Aktivität konnten bei depressiven Patienten mit somatischem Syndrom (melancholischer Typ) mittels Aktigraphie abgebildet und quantifiziert werden (Lemke et al. 1998). Bei stationär behandelten Patienten mit melancholischer Depression wurde in den Morgenstunden aktigraphisch eine signifikant höhere spontane motorische Aktivität als in den Abendstunden gemessen. Alle Patienten hatten subjektiv von einem »Morgentief« berichtet, das anhand verschiedener psychometrischer Verfahren zur Befindlichkeitsmessung und Quantifizierung subjektiver Symptomintensität auch nachvollzogen werden konnte. Überraschenderweise ergab sich zwischen subjektiver Einschätzung des Befindens und motorischer Aktivität ein inverser Zusammenhang (Lemke et al. 1997). Die Befunde bestätigen Untersuchungsergebnisse über Unterschiede zirkadianer Motilitätsmuster bei endogen und nicht-endogenen Depressionen (Benoit et al. 1985). Diese Muster scheinen ebenfalls einen Vorhersagewert für das Ansprechen auf Antidepressiva zu haben (Roaux et al. 1994).

4.6.2 Motorische Aktivität und Schlaf

Der klinische Eindruck, dass depressive Patienten häufig regungslos im Bett liegen ohne zu schlafen und die subjektive wie objektive Relevanz der Schlafstörungen für das Krankheitsbild geben Anlass zu der Frage, ob die motorische Aktivität einen Indikator für Schlafstörungen dieser Patienten darstellt. Subjektive Klagen über Schlaflosigkeit und Beeinträchtigung der Schlafqualität treten häufig im Rahmen depressiver Störungen auf und haben eine Bedeutung für differenzialdiagnostische und -therapeutische Entscheidungen. Obwohl subjektiv erlebte Schlafqualität ein allgemein gebräuchliches und akzeptiertes klinisches Konstrukt darstellt, handelt es sich hier um ein komplexes Phänomen, das objektiven Messungen schwer zugänglich ist (Buysse et al. 1989). Im Rahmen des depressiven Syndroms schätzen die Patienten ihre Schlafstörungen möglicherweise gravierender ein als sie tatsächlich sind. Im Allgemeinen wird die Schlaflatenz über- und die Gesamtschlafzeit unterschätzt (Chambers 1994). Eine spezifisch durch motorische Aktivierung der Beine (nächtlicher Myoklonus, periodische Beinbewegung im Schlaf) hervorgerufene Schlafstörung kann bei depressiven Patienten unter medikamentöser Behandlung mit trizyklischen Antidepressiva oder MAO-Hemmern auftreten. Wahrscheinlich handelt es sich um die Manifestation einer zentralnervösen Störung, die in ihrer Natur noch ungeklärt, aber pharmakologisch beeinflussbar ist (Berger 1992).

Da sich Menschen während des Schlafes in der Regel weniger bewegen als im Wachzustand, kann die nächtliche motorische Aktivität als Indikator für verschiedene Aspekte des Schlafes herangezogen werden. Schlafzeiten und -muster können objektiv mittels Aktigraphie und Analyse von Ruhe- und Aktivitätszyklen quantifiziert werden (Sadeh et al. 1995). Der Aktigraph bietet sich als Instrument zur Erfassung der motorischen Gesamtaktivität (Motilität) während Wach- und Schlafphasen an, da er ohne Beeinträchtigung am Handgelenk für mehrere Nacht- und Tageszyklen stationär oder ambulant getragen werden kann. Die Validität von Aktigraphie im Vergleich zu täglichen Schlafprotokollen wird allerdings kontrovers diskutiert und hängt möglicherweise vom Subtyp der Schlafstörung ab (Chambers 1994; Hauri u. Wisbey 1994; Pollmächer u. Schulz 1987). Bisherige Ergebnisse deuten darauf hin, dass die depressive Symptomatik einen Einfluss auf die Schlafwahrnehmung (negative Kognitionen) oder auf die Aktivitätsmessungen (z. B. bewegungsloses Liegen im Bett ohne zu schlafen) haben könnte (Hauri 1989; Hauri u. Wisbey 1992). Studien, die den Einfluss von Depressionen auf Schlafwahrnehmung und nächtliche motorische Aktivität untersuchen, wurden bisher nicht berichtet.

4.6.3 Eigene Untersuchungen

Die Aktigraphie ist eine reliable und valide Standardmethode zur Aufzeichnung und Analyse spontaner motorischer Aktivität bei psychiatrischen und neurologischen Störungen. Die dabei verwendeten Aktigraphen sind kommerziell erhältliche Geräte und können wie eine Armbanduhr z. B. am Handgelenk getragen werden. Die Anwendbarkeit ist praktikabel und ohne große Belastung für den Patienten. Die gemessenen Daten werden zunächst im Gerät gespeichert und später mithilfe spezieller Software-Programme ausgewertet (Teicher 1995). In eigenen Untersuchungen wurde die Aktivität mittels eines Aktigraphen (Firma Zak, Deutschland) kontinuierlich über einen Zeitraum von 72 Stunden aufgezeichnet (◘ Abb. 4.1). Die Patienten trugen den Aktigraphen am Handgelenk der nicht dominanten Hand. Das Instrument zählt die Anzahl der Bewegungen in einem zweiminütigen Messintervall. Die Aktivität wird in Einheiten oder Impulsen (activity units) pro zwei Minuten angegeben. Die Voraussetzung für die Erfassung ist eine Beschleunigung von mehr als 0,1 g. Als Sensor wird ein piezolektronisches Element verwendet.

Untersucht wurden Patienten mit Major-Depression ($n = 52$), bei denen verschiedene Parameter der Psychopathologie und des Schlafes erhoben wurden (Lemke et al. 1999). Patienten mit »gutem« Schlaf ($n = 47$) zeigten signifikant weniger motorische Aktivität während der Nachtstunden ($t = 3,58$, $df = 7,11$, $p < 0,01$) als schlechte Schläfer ($n = 5$). Die Patienten mit hohen Depressionswerten ($n = 30$) zeigten mehr Anhedonie (SHAPS-D) ($t = 2,22$, $df = 50$, $p < 0,05$) und mehr nächtliche motorische Aktivität ($t = 3,94$, $df\ 50$, $p < 0,01$) im Vergleich zu Patienten mit niedrigeren Depressionswerten ($n = 22$). Im Gesamtwert des Pittsburgh Sleep Quality Index (PSQI) bestanden keine Gruppenunterschiede ($t = 0,72$, $df = 50$, $p > 0,05$). Patienten mit hohen Depressionswerten berichteten jedoch schwerere Störungen der Schlafqualität ($t = 2,28$, $df = 32,6$, $p < 0,05$), aber keine signifikanten Unterschiede in den anderen PSQI-Komponenten. Es bestand ein signifikanter Unterschied zwischen Patienten mit hohen und niedrigen Depressionswerten bezüglich der nächtlichen motorischen Aktivität ($t = 3,94$, $df = 50$, $p < 0,01$), aber nicht während der anderen Zeitintervalle (Morgen: $t = 1,16$, $df = 50$, $p > 0,05$, Nachmittag/Abend: $t = 1,04$, $df = 50$, $p > 0,05$) (◘ Abb. 4.2). Um die Beziehung zwischen nächtlicher motorischer Aktivität und Schlafstörungen zu evaluieren, wurden partielle Korrelationskoeffizienten zwischen PSQI, Angaben im Schlaftagebuch und nächtlicher motorischer Aktivität berechnet, wobei die Effekte von Alter und Schwere der Depression kontrolliert wurden (◘ Tabelle 4.2). Die subjektive Schlafqualität (Tagebuch, PSQI) korrelierte invers mit der Stärke nächtlicher motorischer Aktivität. Nächtliche motorische Aktivität ($F = 12,8$, $df = 1$, $p < 0,01$) und Anhedonie (SHAPS-D) ($F = 5,3$, $df = 1$, $p < 0,05$) zeigten einen

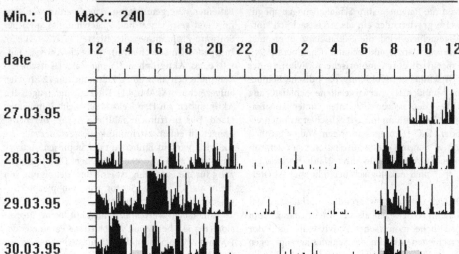

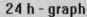

Abb. 4.1. Aktigraphisches Profil motorischer Aktivität einer 44 Jahre alten Patientin mit unipolarer Depression. Dargestellt sind die Aktivitätsimpulse über einen Zeitraum von 72 Stunden. Jeder Strich repräsentiert die Gesamtzahl von Impulsen (max. 240 = 100%, Sensitivität:= 0,1 g) während einer zweiminütigen Epoche. Horizontale Balken zeigen die Zeiten an, während denen der Aktigraph abgenommen wurde

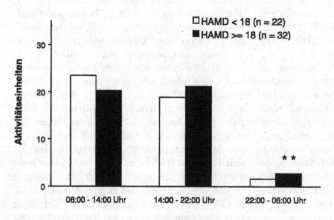

Abb. 4.2. Motorische Aktivität während verschiedener Intervalle bei Patienten mit niedrigen (HAMD < 18) und hohen (HAMD ≥ 18) Depressionswerten. Die Säulen stellen die Mittelwerte aus Intervallen von drei aufeinander folgenden Tagen dar. Student's-t-Test für unabhängige Stichproben, zweiseitig; **$p < 0.01$

⊡ **Tabelle 4.2.** Partielle Korrelation zwischen nächtlicher motorischer Aktivität und Schlafwahrnehmung bei Kontrolle der Effekte von Alter und Schwere der Depression: Inverse Korrelation zwischen subjektiver Schlafqualität (Tagebuch, PSQI) und Ausprägung nächtlicher motorischer Aktivität

Variable	Korrelation (r)[a]					
	1	2	3	4	5	6
1. motor activity (night)[b]		0,06	0,31*	−0,63**	−0,07	0,13
2. PSQI (total)[c]			0,22	0,23	0,23	0,16
3. PSQI (quality)				0,43**	0,09	0,35*
4. DSL-SQUAL[d]					−0,04	0,38**
5. DSL-TST						−0,04
6. DSL-SWT						

[a] Partieller Korrelationskoeffizient (r), * $p < 0,05$, ** $p < 0,01$, [b] Mittlere Aktivität zwischen 22:00 und 06:00 Uhr, [c] Pittsburgh Sleep Quality Index (höhere Werte entsprechen schwereren Schlafstörungen), [d] Daily Sleep Log (DSL): SQUAL = Schlafqualität (höhere Werte entsprechen besserer Schlafqualität), TST = totale Schlafzeit, SWT = Schlaf-Wach-Übergänge

signifikanten Effekt auf die Wahrnehmung der Schlafqualität (DSL). Signifikante Effekte anderer Faktoren auf die subjektive wahrgenommene Schlafqualität waren nicht nachzuweisen.

Als Hauptbefund unserer Untersuchungen konnten wir erstmals eine enge Beziehung zwischen nächtlicher motorischer Aktivität und Schlafstörungen bei depressiven Patienten nachweisen: (1) Die Mehrheit (90%) der Depressiven, die über »schlechten« Schlaf klagten, waren älter und nachts motorisch unruhiger als die Patienten, die nach eigenen Angaben »gut« schliefen. (2) Patienten mit schwereren Depressionen berichteten über schlechtere Schlafqualität und zeigten höhere motorische Aktivität in der Nacht als Patienten mit leichteren Depressionen. (3) Die Höhe der nächtlichen motorischen Aktivität korrelierte mit der Ausprägung der gestörten, subjektiven Schlafqualität. Nächtliche motorische Aktivität und Anhedonie, aber nicht das Alter, hatten deutliche Auswirkungen auf die subjektive Schlafqualität. Nächtliche motorische Aktivität scheint also bei depressiven Patienten ein Indikator für subjektiv wahrgenommene Schlafqualität zu sein.

Da bei Depressiven ein Zusammenhang zwischen Anhedonie und motorischer Verlangsamung nachgewiesen wurde (Lemke et al. 1999), kontrollierten wir in dieser Untersuchung die Anhedonie mittels der vor kurzem von uns validierten deutschen Version der SHAPS-D (Franz et al. 1998). Eine Verzerrung der Ergebnisse durch Medikationseffekte kann nicht ausgeschlossen werden, erscheint aber wegen fehlender Unterschiede zwischen den Gruppen bezüglich Anzahl der Medikamente und Höhe der Dosierungen eher unwahrscheinlich. In unserer

Untersuchung wurde motorische Aktivität als objektiver Indikator für Schlafstörungen eingesetzt. Die Polysomnographie scheint die valideste Technik zu sein, um Schlaf zu messen, ist aber für den Einsatz über einen längeren Zeitraum oder für Screening-Zwecke ungeeignet. Der Aktigraph kann wenig störend z. B. an einem Handgelenk während vieler Tag- und Nachtzyklen getragen werden und bietet somit die Möglichkeit, motorische Aktivität ambulant oder stationär bei relativ geringen Kosten zu registrieren. Mittels dieser Methode konnten in unserer Untersuchung Patienten mit »gutem« und »schlechtem« Schlaf unterschieden werden, was früherer Befunde (Sadeh et al. 1995) zur Evaluation von Schlafzeiten und -mustern mittels Aktigraphie bestätigt.

Bezüglich des Zusammenhangs zwischen Aktigrammen und Schlafstadien liegen nur vorläufige Daten vor (Pollmächer et al. 1987). Ob psychopathologische Faktoren für den Zusammenhang eine Rolle spielen, ist unklar (Reyner und Horne 1995). Psychomotorische Verlangsamung könnte die Genauigkeit aktigraphischer Messungen bei der Schlafevaluation Depressiver verringern. Es wurde schon postuliert, dass Patienten mit psychischen Störungen oft bewegungslos, aber wach, im Bett liegen (Hauri 1989). Eine standardisierte Erfassung von Diagnose oder Psychopathologie wurde bei diesen Untersuchungen jedoch nicht durchgeführt. In unserer Untersuchung bestand ein Zusammenhang zwischen Schwere der Depression einerseits und nächtlicher Aktivität und Schlafstörungen andererseits. Unsere Ergebnisse basieren auf einer kleinen Gruppe und sollten Anregung dazu geben, die Befunde zu replizieren. Untersuchungen gesunder Kontrollen und Insomniker ohne Depression könnten die Rolle psychopathologischer Zeichen und Symptome für die Schlafevaluation weiter klären.

4.7 Gestik

Einen grundlegenden Aspekt des visumotorischen Verhaltens der Hände und Arme stellt die Generierung und Steuerung von Zielbewegungen und die Manipulation von Objekten dar. Reichen stellt eine relativ alte Form der Interaktion mit der Umwelt dar und wird primär durch proximale Gelenke des Arms geleistet. Greifen dagegen ist eine hoch entwickelte Verhaltensform, die der Spezialisierung der Hand bei Primaten und Menschen zu verdanken ist, und involviert primär distale Gelenke. Dementsprechend unterschiedlich sind auch die neuronalen Substrate und Prozesse der Steuerung (Jeannerod 1994). An der Steuerung der Greifbewegung sind neben dem primären motorischen Cortex auch prämotorische und parietale Areale beteiligt, die in engem funktionalen Zusammenhang mit limbischen (Affekt) und präfrontalen (Kognition) neuronalen Vernetzungen stehen. Mittels kinematischer Analyse lassen Greifbewegungen bei Gesunden ein charakteristisches Profil bezüglich des zeitlichen Ablaufs der Geschwindigkeitsparameter erkennen (Jeannerod 1988).

4.7.1 Temporale Segmentation

Viele Handlungen beinhalten Bewegungsfolgen, deren Elemente nicht nur die richtige Reihenfolge (Sequenz) haben müssen, sondern deren zeitliche Abfolge (temporale Segmentation, Zeitstruktur) ein entscheidender Faktor für das Erreichen des angestrebten Ziels ist (Vorberg u. Wing 1994). Ethologische Untersuchungen gaben Hinweise darauf, dass motorische Bewegungen der oberen Gliedmaße beim Menschen unabhängig von demographischen Variablen in Bewegungseinheiten von 2–4 Sekunden Dauer ausgeführt wurden (Feldhütter et al. 1990).

Depressive Patienten zeigten in Videoaufzeichnungen von Interviews mit anschließender Verhaltensanalyse anhand von Kodiersystemen häufiger kurze Berührungen des Körpers, der Hände und des Kopfes als Vergleichsgruppen (Jones u. Pansa 1979; Ulrich u. Harms 1985). In Untersuchungen der oberen Gliedmaßen bei psychomotorisch gehemmten depressiven Patienten und solchen mit Morbus Parkinson waren die Bewegungen verlang-

samt. Simultan auszuführende Bewegungen waren jedoch beim Morbus Parkinson gegenüber gesunden Kontrollen und Depressiven deutlich stärker beeinträchtigt (Fleminger 1992). Untersuchungen von Bewegungsabläufen aus dem Alltagsverhalten taubblind geborener Kinder wiesen kürzere Bewegungen im Vergleich zu gesunden Kontrollpersonen nach (Medicus et al. 1994). Ein inverser Zusammenhang zwischen der Länge des Bewegungssegments und der Verarbeitung von Augenblicksinformationen im Kurzzeitgedächtnis und eine zentralnervöse Taktung dieses Phänomens im Zusammenhang mit Wahrnehmungsveränderungen wurde postuliert (Pöppel 1985). Schleidt und Kien (1997) nahmen an, dass die temporale Segmentation der Gewährleistung des Bewegungsflusses durch Trennung zentraler Planungs- und Ausführungszentren dient und ein Zusammenhang dieser Funktion mit Wahrnehmung, Kognition und Affektregulation besteht. Während Häufigkeit und Zielgerichtetheit von Bewegungen bei Depressiven untersucht wurden (Jones u. Pansa 1979; Ulrich u. Harms 1985), ist nicht bekannt, ob bei depressiven Patienten die Bewegungen kürzer als bei gesunden Kontrollen sind und ob ein Zusammenhang mit der Schwere der Depression besteht.

4.7.2 Eigene Untersuchungen

Zur Untersuchung der Zeitstruktur von Hand- und Armbewegungen wurde auf eine Methode aus der ethologischen Feldforschung zurückgegriffen (Schleidt et al. 1987). Dabei wurden Videoaufzeichnungen standardisierter Interviews im Sitzen angefertigt (Lemke u. Schleidt 1999). Analysiert wurden die konsekutiven Bewegungen während dieses Interviews. Die Dauer der Bewegungen von Armen und Händen wurde mittels Videoanalyse quantifiziert. Die Einzelbildanalyse wurde mit 25 Bildern/sec mit einer Messgenauigkeit (Auflösung) von 40 ms durchgeführt. Die einzelnen Bewegungseinheiten grenzten sich durch eine kurze Pause oder geringfügig anders geartete Bewegungen voneinander ab. Zu dieser Analyse wurden die in der obigen Übersicht dargestellten Definitionskriterien für die separaten Bewegungseinheiten angewandt, sodass bei den Beobachtern eine Übereinstimmung hinsichtlich Definition und Dauer der Bewegungseinheit im Durchschnitt von 95% erreicht werden konnte.

Analysiert wurden 566 Bewegungen der oberen Extremitäten bei depressiven Patienten (n = 12) und gesunden Kontrollen (n = 8) während eines

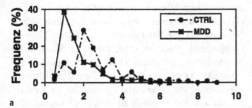

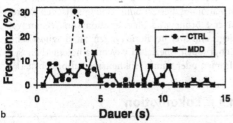

□ **Abb. 4.3. a** Nicht-repetitive Bewegungen: Bewegungsdauer bei depressiven Patienten (*MDD*) (Median = 1,20) und gesunden Kontrollen (*CTRL*) (Median = 1,93). Messung der Bewegungseinheiten (n = 468) von Interviews mittels Einzelbildanalyse (zeitliche Auflösung 40 ms). Mann-Whitney U Test, signifikanter Unterschied (Z = –9,4, p < 0,01). **b** Repetitive Bewegungen: Bewegungsdauer bei MDD (Median = 4,92) und CTRL (Median = 2,96). Messung der Bewegungseinheiten (n = 98) von Interviews mittels Einzelbildanalyse (zeitliche Auflösung 40 ms). Mann-Whitney-U-Test, signifikanter Unterschied (Z = –4,6, p < 0,01)

standardisierten Interviews. Entsprechend der Fremd- und Selbstbeurteilung litten die Patienten an einer schweren Depression mit starker psychomotorischer Verlangsamung. Dauer der Einheiten nicht repetitiver und repetitiver Bewegungen während der Interviews sind in □ Abb. 4.3 dargestellt. Die Übereinstimmung zwischen zwei Beobachtern war ausreichend bezüglich Definition (κ = 0,81) und Dauer der Bewegungseinheiten (κ = 0,83). Der Median nicht-repetitiver Bewegungen war niedriger bei den depressiven Patienten (Median = 1,20) im Vergleich zu den Kontrollen (Median = 2,08) (Z = –9,4, p < 0,00) (□ Abb. 4.3 a). Im Gegensatz dazu lag der Median repetitiver Bewegungen höher bei den Depressiven (Median = 4,92) als bei den Kontrollen (Median = 2,96) (□ Abb. 4.3 b) (Z = –4,6, p < 0,00). In der depressiven Gruppe bestand kein Unterschied bezüglich der Bewegungsdauer zwischen Patienten mit und ohne Medikation (Z = –1,2, p = 0,223).

Die Veränderungen der temporalen Segmentation bei Depressiven könnte mit Störungen subjektiver Zeitwahrnehmung (Blewett 1992) zusammenhängen. Pöppel (1985) postulierte einen Mechanismus im zentralen Nervensystem, der für die Integration sukzessiver Ereignisse in eine subjektiv erlebte Zeiteinheit von wenigen Sekunden verantwortlich ist. Veränderungen in den Basalganglien und Projektionen zwischen Basalganglien, präfrontalem Kortex und dem vorderen Cingulum sind an der Planung, Vorbereitung und Ausführung von Bewegungen beteiligt und könnten bei depressiven Patienten Störungen aufweisen (Sobin u. Sackeim 1997). Segmentation im motorischen System wird wahrscheinlich durch teilweise Trennung der Schleifen für Vorbereitung und Ausführung von Bewegungen erreicht. Bewegungen scheinen in prämotorischen und supplementär motorischen Arealen vorbereitet zu werden und als Segmente in den primären Motorkortex zu gelangen, um eine glatte Bewegungsausführung von einem Segment zum nächsten zu gewährleisten. Kürzere Bewegungseinheiten könnten bei Depressiven daher ein peripheres, beobachtbares Zeichen gestörter zerebraler Mechanismen der Generierung von Bewegungen darstellen.

Definitionskriterien für Bewegungseinheiten (Feldhütter et al. 1990)

1. Eine Sequenz von Bewegungen gilt als eine Bewegungseinheit, wenn Anfang und Ende klar erkennbar sind und ein beobachtbares Ziel mit funktional zusammenhängenden einzelnen Bewegungen erreicht wird (z. B. die Nase mit dem Finger berühren).

2. Zwei aufeinander folgende Bewegungen gehören nicht zu derselben Bewegungseinheit, wenn sie nicht funktionell zusammenhängen (z. B. die Nase und dann die Stirn berühren).

3. Die Dauer wird definiert durch den Beginn eines Bewegungsmusters bis zu (a) dem Ende des Musters, (b) der Durchführung des Musters an einem anderen Ort oder (c) dem Beginn eines neuen, morphologisch unterschiedlichen Musters.

4. Eine Sequenz, in der dasselbe Muster mehrmals rhythmisch wiederholt wird, wird als eine Bewegungseinheit angesehen, wenn die einzelnen Bewegungen morphologisch identisch sind und aufeinander ohne Unterbrechung folgen (z. B. Winken beim Abschied).

5. Repetitive Bewegungseinheiten sind Bewegungen, die eine Serie von mindestens drei rhythmisch wiederholten Bewegungen enthalten (z. B. Kratzen).

4.8   Tremor

Tremor ist durch eine unwillkürliche, rhythmische, oszillierende (annähernd amplitudengleiche) Bewegung mindestens einer funktionellen Region definiert und nicht per se als pathologisches Merkmal zu bewerten. Der physiologische Tremor ist ein unvermeidbares Begleitsymptom jeder muskulären Aktivität. Pathologischer Tremor ist durch niedrigere Tremorfrequenz, durch eine vergrößerte Tremoramplitude und Auftreten unter unphysiologischen Aktivierungsbedingungen charakterisiert. An der Entstehung des Tremors sind periphere und zentralnervöse Mechanismen beteiligt. Experimentell konnten oszillatorische Eigenschaften für Zellen der unteren Olive, des Thalamus und des Pallidum internum nachgewiesen werden (Deuschl 1995).

4.8.1   Tremor und Affekt

Bei ängstlichen Patienten findet sich eine stärkere Ausprägung des Tremors als bei gesunden Kontrollen, wobei die Unterschiede quantitativer und nicht qualitativer Art zu sein scheinen. Im Zusammenhang mit der Depression wurde vor allem der durch trizyklische Antidepressiva (TCA) induzierte Tremor untersucht. Ein hochfrequenter Tremor der oberen Extremität manifestiert sich unter Therapie mit Imipramin bei etwa 10% der Patienten, eine nicht selten übersehene und vernachlässigte unerwünschte Medikamentenwirkung. Meist entwickelt sich ein Halte- oder Aktionstremor mit einer Frequenz von 7 bis 14 Hz (Kronfol et al 1983). Gewöhnlich ist dieser Tremor ein Phänomen, das nach Einstellung der Dosis oder Absetzen des Medikaments remittiert. Bei Patienten, die schon vor Beginn der Therapie mit TCA einen Tremor zeigten, tritt in der Regel eine Verstärkung des Symptoms auf. Abhängig von dem Ausprägungsgrad des Tremors, der sehr stark fluktuieren kann, können alltägliche Aktivitäten wie Schreiben, Essen und Anziehen beeinträchtigt sein. Propranolol (20 mg/d) zeigte eine gute Wirkung (Kronfol et al 1983). Bei der Untersuchung TCA-induzierter neuropsychiatrischer Symptome muss methodologisch berücksichtigt werden, ob der Tremor schon vor Behandlungsbeginn mit einem TCA untersucht und dokumentiert wurde, um so neuropsychiatrische Manifestationen der Depression von Wirkungen der Medikation unterscheiden zu können (Lejoyeux et al 1992). Vorläufige eigene Ergebnisse quantitativer Tremoranalysen zum Effekt von Amitriptylin auf den physiologischen Tremor depressiver Patienten geben Hinweise auf die Existenz einer zentralen Tremorkomponente (Raethjen et al. 1997). Im Sinne einer nebenwirkungsgeleiteten Therapie im Hinblick auf Compliance und Lebensqualität dient das Auftreten von Tremor als differenzialtherapeutisches Kriterium für den im Vergleich zu TCA bevorzugten Einsatz selektiv wirksamer Serotonin-Wiederaufnahme-Inhibitoren (SSRI). Bislang ist ungeklärt, ob ein ätiologischer Zusammenhang zwischen depressiver Störung und Manifestation von Tremor vorliegt und welche Beziehungen zu diagnostischen Subgruppen, speziellen psychopathologischen Syndromen oder zum Krankheitsverlauf bestehen.

4.9   Lokomotion

Die Fortbewegung des gesamten Körpers (Lokomotion) wird durch Haltung und Gang bestimmt (Woollacott u. Jensen 1994). Veränderungen dieser motorischen Funktionen stellen beobachtbare klinische Kriterien der Depression dar (z. B. gebeugte Haltung, »schlurfender« verlangsamter Gang u. a.), die sich in den Items verschiedener psychometrischer Instrumente zur Diagnostik und Beurteilung depressiver Störungen finden (s. o.). Das Gangbild ist u. a. ein affektives Ausdrucksmerkmal emotionaler Prozesse, kann mit Persönlichkeitsmerkmalen in Verbindung gebracht werden und als Korrelat neurologischer Defizite verändert sein (Woollacott und Jensen 1994; Lemke 1999). Quantitativ erfasste Gangparameter weisen über mehrere Jahre eine sehr geringe intraindividuelle Variabilität auf (Lemke, unveröffentlichte Ergebnisse), sodass von einer hohen zeitlichen Stabilität dieser Merkmale bei gesunden Probanden ausgegangen werden kann.

4.9.1   Gang und Depression

Zur Regulation von Parametern des Ganges bei Patienten mit affektiven Störungen liegen bislang nur wenige Untersuchungen vor, wobei keine Befunde zu veränderten Gangparametern bei Patienten mit manischer Symptomatik gefunden wurden. Bei depressiven Patienten untersuchten Sloman et al. (1982) die Gangmuster mittels Einzelbildanalyse von Filmaufnahmen und fanden bei den Patienten eine ausgeprägtere Hebe- und verminderte Propulsionsbewegung des freien Ganges im Vergleich zu gesunden Kontrollen. Als Konsequenz der effektiveren

Propulsion wiesen die gesunden Kontrollen eine größere Schrittlänge als die depressiven Patienten auf, wobei Zustandsabhängigkeit einiger Merkmale (»state«), aber auch die akute Phase überdauernde Merkmalsveränderungen (»trait«) diskutiert wird. Zwischen beiden Gruppen bestanden keine signifikanten Unterschiede bezüglich der Schrittdauer. Kasuistiken deuten auf eine therapeutische Wirkung spezifischer bewegungstherapeutischer Maßnahmen hin. Messungen der Stärke und Kraft von Abstoßbewegungen der Füße vom Boden korrelierten umgekehrt mit dem Grad der depressiven Symptomatik (Sloman et al. 1987). Bader et al. (1999) untersuchten isometrische Muskelkraft und Gangparameter bei depressiven Patienten. Bestimmt wurden Schrittlänge, mittlere und maximale Geschwindigkeit und eine dreiminütige Gehstrecke. Im Vergleich zu gesunden Kontrollen verfügten die depressiven Patienten über eine deutlich geringere isometrische Kraft, gingen langsamer bei erhöhter Schrittzahl und verminderter Schrittlänge. Ganguntersuchungen bei manischen Störungen liegen nicht vor.

4.9.2 Eigene Untersuchungen

Da aus dem Zusammenspiel verschiedener physiologischer Gangparameter und deren Regulation Schlussfolgerungen auf zentralnervöse Funktionen bestimmter Hirnstrukturen geschlossen werden kann (Dietz 1997), wurden detaillierte, quantitative Bestimmungen spatialer und temporaler Parameter (◘ Tabelle 4.3) bei depressiven Patienten und gesunden Probanden durchgeführt. Verwendet wurde eine Methode, die bei orthopädischen Patienten zur Bestimmung der longitudinalen Fußachse (Brinckmann 1981), zu Messungen von Gangparametern

bei Parkinson Patienten (Vieregge et al. 1997) und zur Ganganalyse bei gesunden Kindern und Erwachsenen (Stolze et al. 1997) eingesetzt wurde. Bei Erwachsenen konnte eine hohe Reliabilität der Methodik in Retests (Stolze et al. 1997) und im Vergleich mit Untersuchungen auf dem Laufband nachgewiesen werden. Bei dieser praktikablen Methodik werden statische und dynamische Gangparameter anhand von Fußspuren auf einer Gangbahn in Verbindung mit einem elektronischen Stoppuhrsystem und Videographie ermittelt. Untersucht wurde die natürliche, selbstgewählte Gehgeschwindigkeit in der Ebene, welche die Geschwindigkeit mit dem individuell ökonomischsten Energieverbrauch darstellt (Stolze et al. 1997) und nicht durch apparative Vorrichtungen (z. B. Laufband) beeinflusst wird.

Die untersuchten depressiven Patienten wiesen eine schwere Depression mit ausgeprägter psychomotorischer Verlangsamung und Anhedonie auf. Spatiale und temporale Gangparameter der beiden Gruppen sind in ◘ Tabelle 4.3 aufgeführt. Es bestand eine signifikante Korrelation zwischen Geschwindigkeit und Schrittlänge bei den Depressiven ($r_s = 0,78$, $p < 0,01$) und Kontrollen ($r_s = 0,82$, $p < 0,01$). Eine signifikante Korrelation zwischen Geschwindigkeit und Kadenz wurde jedoch nur in der Gruppe der depressiven Patienten und nicht in der Kontrollgruppe gefunden (Patienten: $r = 0,51$, $p < 0,05$; Kontrollen: $r = 0,11$, $p > 0,05$). Lineare Regression und Verteilung der Daten sind grafisch in ◘ Abb. 4.4 dargestellt. Die Regression der Geschwindigkeit (x) gegen die Kadenz (y) war für die Kontrollen $y = 106,25 + 3,66x$ ($R^2 = 0,01$) und für die Depressiven $y = 55,31 + 38,79x$ ($R^2 = 0,26$).

Depressive Patienten unterschieden sich in früheren Studien (Sloman et al. 1982) von gesunden Kontrollen nicht in der Schrittdauer, legten jedoch

◘ Tabelle 4.3. Gangparameter von Kontrollen (n = 16) und depressiven Patienten (n = 16) während Gehens in der Ebene (Mittelwert±SD). Signifikante Unterschiede zwischen den Gruppen sind markiert für p < 0,05 (*) und p < 0,01 (**): Bei depressiven Patienten reduzierte Schrittlänge bzw. Teilschrittlänge (Hypometrie), Verlängerung von Standphase/Doppelsupport, keine Unterschiede in Schrittbreite und Schwungphase

Gangparameter	Kontrollen	Depressive Patienten
Schrittlänge (cm)	156,59±16,96	146,78±25,46**
Teilschrittlänge/Beinlänge	0,83±0,10	0,75±0,06*
Teilschrittlänge/Körpergewicht	0,45±0,06	0,40±0,02*
Schrittbreite (mm)	6,12±2,23	7,19±3,32
Fußwinkel (Grad)	6,48±5,43	7,00±5,82
Standphase (ms)	669,58±44,54	734,64±80,83*
Schwungphase (ms)	389,47±20,07	402,81±40,14
Doppelsupport (ms)	140,51±20,60	167,06±30,54**

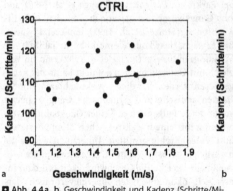
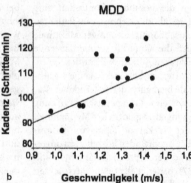

a   **Geschwindigkeit (m/s)**   b   **Geschwindigkeit (m/s)**

◼ **Abb. 4.4a, b.** Geschwindigkeit und Kadenz (Schritte/Minute) während Gehens in der Ebene bei selbstgewählter Geschwindigkeit, **a** Patienten mit Major-Depression (*MDD*) und **b** gesunde Kontrollen (*CTRL*). Jeder Punkt repräsentiert die Werte zweier Gangparameter (Geschwindigkeit, Kadenz) eines Individuums. Anpassung der linearen Regressionsgerade an die Datenpunkte entsprechend des folgenden Regressionsmodels: γ (Kadenz)=β_0 (Schnittpunkt) + β_1 (Steigung) × Geschwindigkeit. MDD: r=0,51, p<0,05, CTRL: r=0,11, p>0,05

während eines Schrittes eine kürzere Distanz zurück (Hypometrie), was in unseren Untersuchungen bestätigt wurde (Lemke et al. 2000). Bei Patienten mit Morbus Parkinson wurde eine Reduktion von Ganggeschwindigkeit, Schrittlänge und Kadenz im Vergleich zu gesunden Kontrollen beschrieben (Vieregge et al. 1997). In Übereinstimmung mit diesen Studien fanden wir eine signifikante Korrelation zwischen Schrittlänge und Geschwindigkeit bei Depressiven und Gesunden. Beim Morbus Parkinson ist die Hypokinesie alternierender Beinbewegungen ein Resultat der Verkürzung der Schritte, was als ein grundlegender Mechanismus der Gangstörung und -verlangsamung bei diesen Patienten angesehen wird. Die postulierte Bedeutung der Kadenz als Kompensation für die Schritthypometrie kann aus der Korrelation zwischen Kadenz und Ganggeschwindigkeit geschlossen werden, was bei Parkinson Patienten (Vieregge et al. 1997) und Depressiven, aber nicht bei gesunden Kontrollen (Lemke et al. 2000) nachgewiesen wurde (◼ Abb. 4.4). Eine mögliche Signifikanz könnte jedoch durch interindividuelle Unterschiede der präferierten Ganggeschwindigkeit und den assoziierten Kadenzen maskiert sein, was durch intraindividuelle experimentelle Modifikation von Geschwindigkeit oder Schrittlänge getestet werden kann (Morris et al. 1994). Bei Parkinson-Patienten wurde eine größere Schrittbreite nachgewiesen, was bei unseren depressiven Patienten nicht gefunden wurde. Die Ergebnisse begründen weitere Untersuchungen spatiotemporaler Gangparameter in der Differenzialdiagnostik von Parkinson-Syndrom und Depression.

Die Lokomotion ist eine automatisch ablaufende Bewegungssequenz, die durch die Interaktion zwischen Basalganglien und supplementärmotorischem Areal reguliert wird. Es wurde postuliert, dass die Ganghypokinesie beim Morbus Parkinson durch Störungen interner Impulsgeber der Basalganglien in Zusammenwirkung mit dem supplementär-motorischen Areals hervorgerufen wird (Morris et al. 1994). Frühere Befunde bei Depressiven lassen eine Beteiligung dopaminerger Systeme in den Basalganglien und strukturelle wie funktionelle Anomalien in Vernetzungen des dorsolateralen, basalen präfrontalen Kortex und der Basalganglien vermuten. (Lemke 1999; Sobin u. Sackeim 1997). Die Ergebnisse unserer Ganguntersuchungen deuten somit auf Defizite der Basalganglienfunktionen bei depressiven Patienten hin (Lemke et al. 2000).

4.10 Therapeutische Ansätze

Das Thema motorische Aktivierung und Befindlichkeit ist Gegenstand vielfältiger Veröffentlichungen der wissenschaftlichen (Brooks 1997; Wilhelmi 1992), aber auch der populären Presse. Bei depressiven Störungen deuten Untersuchungen auf einen positiven Effekt motorischer Aktivierung. Untersuchungen zu unspezifischen Veränderungen der gesamtmotorischen Aktivität (z. B. allgemein sportliche Betätigung) lassen aus unterschiedlichen methodischen Gründen eindeutige Aussagen kaum zu (Greist 1979). Die zentralnervöse serotonerge Aktivität scheint eine Rolle bei Regulation affektiver und motorischer Funktionen zu spielen und könnte einen gemeinsamen Faktor für die Veränderung dieser Funktionen darstellen (Jacobs 1993). Für schizophrene Patienten wurden von Scharfetter und Benedetti (1978) spezifische, psychodynamisch begründete Trainingsprogramme zur Stützung der Ich-Funktionen entwickelt. Da kinematische Analysen-Hinweise auf Dysfunktionen spezifischer neuronaler Prozesse gaben, konnten Mai und Marquart (1995) zeigen, dass auf Bewegungsanalysen basierende spezifische Trainingsabläufe bei neurologisch bedingten Schreibstörungen einen therapeutischen Effekt auf die gestörten Parameter hatten. Auch bezüglich der Veränderungen des Gangbildes wurde die Wirksamkeit spezifischer Trainingsprogramme diskutiert (Sloman et al. 1982). Während spezielle Übungsprogramme (z. B. nach Beck) für kognitive Störungen depressiver Patienten vorliegen, stehen Untersuchungen zu spezifischen motorischen Trainingsprogrammen bei depressiven Patienten noch aus.

4.11 Schlussfolgerung

Beobachtbare, objektiv messbare motorische Parameter sollten eine stärkere Berücksichtigung bei Diffenzialdiagnose und -therapie depressiver Störungen finden. Die exakte Erfassung motorischer Phänomene stellt außerdem eine wichtige Methode neurobiologischer Depressionsforschung dar. Veränderungen motorischer Funktionen als objektiv messbare Verhaltensmerkmale depressiver Patienten gelten als Prädiktoren für Verlauf und Ansprechen auf psychopharmakologische Interventionen, wobei die psychomotorische Hemmung einen besseren Vorhersagewert als motorische Agitation darzustellen scheint. Die kinematische Analyse motorischer Phänomene und funktionell bildgebende Methoden können Hinweise auf pathophysiologische Mechanismen der Depression liefern. Postuliert werden Anomalien in den Projektionen zwischen Basalganglien, Thalamus und Kortex hin. Experimentelle und klinische Befunde geben Hinweise auf eine pathogenetische Relevanz dopaminerger Funktionen. Motorfunktionen einschließlich Motilität, Gestik, Tremor und Lokomotion sind für Diagnose und Therapie relevante Merkmale der Depression. Die meisten Publikationen zu den verschiedenen motorischen Funktionen depressiver Patienten beziehen sich auf inhaltliche, indirekte Beurteilungen und nur wenige, neuere Studien untersuchen physika-

lisch-physiologische Charakteristika der Motorik. Eine exakte, heutigen Technologiestandards entsprechende formale, physikalische Charakterisierung verschiedener Bewegungsfunktionen und deren Störungen bei depressiven Patienten wird weitere Aufschlüsse über pathophysiologische Mechanismen depressiver und anderer psychiatrischer Störungen erbringen. Weiterer Forschungsbedarf besteht hinsichtlich differenzialtherapeutischer Indikationen psychopharmakologischer Interventionen und hinsichtlich der Wirksamkeit spezifischer, motorischer Übungsprogramme.

Literatur

Aldenhoff J (1997) Überlegungen zur Psychobiologie der Depression. Nervenarzt 68:379–389

Alexander GE, DeLong MR, Strick PL (1986) Parallel organization of functionally segregated circuits linking basal ganglia and cortex. Ann Rev Neurosci 9:357–381

American Psychiatric Association (1994) Diagnostic and Statistical Manual, 4th edn (DSM-IV). APA, Washington, DC

Arbeitsgemeinschaft für Methodik und Dokumentation in der Psychiatrie (AMDP) (1995) Fähndrich E, Stieglitz RD (Hrsg) Hogrefe, Göttingen Bern Toronto Seattle

Bader J-P, Bühler J, Endrass J, Klipstein A, Hell D (1999) Muskelkraft und Gangcharakteristika depressiver Menschen. Nervenarzt 70:613–619

Bech CJ, Friston KJ, Brown RG, Frackowiak RS, Dolan RJ (1993) Regional cerebral blood flow in depression measured by positron emission tomography: the relationship with clinical dimensions. Psychol Med 23:579–590

Bech P, Malt UF, Dencker SJ, Ahlfors UG, Elgen K, Lewander T, Lundell A, Simpson GM, Lingjaerde O (1993) Scales for assessment of diagnosis and severity of mental disorders. Acta Psychiatr Scand Suppl 372

Benoit O, Royant-Parola S, Borbely AA, Tobler I, Widlöcher D (1985) Circadian aspects of motor activity in depressed patients. Acta Psychiatr Belg 85:582–592

Berger M (1992) Handbuch des normalen und gestörten Schlafs. Springer, Berlin Heidelberg New York

Blewett AE (1992) Abnormal subjective time experience in depression. Br J Psychiatry 161:195–200

Brinckmann P (1981) Die Richtung der Fußlängsachse beim Gehen. Z Orthop 119:445–448

Brooks A (1997) Zum Stellenwert von Sport in der Behandlung psychischer Erkrankungen. Psychother Psychosom Med Psychol 47:379–393

Buysse DJ, Reynolds III CF, Monk TH, Berman SR, Kupfer DJ (1989) The Pittsburgh Sleep Quality Index: A new instrument for psychiatric practice and research. Psychiatr Res 28:193–213

Carney MWP, Roth M, Garside RF (1965) The diagnosis of depressive syndromes and the prediction of ECT response. Br J Psychiatry 111:659–674

Chambers MJ (1994) Actigraphy and insomnia: a closer look, part I. Sleep 405–408

Deuschl G (1995) Tremor-Aktueller Stand in Forschung und Klinik. In: Jahrbuch der Neurologie. Biermann, S 49–71

Dietz V (1997) Neurophysiology of gait disorders: present and future applications. Electroencephalogr Clin Neurophysiol 103:333–355

Ebert D, Lammers CH (1997) Das zentrale dopaminerge System der Depression. Nervenarzt 68:545–555

Eibl-Eibesfeldt I (1989) Human ethology. Aldine de Gruyter, New York

Feldhütter I, Schleidt M, Eibl-Eibesfeldt I (1990) Moving in the beat of seconds. Analysis of the time structure of human action. Ethol Sociobiol 11:511–520

Fleminger S (1992) Control of simultaneous motor movements distinguishes depressive motor retardation from Parkinson's disease and neuroleptic Parkinsonism. Brain 115:1459–1480

Forster FG, Kupfer DJ (1975) Psychomotor activity as a correlation of depression and sleep in acutely disturbed psychiatric inpatients. Am J Psychiatry 132:928–931

Franz M, Lemke MR, Meyer T, Ulferts J, Puhl P, Snaith RP (1998) German version of the Snaith-Hamilton-Pleasure Scale (SHAPS-D): Assessing anhedonia in schizophrenic and depressive patients. Fortschr Neurol Psychiatr 66:407–413

Gaebel W (1990) Verhaltensanalytische Forschungsansätze in der Psychiatrie. Nervenarzt 61:527–535

Graham JDP (1945) Static tremor in anxiety states. J Neurol Neurosurg Psychiatry 8:57–60

Greden JF, Caroll BJ (1981) Psychomotor function in affective disorders: an overview of new monitoring techinques. Am J Psychiatry 138:1441–1448

Greist JH (1979) Running as treatment for depression. Compr Psychiatry 20:41–54

Hamilton M (1960) A rating scale for depression. J Neurol Neurosurg Psychiatry 23:56–62

Hamilton M (1989) Frequency of symptoms in melancholia (depressive illness). Br J Psychiatry 154:201–206

Hauri PJ (1989) Wrist actigraphy in insomniacs. Sleep Res 18:239

Hauri PJ, Wisbey J (1992) Wrist actigraphy in insomnia. Sleep 15:293–301

Hauri PJ, Wisbey J (1994) Actigraphy and insomnia: a closer look, part 2. Sleep 17:408–410

Illert M (1994) Motorisches System. In: Deetjen P, Speckmann E-J (Hrsg) Physiologie. Urban & Schwarzenberg, München Wien Baltimore, S171–218

Jacobs BL, Fornal CA (1993) 5-HT and motor control. TINS 16:346–352

Jeannerod M (1994) Reichen und Greifen: Die parallele Spezifikation visumotorischer Kanäle. In: Heuer H, Keele SW (Hrsg) Psychomotorik. Hofgrefe, Göttingen Bern Toronto Seattle, S 509–574

Jeannerod M (1988) The neural and behavioural organization of goal-directed movements. Oxford University Press, Oxford

Jones IH, Pansa M (1979) Some non-verbal aspects of depression and schizophrenia occuring during the interview. J Nerv Ment Dis 167:402–409

Joyce PR, Paykel ES (1989) Predictors of drug response in depression. Arch Gen Psychiatry 46:89–99

Khanna S, Mukundan CR, Channabasavana SM (1989) Bereitschaftspotenzial in melancholic depression. Biol Psychiatry 26:526–529

Kornhuber HH, Deecke L (1965) Hirnpotentialänderungen bei Willkürbewegungen des Menschen: Bereitschaftspotential und reafferente Prozesse. Pflügers Arch Ges Physiologie 284:1–17

Kraepelin E (1905) Einführung in die Psychiatrische Klinik. Ambrosius Barth, Leipzig, S 2–13

Kronfol Z, Greden JF, Zis AP (1983) Imipramine-induced tremor: effects of a beta-adrenergic blocking agent. J Clin Psychiatry 44:225–226

Kuhs H, Reschke D (1992) Psychomotor activity in unipolar and bipolar depressive patients. Psychopathology 25:109–116

Kupfer DJ, Weiss BL, Foster FG, Detre TP, Delgado J, McPartland R (1974) Psychomotor activity in affective states. Arch Gen Psychiatry 30:765–768

Lejoyeux M, Rouillon F, Ades J, Gorwood P (1992) Neural symptoms induced by tricyclic antidepressants: phenomenology and pathophysiology. Acta Psychiatr Scand 85:249–256

Lemke MR (1999) Motorische Phänomene der Depression. Nervenarzt 7:600–612

Lemke MR, Schleidt M (1999) Temporal segmentation of human short-term behavior in everyday activities and interview sessions. Naturwissenschaften 6:289–292

Lemke MR, Koethe N, Schleidt M (2000a) Segmentation of behavior and time structure of movements in depressed patients. Psychopathology 33:131–136

Lemke MR, Wendorff T, Mieth B, Buhl K, Linnemann M (2000b) Spatiotemporal gait patterns during over ground locomotion in major depression compared with healthy controls. J Psychiatr Res 34:277–283

Lemke MR, Koethe N, Schleidt M (1999a) Timing of movements in depressed patients and healthy controls. J Affect Dis 56:209–214

Lemke MR, Puhl P, Broderick A (1999b) Motor activity and perception of sleep in depressed patients. J Psychiatr Res 33:215–224

Lemke MR, Puhl P, Koethe N, Mieth B, Winkler T (1999c) Psychomotor retardation and anhedonia in depression. Acta Psychiatr Scand 99:252–256

Lemke MR, Broderick A, Hartmann W (1998) Motorische Aktivität und subjektive Befindlichkeit bei depressiven Patienten. Fortschr Neurol Psychiatr 66:43–48

Lemke MR, Broderick A, Zeitelberger M, Hartmann W (1997) Motor activity and daily variation of symptom intensity in depressed patients. Neuropsychobiology 36:57–61

Libet B (1985) Unconscious cerebral initiative and the role of conscious will in voluntary action. Behav Brain Sci 8:529–566

Mai N, Marquart C (1995) Analyse und Therapie motorischer Schreibstörungen. Physiologische Beiträge 37:538–582

Mayberg HS, Lewis PJ, Regenold W, Wagner HN (1994) Paralimbic hypoperfusion in unipolar depression. J Nucl Med 35:929–934

Medicus G, Schleidt M, Eibl-Eibesfeld I (1994) Universal time-constant in movements of deaf and blind children. Nervenarzt 65:598–601

Montgomery SA, Asberg M (1979) A new depression scale designed to be sensitive to change. Br J Psychiatry 134:382–389

Morris ME, Iansek R, Matyas TA, Summers JJ (1994) The pathogenesis of gait hypokinesia in Parkinson's disease. Brain 117:1169–1181

Nelson JC, Charney DS (1981) The symptoms of major depressive illness. Am J Psychiatry 138:1–13

Overall JE, Hollister LE, Johnson M, Pennington V (1966) Nosology of depression and differential respone to drugs. JAMA 195:946–948

Parker G, Brotchie H (1996) Psychomotor change as a feature of depressive disorders: Historical overview and current assessment strategies. In: Parker G, Hadzi-Pavlovic D (eds) Melancholia: A disorder of movement and mood. Cambridge University Press, Cambridge New York Melbourne, pp 67–81

Parker G, Hadzi-Pavlovic D, Boyce P, Wilhelm K, Brodaty H, Boyce P, Mitchell P, Eyers K, Hickie I (1990) Classifying depression by mental state signs. Br J Psychiatry 157:55–65

Patek SD (1926) The angle of gait in women. Am J Physiol Anthopol 9:273

Pöppel E (1985) Time perception. In: Held R, Leibowitz H, Teuber HL (eds) Handbook of sensory physiology, vol VIII: Perception. Springer, Berlin Heidelberg New York, pp 713–729

Pollmächer T, Schulz H (1987) The relation between wrist-actigraphic measures and sleep stages. Sleep Res 16:55

Raethjen J, Lemke MR, Wenzelburger R, Krack, Deuschl G (1997) Amitriptyline enhances the central component of physiologic tremor. Movement Disord 13(S3):134

Ranelli CJ, Miller RE (1981) Behavioural predictors of amitriptyline response in depression. Am J Psychiatry 138:30–34

Reyner A, Horne JA (1995) Gender- and age-related differences in sleep determined by home-recorded sleep logs and actimetry from 400 adults. Sleep 18:127–134

Roaux N, Benoit O, Dantchev N, Denise P, Franc B, Allilaire J-F, Widlöcher D (1994) Circadian pattern of motor activity in major depressed patients undergoing antidepressant therapy: relationship between actigraphic measures and clinical course. Psychiatr Res 52:85–98

Sadeh A, Hauri D, Kripke F, Lavie P (1995) The role of actigraphy in the evaluation of sleep disorders. Sleep 18:288–302

Scharfetter C, Benedetti G (1978) Leiborientierte Therapie schizophrener Ich-Störungen. Schweiz Arch Neurol Neurochir Chirurgie 123:239–255

Schleidt M, Eibl-Eibesfeld I, Pöppel E (1987) A universal constant in temporal segmentation of human short-term behavior. Naturwissenschaften 74:289–290

Schleidt M, Kien J (1997) Segmentation in behavior and what it can tell us about brian function. Hum Nat 8:77–111

Sloman L, Berridge M, Homatidis S, Hunter D, Duck T (1982) Gait pattern of depressed patients and normal subjects. Am J Psychiatry 139:94–97

Sobin C, Mayer L, Endicott J (1998) The motor agitation and retardation scale: a scale for the assessment of motor abnormalities in depressed patients. J Neuropsychiatry Clin Neurosci 10:85–92

Sobin C, Sackeim HA (1997) Psychomotor symptoms in depression. Am J Psychiatry 154:4–17

Spitzer RL, Endicott J, Robins E (1980) Research diagnostic criteria (RDC) for a selected group of functional disorders, 3rd edn. New York Psychiatric Institute, New York

Stolze H, Kuhtz-Buschbeck JP, Mondwurf C, Boczek-Funcke A, Johnk K, Deuschl G, Illert M (1997) Gait analysis during treadmill and overground locomotion in children and adults. Electroencephalogr Clin Neurophysiol 105:490–497

Teicher MH (1995) Actigraphy and motion analysis: new tools in psychiatry. Harvard Rev Psychiatry 3:18–35

Thier P, Axmann D, Giedke H (1986) Slow brain potentials and psychomotor retardation in depression. Electroencephalogr Clin Neurophsyiol 63:570–581

Ulrich G, Harms K (1985) A video analysis of the nonverbal behaviour of depressed patients before and after treatment. J Affect Disord 9:63–67

Vieregge P, Stolze H, Klein C, Heberlein I (1997) Gait quantitation in Parkinson's disease – locomotor disability and correlation to clinical rating scales. J Neural Transm 104:237–248

Vorberg D, Wing A (1994) Modelle für Variabilität und Abhängigkeit bei der zeitlichen Steuerung. In: Heuer H, Keele SW (Hrsg) Psychomotorik. Hogrefe, Göttingen Bern Toronto Seattle, S 223–317

Wehr TA, Muskettola G, Goodwin FK (1980) Urinary 3-mthoxy-4-hydroxyphenylglycol circadian rhythm. Early time (phase advance) in manic-depressives compared with normal subjects. Arch Gen Psychiatry 37:257–263

Widlöcher DJ (1983) Psychomotor retardation: Clinical, theoretical, and psychometric aspects. Psychiatr Clin North Am 6:27–40

White K, White J (1986) Tranycypromine: patterns and predictors of response. J Clin Psychiatry 47:380–382

Wilhelmi U (1991) Bewegung und Sport in der psychiatrischen und psychosozialen Versorgung. Peter Lang, Frankfurt/M Bern New York Paris

Wirz-Justice A (1995) Biological rhythms in mood disorders. In: Bloom FE, Kupfer DJ (eds) Psychopharmacology: The fourth generation of progress. Raven Press, New York, pp 999–1017

Woollacott MH, Jensen JL (1994) Haltung und Fortbewegung. In: Heuer H, Keele SW (Hrsg) Psychomotorik. Hofgrefe, Göttingen Bern Toronto Seattle, S 413–496

World Health Organization (1994) Internationale Klassifikation psychischer Störungen, ICD-10 Kapitel V(F), Forschungskriterien. Dilling H, Mombour W, Schmidt MH, Schulte-Markwort (Hrsg) Huber, Bern Göttingen Toronto Seattle

Beeinträchtigungen von Mimik und Emotionsausdruck

Georg Juckel

5.1 Das Gesicht als Ausdrucksorgan des Menschen

Emotionen wie Freude, Angst, Ekel etc. weisen in der Regel verschiedene Dimensionen auf. Sie haben eine gefühls- oder erlebnishafte Seite, sie besitzen eine kognitive (Bewertungsvorgänge) und eine motivationale (zu Handlungen führende) Komponente, sie haben einen biologischen-neuronalen Hintergrund und sie sind, wie das lateinische Wort »emovere« schon sagt, sich-heraus-bewegend, d.h. expressiv. Diese expressive Seite von Emotionen zeigt sich vor allem im Gesicht und hier vor allem in der Mimik. Fast jede Emotion des Menschen ist von einer mimischen Regung im Gesicht begleitet (Ekman 1993). Freut sich ein Mensch oder ärgert er sich, wir würden ihm das nur glauben, wenn wir entsprechende und adäquate mimische Bewegungen bei ihm sehen würden. Würde beides nicht zusammenpassen oder entkoppelt sein, so würde uns dies merkwürdig oder gar im psychiatrischen Sinn auffällig erscheinen.

Die zentrale Stellung des Gesichts und seiner Mimik beruht auf dessen phylo- und ontogenetischen Entwicklungsgeschichte zum wichtigsten »Organ« in der zwischenmenschlichen Kommunikation für Sendung und Empfang sozialer Signale. Darwin (1872) vertrat die Ansicht, dass sich die mimischen Ausdrucksformen primär aus »nützlichen miteinander verbundenen Gewohnheiten« zu einem System sozialer Kommunikation, das Informationen über interne Zustände anderer Menschen vermittelt, entwickelt haben. Die Entwicklung der neuromuskulären Ausstattung und Mechanismen im Gesicht weisen eine starke Kontinuität vom Primaten zum Menschen auf. Mimische Äußerungen und Gesichtsbewegungen des Menschen haben große Ähnlichkeit mit entsprechenden Reaktionen bei Tieren. So signalisiert beispielsweise ein furchtsames Gesicht in beiden Fällen die Wahrnehmung von Gefahr und die Absicht des Organismus, zu fliehen oder sich zu unterwerfen. Jedoch ist das Reportoire des Menschen sehr differenzierter. So ist die Zahl mimischer Ausdrucksbewegungen im Rahmen seiner Entwicklung von spezifischen Fähigkeiten, von Gesellschaftsformen und auch des Gehirns immer stärker angewachsen (Schiefenhöfel 1989; Leonhard 1997). Ontogenetisch bestimmend ist das Gesicht und die mimischen Ausdrucksformen für die Mutter-Kind-Beziehung (Bowlby 1975). Lange Zeit sind die mimischen Äußerungen des Säuglings sein Hauptkommunikationsmittel. Sie zeigen seine emotionalen Zustände an, ob er sich wohl oder unwohl fühlt. Diese zu verstehen, ist äußerst wichtig für die Bezugsperson, meist die Mutter. Aber auch schon früh beginnt der Säugling das Gesicht der Mutter zu fixieren und auf ihre mimischen »Botschaften« zu reagieren. Aus dieser wechselseitigen Interaktion entstehen dann Bindung und Sozialverhalten.

Eine Frage, die in Bezug auf das Innen und Außen von Emotionen immer wieder diskutiert wird, ist, ob wir tatsächlich anhand des äußeren Ausdrucks, d.h. der Mimik des Gesichts, tatsächlich auf das Gefühl im Innern eines anderen Menschen schließen können. Der Andere könnte beispielsweise über seine wahren inneren Gefühle hinwegtäuschen wollen, indem er versucht, mimisch einen anderen

Affekt »aufzusetzen«. Nun hat sich aber am Beispiel von Lächeln und Lachen gezeigt, dass eine bewusste, absichtsvolle Verstellung kaum möglich ist. Die Mimik verrät den wirklichen Affekt dennoch. Bei einem echten (sog. Duchenneschen) Lächeln und Lachen wird unwillkürlich die Augenringmuskulatur mitinnerviert (Ekman et al. 1988). Ihre häufige Kontraktion kommt in den bekannten »Krähenfüßen« zum Ausdruck. Bei einem unechten Lächeln oder Lachen wird zwar willkürlich die Mundmuskulatur innerviert und der Mund zieht sich folglich auseinander, aber die Augen bleiben »stumm«. Dies entspricht auch unterschiedlichen EEG-Mustern bei echtem und unechtem Lächeln und Lachen (Ekman et al. 1990). Es ist auch bekannt, dass sich bei nicht wirklich gefühlten Emotionen die Gesichtsmuskulatur wesentlich stärker asymmetrisch verzieht als bei echten Emotionen (Ekman et al. 1981).

Philosophisch versuchte Wittgenstein dem Problem von Innen und Außen insbesondere in Bezug auf Gefühlszustände näher zu kommen. Mithilfe des sog. Privatsprachenarguments versuchte er nachzuweisen, dass ein reiner Solipsismus, d. h. eine innere nur mir gehörige Sprach- und Gefühlswelt unmöglich ist, da die Ausdrücke, die wir dafür haben, und die wir intrasubjektiv für innere Gefühlsphänomene benutzten, immer in der sozialen Gemeinschaft gelernt und damit intersubjektiv sind (Wittgenstein 1980). Wenn ich eine Empfindung verspüre, beziehe ich mich auch innerlich für mich auf sie mit einem sprachlichen Ausdruck und benenne sie damit für mich. Den Ausdruck »Freude« z. B., den ich für einen inneren Zustand von mir verwende, habe ich in der Sprachgemeinschaft von anderen gelernt zur Verwendung genau in diesen Kontexten. Genauso haben wir die Verwendung von mimischen Äußerungen zum Ausdruck von Emotionen gelernt (Zepf et al. 1998). Auch mimische Ausdrücke sind eine »Sprache« in der sozialen Kommunikation, bei der wir wissen, was ein Anderer damit ausdrücken will. Insofern ist das Innere der Emotionen schon immer das Außen von sprachlichen und mimischen Ausdrücken. Nur durch sie können ich mir und die anderen meiner Emotionen sicher sein und darauf kommunikativ reagieren. Insofern bietet die Untersuchung der menschlichen Mimik direkten Aufschluss über Emotionen und ihre Physiologie.

Eine anderes Problem von Innen und Außen der Emotionen stellt sich mit der Frage, wo überhaupt Emotionen entstehen. Sind sie zentralnervöse Ereignisse, wie z. B. Cannon (1927) es behauptete, oder entstehen sie peripher, wie James (1884) es sah. Sind es die Tränen, die das innere Gefühl der Traurigkeit erzeugen, oder umgekehrt, führt die Traurigkeit zum Weinen? Für beide Auffasungen wurden gute Argumente und empirische Belege vorgebracht. Beide Aspekte von Emotionen, der innere neuronale, und der äußere der Mimik dürften aber in einem wechselseitigen Verhältnis stehen. Genauso wie durch innere Vorgänge oder Beeinflussung des Gehirns durch z. B. Kortexstimulationen (Fried et al. 1998) Emotionen und deren mimischen Äußerungen entstehen können, ist es auch möglich, durch willkürliche periphere Vorgänge Emotionen und deren Physiologie hervorzurufen. Willkürliche mimische Gesichtsbewegungen führen, ohne dass der gewünschte mimische Ausdruck und seine Emotion genannt werden muss, zu der entsprechenden Emotion und den entsprechenden Veränderungen von Herzfrequenz, Hauttemperatur und Hautwiderstand (Levenson et al. 1990) sowie zu für Emotionen charakteristischen EEG-Veränderungen (Ekman u. Davidson 1993). Dies ist ein Ansatz, den sich die sog. Lachtherapie zunutze macht, um durch willkürliche Lachbewegungen im Gesicht positive Emotionen bei Patienten zu erzeugen.

5.2 Affektivität und Mimik bei depressiven und manischen Patienten

Störungen der Affektivität und der Emotionalität sind bei depressiven und manischen Patienten das diagnoseweisende Merkmal. Depressive Patienten berichten über Symptome wie z. B. Niedergestimmtsein, Traurigkeit, Freudlosigkeit, aber auch über das Gefühl der Gefühllosigkeit, das Gefühl innerlich steinern und tot zu sein. Manische Patienten sind dagegen euphorisch, sie fühlen sich hochgestimmt, sie könnten »Bäume ausreißen« und begeistern sich für alles. Diese unterschiedlichen emotionalen Zustände werden dem Betrachter nicht nur durch die Anamnese und das gezeigte Verhalten, sondern auch durch die Psychomotorik deutlich (Juckel 1998). Schon Bleuler (1911) und Kraepelin (1883) stellten fest, dass sich Affekte und Emotionen psychiatrischer Patienten in Gesichtsausdruck, Mimik, Gestik, Gang, Haltung, u. a. motorischen Verhaltensweisen ausdrücken. In der Mimik äußern sich emotionale Zustände vor allem als unwillkürliche Bewegungen der Gesichtsmuskulatur während affektiv getönter Situationen (Jaspers 1913). Eine alte Abbildung aus Bleuler (1983) (◙ Abb. 5.1) demonstriert das Typische des depressiven und manischen Ge-

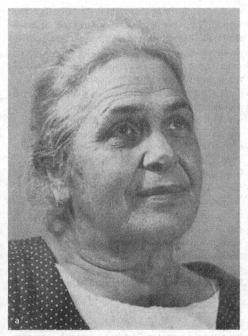 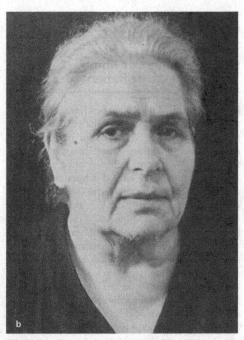

◘ Abb. 5.1. Manisch-depressiv erkrankte Patienten in der manischen Phase **(a)** und in der depressiven Phase **(b)**. (Aus:

Bleuler E (1983) Lehrbuch der Psychiatrie, 15. Aufl. Springer, Berlin Heidelberg New York, S 468)

sichtsausdruckes. Das depressive Gesicht wirkt leer, traurig und starr, fast als ob keine Emotionen mehr da wären, während das manische Geischt lebhaft und außenorientiert ist. Dementsprechend unterscheiden sich auch die mimischen Bewegungen dieser beiden affektiven Störungsformen. Die Mimik des depressiven Patienten ist stark verlangsamt und schwerfällig, mimische Bewegungen wie Lachen, aber auch Weinen gelingen fast nicht mehr. Manische Patienten sind dagegen durch einen schnellen Wechsel von mimischen Bewegungen gekennzeichnet, wobei das Hochgestimmte, Scherzhafte, Verliebte, aber auch das Gereizte und Aggressive sich rasch abwechseln können.

Mimische Bewegungen haben als psychomotorische Phänome zwei Seiten, eine motorische und eine emotionale Seite. Schwierig ist es bei psychiatrischen Erkrankungen einzuschätzen, welche der beiden Seiten, oder ob eventuell beide zugleich gestört sind. Dies hätte nicht nur hinsichtlich pathophysiologischer Modelle, sondern auch bezüglich der Behandlung Konsequenzen. Würde ähnlich wie bei Patienten mit einem Morbus Parkinson auch bei depressiven Patienten nur der motorische Seite betroffen sein, würde man eher mit z. B. Dopaminagonis-

ten behandeln. Würde man jedoch annehmen, dass bei Depressiven das motorische Defizit Folge der durch die Krankheit veränderte Stimmungs- und Antriebslage ist, würde man eher versuchen, die vermutlich dafür verantwortlichen Dysfunktionen im Serotonin- und Noradrenalinstoffwechsel zu beheben. Gerade die angenommene Folgebeziehung zwischen Stimmung und Motorik bei der Depression wird jedoch zunehmend angezweifelt. Rogers (1992) argumentiert, dass die psychomotorische Verlangsamung von kognitiven und motorischen Funktionen eine eigenständige primäre, wenn nicht die zentrale Störung in der Depression darstellt, weil sie z.B. zeitlich wesentlich früher als die affektiven Symptome auftritt und auch länger bestehen kann. Im Sinne einer »Neurologisierung« psychiatrischer Symptome wird daher von einem Überlappen der psychomotorischen Hemmung bei Depressiven mit einem definierten neurologischen Krankheitsbild wie der Bradyphrenie des Morbus Parkinson ausgegangen. Phänomenologisch weist die Psychomotorik und Körpersprache depressiver Patienten mit Hypo-, bzw. Amimie, kleinschrittigem Gang ohne Begleitbewegungen, herabhängenden Schultern, gebeugter Haltung und monotoner Stimme (Pfau

1994) eine große Ähnlichkeit mit Parkinson-Patienten auf.

5.3 Messung der Mimik depressiver Patienten

Es ist aus mehreren Gründen von Interesse, die Mimik depressiver Patienten mithilfe objektivierender und standardisierter Verfahren zu messen. Nicht immer ist die Diagnose einer Depression einfach zu stellen. Bei jungen Patienten ohne eindeutige Produktivsymptomatik ist u. U. schwer zu entscheiden, ob es sich um eine depressive Störung oder um eine beginnende Schizophrenie handelt. Patienten, die lediglich ein apathisches Syndrom bieten, könnten eine Schizophrenie mit Negativsymptomatik, ein Neuroleptika-induziertes Parkinsonoid oder aber eben auch eine Depression haben. Jede Entscheidung in derartigen Fällen würde gewichtige therapeutische Konsequenzen haben. Neben der Differenzialdiagnose in schwierigen Fällen ist als ein weiteres Feld der Mimikanalyse bei depressiven Patienten die Charakterisierung und Abgrenzung von Psychopharmakaeffekten zu nennen. So ist es oft wünschenswert, motorische Nebenwirkungen von Antidepressiva wie z. B. Tremor von morbogener Agitiertheit und innerer Unruhe abgrenzen zu können. Aus therapeutischen Gründen ist auch die Kenntnis von Untergruppen relevant, ob bei den einen mimisch beispielsweise stärker eine Angstkomponente, bei den anderen eher eine Ärger- oder Jammerkomponente zu finden ist. Bei all diesen Fragestellungen ist der »klinische Blick« oft zu ungenau. Hier können Verfahren der objektivierenden Verhaltensanalyse wie der Mimikanalyse helfen, die auch als Verfahren zum therapeutischen Monitoring einsetzbar sind. Charakteristischerweise fallen subjektive Wahrnehmung und objektive Zustandsverbesserung unter Behandlung bei depressiven Patienten oft auseinander. Die Patienten bemerken den Aufwärtstrend zunächst meist gar nicht. Hier kann ein objektivierendes Verfahren wie die Mimikanalyse frühzeitig Rückmeldung und Aufschluss über die einsetzende Verbesserung geben. Gleiches gilt für die Schulung der Wahrnehmung der eigenen Ausstrahlung in Interaktionen z. B. während einer Verhaltenstherapie depressiver Patienten.

Bei der Mimikanalyse werden die Bewegungen der Gesichtsmuskulatur aufgezeichnet und bewertet. Dabei handelt es sich entweder um standardisierte Situationen, d. h. der jeweilige Proband reagiert auf ein vorgegebenes Stimulationsmaterial, oder es werden mimische Bewegungen in einem natürlichen Setting, z. B. in einer Interview-Situation in Interaktion mit dem Interviewer, untersucht. Bei den eingesetzten apparativen Verfahren der Mimikanalyse unterscheidet man passive und aktive Messverfahren (s. auch Ellgring 1989a). Passive Verfahren sind dadurch gekennzeichnet, dass sie die Mimik lediglich »von außen beobachten«, beispielsweise mit einer Videokamara aufzeichnen. Aktive Messverfahren verwenden z. B. Marker, die über der interessierenden mimischen Gesichtsmuskulatur angebracht werden. Die Marker senden aktiv bestimmte Signale wie Licht oder Ultraschall aus und bilden somit die mimische Bewegung ab.

Historisch begannen die ersten Versuche, das mimische Verhalten des Menschen operational zu erfassen, mit den passiven Messverfahren. So wurde ähnlich wie in einer klinisch-psychiatrischen Situation versucht, Gesichtsausdrücke durch unabhängige Beobachter entweder direkt oder anhand von Filmaufzeichnungen einzuschätzen. Diese Methode unterlag jedoch verständlicherweise starken subjektiven Einflüssen, sodass man begann, objektivere Kriterien und Auswerteverfahren zu entwickeln. Bei der so genannten Post-hoc-Filmanalyse werden die mimischen Bewegungen anhand der einzelnen Filmbilder quantitativ vermessen, z. B. die Weite des Mundes von Mundwinkel zu Mundwinkel. Ein anderes passives Verfahren der Mimikanalyse, das sich um mehr Objektivität bemüht, setzte sich weltweit durch, weil es nicht nur die motorischen Bewegungen der mimischen Muskulatur zu erfassen suchte, sondern auch den mimisch-emotionalen Ausdruck. Bei diesem so genannten Facial Action Coding-System (FACS; Ekman u. Friesen 1978) werden durch trainierte Rater alle Bewegungen der Gesichtsmuskulatur hinsichtlich bestimmter »Units« kodiert (◘ Abb. 5.2). Eine einzelne Bewegung oder Stellung der Gesichtsmuskulatur, gekennzeichnet durch bestimmte Merkmale im oberen und unteren Gesichtsbereich (Kräuseln der Stirn, Weite der Augen, Nasiolabialfalte, Position des Mundes etc.) wird mit einer bestimmten Kodierung versehen. Diesen Units werden dann spezifische emotionale Ausdrücke wie gequältes oder verschmitztes Lächeln etc. zugeordnet.

Zu den aktiven Messverfahren zählen beispielsweise elektromyographische Untersuchungen (EMG), bei denen mittels Oberflächen- oder Tiefenelektroden die muskuläre Aktivität bei mimischen Bewegungen registriert wird. Solche elektromyographischen Untersuchungen haben jedoch den Nachteil, dass sie, ähnlich wie ein Fernseher, der nur

ACTION UNIT 15   Mundwinkel hängend

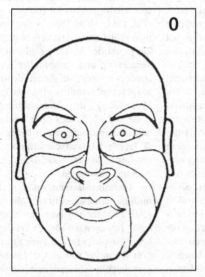   0

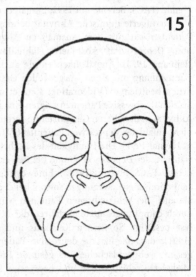   15

◨ **Abb. 5.2.** Beispiel einer FACS-Unit nach Ekman und Friesen: AU 15 mit heruntergezogenen Mundwinkeln, welche sich in Verbindung mit anderen Action-Units z. B. in einem insgesamt depressiven Gesicht manifestieren kann. (Aus: Juckel 1998, S 168)

den Ton ohne dazugehörende Bilder wiedergibt, nur die reine elektrische Aktivität der Muskulatur wiedergeben, ohne Rückschlüsse auf den emotionalen Ausdruck zuzulassen. Um ein vollständigeres Bild zu erhalten, werden passive und aktive Messverfahrenselemente miteinander kombiniert. So werden beispielsweise an verschiedenen Stellen des Gesichts kleine runde Plättchen angebracht und deren Bewegung in Raum und Zeit mittels einer Infrarot-Kamera aufgenommen (Schneider et al. 1990). Diese Daten werden dann computergestützt ausgewertet.

Alle hier geschilderten Verfahren haben ihre Vor- und Nachteile. Der Komplexität der menschlichen Mimik, in der ja die Vielfalt von Emotionen zum Ausdruck kommt, d. h. in der sich motorische und emotionale Komponenten mischen, versuchen die passiven Verfahren durch die Betonung der emotionalen Seite mimischen Verhaltens gerecht zu werden, sind aber vom Herangehen und dem Einfluss von Interpretationen stärker subjektiv geprägt. Die aktiven Verfahren haben demgegenüber den Vorteil, dass sie die exakte und objektive Erfassung der motorischen Seite von mimischen Bewegungen ermöglichen und quantitative Daten liefern, aber dabei die Komplexität mimischen Ausdrucks-

verhalten deutlich reduzieren. Dieses Dilemma zu lösen, die menschliche Mimik in ihrer Ganzheit und gleichzeitig objektiv erfassen und analysieren zu können, wird Aufgabe zukünftiger Forschung sein.

5.4   Bisherige Untersuchungsergebnisse

Die Messung der Mimik bei depressiven Patienten erbrachte bislang eine Reihe interessanter, aber wenig spezifischer Ergebnisse. Video-unterstützte Verhaltensbeobachtungen bestätigen die klinische Erfahrung einer insgesamt verringerten mimischen Aktivität depressiver Patienten insbesondere im Bereich des Mundes sowie des Auges und der Augenbrauen (Ulrich u. Harms 1985; Sloan et al. 1997; Schelde 1998; Troisi u. Moles 1999). Studien mit elaborierteren methodischen Ansätzen wie z. B. dem Facial Action Coding-System fanden jedoch eine insgesamt reduzierte mimische Aktivität sowohl bei depressiven als auch bei schizophrenen Patienten unabhängig von der Medikation (Berenbaum u. Oltmanns 1992; Gaebel u. Wölwer 1992; Krings et al. 1993). Schizophrene und depressive Patienten scheinen sich jedoch in der Häufigkeit der gezeigten Emotionen zu unterscheiden: Depressive Patienten zeigten mehr Ärger und Verachtung sowie weniger Freude (FACS; Berenbaum 1992; Ekman et al. 1997). Die verringerte mimische Aktivität bei depressiven Patienten war mit dem Ausmaß an Ängstlichkeit und Depressivität korreliert (Filmbildanalysen; Heimann 1973). Ängstlichkeit wurde auch im Zusammenhang mit einem sorgenvollen Gesichtsausdruck beobachtet (Videorating; Katz et al. 1993). Suizidale depressive Patienten zeigten eine reduziert Aktivität in der oberen Gesichtshälfte verglichen mit nicht-suizidalen depressiven Patienten (FACS; Heller u. Haynal 1997). Die Häufigkeit des Lächelns nahm während der Depression ab und bei Besserung wieder zu (FACS; Ellgring 1989b). Eine verringerte Anzahl mimischer Bewegungen sowohl bei depressiven als auch bei schizophrenen Patienten wurde auch durch computergestützte Verfahren der Mimikanalyse bestätigt. So fanden Katsikitis und Pilowsky (1991), dass medizierte depressive Patienten insgesamt weniger lächelten als gesunde Probanden. Medizierte schizophrene und depressive Patienten zeigten eine reduzierte mimische Aktivität insbesondere in der oberen Gesichtshälfte (innere Augenbraue) (Schneider et al. 1990).

Mittels Elektromyographie der Gesichtsmuskulatur wurde das mimische Verhalten von depressiven Patienten wiederholt untersucht. So konnte gezeigt werden, dass es bei depressiven Patienten während des willkürlichen Darstellens emotionaler, insbesondere fröhlicher Gesichtsausdrücke zu einer Abnahme der EMG-Aktivität kommt (M. zygomaticus, der die Mundwinkel bei einem Lächeln/Lachen hebt) (Schwartz et al. 1976a, b). Jedoch wurden auch gegensätzliche und negative Ergebnisse insbesondere in Bezug auf die EMG-Aktivität des M. corrugator supercilii, der die Augenbrauen zusammenzieht, berichtet (Whatmore u. Ellis 1959; Teasdale u. Bancroft 1977; Oliveau u. Willmuth 1979). Greden et al. (1986) fanden, dass die EMG-Aktivität des M. corrugator bei endogen Depressiven höher war als die bei nicht-endogen, eher neurotisch depressiven Patienten. Dies könnte der neurophysiologische Hintergrund für den »typischen« melancholischen Gesichtsausdruck sein: zusammengezogene Augenbrauen und Stirn (»Sorgenfalten«) bei eher hängenden Mundwinkeln (niedrige Zygomaticus-Aktivität) (Greden et al. 1985). Mit FACS wurde bei endogen Depressiven das stärkere Auftreten von »Traurigkeit« und »Verachtung« und weniger das von »ungefühlter Freude« als bei neurotisch Depressiven be-

obachtet (FACS; Ekman et al. 1997). Höhere initiale EMG-Aktivität im Bereich des Zygomaticus und des Corrugators prädiziert eher eine gute Response auf eine anschließende Antidepressiva-Behandlung als eine niedrige Aktivität (Carney et al. 1981; Greden et al. 1984). Unter Verwendung des FACS fanden Ekman et al. (1997), dass depressive Patienten, die zum Zeitpunkt der Aufnahme eine hohe Ausprägung an Verachtung und »ungefühlter Freude« zeigten, besonders schlecht auf die antidepressive Behandlung ansprachen. Deutlich wird hier auch in der Gegenüberstellung der Untersuchungsergebnisse mit EMG und FACS, dass diese beiden Messebenen inhaltlich kaum aufeinander bezogen werden können. ☐ Tabelle 5.1 fasst die bisherigen Untersuchungsergebnisse der Mimikanalyse depressiver Patienten nochmal zusammen.

Zusammenfassend muss gesagt werden, dass mithilfe unterschiedlicher Messverfahren nosologisch unspezifisch eine verringerte Anzahl mimischer Bewegungen sowohl bei depressiven als auch bei schizophrenen Patienten mit und ohne Medikation gefunden worden ist (Juckel 1998). Die Abgrenzbarkeit schizophrener, depressiver oder durch Psychopharmaka induzierter mimischer Auffällig-

☐ **Tabelle 5.1.** Übersicht über die bisher angewandten Verfahren und Untersuchungsergebnisse von Mimikanalysen depressiver Patienten

Verfahren	Ergebnis
Videorating	Reduzierte mimische Aktivität (insbesondere Mund, Auge, Augenbraue)
Filmbild-analysen	Reduzierte mimische Aktivität (korreliert zu Ängstlichkeit und Depressivität)
FACS	Reduzierte mimische Aktivität (weniger »Freude«, mehr »Ärger«, »Traurigkeit« und »Verachtung«; weniger »Lächeln«)
EMG	Abnahme der EMG-Aktivität (M. zygomaticus), Zunahme der EMG–Aktivität (M. corrugator supercilii)
Computer-gestützte Verfahren	Reduzierte mimische Aktivität (insbesondere in der oberen Gesichtshälfte (Augenbraue); weniger »Lächeln«)

keiten, die nicht nur dem Kliniker bei schwierigen differenzialdiagnostischen Fragen und damit therapeutischen Entscheidungen eine Hilfe sein könnte, sondern überhaupt erst die Brücke zu ätiologischen Aspekten schlagen würde, wurde mit den bisherigen mimikanalytischen Verfahren nur unzureichend untersucht, bzw. nicht gefunden.

5.5 Detailanalyse der Mimik depressiver Patienten

Eine Alternative zu den bisherigen Verfahren stellt die Detailanalyse mimischer Bewegungen dar. Solche Untersuchungen sind durch Hinweise motiviert, dass sich für einzelne psychiatrische Krankheitsgruppen spezifische Auffälligkeiten nur in den Detailabschnitten mimischer Bewegungen, z. B. in ihren Anfangsphasen, finden lassen (Cassaday et al. 1991). So fand Heimann die schnell einschießenden mimischen Bewegungen bei einem sonst ruhigen Gesicht charakteristisch für schizophrene Patienten (Heimann u. Spoerri 1957; Heimann 1966). Für die

Durchführung der Detailanalyse mimischer Ausdrucksbewegungen sind Verfahren zu wählen, die Detailabschnitte von Gesichtsbewegungen, hervorgerufen durch emotional eindeutige Stimuli, mit hoher Messgenauigkeit hinsichtlich räumlicher und zeitlicher Schärfe objektiv erfassen und einer quantitativen Auswertung zuführen können. Hierzu eignen sich vor allem aktive Messverfahren mit an bestimmten Stellen im Gesicht angebrachten Markern, die mit hoher Frequenz Licht oder Ultraschall aussenden und deren Position mit hoher räumlicher und zeitlicher Auflösung registriert werden können. Die Detailanalyse mimischer Bewegungen sollte im Rahmen eines Experiments durchgeführt werden, bei dem Emotionen nicht einfach vor- oder nachgestellt werden sollen, sondern durch Filmmaterial wirklich hervorgerufen und gefühlt werden sollen (experimentell induzierte Emotionen). Der äußerer Gefühlsausdruck in der Mimik kann dann mithilfe des hochauflösenden Messgeräts exakt erfasst werden.

In dem von uns entwickelten Ansatz (◘ Abb. 5.3; Juckel et al. 1999) erfolgt die Mimikanalyse mit ei-

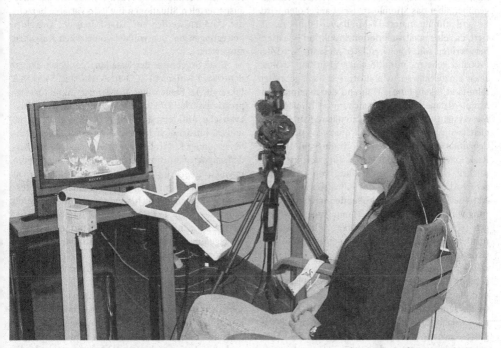

◘ **Abb. 5.3.** Versuchsaufbau der Detailanalyse mimischer Bewegungen: Probandin mit Ultraschallmarkern im Gesicht, Fernsehschirm zur Darbietung des emotionsinduzierenden Filmmaterials (»Mr. Bean«), Videokamera und Ultraschallmessaufnehmer. (Aus: Medizinreport Nr. 2/2000, S 10, mit freundlicher Genehmigung des Wort & Bild-Verlags, Baierbrunn)

nem aktiven Bewegungsmessgerät (CMS 70, ZE-BRIS). Teil des Messgeräts sind Ultraschall-Marker, deren Signale mit einer Messrate von max. 200 Hz/ Anzahl der Marker in Echtzeit aufgezeichnet und der volldigitalisierten Auswertung zugeführt werden. Dies erlaubt die exakte, dreidimensionale Bestimmung der räumlichen Koordinaten der Ultraschallmarker in zeitlicher Abfolge weniger Millisekunden mit einer räumlichen Auflösung von 0,1 mm. Das Rauschen des Messsystems liegt unterhalb dieser räumlichen Auflösung und stellt somit keine Fehlerquelle dar. Zudem können mithilfe eines Referenz-Markers störende Kopfbewegungen extrahiert werden. Die Ultraschallmarker werden am linken und rechtem Mundwinkel befestigt. Die Bewegung der Ultraschallmarker im Raum wird durch Aktivität des M. zygomaticus major et minor, M. risorius sowie M. depressor anguli oris verursacht. Außerdem werden zwei Ultraschallmarker am linken und rechten medialen unteren Augenrand angebracht. Hier wird Aktivität vor allem des M. orbicularis oculi aufgezeichnet. Alle genannten Muskeln werden über den N. fazialis innerviert.

Der Proband sitzt dem Ultraschallmessaufnahmer, einer Videokamera und einem Fernsehgerät gegenüber, über das Stimulusmaterial angeboten wird. Es wird Stimulusmaterial (»Mr. Bean«-Film) präsentiert, das eine positive Emotionsinduktion (»lustig«) hervorrufen soll. Nach erfolgter Messung wird der Proband gebeten, mithilfe einer visuellen Analogskala einzuschätzen, wie »lustig« er den gezeigten Film fand (Skala-Film). Während der maximal fünf Minuten dauernden Untersuchung wird über das Messsystem die mimische Aktivität registriert und gleichzeitig vom Gesicht des Untersuchten eine Videoaufnahme zur exakten Zuordnung emotionaler Reaktionen zu den Messdaten aufgezeichnet. Zusätzlich wird zur Unterscheidung von der mimischen Aktivität während des Films die motorische Aktivität im Gesicht der Probanden nach Aufforderung von willkürlichen Mund- und Augenbewegungen (»Mund auseinander ziehen«, »Augen zusammenkneifen«) registriert. Mithilfe eines Framecode-Generators und eines speziellen Videorekorders, der alle Spuren simultan aufzeichnen kann, werden der gezeigte Film, die Videoaufnahme des Probanden und die durch Ultraschall registrierte mimische Aktivität zeitlich exakt synchronisiert. Diese Anordnung erlaubt es, die Dynamik der mimischen Bewegung »Lachen« in enger Beziehung zum Stimulationsmaterial zu untersuchen.

Die mit diesem Messsystem erfasste mimische Aktivität wird mithilfe einer integrierten Software

(3DA) weiter analysiert. Die Messdaten werden hinsichtlich Messfehler korrigiert. Mögliche Fehler werden durch eine Filterung der Daten mithilfe spezieller Algorithmen, die eine gleitende Mittelung bei gleichzeitiger Datenaufzeichnung ermöglichen, auf ein vernachlässigbares Maß reduziert. Neben der sog. »Lachfrequenz« während des Films als Häufigkeitsmaß wird die mimische Bewegung »Lachen« in fünf durch mehrere voneinander unabhängige Normalpersonen vor Beginn der Messserie als besonders »lustig« charakterisierte Filmsequenzen ausgewertet. Für die Analyse der Lachbewegung, die durch 3DA und durch ein selbstentwickeltes Software-Programm als Messkurve in Raum und Zeit dargestellt wird, werden für jeden Ultraschallmarker die relativen Abstandsmaße und Winkel zum Referenzmarker sowie die Zeitmaße und hieraus u.a. die Anfangsgeschwindigkeit des Lachens (Regressionsgrade, Anfang bis Maximum der Auslenkung), die Stärke der räumlichen Auslenkung, die Dauer und Schnelligkeit des Abfalls der Lachbewegung (Rückkehrgeschwindigkeit) und die Latenz zwischen emotionalem Stimulus und Anfang der mimischen Reaktion (emotionale Reaktionszeit) bestimmt. Anschließend werden Mittelwerte aus allen ausgewerteten Situationen für jede Variable berechnet. Ähnlich werden auch die Daten der Gesichtsbewegungen bei den willkürmotorischen Aufgaben ausgewertet.

Erste Ergebnisse der Detailanalyse liegen für 30 depressive Patienten (ICD-10 F 31-33.x, 54,5±14,3 Jahre alt, 15 Frauen und 15 Männer, Hamilton-Depressionsskala:17,7±9,8 Punkte, alle mediziert (trizyklische Antidepressiva, SSRI, Lithium, Valproat) und 30 hinsichtlich Alter und Geschlecht gematchter, gesunder Kontrollen vor (Mergl et al. 2004). Beide Gruppen fanden den gezeigten »Mr. Bean«-Film ungefähr gleich lustig (9,6±4,5 versus 10,6±3,5 cm auf der Skala-Film; n.s.), jedoch lachten die depressiven Patienten deutlich weniger als die gesunden Probanden (11,4±7,6 versus 21,0±9,8-mal; p< 0,001). Bei den depressiven Patienten fand sich keine gegenüber den Gesunden signifikant verzögerte emotionale Reaktionszeit (linke Seite: 1,5±1,1 versus 1,2±0,5 s, n.s.; rechte Seite: 1,5±1,1 versus 1,2±0,5 s, n.s.).

Beim Lachen über den »Mr. Bean«-Film unterschieden sich die depressiven Patienten von den Kontrollen insbesondere in der Anfangsgeschwindigkeit. Diese war sowohl für die Mundwinkel- als auch die Augenmarker deutlich langsamer als die der gesunden Kontrollen (❏ Tabelle 5.2), ein Effekt, der vor allem auf die bei den Patienten in geringe-

Tabelle 5.2. Vergleich der Anfangs- und Rückkehrgeschwindigkeiten von Lachbewegungen depressiver Patienten mit gesunden Probanden zu einem positiven Stimulus (»Mr. Bean«-Film)

	Depressive Patienten	Gesunde Probanden	t-Test
Anfangsgeschwindigkeit [mm/s]			
Mund links	4,7±3,7	7,3±3,2	P=0,005
Mund rechts	4,6±3,0	7,1±3,7	P=0,006
Auge links	3,4±2,0	4,9±2,1	P=0,02
Auge rechts	3,2±1,9	4,7±3,0	P=0,05
Rückkehrgeschwindigkeit [mm/s]			
Mund links	2,8±2,1	2,5±2,0	n.s.
Mund rechts	2,8±1,4	3,1±2,8	n.s.
Auge links	2,5±1,7	2,4±3,9	n.s.
Auge rechts	2,4±1,1	1,8±1,2	n.s.

rem Ausmaß zurückgelegten Strecken zurückzuführen ist. Ein Seitenunterunterschied fand sich nicht. Die Anfangsgeschwindigkeiten der Mundwinkel war in beiden Gruppen schneller als die der Augen. Die Rückkehrgeschwindigkeiten der Lachbewegungen unterschieden sich nicht zwischen den depressiven Patienten und den gesunden Probanden (**Tabelle 5.2**). Die Anfangsgeschwindigkeit war bei den depressiven Patienten umso geringer, so ausgeprägter die Schwere der depressiven Symptomatik war. Sowohl der Summenwert der Fremdbeurteilung auf der Hamilton-Depressionsskala (Ham-D) als auch die Gesamtselbstbeurteilung durch den Patienten mit der VAS nach Aitken (1969) war negativ korreliert mit der Anfangsgeschwindigkeit insbesondere der linken Seite (**Tabelle 5.3**).

Bei 8 depressiven Patienten konnten Verlaufsdaten gewonnen werden. Mit Besserung der depressiven Symptomatik, gemessen mit der Hamilton-Depressionsskala, nahm die Anfangsgeschwindigkeit insbesondere der Augen zu ($r=0,83$, $p<0,05$). Bei den willkürmotorischen Aufgaben (»Mund auseinander ziehen", »Augen zusammenkneifen") wiesen die depressiven Patienten ebenfalls eine signifikant langsamere Anfangsgeschwindigkeit der Bewegungen auf als die gesunden Probanden (**Tabelle 5.4**). Die Anfangsgeschwindigkeiten bei den willkürmotorischen Aufgaben waren deutlich höher als die der unwillkürlich-emotionalen Motorik. Es fand sich bei diesen Aufgaben kein Unterschied zwischen den Anfangsgeschwindigkeiten von Auge und Mund im Gegensatz zu den Lachbewegungen.

Tabelle 5.3. Spearman-Korrelationskoeffizienten zwischen dem Summenscore der Hamilton-Depressionsskala (HAM-D) sowie der visuellen Analogskala (VAS, Aitken 1969) und den Anfangsgeschwindigkeiten der Lachbewegungen bei depressiven Patienten

Anfangs-geschwindigkeit	HAM-D	VAS
Mund links	–0,47*	–0,42*
Mund rechts	–0,37*	–0,29
Auge links	–0,30	–0,48*
Auge rechts	–0,40*	–0,33
*p < 0,05		

Tabelle 5.4. Vergleich der Anfangsgeschwindigkeiten von willkürlichen Bewegungen (»Mund auseinander ziehen« und »Augen zusammenkneifen«) depressiver Patienten mit gesunden Probanden

Anfangs-geschwin-digkeit willkürlich [mm/s]	Depres-sive Patienten	Gesunde Pro-banden	t-Test
Mund links	12,7±10,7	23,3±15,1	p=0,006
Mund rechts	12,6±7,9	24,9±14,9	p=0,002
Auge links	11,1±5,4	23,2±12,6	p=0,001
Auge rechts	12,3±7,3	24,1±12,0	p=0,001

5.6   Diskussion

Die Detailanalyse mimischer Bewegungen in einem emotionalen Induktionsexperiment ergab charakteristische Veränderungen depressiver Patienten gegenüber gesunden Kontrollpersonen insbesondere zu Beginn der Bewegung, wobei hier der Faktor der Medikation kritisch zu berücksichtigen ist. Die Anfangsgeschwindigkeit war signifikant geringer bei den depressiven Patienten als bei den Gesunden, was der klinisch bekannten psychomotorischen Hemmung entsprechen dürfte. Dies ist ein für depressive Patienten spezifisches Ergebnis, da schizophrene Patienten (insbesondere mit starker Negativsymptomatik) schnellere Anfangsgeschwindikeiten als gesunde Kontrollen aufweisen (Juckel u. Polzer 1998; Juckel et al. 1999). Insofern stellt die vorgestellte Methode der Detailanalyse mimischer Bewegungen ein Fortschritt gegenüber den bisherigen oben dargestellten Verfahren, die keine für depressive oder schizophrene Patienten spezifischen Ergebnisse erbringen konnten. Möglicherweise könnte also die Anfangsgeschwindigkeit mimischer Lachbewegungen für die oben angesprochenen differenzialdiagnostischen Fragestellungen dienlich sein. Diese subklinische Differenzierung mithilfe der Anfangsgeschwindigkeit könnte auch Rückschlüsse auf die Pathophysiologie psychiatrischer Störungen geben.

Während die Rückkehrgeschwindigkeit der depressiven Patienten sich nicht von der gesunder Kontrollen und schizophrener Patienten unterschied, scheint bei beiden Patientengruppen der Beginn mimischer Bewegungen gestört zu sein, bei den depressiven Patienten im Sinne einer Verlangsamung, bei den schizophrenen Patienten im Sinne einer Beschleunigung. Geht man davon aus, dass der Nucleus accumbens als sog. limbisch-motorisches Interface (Mogenson et al. 1980) eine zentrale Stellung in der Initiierung motorischer Programme einnimmt, so könnte man neurobiologisch spekulieren, dass ein Zuwenig oder ein Zuviel von Dopamin aus den hier ankommenden Fasern aus dem ventralen Tegmentum zu den genannten Veränderungen der Anfangsgeschwindigkeit bei den beiden Patientengruppen führt. Da die Detailanalyse mimischer Bewegungen ein quantitatives Messverfahren darstellt, könnte sie zukünftig mit anderen quantitativen Methoden wie z. B. der MRI-Volumetrie verknüpft werden, um der Neurobiologie mimischer Auffälligkeiten ein Stück näher zu kommen.

Die Verlangsamung am Beginn der Lachbewegung bei den depressiven Patienten könnte aber auch Folge der verminderten Wahrnehmungsfähigkeit emotionaler Stimuli insgesamt während der Krankheitsphase (Wexler et al. 1994) oder der verstärkten Wahrnehmung negativer statt positiver Emotionen (Hale 1998) sein, was sich klinisch in den Angaben der Patienten über Freudlosigkeit und Gefühl der Gefühllosigkeit widerspiegelt. Jedoch fand sich in der hier vorgestellten Studie, dass die affektive Wahrnehmung des Filmmaterials sich nicht signifikant zwischen den depressiven Patienten und gesunden Kontrollen unterschied. Auch das Umsetzen des Affekts in die entsprechende motorische Reaktion, wie mit der emotionalen Reaktionszeit gemessen, scheint bei den depressiven Patienten nicht verzögert zu sein. So legt die hier gefundene Verlangsamung der Anfangsgeschwindigkeit der unwillkürlichen und der willkürlichen Bewegungen die Vermutung nahe, dass offenbar weniger die affektive, als die motorische Seite von Gesichtsbewegungen bei depressiven Patienten gestört sein könnte. Im Gegensatz zu schizophrenen Patienten, die sich bei den willkürmotorischen Aufgaben hinsichtlich der Anfangsgeschwindigkeit nicht von gesunden Kontrollen unterschieden (Juckel et al. 1999), ergab sich bei den hier untersuchten depressiven Patienten gegenüber den gematchten Kontrollen deutlich langsamere Anfangsgeschwindigkeiten bei »Mund auseinander ziehen« und »Augen zusammenkneifen«.

Die generelle Verlangsamung sowohl der unwillkürlichen als auch der willkürlichen Bewegungen rückt die Depression in die Nähe des Morbus Parkinson, bei dem ebenfalls beide motorische Bereiche gestört sind. Auch für die Depression wird ein verminderter Dopamin-Stoffwechsel diskutiert (Ebert u. Lammers 1997). Neben der Einschränkung in der Willkürmotorik ist eine verminderte mimische Ausdrucksfähigkeit für Patienten mit Morbus Parkinson charakteristisch (Katsikitis u. Pilowsky 1988; Jacobs et al. 1995; Deuschl u. Goddemeier 1998). Diese bessert sich mit erfolgreicher Behandlung (Katsikitis u. Pilowsky 1996). Eine verringerte Lach- und Lächelfrequenz zu amüsanten Dias wurde sowohl für depressive als auch für Parkinson-Patienten gefunden (Katsikitis u. Pilowsky 1991). Bei Parkinson-Patienten ist die emotionale Wahrnehmung und die affektive Empfindung ungestört, aber sie können aufgrund der motorischen Einschränkung Emotionen nicht in gewohnter Weise ausdrücken. Es wäre angesichts der hier dargestellten Ergebnisse bei depressiven Patienten zu vermuten, dass dies möglicherweise auch auf depressive Patienten zutrifft. Typische Neuroleptika, also klassische Dopamin-Antagonisten, die ein Parkinsonoid, aber auch depressive Zustände induzieren können, führen zu einer Abnahme der Anfangsgeschwindigkeit mimischer Bewegungen (Juckel et al. 1999). Es ist geplant, die Parallelität von Depression und Morbus Parkinson unter der Verwendung der Detailanalyse der Mimik eingehender zu untersuchen.

Da die Anfangsgeschwindigkeit der Lachbewegungen sowohl bei den hier untersuchten depressiven Patienten als auch bei den schizophrenen Patienten (Juckel et al. 1999) eng mit dem jeweiligen psychopathologischen Zustand verknüpft ist, kann davon ausgegangen werden, dass es sich hierbei um eine Zustandsvariable handelt. Ein Monitoring und eine Objektivierung des Therapieverlaufs depressiver Patienten unter einer Pharmako- oder auch Psychotherapie wäre also mit diesem Parameter denkbar. Ein weiterer Befund war, dass die Schwere der Depressivität sowohl in der Fremd- als auch in der Selbstbeurteilungsskala besonders eng mit der Anfangsgeschwindigkeit der linken Gesichtshälfte korreliert war. Eine mimische Asymmetrie depressiver Patienten mit Betonung der linken Seite wurde auch in einer anderen Studie unter Verwendung der mimikanalytischen Methode des Videoratings gefunden (Yecker et al. 1999). Diese Lateralität ist bezüglich der gegenwärtig diskutierten Neurobiologie der Depression von Interesse. Aufgrund zahlreicher PET- und SPECT-Studien (Glucose-Metabolismus, Blutfluss) geht man heute von einer Minderaktivität der linken Hemisphäre insbesondere des präfrontalen Kortex mit einem relativen Überwiegen der Aktivität der rechten Hemisphäre bei depressiven Patienten aus (Soares u. Mann 1997). Während die linke Hemisphäre vor allem an der Entstehung positiver Emotionen beteiligt ist, ist die rechte Hemisphäre vorrangig in der Regulation negativer Emotionen involviert (Sackeim et al. 1982). Diese sog. Valenztheorie der Emotionen wurde u. a. auch durch eine EMG-Studie der mimischen Aktivität gestützt: Schwartz et al. (1979) fanden, dass bei dem unwillkürlichen Hervorbringen von Emotionen positive Emotionen stärkere Aktivitäten der Gesichtsmuskulatur der rechten Seite und negative Emotionen stärkere Aktivitäten der Muskulatur der linken Seite bewirkten. Vor diesem Hintergrund wäre erklärlich, warum bei depressiven Patienten mit ihrem Überwiegen von negativen Emotionen, bzw. von negativer Verarbeitung auch von positiven Stimuli, eine enge Beziehung der Schwere der depressiven Symptomatik mit Auffälligkeiten des mimischen Emotionsausdrucks der linken Gesichtshälfte besteht.

Zusammenfassend lässt sich sagen, dass mit der hier vorgestellten Methode der Detailanalyse mimischer Bewegungen ein Instrument entwickelt werden konnte, das erlaubt, im Gegensatz zu den bisherigen Verfahren subklinische spezifische Auffälligkeiten in der Mimik depressiver Patienten sicher zu erfassen. Damit können nicht nur wichtige differenzialdiagnostische Aussagen über die expressive Seite der Emotionalität und Affektivität depressiver Patienten getroffen werden, sondern auch, da offenbar bei depressiven Patienten vor allem die motorische Seite der Mimik gestört ist, Rückschlüsse auf die Pathophysiologie depressiver Störungen gezogen werden, die die Depression in die Nähe des Morbus Parkinson rücken.

Literatur

Aitken RCB (1969) Measuring of feelings using visual analogue scales. Proc R Soc Medicine 62:989–993
Berenbaum H (1992) Posed facial expression of emotion in schizophrenia and depression. Psychol Med 22:929–937
Berenbaum H, Oltmanns TF (1992) Emotional experience and expression schizophrenia and depression. J Abnorm Psychol 101:37–44
Bleuler E (1911) Lehrbuch der Psychiatrie. Springer, Berlin
Bowlby J (1975) Bindung – Eine Analyse der Mutter-Kind-Beziehung. Kindler, München
Cannon WB (1927) The James-Lange theory of emotions: A critical examination and an alternative theory. Am J Psychol 39:106–124
Carney RM, Hong BA, O'Connell MF, Amado H (1981) Facial electromyography as a predictor of treatment outcome in depression. Br J Psychiatry 138:485–489
Cassaday HJ, Hodges H, Gray JA (1991) The effects of pharmacological and neurotoxic manipulation of serotonergic activity on latent inhibition in the rat: implications for the neural basic of acute schizophrenia. In: Cassano GB, Akiskal HS (eds) Serotonin-related psychiatric syndromes: clinical and therapeutic links. Royal Society of Medicine Services Limited, London, pp 99–106
Darwin CR (1872) The expression of emotions in man and animals. John Murray, London
Deuschl G, Goddemeier C (1998) Spontaneous and reflex activity of facial muscles in dystonia, Parkinson's disease, and in normal subjects. J Neurol Neurosurg Psychiatry 64:320–324
Ebert D, Lammers CH (1997) Das zentrale dopaminerge System und Dopamin. Nervenarzt 68:545–555
Ekman P (1993) Facial expression and emotion. Am Psychologist 48:384–392
Ekman P, Friesen WV (1978) Facial Action Coding System. Consulting Psychologists Press, Palo Alto
Ekman P, Davidson RJ (1993) Voluntary smiling changes regional brain activity. Psychol Sci 4:342–345

Ekman P, Hager JC, Friesen WV (1981) The symmetry of emotional and deliberate facial actions. Psychophysiology 18:101–106

Ekman P, Friesen W, O'Sullivan M (1988) Smiles when lying. J Pers Soc Psychol 54:414–420

Ekman P, Davidson RJ, Friesen WV (1990) The Duchenne smile: Emotional expression and brain physiology II. J Pers Soc Psychol 58:342–353

Ekman P, Matsumoto D, Friesen WV (1997) Facial expression in affective disorder. In: Ekman P, Rosenberg EL (eds) What the face reveals. Oxford University Press, New York, pp 331–342

Ellgring H (1989a) Facial expression as a behavioral indicator of emotional states. Pharmacopsychiat 22 (Suppl):23–28

Ellgring H (1989b) Nonverbal communication in depression. Cambridge University Press, Cambridge, MA

Fried I, Wilson CL, MacDonald KA, Behnke EJ (1998) Electric current stimulates laughter. Nature 391:650

Gaebel W, Wölwer W (1992) Facial expression and emotional face recognition in schizophrenia and depression. Eur Arch Psychiatry Clin Neurosci 242:46–52

Greden JF, Price HL, Genero N, Feinberg M, Levine S (1984) Facial EMG activity levels predict treatment outcome in depression. Psychiatry Res 13:345–352

Greden JF, Genero N, Price HL (1985) Agitation-increased electromyogram activity in the corrugator muscle region: A possible explanation of the »omega sign«? Am J Psychiatry 142:348–351

Greden JF, Genero N, Price L, Feinberg M, Levine S (1986) Facial electromyography in depression. Arch Gen Psychiatry 43:269–274

Hale III WW (1998) Judgement of facial expression and depression persistence. Psychiatry Res 80:265–274

Heimann H (1966) Die quantitative Analyse mimischer Bewegungen und ihre Anwendung in der Pharmako-Psychologie. Arzneimittelforschung 16:294–297

Heimann H (1973) Psychobiological aspects of depression. In: Kielholz P (ed) Masked depression. Huber, Bern, pp 32–51

Heimann H, Spoerri T (1957) Das Ausdruckssyndrom der mimischen Desintegrierung bei chronischen Schizophrenen. Schweiz Med Wochenschr 35/36:1126–1132

Heller M, Haynal V (1997) Depression and suicide faces. In: Ekman P, Rosenberg EL (eds) What the face reveals. Oxford University Press, New York, pp 398–413

Jacobs DH, Shuren J, Bowers D, Heilmann KM (1995) Emotional facial imagery, perception, and expression in Parkinson's disease. Neurology 45:1696–1702

James W (1884) What is emotion. Mind 4:188–204

Jaspers K (1913) Allgemeine Psychopathologie. Springer, Berlin

Juckel G (1998) Motorik. In: Hegerl U (Hrsg) Neurophysiologische Untersuchungen in der Psychiatrie. Springer, Wien, S 163–189

Juckel G, Polzer U (1998) Abnormal facial activity in chronic schizophrenic patients – a pilot study. German J Psychiatry 1:6–8

Juckel G, Präßl A, Froschmayer S, Mavrogiorgou P, Tigges P, Möller HJ, Hegerl U (1999) »Im Gesicht lesen lernen« – Mimikanalyse schizophrener Patienten. In: Machleidt W, Haltenhof H, Garlipp P (Hrsg) Schizophrenie – eine affektive Erkrankung? Schattauer, Stuttgart, S 127–134

Katsikitis M, Pilowsky I (1988) A study of facial expression in Parkinson's disease using a novel microcomputer-based method. J Neurol Neurosurg Psychiatry 51:362–366

Katsikitis M, Pilowsky I (1991) A controlled quantitative study of facial expression in Parkinson's disease and depression. J Nerv Ment Dis 179:683–688

Katsikitis M, Pilowsky I (1996) A controlled study of facial mobility treatment in Parkinson's disease. J Psychosom Res 40:387–39

Katz MM, Wetzler S, Cloitr M, Swann A, Secunda S, Mendels J, Robins E (1993) Expressive characteristics of anxiety in depressed men and women. J Aff Disorders 28:267–277

Kraepelin E (1883) Lehrbuch der Psychiatrie. Abel, Leipzig

Kring AM, Kerr SL, Smith DA, Neale JM (1993) Flat affect in schizophrenia does not reflect diminished subjective experience of emotions. J Abnorm Psychol 102:507–517

Leonhard K (1997) Der menschliche Ausdruck in Mimik, Gestik und Phonik. Psychiatrische Klinik, Würzburg

Levenson RW, Ekman P, Friesen WV (1990) Voluntary facial action generates emotion-specific autonomic nervous system activity. Psychophysiology 27:363–384

Mergl R, Mavrogiorgou P, Hegerl U, Juckel G (2004) Kinematical analysis of emotionally induced facial expressions: A novel tool to investigate hypomimia in patients suffering from depression. J Neurol Neurosurg Psychiatry (im Druck)

Mogenson GJ, Johnes DL, Yim CC (1980) From motivation to action: functional interface between the limbic system and the motor system. Prog Neurobiol 14:69–97

Oliveau D, Willmuth R (1979) Facial muscle electromyography in depressed and nondepressed hospitalized subjetcs: a partial replication. Am J Psychiatry 136:548–550

Pfau B (1994) Körpersprache der Depression. Schattauer, Stuttgart

Rogers D (1992) Motor disorder in psychiatry – Towards a neurological psychiatry. Wiley, Chichester

Sackeim HA, Greenberg MS, Weiman AL, Gur RC, Hungerbuhler JP, Geschwind N (1982) Hemispheric asymmetry in the expression of positive and negative emotions: neurologic evidence. Arch Neurol 39:210–218

Schelde JTM (1998) Major depression: Behavioral markers of depression and recovery. J Nerv Ment Dis 186:133–140

Schiefenhöfel W (1989) Vom physiologischen Reflex zur Botschaft – Über evolutionsbiologische Zwänge und semiotische Entwicklungslinien in der menschlichen Mimik. In: Hippius H, Rüther E, Schmauß M (Hrsg) Katatone und dyskinetische Syndrome. Springer, Berlin Heidelberg New York, S 27–39

Schneider F, Heimann H, Himmer W, Huss D, Mattes R, Adam N (1990) Computer-based analysis of facial action in schizophrenic and depressed patients. Eur Arch Psychiatry Clin Neurosci 240:67–76

Schwartz G, Fair PL, Salt P, Mandel MR, Klerman GL (1976a) Facial expression and imagery in depression: An electromyography study. Psychosom Med 38:337–347

Schwartz G, Fair PL, Salt P, Mandel MR, Klerman GL (1976b) Facial muscle patterning to affective imagery in depressed and nondepressed subjects. Science 192:489–491

Schwartz GE, Ahern GL, Brown SL (1979) Lateralized facial muscle response to positive and negative emotional stimuli. Psychophysiology 16:561–571

Sloan DM, Strauss ME, Quirk SW, Sajatovic M (1997) Subjective and expressive emotional responses in depression. J Aff Disorders 46:135–141

Soares JC, Mann JJ (1997) The functional neuroanatomy of mood disorders. J Psychiatr Res 31:393–432

Teasdale JD, Bancroft J (1977) Manipulation of thought content as a determinant of mood and corrugator electromyographic activity in depressed patients. J Abnorm Psychol 86:235–241

Troisi A, Moles A (1999) Gender differences in depression: an ethological study of nonverbal behavior during interviews. J Psychiatric Res 33:243–250

Ulrich G, Harms K (1985) A video analysis of the non-verbal behavior of depressed patients before and after treatment. J Aff Disorders 9:63–67

Wexler BE, Levenson L, Warrenburg S, Price LH (1994) Decreased perceptual sensitivity to emotion-evoking stimuli in depression. Psychiatry Res 51:127–138

Whatmore GB, Ellis RM (1959) Some neurophysiologic aspects of depressed states – an electromyographic study. Arch Gen Psychiatry 1:86–96

Wittgenstein L (1980) Philosophische Untersuchungen. Suhrkamp, Frankfurt

Yecker S, Borod JC, Brozgold A, Martin C, Alpert M, Welkowitz J (1999) Lateralization of facial emotional expression in schizophrenic and depressed patients. J Neuropsychiatry Clin Neurosci 11:370–379

Zepf S, Ullrich B, Hartmann S (1998) Affekt und mimisches Verhalten. Psychother Psychosom Med Psychol 48:156–167

Veränderungen der Sprechmotorik

Hans H. Stassen

Teile dieses Beitrags basieren auf der Monographie »Affekt und Sprache« (Stassen 1995), die als Band 79 der **Monographien aus dem Gesamtgebiete der Psychiatrie**, herausgegeben von H. Hippius, München, W. Janzarik, Heidelberg und C. Müller, Onnens (VD), im Springer Verlag erschienen ist.

6.1 Einleitung

Es gehört zu den täglichen Erfahrungen eines jeden Psychiaters, dass sich beim Auftreten einer depressiven Erkrankung die »normale« Sprache[1] der betroffenen Person zum »Abnormalen« hin verändert, dass solche Veränderungen in Abhängigkeit von der Schwere der Erkrankung über die Zeit fluktuieren und dass sich bei einem Teil der Patienten die Sprache mit Abklingen der Erkrankung wieder völlig normalisiert. Bei einem anderen Teil der Patienten persistieren die Veränderungen der Sprache

[1] Unter »Sprache« wird hier die stimmliche Äußerung einer Person verstanden mit ihren verbalen und nonverbalen Anteilen, so wie sie dem Außenstehenden zugänglich ist. Mit »Sprechen« bezeichnen wir hingegen den aktiven Prozess der Sprachproduktion

über längere Zeit, trotz Abklingens der akuten Symptomatik. Schon Kraepelin (1921) hat eine anschauliche Beschreibung der veränderten Sprache depressiver Patienten gegeben: »Die Patienten sprechen leise, langsam, zögernd, monoton, manchmal stotternd, flüsternd, nehmen mehrere Anläufe, um ein Wort herauszubringen, oder brechen mitten in einem Satz ab. Sie werden stumm, einsilbig und vermögen nicht länger zu sprechen«.

Durch die depressive Erkrankung verändert sich aber nicht nur die Sprache eines Patienten, sondern auch die Klangfarbe seiner Stimme, die durch die Verteilung und Intensität der in der Stimme mitschwingenden Obertöne zur normalen Sprechstimmlage bestimmt wird. Was »Klangfarbe« ausmacht, hat bereits vor mehr als 150 Jahren J. Müller (1840) auf eindrückliche Weise beschrieben: »Der Unterschied der Klangfarbe beruht auf der Schwingungsform. Wenn man nacheinander dieselbe Note von einem Klavier, einer Geige, einer Flöte und einer menschlichen Stimme angegeben hört, so lässt sich trotz gleicher Tonstärke und gleicher Tonhöhe der Klang dieser Instrumente auseinander halten. Die Abänderungen der Klangfarbe sind unendlich mannigfaltig, denn, abgesehen von der langen Reihe musikalischer Instrumente und der verschiedenen Ausführungen des gleichen Instruments, kann dieselbe Note zuweilen selbst auf demselben Instrument mit weit verschiedener Klangfarbe erzeugt werden. (zitiert nach Pfau 1973, p. 49)«.

Charakteristische Veränderungen in der Sprache und der Klangfarbe der Stimme sind nicht auf Depressionen beschränkt, sondern finden sich bei allen affektiven Erkrankungen und auch bei Psychosen, wie den Schizophrenien, wo eine affektive Komponente häufig vorhanden ist, aber durch die akute produktive Symptomatik überdeckt wird. Bei psychotischen Erkrankungen kommen jedoch zu den **nonverbalen** Veränderungen in der Sprache und der Klangfarbe der Stimme noch **verbale** Abnormalitäten hinzu, die sich u. a. in Syntax, Semantik und inhaltlicher Kohäsion widerspiegeln.

Dass sich die »normale« Sprache bei affektiven Erkrankungen verändert, ist nahe liegend, denn fast der gesamte menschliche Körper ist bei der Sprachproduktion direkt oder indirekt beteiligt. Die prinzipielle Entscheidung über eine sprachliche Äußerung fällt, zum Beispiel als Resultat eines kognitiven Prozesses oder einer emotionalen Reaktion, im zerebralen Kortex. Dort entsteht die »Idee« für die passende Formulierung, für die zeitliche Gliederung des Sprachflusses, für die selektive Betonung von Worten, für die Satzmelodie und für den Klang der einzelnen Silben. Hernach müssen eine Vielzahl motorischer Kerne aktiviert werden, bevor es zur eigentlichen Klangerzeugung kommt, die die koordinierte Aktion verschiedener Muskeln, Organe und bestimmter Strukturen von Bauch, Brustkorb, Hals und Kopf erfordert (vgl. Sataloff 1992; Stassen 1995).

Neben Körperhaltung und Atmung sind es vor allem Stress und Emotionen, die Sprache und Klangfarbe der Stimme nachhaltig und auf charakteristische Weise verändern können. Dies ist unmittelbar einsichtig, denn Emotionen und Stress sind das Ergebnis »systemischer« Reaktionen des Organismus auf die unablässig auf ihn einströmenden internen und externen Reize (Scherer 1984). Form und Intensität der Reaktionen hängen dabei nicht nur von der Art der Reize, sondern auch von der Ausgangslage des Organismus ab und umfassen autonome Veränderungen (Herzschlag, Blutdruck, Atemmuster, Pupillen, gastrointestinale Reaktionen), kortikale Erregung, Hormonsekretion, chemische Zusammensetzung von Körperflüssigkeiten, Muskelspannung (Tremor), Körperhaltung und Bewegungsabläufe. Auch Affekte verändern Sprache und Klangfarbe der Stimme in hohem Maße. Affekte gehen auf innere Prozesse zurück, die für elementare Zustandsgrößen eines Organismus, wie Lebenswille, Lebensfreude, Energie, Neugier, Antrieb, Müdigkeit, Interesselosigkeit, Trauer, Apathie, aber auch Angst und Aggression verantwortlich sind. Affekte werden durch Emotionen kommuniziert, denn Emotionen haben über das Einleiten adäquater »systemischer« Reaktionen auf auslösende Reize hinaus vor allem die Funktion eines impliziten oder expliziten sozialen Signals und dienen der Mitteilung von Handlungsabsichten auf nonverbalem Wege (**das macht mir Spaß«, »lasst uns zusammen etwas unternehmen«, »lasst mich in Ruhe«, »du regst mich auf«, »das ist aber schrecklich«, »du hast mich überrascht«, »ihr solltet mich aufmuntern«**). Umgekehrt lassen sich Affekte durch externe Reize und dadurch ausgelöste Emotionen initiieren, verstärken oder abschwächen, wie dies beispielsweise bei Aggressionen zu beobachten ist.

Im Falle von affektiven Erkrankungen, wie schweren Depressionen, spielen vermutlich nicht nur Störungen elementarer Prozesse eine Rolle, sondern es liegen auch Beeinträchtigungen auf der emotionalen Ebene und im kognitiven Bereich vor. So ist es bei schwer depressiven Patienten kaum mehr möglich, Lebensfreude und Interesse zu wecken (man »erreicht« diese Patienten nicht mehr), während dies bei einem niedergeschlagenen, müden, aber gesunden Menschen innerhalb weniger Sekunden gelingen kann (Stassen 1995). In der Psychiatrie sind deshalb Veränderungen der Sprache eines Patienten, die über das normale Maß hinausgehen, wichtige Informationsquellen, wenn es darum geht, die Schwere einer affektiven Erkrankung oder Veränderungen im Zustandsbild des Patienten klinisch einzuschätzen. Darüberhinaus erlaubt die Art der beobachteten Veränderungen der Sprache auch eine gewisse diagnostische Klassifikation, so zum Beispiel die Unterscheidung zwischen retardierter und agitierter Depression.

Obwohl Psychiater in ihrer täglichen Arbeit implizit »Sprachanalysen« bei ihren Patienten durchführen, ist den wenigsten bewusst, welche Merkmale der Sprache sie dabei auswerten. Hinzu kommt eine beträchtliche subjektive Komponente bei der Interpretation solcher Merkmale, die von der aktuellen persönlichen Verfassung des Beurteilers abhängen. Es hat deshalb schon seit geraumer Zeit Versuche gegeben, Veränderungen der Sprache und der Klangfarbe psychiatrischer Patienten einer objektiven Messung zugänglich zu machen. Die ersten Ansätze gehen auf Hargreaves und Starkweather (1964, 1965) zurück, die vorschlugen, Veränderungen im affektiven Zustand von hospitalisierten psychiatrischen Patienten mittels computerisierter Stimmanalysen zu erfassen. Zu diesem Zweck führten die Autoren standardisierte psychiatrische Explorationen mit 8 Patienten über die gesamte Zeit ihrer Hospitalisation durch. Während dieser Explorationen wurden Sprachaufnahmen aufgezeichnet, aus denen die Autoren dann Langzeitspektren mit einer Auflösung von Drittoktavbändern bestimmten (»Klangfarbe der Stimme«). Diese Spektren bildeten mit zwei Psychopathologie-Skalen die Grundlage für multiple Regressionen, die für einige Patienten gute bis befriedigende Voraussagen über den Verlauf der Erkrankung ermöglichten.

Spektralanalysen zerlegen die tonale Zusammensetzung eines Klanges, z. B. den Klang einer sprachlichen Äußerung, in die im Klang enthaltenen Einzeltöne und erlauben deren Quantifizierung. Das aus einer Spektralanalyse resultierende »Spektrum« gibt die Verteilung und Intensitäten der Einzeltöne wieder, wobei die Klangfarbe durch die Lage, Höhe und Bandbreite der Maxima innerhalb des Spektrums bestimmt ist. Akustische Gesetzmäßigkeiten legen die relative Lage der Maxima zueinander fest. Dies wird deutlich, wenn man Vokale einer tonalen Spektralanalyse unterzieht: Vokale sind durch »natürliche« Obertonreihen gekennzeichnet, die

auf dem Grundton aufbauen und zwar unabhängig von der Tatsache, dass Männer (◘ Abb. 6.1 a) im Mittel eine Oktave tiefer sprechen als Frauen (◘ Abb. 6.1 b).

In den ◘ Abb. 6.1 a und b sind die Spektren des Vokales »A«, gesprochen von einem männlichen und einem weiblichen Sprecher, im Frequenzbereich 64–8192 Hz mit äquidistanter Vierteltonauflösung (x-Achse) dargestellt, während für die Intensität der Töne (y-Achse) ein logarithmischer Maßstab gewählt wurde. Wegen der tonalen Darstellung erscheinen Oktaven (Frequenzverdopplung) auf der Frequenzachse gleichabständig, d. h. jeweils 24 Vier-

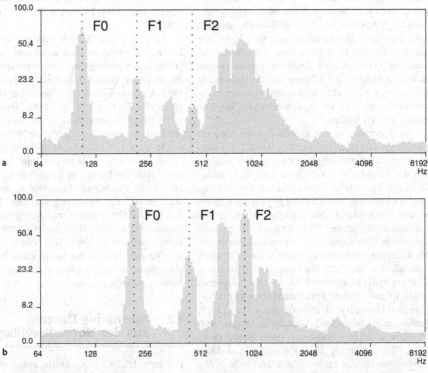

◘ Abb. 6.1. a Amplitudenspektrum des Vokales »A« eines männlichen Sprechers. Auf der x-Achse sind die 7 Oktaven des Frequenzbereiches 64–8192 Hz bei äquidistanter Vierteltonauflösung aufgetragen, während für die Darstellung der Intensität der einzelnen Töne (y-Achse) ein logarithmischer Maßstab gewählt wurde. Oktavabstände zum Grundton 102 Hz (»gis«) sind durch Strichmarkierungen gekennzeichnet. Lage und Intensität der Obertöne sind individuell sehr verschieden und bestimmen den Klang einer Stimme. Durch affektive Erkrankungen bedingte Klang-Veränderungen lassen sich auf diesem Wege quantifizieren. b Amplitudenspektrum des Vokales »A« einer weiblichen Person. Auf der x-Achse sind

die 7 Oktaven des Frequenzbereiches 64–8192 Hz bei äquidistanter Vierteltonauflösung aufgetragen, während für die Darstellung der Intensität der einzelnen Töne (y-Achse) ein logarithmischer Maßstab gewählt wurde. Oktavabstände zum Grundton 203 Hz (»gis«) sind durch Strichmarkierungen gekennzeichnet. Lage und Intensität der Obertöne sind individuell sehr verschieden und bestimmen den Klang einer Stimme. Durch affektive Erkrankungen bedingte Klang-Veränderungen lassen sich auf diesem Wege quantifizieren. Die Sprechstimmlage der Frauen liegt im Mittel eine Oktave über der der Männer

teltöne sind in jeder der 7 Oktaven 64–128 Hz, 128–256 Hz, ... 4096–8192 Hz enthalten. Beim männlichen Sprecher liegt der Grundton bei etwa 102 Hz (GIS), der erste Oberton liegt eine Oktave höher, der zweite Oberton ist die Quinte über dem ersten Oberton, der nächste Oberton ist die zweite Oktave über dem Grundton. Als weitere Obertöne erkennt man Quarte, Quinte und dritte Oktave. Analoges gilt für die Sprecherin.

Der durch den »phonischen Nullpunkt« definierte Grundton wird von gesunden Sprechern durch Verändern der Spannung an den Stimmbändern, unterstützt durch Unterkiefer, Zunge und Lippen, auf mannigfaltige und individuell sehr unterschiedliche Weise variiert (Intonation). Die Lage der Obertöne in Bezug auf den sich stetig verändernden Grundton ist nicht willkürlich, sondern folgt physikalischen Gesetzen und verschiebt sich gleichsinnig mit dem Grundton. Bei affektiv erkrankten Personen sind deutliche Veränderungen in der Klangfarbe der Stimme und der Intonation festzustellen, die in einer standardisierten Versuchsanordnung mithilfe von Spektralanalysen objektiv erfasst werden können.

Im Anschluss an die grundlegenden Arbeiten von Hargreaves und Starkweather (1964, 1965) konzentrierten sich nachfolgende Autoren aber weniger auf die Klangfarbe der Stimme und ihre Veränderungen im Verlaufe einer affektiven Erkrankung, sondern befassten sich vor allem mit der Sprechpausenzeit, d.h. die Länge der Stummzeit zwischen zwei aufeinander folgenden Worten, denn die psychomotorische Verlangsamung als charakteristisches Merkmal der Affekterkrankungen (Rice et al. 1969; Hinchcliffe et al. 1971; Blackburn 1975; Nelson u. Charney 1981; Widlocher 1983; Avery u. Silverman 1984) ist mit diesem Sprachparameter signifikant korreliert (Szabadi et al. 1976; Greden u. Caroll 1980; Szabadi u. Bradshaw 1983; Bouhuys u. Alberts 1984; Bouhuys u. Mulder-Hajonides 1984; Hardy et al. 1984; Klos u. Ellgring 1984; Hoffmann et al. 1985; Lewis 1988; Greden 1993; Sobin u. Sackheim 1993). Die entsprechenden Studien haben zwar gezeigt, dass die Sprechpausenzeit bei affektiv erkrankten Patienten im Allgemeinen länger ist als bei gesunden Kontrollpersonen, hinsichtlich der Subklassifizierung von Affekterkrankungen waren die Ergebnisse aber widersprüchlich.

Neben der Sprechpausenzeit waren es dann die mittlere Sprechstimmlage und ihre Variabilität, die im Zusammenhang mit affektiven Erkrankungen untersucht wurden (Leff u. Abberton 1981; Nilsonne 1987, 1988; Nilsonne et al. 1988; Flint et al. 1993).

Auch hier fand man bei den affektiv erkrankten Patienten eine reduzierte Variabilität im Vergleich zu den gesunden Kontrollpersonen, ohne dass aber die erhoffte Subklassifikation der Affekterkrankungen gelang. Offensichtlich sind in dieser Frage einzelne Sprachparameter, wie Sprechpausenzeit und mittlere Sprechstimmlage, für sich alleine genommen nicht ausreichend, um die interindividuellen Unterschiede zwischen Patienten mit gleichem psychopathologischen Zustandsbild aufzulösen. Multivariate Ansätze, das heißt die gleichzeitige Auswertung mehrerer Sprachparameter, erscheinen daher besser geeignet, nicht nur die diagnostische Kategorien, sondern auch die Schwere der Erkrankung zu erfassen (Popescu et al 1991; Kuny u. Stassen 1993; Stassen et al. 1995; Püschel et al. 1998; France et al. 2000).

Methoden und Technik wurden seit den ersten Lösungsansätzen von Hargreaves und Starkweather (1963) durch verschiedene Forschergruppen beständig verbessert (Darby u. Hollien 1977; Teasdale et al. 1980; Andreasen et al. 1981; Greden et al. 1981; Alpert 1983; Godfrey u. Knight 1984; Hoffmann et al. 1985; Nilsonne 1988; Ruiz et al. 1990; Flint et al. 1993; Greden 1993; Kuny u. Stassen 1993; Cummings u. Clements 1995; Püschel et al. 1998; France et al. 2000). Insbesondere konnte gezeigt werden, dass der Verlauf der Besserung unter Antidepressiva, erfasst durch Psychopathologie-Skalen, sehr eng mit dem Verlauf der Besserung korreliert ist, wie er durch objektive Sprachparameter gemessen wird (Tolkmitt et al. 1982; Helferich et al. 1984; Renfordt 1989; Stassen et al. 1998). Trotz dieser klaren Fortschritte gibt es aber bis heute keine kommerziell verfügbaren Geräte, die sich in der psychiatrischen Routine einsetzen lassen.

6.2 Normative Daten aus der Normalbevölkerung

Die menschliche Stimme besitzt ausgeprägte individuelle Merkmale, die stabil über die Zeit sind und die es erlauben, Sprecher anhand ihrer Stimme zu identifizieren. Neben diesen stabilen sprecherspezifischen Charakteristiken gibt es rasch fluktuierende Merkmale, die die momentane psychische Verfassung des Sprechers, d.h. seine Stimmung, widerspiegeln. Solche Merkmale sind meist nur schwer zu unterdrücken oder willentlich zu steuern und werden, falls vom Sprecher beeinflussbar, auch gezielt eingesetzt, um Gefühle mittels Emotionen mitzuteilen. Daher ist es ohne weiteres möglich, eine

Person am Telefon bereits nach wenigen Sekunden Gesprächsdauer wieder zu erkennen und zu wissen, ob diese Person guter oder schlechter Laune ist. Mit anderen Worten, die mit der menschlichen Stimme übermittelten nonverbalen Informationen umfassen eine langzeitstabile, weitgehend unveränderliche »Trait-Komponente«, der eine in hohem Maße zustandsabhängige, kurzzeitfluktuierende »State-Komponente« überlagert ist. Die »State-Komponente« gibt die natürliche Bandbreite stimmlicher Veränderungen wieder und umfasst damit auch normale Stimmungsschwankungen. Im Falle von Patienten mit affektiven Erkrankungen geht es hingegen um länger andauernden, über das normale Maß hinausgehende stimmliche Veränderungen, die auf Störungen des Affekts beruhen. Im Mittelpunkt des Interesses stehen dabei Sprachfluss (stockend–übersprudelnd), Lautstärke (leise–laut) und ihre dynamische Variation, Sprechstimmlage (tief–hoch), Intonation (monoton–ausdrucksvoll), sowie Verteilung und Intensität von Obertönen, die die Klangfarbe der Stimme beeinflussen (dumpf–hell, kalt–warm, spitz–volltönend). Tatsächlich verbindet man intuitiv eine leise, monotone, ausdruckslose, klangarme Sprache mit einem niedergeschlagenen, müden, depressiven Menschen und bringt eine überlaute, abrupte Sprache mit Aggressivität, Wut, Angst oder psychotischem Geschehen in Verbindung. Die langsame, zögernde, stotternde, mehrere Anläufe nehmende, mitten im Satz abbrechende Sprache schwer depressiver Patienten erlaubt keinen normalen Sprachfluss, sodass hier neben der verlangsamten Artikulation vor allem die zahlreichen Unterbrechungen bei der Sprachproduktion deutlich über das normale Maß an Sprechpausen hinausgehen und so die Sprache verändern.

Für Sprachanalysen im Hinblick auf psychiatrische Anwendungen ist es naturgemäß unerlässlich, zwischen »natürlichen« Fluktuationen und »signifikanten« Veränderungen im Sprechverhalten und in der Klangfarbe der Stimme unterscheiden zu können. Das heißt, man ist in erheblichem Maße auf normative Daten aus der Normalbevölkerung angewiesen, die es erlauben, eine Grenze zu ziehen zwischen »normaler« und »abnormaler« Sprache, zwischen »zufälligen« und »überzufälligen« Veränderungen, und zwar in Abhängigkeit von Alter, Geschlecht und Schulbildung. Pionierarbeit in Bezug auf normative Daten wurde von verschiedenen Forschergruppen geleistet. Diese betreffen
(1) altersbedingte Veränderungen in der Grundfrequenz der Stimme bei Männern und Frauen (Mysak 1959; Hollien u. Shipp 1972; Stoicheff

1981; Ramig u. Ringel 1983; Pegoraro-Krook 1988),
(2) Variationsbreite der Grundfrequenz (Colton u. Hollien 1972; Hollien u. Jackson 1973; Ramig u. Ringel 1983; Gelfer 1989),
(3) Tagesschwankungen (Garrett u. Healey 1987),
(4) Veränderungen bei Rauchern (Gilber u. Weismer 1974) und
(5) Emotionen (Levin u. Lord 1975).

Im Hinblick auf systematische Untersuchungen an psychiatrischen Patienten haben Stassen und Bomben (1988) und Stassen (1991) eine normative Studie an gesunden Erwachsenen aus der Normalbevölkerung, stratifiziert nach Geschlecht, Alter und Ausbildung, durchgeführt. Das Design dieser Studie sah für jede Versuchsperson zwei im Abstand von 14 Tagen wiederholte Messungen mit jeweils vier verschiedenen Textproben vor: automatische Sprache, freie Rede im Dialekt, Vorlesen eines emotional neutralen Textes und Vorlesen eines emotional stimulierenden Textes, beides in der Hochsprache. Damit war es möglich, die beobachtete Gesamtvarianz der einzelnen Sprachparameter aufzuspalten in
(1) einen Anteil, der durch natürliche Fluktuationen über die Zeit bedingt ist,
(2) einen Anteil, der durch die Unterschiede zwischen den gesprochenen Texten bedingt ist,
(3) einen Anteil, der durch unterschiedliche Abhängigkeiten der Texte vom Zeitpunkt des Sprechens zustande kommt, und
(4) einen Anteil, der durch die interindividuellen Unterschiede zwischen den Sprechern erklärt wird.

Es zeigte sich, dass der durch die interindividuellen Unterschiede erklärte Varianzanteil in der Regel etwa sechsmal größer ist als der Anteil, der durch die Unterschiede zwischen den Texten zustande kommt. Der durch die unterschiedlichen Messzeitpunkte (»neue Erfahrung« versus »Wiederholung einer bereits bekannten Erfahrung«) erklärte Anteil an der Gesamtvarianz war noch einmal kleiner als der der Textunterschiede. Interaktionen zwischen dem Zeitpunkt der Sprachaufnahme und den verschiedenen experimentellen Bedingungen traten keine auf, und die getrennte Auswertung zweier Altersgruppen G1 (n=97, 18–35 Jahre) und G2 (n=90, 36–65 Jahre) ergab weitgehend identische Ergebnisse.

Trotz des klar dominierenden Varianzanteils der interindividuellen Unterschiede trennten die meisten untersuchten Sprachparameter recht gut zwischen den experimentellen Bedingungen (Form und Inhalt der gesprochenen Texte) bei beachtlicher Stabilität über die Zeit. Die Detailanalyse ergab signifikante Mittelwertsunterschiede (p < 0,05) zwischen Zählen und freier Rede einerseits und Vorlesen eines Textes andererseits, nicht aber zwischen dem emotional neutralen Text und dem emotional stimulierenden Text.

Die bei den wiederholten Messungen an der gleichen Person gefundenen intraindividuellen Unterschiede waren vom jeweiligen Ausgangswert unabhängig und alle Personen trugen gleichermaßen zu den beobachteten Mittelwertsunterschieden zwischen den experimentellen Bedingungen bei. Dieser Sachverhalt lässt sich durch Scatterdiagramme deutlich machen. Bei der Erstellung der Scatterdiagramme werden für jede Person der Sprachparameterwert »x« aus der Referenzmessung gegen den entsprechenden Wert »y« aus der Vergleichsmessung aufgetragen, d.h. jeder Person entspricht ein Punkt in der xy-Ebene. Aus der Verteilung der Gesamtheit dieser Punkte kann man die interindividuelle Bandbreite der Sprachparameterwerte direkt ablesen, während sich aus der Lage der Punkte in Bezug auf die Diagonale y = x die Stabilität der Sprachparameterwerte über die Zeit ergibt, wenn Referenz- und Vergleichsmessung unter den gleichen experimentellen Bedingungen erhoben wurden. Insbesondere ist der Winkel zwischen den beiden Regressionsgeraden y = r(x) und x = r(y) umgekehrt proportional zu der Korrelation zwischen den beiden Messungen. Entstammen Referenz- und Vergleichsmessungen dagegen verschiedenen experimentellen Bedingungen, so resultieren im Falle systematischer Unterschiede zwischen den experimentellen Bedingungen systematische Verschiebungen der Punkte bezüglich der Diagonalen. In den folgenden Beispielen wurden Lautstärke und Lautstärkevariation als Sprachparameter gewählt, da diese von Art, Form und Inhalt der gesprochenen Texte abhängen.

In ◘ Abb. 6.2a sind die Energiewerte der experimentellen Bedingungen »Vorlesen emotional neutralen Text« und »Vorlesen emotional stimulierenden Text« gegeneinander aufgetragen. Man erkennt, dass bei großen interindividuellen Unterschieden (der Wertebereich umfasst 5–15 erg) alle Punkte entlang der Diagonalen liegen, d.h. niedrige/hohe Messwerte unter der ersten experimentellen Bedingung führen zu niedrigen/hohen Messwerten unter der zweiten experimentellen Bedingung. Tatsächlich ist die Ähnlichkeit der Energiewerte aus den beiden experimentellen Bedingungen mit r = 0,96 höher als der Wert, den man zwischen den im Abstand von 14

Tagen unter identischen Bedingungen wiederholten Messungen fand. Anders ist die Situation in ◘ Abb. 6.2b, wo die experimentelle Bedingung »Zählen/freie Rede« mit der experimentellen Bedingung »Vorlesen emotional stimulierenden Text« verglichen wird. Hier liegen die Scatterpunkte nicht mehr entlang der Diagonalen, sondern entlang einer Regressionsgeraden, die eine Steigung >1 aufweist, wobei die Streuung um die Regressionsgerade für niedrige Energiewerte relativ klein ist, um dann mit zunehmenden Energiewerten zuzunehmen. Dieser Sachverhalt ist hauptsächlich darauf zurückzuführen, dass unter der experimentellen Bedingung »Zählen/freie Rede« im Mittel etwas niedrigere Energiewerte gemessen werden als beim Vorlesen eines Textes, wo systematisch lauter gesprochen wird.

Was die Reproduzierbarkeit der Sprachparameter betrifft, so ließen sich keine Mittelwertsunterschiede zwischen den im Abstand von 14 Tagen erfolgten Sprachaufnahmen nachweisen, und die entsprechenden Korrelationen waren für alle untersuchten Größen durchwegs hoch. Auffallend war jedoch die Tatsache, dass die Stabilität der Sprachparameter über die Zeit in der Gruppe der älteren Probanden durchwegs höher war als in der jüngeren Vergleichsgruppe (◘ Tabelle 6.1).

Ein deutlicher Alterseffekt ließ sich vor allem bei den frequenzbezogenen Sprachparametern feststellen. Die Grundfrequenz der Stimme nahm im Alter zwischen 18 und 65 Jahren kontinuierlich ab. Diese Abnahme betrug bei den Männern im Mittel einen Ganzton, während sie bei den Frauen mit einem Halbton etwas geringer ausfiel. Die Abnahme der Grundfrequenz war begleitet von einer Zunahme der Grundfrequenz-Variabilität um einen Halbton.

Beide Effekte, Abnahme der Grundfrequenz und Zunahme der Grundfrequenz-Variabilität, lassen sich zumindest teilweise durch ein stetes Nachlassen der natürlichen Spannkraft in der Muskulatur des Artikulationsapparates erklären. Auffallend war die massive Abnahme der Grundfrequenzamplitude bei Frauen über 35 Jahren. Diese Abnahme, die kompensiert wurde durch eine »breitere« Intensitätsverteilung in den Obertönen, machte deutlich, dass sich bei Frauen im Gegensatz zu den Männern die Klangcharakteristik der Stimme mit zunehmendem Alter markant verändert, sie sprechen »weicher« und »voller« (◘ Tabelle 6.2).

Der Einfluss der Schulbildung auf die Sprachparameter war vernachlässigbar, nicht aber derjenige der Persönlichkeitsstruktur des Sprechers, wie sie sich z.B. in den psychometrischen Persönlichkeitsdimensionen »Nervosität«, »Depressivität«, »Extra-

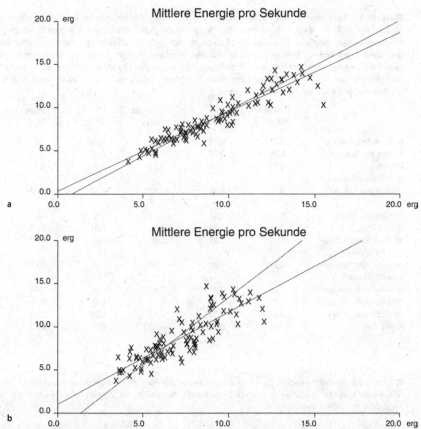

Mittlere Energie pro Sekunde

a

Mittlere Energie pro Sekunde

b

◻ **Abb. 6.2. a** Scatterdiagramm zur Abhängigkeit des Sprachparameters »Energie pro Sekunde« von Form und Inhalt des gesprochenen Textes. Für jede Person ist der unter der experimentellen Bedingung »Vorlesen emotional neutralen Text« gemessene Energiewert (**x-Achse**) gegen den entsprechenden Wert (**y-Achse**) der experimentellen Bedingung »Vorlesen emotional stimulierenden Text« aufgetragen. Der Stichprobenumfang ist n=97 (Altersgruppe 18–35 Jahre). Man beachte die Bandbreite der interindividuellen Unter-schiede. **b** Scatterdiagramm zur Abhängigkeit des Sprachparameters »Energie pro Sekunde« von Form und Inhalt des gesprochenen Textes. Für jede Person ist der unter der experimentellen Bedingung »Zählen/freie Rede« gemessene Energiewert (**x-Achse**) gegen den entsprechenden Wert (**y-Achse**) der experimentellen Bedingung »Vorlesen emotional stimulierenden Text« aufgetragen. Der Stichprobenumfang ist n=97 (Altersgruppe 18–35 Jahre). Man beachte die Bandbreite der interindividuellen Unterschiede

version« und »Emotionale Labilität« des Freiburger Persönlichkeitsinventars FPI abbildet. Tatsächlich ergab eine Studie mit 50 gesunden Versuchspersonen im Alter von 19–35 Jahren, dass
(1) Sprache und Klangfarbe der Stimme, objektiv messbar, vom Temperament des Sprechers abhängen,
(2) psychometrische Persönlichkeitsdimensionen mit Sprachparametern korrelieren, die automatisch aus fließend gesprochener Sprache extrahiert werden können, und

(3) Sprachparameter einen Anteil von typisch 20–30% der beobachteten Varianz einzelner Persönlichkeitsdimensionen erklären und sich somit zur externen Validierung psychometrischer Konstrukte eignen (Stassen 1995).

Insgesamt ergeben die verfügbaren normativen Daten ein recht erfreuliches Bild im Hinblick auf systematische Untersuchungen zu Veränderungen der Sprache psychiatrischer Patienten im Verlauf affektiver Erkrankungen. Zum einen sind fast alle

▣ Tabelle 6.1. Reproduzierbarkeit von Sprachparametern geschätzt durch Korrelationskoeffizienten zwischen den im Abstand von 14 Tagen wiederholten Messungen (Spearman-Rangkorrelation). Die Koeffizienten wurden getrennt für zwei Altersgruppen bestimmt G1 (n = 97, 18–35 Jahre) und G2 (n = 90, 36–65 Jahre). Die experimentellen Bedingungen sind »Zählen/freie Rede«, »Vorlesen emotional neutraler Text« und »Vorlesen emotional stimulierender Text«. »F0« bezeichnet die Frequenz (Tonhöhe) der mittleren Sprechstimmlage. Ihre »Amplitude« misst sowohl Lautstärke als auch Häufigkeit mit der diese Tonhöhe angenommen wird, während »Bandbreite« und »Kontur« etwas über die Variationsbreite und die Art der Intonation aussagen

	Zählen		Neutraler Text		Stimul.Text	
	18–35 J	36–65 J	18–35 J	36–65 J	18–35 J	36–65 J
Mittlere Pausenlänge	0,73	0,71	0,86	0,88	0,85	0,86
Pausen pro Sekunde	0,76	0,79	0,84	0,90	0,83	0,88
Mittlere Sprechabschnittslänge	0,73	0,86	0,81	0,91	0,71	0,90
Energie pro Sekunde (Leistung)	0,72	0,81	0,72	0,81	0,67	0,81
Energie pro Silbe	0,72	0,82	0,75	0,81	0,69	0,83
Dynamik	0,66	0,76	0,68	0,81	0,64	0,82
Mittlere Sprechstimmlage F0 (Männer)	0,91	0,89	0,89	0,87	0,87	0,89
Mittlere Sprechstimmlage F0 (Frauen)	0,91	0,88	0,86	0,85	0,87	0,85
F0-Amplitude Männer	0,83	0,91	0,81	0,89	0,74	0,90
F0-Amplitude Frauen	0,73	0,84	0,74	0,79	0,78	0,84
F0–6db-Bandbreite	0,51	0,53	0,52	0,56	0,54	0,62
F0-Kontur	0,87	0,91	0,89	0,87	0,90	0,88

▣ Tabelle 6.2. Altersabhängigkeit der Grundfrequenz einer Stimme (»F0-Freq«, Hz), Grundfrequenzamplitude (»F0-Ampl«; mV) und Grundfrequenzvariabilität (»F0-Var«; Vierteltöne) bei Männern und Frauen. Die experimentelle Bedingung ist »Zählen/freie Rede«

	Männer				Frauen			
	N	F0-Freq	F0-Ampl	F0-Var	N	F0-Freq	F0-Ampl	F0-Var
18–25 Jahre	19	117,0	54,0	11,7	26	218,6	101,5	10,9
26–35 Jahre	30	115,3	54,6	11,5	32	212,9	101,2	10,9
36–45 Jahre	17	108,6	49,5	12,8	19	210,4	84,9	12,1
46–55 Jahre	13	106,5	51,6	12,9	18	209,4	76,9	12,4
56–65 Jahre	11	102,8	50,9	13,5	16	209,3	79,2	12,7

Sprachparameter unter vergleichbaren experimentellen Bedingungen sehr gut reproduzierbar. Sie sind außerdem genügend sensitiv, um größere Unterschiede zwischen präsentierten Texten auf Stichprobenebene aufdecken zu können. Andererseits ist die Abhängigkeit dieser Parameter von der jeweiligen experimentellen Bedingung nicht übermäßig groß. Insbesondere liegen bei ähnlichen experimentellen Bedingungen (z. B. Vorlesen eines wie auch immer beschaffenen, nicht zu komplizierten Textes) die entsprechenden Unterschiede in den Sprachparametern deutlich unter den natürlichen Fluktua-tionen, die über einen Zeitraum von 14 Tagen beobachtet werden.

Dies bedeutet für Verlaufsuntersuchungen an psychiatrischen Patienten eine wesentliche Erleichterung, da kleinere Abweichungen vom vorgegebenen Text, wie sie bei Studien mit Patienten immer auftreten, mit Sicherheit vernachlässigbar sind. Darüber hinaus liefern die normativen Werte bezüglich der natürlichen Fluktuationen der Sprachparameter über die Zeit klare Richtwerte für Entscheidungen, die das Vorliegen signifikanter Veränderungen betreffen. Zu beachten ist allerdings, dass exogene Faktoren wie Rauchen oder zirkadiane Rhythmen einen signifikanten Einfluss auf die Sprechstimmlage haben. In Querschnittsuntersuchungen auf der Basis von Parametern der Sprechstimmlage müssen diese Faktoren deshalb kontrolliert werden, d. h. die Messungen müssen zu einem festen, für alle Versuchspersonen verbindlichen Zeitpunkt erfolgen und Raucher sollten in den Vergleichsgruppen gleich häufig vertreten sein. Bei Längsschnittuntersuchungen treten diese Probleme nicht auf, da jede Person ihre eigene Referenz bildet. Schwere, einige Tage andauernde Erkältungen einzelner Versuchspersonen können jedoch Einzelverläufe charakteristisch verändern.

6.3 Verlauf der Besserung unter Antidepressiva

Angesichts der ausgepägten interindividuellen Unterschiede in Sprache und Klangfarbe der Stimme kann man eine große Bandbreite in den individuellen Werten der meisten Sprachparameter erwarten. Tatsächlich sind die empirisch gefundenen Streuungen in der Größenordnung von 60% der entsprechenden Populationsmittelwerte, d. h. bei einem angenommenen Mittelwert von »100« und unter Annahme einer Normalverteilung liegen zwei Drittel der Population in einem Bereich zwischen 40 und 160, während das restliche Drittel Werte außerhalb dieses Bereiches zeigen. Ganz anders ist die Situation im Falle akuter depressiver Erkrankungen. Hier reduziert sich die interindividuelle Variation der Sprachparamter beträchtlich und die gefundenen Streuungen liegen typischerweise nur noch bei 35% der Populationsmittelwerte. Mit anderen Worten, die akute depressive Symptomatik reduziert die interindividuellen Unterschiede in Sprechweise und Klangfarbe der Stimme, die Patienten werden einander ähnlicher. Es liegt deshalb durchaus nahe, von einer typisch »depressiven Sprechweise« oder einer typisch »depressiven Stimme« zu sprechen. Mit dem Abklingen der Erkrankung nehmen die interindividuellen Unterschiede wieder zu, ohne jedoch in jedem Falle wieder Normalwerte erreichen zu müssen. Die im Vergleich zu gesunden Personen stark reduzierten interindividuellen Unterschiede der Sprache depressiver Patienten lassen sich somit nicht ausschließlich durch Medikamenteneffekte erklären.

Diese Befunde machen deutlich, dass systematische Sprachanalysen während einer affektiven Erkrankung dazu verwendet werden können, den Verlauf der Besserung in jedem einzelnen Patienten auf objektive Weise zu erfassen. Eine solche objektive Erfassung des Verlaufs der Besserung unter Antidepressiva ist nicht nur von wissenschaftlichen Interesse, beispielsweise um den therapeutischen Effekt eines Medikamentes auf Stichprobenebene zu messen oder um auf objektive Weise zwischen Respondern und Nonrespondern zu unterscheiden, sondern auch von großer praktischer Relevanz, wenn es im Einzelfall darum geht herauszufinden, ob ein Patient auf die Therapie anspricht oder eine Änderung in der Behandlung des Patienten angezeigt ist. Dies umso mehr, als in Akutstudien von 4–5 Wochen Dauer nur etwa 50–60% der Patienten mit mittelschweren bis schweren akuten Depressionen eine Therapieresponse unter Antidepressiva zeigen und zwar weitgehend unabhängig von den biochemischen und pharmakologischen Eigenschaften der aktuellen Medikation (Montgomery 1995). Zudem ist die Ansicht weit verbreitet, dass die Wirkung von Antidepressiva nur verzögert, d. h. nach einer Behandlungsdauer von 2–3 Wochen, eintritt. Diese Ansicht geht auf die große Zahl von Studien zurück, die zur Demonstration der Wirksamkeit der Antidepressiva gegenüber Placebo durchgeführt wurden und in denen Mittelwertunterschiede in den Depressionswerten zwischen Patienten unter aktiver Substanz und Patienten unter Placebo durchwegs erst nach 3 Wochen Behandlungsdauer Signifikanz erreichen. Diese »statistische« Verzögerung hat schließlich zur »delayed onset-of-action« Hypothese der Antidepressiva geführt (Quitkin et al. 1987, 1996; Stewart et al. 1998).

In jüngerer Zeit ist die »delayed onset-of-action« Hypothese aber in Frage gestellt worden. Die entsprechende Befunde, die mittels survival-analytischen Methoden erzielt wurden und sich für verschiedene Klassen von Antidepressiva und Placebo bestätigen ließen, legen den Schluss nahe, dass der Beginn der Besserung bei 70–80% aller Patienten innerhalb der ersten beiden Wochen der Therapie eintritt, wenn sie auf die Therapie ansprechen (Khan et al. 1989; Meya u. Fichte 1991; Stassen et al. 1993; Tollefson u. Holman 1994; Montgomery 1995; Rickels et al. 1995; Benkert et al. 1996; Möller et al. 1996; Parker 1996; Stassen et al. 1996, 1999 a; Nierenberg et al. 2000). Bemerkenswerterweise waren unter Verum und Plazebo der zeitliche Verlauf der Besserung identisch und Unterschiede in der Wirksamkeit zwischen Antidepressiva und Placebo beschränkten sich auf die Gesamtzahl der Patienten, die auf die Therapie ansprachen, auf die Gesamtzahl der Therapieerfolge, sowie auf die Gesamtzahl der Patienten, die die Therapie vorzeitig abbrachen (typisch 20–30% der Studienpatienten). Daraus konnte man schließen, dass Antidepressiva lediglich die Besserung in einer Untergruppe von Patienten initiieren und aufrechterhalten (»Triggereffekt«), die ohne Antidepressivabehandlung keinerlei Besserung zeigen würden (Stassen u. Angst 1998). Ein früher Wirkungseintritt ist hoch prädiktiv für den späteren Therapieerfolg, da 70% der Patienten mit frühem Wirkungseintritt auch Therapieerfolge werden und 80% der Therapieerfolge auch einen frühen Wirkungseintritt zeigen: je wirksamer ein Präparat, desto höher der Anteil der Patienten mit einem frühen Wirkungseintritt und der Anteil der Therapieerfolge. Da diese Befunde ausschließlich auf Fremdbeurteilungen der Patienten durch Ärzte beruhten, entstand das Bedürfnis einer Validierung durch objektive Sprachparameter. Stassen et al. (1998) führten deshalb eine Studie mit 43 hospitalisierten depressiven Patienten durch, deren Therapieverlauf während der ersten zwei Behandlungswochen mit insgesamt 6 im Abstand von zwei Tagen durchgeführten psychiatrischen Explorationen sehr genau dokumentiert wurde. Die Studienpopulation umfasste 17 milde Fälle (HAMD17 Ausgangswert ≤21), 13 mittelschwere Fälle (HAMD17-Ausgangswert 22–27), und 13 schwere Fälle (HAMD17-Ausgangswert ≥27). Alle Patienten wurden mit Antidepressiva behandelt. Unmittelbar im Anschluss an die 6 psychiatrischen Explorationen wurden Sprachaufnahmen in einem standardisierten Setting durchgeführt, sowie eine abschließende Aufnahme bei Austritt aus der Klinik.

Die Datenanalyse ergab keinen Hinweis auf einen verzögerten Wirkungseintritt, vielmehr setzte die Besserung bei der großen Mehrzahl der Patienten (79,1%) innerhalb der ersten 12 Tage ein, unabhängig von der Schwere der Erkrankung. Die frühe Besserung betraf alle HAMD17-Items und führte in 67,6% der Fälle zu einem Therapieerfolg. Umgekehrt hatten 92% der Therapieerfolge einen Beginn der Besserung innerhalb der ersten 12 Tage. Die Sprachanalysen ergaben in 62,8% der Fälle einen im Wesentlichen parallelen Verlauf zwischen den vom Psychiater erhobenen Psychopathologiewerten und den durch eine automatische Computeranalyse extrahierten Sprachparametern. Dies betraf sowohl Parameter des Sprechverhaltens als auch Parameter, die die Klangfarbe der Stimme erfassen. Wenn man mehrere Sprachparameter kombinierte, erhöhte sich der Anteil der Patienten mit einem parallelen Verlauf zwischen Psychopathologie und Sprache auf 74,4%. In den beiden folgenden Beispielen ist bei

zwei Patienten der Verlauf der Amplitude der Grundfrequenz (◪ Abb. 6.3 a) und der mittleren Sprechpausendauer (◪ Abb. 6.3 b) gegen den Verlauf des HAMD17 Psychopathologiewertes aufgetragen.

Die obigen Resultate machen deutlich, dass Veränderungen der Sprache und der Klangfarbe der Stimme – und damit die Sprechmotorik – als biologische Größen eng mit affektiven Erkrankungen verknüpft sind und somit hervorragend geeignet erscheinen, den Verlauf affektiver Erkrankungen auf objektiver Basis quantitativ zu erfassen. In der obigen Studie erreichten die Veränderungen auch für die Gesamtstichprobe nach zwei Wochen in mehreren Sprachparametern Signifikanz. Im Vergleich zum Zeitpunkt des Eintritts in die Studie (»Ausgangswert«) sprachen die Patienten nach zweiwöchiger Therapie im Mittel lauter und schneller, mit mehr Dynamik, kürzeren Pausen, vollerem Klang und mehr Intonation (◪ Tabelle 6.3).

Praktische Anwendungen ergaben sich nicht nur für die Grundlagenforschung, in der es darum geht, die biologischen Unterschiede und deren genetische Prädispositionen zwischen Patienten, die eine frühen Wirkungseintritt zeigen, und Patienten, die sich erst mit einiger Verzögerung bessern, aufzudecken. Vielmehr gibt es auch Anwendungen in vergleichenden Medikamentenstudien, in denen auf objektive Weise nachgewiesen werden soll, ob ein Präparat früher wirkt als ein anderes. Schließlich sind auch klinisch-therapeutische Anwendungen denkbar, in denen gezielt versucht wird, Einfluss auf die Sprechmotorik zu nehmen und auf diesem Wege die affektiven Störungen therapeutisch zu behandeln.

6.4   Kognitive Störungen

Häufig finden sich bei affektiven Erkrankungen auch kognitive Störungen, die sich in Beeinträchtigungen der Aufmerksamkeit, der Konzentration, des Gedächtnisses und des assoziativen Denkens äußern (Cornell et al. 1984; Watts et al. 1990; Danion et al. 1991; Brand et al. 1992; van den Bosch et al. 1993; Smith et al. 1994; Paradiso et al. 1997; Caligiuri u. Ellwanger 2000; Lawrie et al. 2000). Eine wichtige Frage ist in diesem Zusammenhang, ob die affektive Erkrankung als Folge der kognitiven Beeinträchtigungen zu sehen ist, d.h. die kognitiven Störungen gehen der affektiven Erkrankung voraus, oder ob die affektive Erkrankung zu kognitiven Beeinträchtigungen im Sinne akzessorischer Symptome führt, d.h. die Affekte üben eine gewissen Kontrolle über

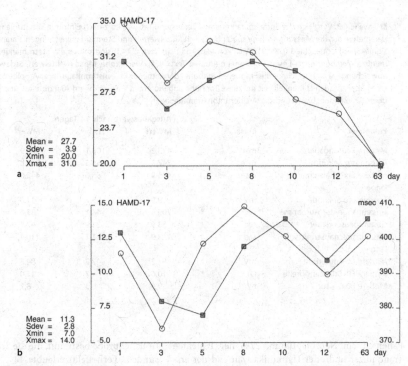

35.0 HAMD-17

31.2

27.5

23.7

Mean = 27.7
Sdev = 3.9
Xmin = 20.0
Xmax = 31.0

20.0

a

1 3 5 8 10 12 63 day

15.0 HAMD-17   msec 410.

12.5   400.

10.0   390.

7.5   380.

Mean = 11.3
Sdev = 2.8
Xmin = 7.0
Xmax = 14.0

5.0   370.

b

1 3 5 8 10 12 63 day

◘ **Abb. 6.3. a** Verlauf der Besserung eines Patienten unter Antidepressiva erfasst durch HAMD17 Psychopathologiewerte (**dunkle Punkte**) und durch den Sprachparameter »Grundfrequenz F0-Amplitude« (**helle Punkte**). Die Messungen wurden an den Behandlungstagen 1, 3, 5, 8, 10 und 12, sowie bei Austritt aus der Klinik (Tag 63) durchgeführt. Der Patient ist ein Therapieerfolg. **b** Verlauf der Besserung eines Patienten unter Antidepressiva erfasst durch HAMD17 Psychopathologiewerte (**dunkle Punkte**) und durch den Sprachparameter »Mittlere Pausenlänge« (**helle Punkte**). Die Messungen wurden an den Behandlungstagen 1, 3, 5, 8, 10 und 12, sowie bei Austritt aus der Klinik (Tag 63) durchgeführt. Der Patient sprach nicht auf die Therapie an

die kognitiven Fähigkeiten aus. Frühere Verlaufsuntersuchungen an depressiven Patienten haben mehrheitlich ergeben, dass kognitive Störungen bei Affekterkrankungen eher zustandsabhängig sind und sich nach dem Abklingen der Erkrankung meist nicht mehr nachweisen lassen (Schwartz et al. 1989; Bulbena u. Berrios 1993; Goldberg et al. 1993).

Kuny et al. (1997) sind in ihrer Studie mit 30 depressiven Patienten und 30 gesunden Kontrollpersonen der hinsichtlich therapeutischer Interventionen überaus wichtigen Frage nachgegangen, inwieweit bei affektiven Erkrankungen kognitive Beeinträchtigungen, Veränderungen der Sprache und affektive Symptomatik voneinander abhängen, und ob die Rückbildung dieser drei Symptomkomplexe in einem ähnlichen zeitlichen Rahmen erfolgt. Insbesondere beschäftigte sich diese Studie auch mit dem in einer früheren Untersuchung gefundenen Phänomen, dass ein Teil der depressiven Patienten

bei Austritt aus der Klinik psychopathologisch wohl wesentlich gebessert, in Sprache und Klangfarbe der Stimme von Normalwerten aber noch weit entfernt ist (Kuny u. Stassen 1993, 1995). Hierzu wurde eine 2-Jahres-Nachuntersuchung durchgeführt, um abzuklären, ob sich die bei Klinikaustritt noch bestehenden Veränderungen in Sprache und Klang der Stimme nach einer genügend langen Zeit wieder völlig zurückgebildet haben.

Alle Patienten dieser Studie waren zur stationären Behandlung einer depressiven Erkrankung hospitalisiert, wobei 24 von ihnen (80%) mit einem Ausgangswert von HAMD-17≥18 die Kriterien für eine mindestens mittelschwere Depression erfüllten. Die Patienten traten im Durchschnitt 7 Tage nach Eintritt in die Klinik in die Studie ein und blieben im Mittel 5 Monate in der Klinik. Die meisten Patienten (93%) wurden mit Antidepressiva behandelt. Zusätzlich zu den Antidepressiva erhielten 53% der

◘ **Tabelle 6.3.** Vergleich der Sprachparameter aus der ersten Messung kurz nach Eintritt in die Studie mit den Sprach-parametern aus der Messung 14 Tage später bezüglich Mittelwerten und Standardabweichungen. Parameter mit einem signifikanten Unterschied (p≤0,01; Wilcoxon Matched Pairs Test; n=43) sind mit einem **Stern** markiert. Die experi-mentelle Bedingung ist »Lesen emotional neutralen Text« (**QT**=Vierteltöne, **Mean**=Mittelwert, **Stdev**=Standard-abweichung). »F0« bezeichnet die Frequenz (Tonhöhe) der mittleren Sprechstimmlage. Ihre »Amplitude« misst sowohl Lautstärke als auch Häufigkeit mit der diese Tonhöhe angenommen wird, während »Bandbreite« und »Kontur« etwas über die Variationsbreite und die Art der Intonation aussagen

Parameter	Mass		Ausgangswert		nach 14 Tagen	
			MWert	StAbw	MWert	StAbw
Mittlere Pausendauer	msec		478,2	100,1	473,9	113,1
Pausen pro Sekunde	msec		347,3	56,5	326,8	58,6
Mittlere Sprechabschnitts-länge	msec		435,9	83,6	443,6	89,5
Energie pro Sekunde	mV^2	*	9,9	3,7	11,0	4,8
Gesamtlänge der Aufnahme	sec	*	209,6	44,1	183,6	28,4
Gesamtpausendauer	sec	*	53,5	21,9	42,7	13,7
Gesamtsprechabschnitts-länge	sec	*	128,9	21,1	116,4	17,1
Mittlere F0-Amplitude	mV	*	93,2	47,7	84,8	41,9
Mittlere F0–6db Bandbreite	QT	*	10,6	1,7	11,0	1,6
Mittlere F0-Kontur	mV/QT		9,9	6,3	8,7	5,1

Patienten ein Neuroleptikum, 27% der Patienten Tranquilizer und/oder Hypnotika während der ersten zwei Wochen der Beobachtungsperiode, und 20% der Patienten standen unter einer Phasenprophylaxe mit Lithium und 7% mit Carbamazepin.

Die Patienten wurden in den ersten zwei Studienwochen jeden Montag, Mittwoch und Freitag psychiatrisch exploriert (6 wiederholte Messungen). Unmittelbar an die psychiatrischen Explorationen anschließend folgten dann standardisierte Sprachaufnahmen in einem speziell eingerichteten Sprachlabor. Die kognitive Leistung wurde mit dem d2-Aufmerksamkeits-Belastungs-Test (Brickenkamp 1994) erfasst. Als Durchstreichtest auf der Basis des Erkennens und Markierens von Zeichen unter Zeitdruck erfordert der d2-Test eine differenzierte kognitive Leistung. Damit ist es möglich, verschiedene Aspekte
(1) der visuellen Wahrnehmung,
(2) der Erinnerungsfähigkeit,
(3) der Ausdauer,
(4) der Aufmerksamkeits- und Konzentrationsleistung, sowie
(5) der psychomotorischen Verlangsamung zu erfassen.

Da bei Testwiederholungen an der gleichen Person mit Lerneffekten zu rechnen ist, wurde eine hinsichtlich Alter und Geschlecht parallelisierte Kon-trollstichprobe bestimmt, die die Schätzung des »gesunden« Lerneffekts erlaubte.

Fast alle Patienten (93%) zeigten bei Eintritt in die Studie einen d2-Leistungswert, der mehr als 1,5 Standardabweichungen unter dem Normalmittelwert lag und somit auf eine ausgeprägte kognitive Störung schließen ließ. Der mittlere d2-Leistungswert der Gesamtgruppe verbesserte sich zwar im Verlauf der Behandlung und erreichte am Tag 5 Signifikanz, nach Korrektur für Lerneffekte (p≤0,01), blieb aber bis zum Zeitpunkt des Austritts aus der Klinik signifikant unter den Werten der Kontrollgruppe (p≤0,01). Die detaillierte Analyse machte aber deutlich, dass bei einem Teil der Patienten die kognitiven Beeinträchtigungen sehr rasch mit der Besserung der affektiven Symptomatik abklangen und die d2-Leistungswerte nach verhältnismäßig kurzer Zeit wieder annähernd Normalwerte erreichten. Andererseits zeigte sich bei mehr als der Hälfte der Patienten (53,3%) während der gesamten Beobachtungsperiode, einschließlich des Zeitpunkts des Austritts aus der Klinik, keinerlei Verbesserung der auf niedrigem Niveau verharrenden d2-Leistungswerte, trotz der deutlichen Besserung im psychopathologischen Bereich (53,3% Therapieerfolge: Abnahme des HAMD-17-Ausgangswertes um mindestens 50%). Die Gruppe der Patienten mit einem Therapieerfolg war keineswegs identisch mit der Gruppe der Patienten, bei denen die kognitiven Beeinträchtigungen rasch abgeklungen waren. Tatsächlich überschnitten sich diese beiden Patientengruppen lediglich zu 50%. In Bezug auf Sprache und Klangfarbe der Stimme wurden weniger als ein Viertel der Patienten (23,3%) zum Zeitpunkt des Austritts aus der Klinik aufgrund der computerisierten Sprachanalyse als »normal« eingestuft.

An der Nachuntersuchung (durchschnittlich 1,6 Jahre nach Klinikaustritt) nahmen 25 Patienten teil, 2 Patienten waren in der Zwischenzeit verstorben, 2 Patienten lehnten eine Teilnahme ab, und 1 Patient war nicht mehr erreichbar. Zum Zeitpunkt der Nachuntersuchung befanden sich 3 Patienten in stationärer Behandlung und etwa die Hälfte der Patienten (52%) stand unter einer psychopharmakologischen Behandlung, während 48% ohne Medikamente auskamen. Trotzdem wurden, bis auf 2 Ausnahmen, alle Patienten psychiatrisch betreut. Mehr als die Hälfte der Patienten war berufstätig, 32% hatten eine volle Anstellung und 24% eine Teilzeitstelle. Die anderen Patienten (48%) bezogen entweder eine Invalidenrente oder waren aus Altersgründen berentet.

Hinsichtlich kognitiver Leistungsfähigkeit fand sich noch bei einem guten Drittel (36,7%) eine deutliche Beeinträchtigung mit 1,5 Standardabweichungen unter dem Normalmittelwert. Bei allen Patienten, mit einer Ausnahme, bestanden die kognitiven Beeinträchtigungen auch zum Zeitpunkt des Austritts aus der Klinik, sodass man in diesen Fällen auf die Existenz persistierender, vom Verlauf der Psychopathologie unabhängiger, kognitiver Beeinträchtigungen schließen kann. Ein ähnliches Bild ergab sich aus den Sprachanalysen. Hier wurde die Mehrzahl der Patienten (84%) aufgrund von Sprache und Klangfarbe der Stimme als nicht »normal« eingestuft. Die Gruppe der Patienten mit kognitiven Beeinträchtigungen und die Gruppe der Patienten mit Sprachveränderungen überschnitten sich jedoch nur etwa zur Hälfte (55%). Eine Korrelation mit dem Alter gab es nicht, d. h. es waren nicht systematisch ältere Patienten betroffen.

Hinsichtlich des Zusammenhanges zwischen Affektstörungen, kognitiven Beeinträchtigungen und Veränderungen der Sprache ergibt sich somit folgendes Bild (Kuny u. Stassen 1995; Kuny et al. 1997). Die affektiv erkrankten Patienten dieser Studie konnten aufgrund ihrer d2-Leistungswerte in zwei klar voneinander abgrenzbare Gruppen aufgeteilt werden:
(1) eine Untergruppe, bei der sich die kognitiven Beeinträchtigungen sehr rasch mit dem Rückgang der affektiven Symptomatik besserten und
(2) eine Untergruppe, bei der die kognitiven Beeinträchtigungen unabhängig von der affektiven Symptomatik über einen Zeitraum von bis zu zwei Jahren fortdauerten.

Das Fehlen einer generellen korrelativen Beziehung zwischen kognitiven Beeinträchtigungen und Sprachparametern einerseits und zwischen kognitiven Beeinträchtigungen und affektiver Symptomatik andererseits, sowie deren unterschiedliche Entwicklung im zeitlichen Verlauf der Besserung lassen vermuten, dass kognitive Beeinträchtigungen und affektive Symptomatik weitgehend unabhängige Komplexe darstellen. Die prognostische Bedeutung der d2-Leistungswerte erscheint dagegen weitgehend klar: in Fällen, in denen sich kognitive Beeinträchtigungen, wie sie im d2-Test erfasst werden, nicht rasch und zusammen mit der akuten Symptomatik zurückbilden, besteht eine hohe Wahrscheinlichkeit (69%), dass diese Beeinträchtigungen über längere Zeit persistieren (vgl. Paradiso et al. 1997; Reischies u. Neu 2000).

Ähnliches gilt für die Veränderungen in Sprache und Klangfarbe der Stimme, wobei hier allerdings, wie im vorangegangenen Kapitel gezeigt, in zwei Dritteln der Fälle ein enger korrelativer Zusammenhang mit der Psychopathologie besteht: wenn sich die Veränderungen der Sprache nicht rasch zusammen mit der akuten Symptomatik zurückbilden und Normalwerte erreichen, ist die Wahrscheinlichkeit sehr groß (> 75%), dass diese Veränderungen über längere Zeit persistieren und möglicherweise auf länger andauernde affektive Beeinträchtigungen hinweisen.

6.5   Diagnostische Differenzierung

Die vielfältigen Veränderungen in der Sprechmotorik stellen sicherlich einen Komplex von Kernsymptomen der Affekterkrankungen dar, die zur diagnostischen Differenzierung ganz entscheidend beitragen können (Greden 1993). Tatsächlich ist es ohne weiteres möglich, anhand von »objektiven« Sprachparametern beispielsweise zu unterscheiden zwischen retardierter und agitierter Depression (z. B. Bouhuys u. Mulder-Hajonides 1984; Übersichtsarbeit von Sobin u. Sackenheim 1997), zwischen unipolarer und bipolarer Depression (z. B. Popesco et al. 1991), zwischen Parkinson-Krankheit und Major Depression (z. B. Flint et al. 1993), zwischen depressiven und schizophrenen Patienten (z. B. Leff u. Abberton 1981); zwischen Affektverflachung und produktiver Symptomatik in der Schizophrenie (z. B. Andreasen et al. 1981), zwischen depressiven Patienten und gesunden Kontrollpersonen (z. B. Kuny u. Stassen 1993), zwischen chronisch-schizophrenen Patienten und gesunden Kontrollpersonen (z. B. Stassen et al. 1995), oder zwischen akut-schizophrenen Patienten, depressiven Patienten und gesunden Kontrollpersonen (z. B. Püschel et al. 1998). Die Raten korrekt klassifizierter Personen liegen dabei durchwegs bei 70–80%. Solch niedrige Klassifikationsfehlerraten lassen sich natürlich nicht auf der Basis eines einzigen Sprachparameters erreichen. Es werden deshalb multivariate Verfahren verwendet, die mehrere Sprachparameter zusammenfassen und gemeinsam auswerten. Der Beitrag jedes einzelnen Parameters zur Trennung zwischen den Personengruppen, d. h. das relative »Gewicht« des Parameters in diesem Zusammenhang, gibt dann Aufschluss darüber, welche Sprachmerkmale für die spezielle Fragestellung relevant sind.

In einer Studie mit 43 hospitalisierten depressiven Patienten und 43 gesunden, nach Alter und Geschlecht parallelisierten Kontrollpersonen hat Stassen (1995) die Fragen untersucht,
(1) welche Sprachparameter in einem multivariaten Ansatz zusammengefasst werden müssen, um möglichst gut und reproduzierbar zwischen Patienten und Kontrollpersonen zu trennen, und
(2) welche Sprachparameter in einem multivariaten Ansatz zusammengefasst werden müssen, um möglichst gut und reproduzierbar zwischen Patienten mit leicht ausgeprägter depressiver Symptomatik (HAMD17-Depressionswert ≤ 22) und Patienten mit schwerer depressiver Symptomatik (HAMD17-Depressionswert ≥ 27) unterscheiden zu können.

Um die Reproduzierbarkeit der Lösung überprüfen zu können, wurde die erste Messung an Patienten und Kontrollpersonen als »Lernstichprobe« und die zweite Messung an den Patienten (2 Tage später) und den Kontrollpersonen (14 Tage später) als »Teststichprobe« verwendet. Die Datenanalyse ergab für die Lernstichprobe 95% korrekt klassifizierte Kontrollpersonen und 81% korrekt klassifizierte Patienten und in der Teststichprobe mit 86% korrekt klassifizierten Kontrollpersonen und 77% korrekt klassifizierten Patienten ähnliche Werte. Zu diesem Ergebnis trugen 7 Sprachparameter bei: **Gesamtlänge der Sprechabschnitte, mittlere Energie pro Sekunde (Lautstärke), Dynamik (Variation der Lautstärke), mittlere Sprechstimmlage, Variabilität der Sprechstimmlage (Intonation), mittlere F0-Amplitude und mittlere F0–6db-Bandbreite (Klangfarbe der Stimme)**. Der relative Beitrag dieser Sprachparameter zur Trennung zwischen Patienten und Kontrollpersonen war unterschiedlich. Den größten Einfluss hatte die Dynamik (0,828), gefolgt von der F0-Amplitude (0,583), der F0–6db-Bandbreite (–0,561) und der Gesamtsprechabschnittslänge (0,574). Der Einfluss der übrigen Sprachparameter war wesentlich geringer.

Da Sprachparameter in mehr als 75% der Fälle reproduzierbar zwischen »normaler« und »abnormaler« Sprache bzw. Klangfarbe der Stimme unterschieden, war zu erwarten, dass es auch möglich sein würde, mittels eines multivariaten Sprachparameter-Modelles unter den Patienten zwischen »leichten« Fällen und »schweren« Fällen zu unterscheiden. Es zeigte sich, dass die 43 Patienten zum Zeitpunkt des Eintritts in die Studie (Lernstichprobe) eingeteilt werden konnten in 18 leichte Fälle (HAMD17-Depressionswert ≤22), 7 mittelschwere Fälle Symptomatik (HAMD17-Depressionswert 23–26), und 18 schwere Fälle (HAMD17-Depressionswert ≥27). Aufgrund dieser Kriterien ergaben sich am dritten Tag der Studie (Teststichprobe) 26 leichte, 4 mittelschwere und 13 schwere Fälle. Die Datenanalyse ergab 97,2% in Bezug auf den Schweregrad korrekt klassifizierte Patienten in der Lernstichprobe (Ausgangsbefund) und 71,8% korrekt klassifizierte Patienten in der Teststichprobe (3 Tage später). Die deutlich größere Zahl inkorrekt klassifizierter Patienten am dritten Tag der Studie war auf 8 Patienten zurückzuführen, die in den HAMD17-Depressionswerten als »leicht«, in den Sprachwerten als »schwer« eingestuft wurden. Das multivariate Modell umfasste 8 Sprachparameter, die sich von den im Vergleich Patienten-Kontrollen etwas unterschieden. Die Parameter **F0–6db-Bandbreite** und **Variabilität der Sprechstimmlage** wurden in der optimalen Lösung durch **Gesamtpausenlänge, mittlere Pausenlänge** und **Pausen pro Sekunde** ersetzt, was darauf hindeutete, dass sich die Schwere der Erkrankung vor allem in den häufigeren Unterbrüchen der Sprache abbildet, während im Vergleich der Gesamtstichprobe mit den gesunden Kontrollpersonen diese Dimension eine offensichtlich mehr untergeordnete Rolle spielte.

6.6 Medikamenteneffekte

Die im Verlauf der Besserung der affektiven Symptomatik beobachteten Veränderungen in Sprache und Klangfarbe der Stimme sind zum Teil natürlich auch auf Medikamenteneffekte zurückzuführen. Insbesondere induzieren Antidepressiva mit hoher anticholinerger Potenz aufgrund ihres Nebenwirkungsprofiles sehr viel stärkere Veränderungen in der Sprache eines Patienten als Antidepressiva, die selektiv die Serotonin-Wiederaufnahme hemmen. Ähnliches gilt für Neuroleptika. Leider lässt aber die klinische Praxis keine einfache Unterteilung der Patienten in einheitliche Therapiegruppen zu, welche dann miteinander verglichen werden können. Zu groß ist die Vielfalt individueller Therapiepläne, die häufig auch Hypnotika, Tranquilizer oder niedrig-potente Neuroleptika in unterschiedlicher Kombination und Dosierung umfassen. Es ist deshalb in der Regel nur möglich, den Einfluss akuter Nebenwirkungen auf die Sprache und die Klangfarbe der Stimme der Patienten zu untersuchen, während »globale« Veränderungen, die auf das spezifische Wirkungsprofil eines einzelnen Medikamentes zurückzuführen sind, nicht erfasst werden können. In einer Studie mit hospitalisierten depressiven Patienten, die alle mit Antidepressiva behandelt wurden, fand Stassen (1995), dass die Mehrzahl der Patienten (67,4%) wenige Tage nach Beginn der Hospitalisierung unter Symptomen litt, die sich auf akute Nebenwirkungen der antidepressiven Medikation zurückführen ließen: 20,9% unter leichten, 27,9% unter mittelschweren und 18,6% unter schweren Beeinträchtigungen. Dieses Bild blieb über die ersten zwei Wochen der Behandlung im Wesentlichen unverändert. Erst bei Austritt aus der Klinik war eine signifikante Abnahme der akuten Nebenwirkungen zu verzeichnen. Zu diesem Zeitpunkt war der Anteil der Patienten mit Nebenwirkungen auf 48,1% zurückgegangen, nur ein einziger Patient berichtete über schwere Beeinträchtigungen.

Die Nebenwirkungen betrafen bei Eintritt in die Studie in 30,2% der Fälle die globale Sedierung, in 53,5% vegetative Symptome, in 39,5% der Fälle Mundtrockenheit und in 7% neurologische Symptome. Im Verlauf der Studie stieg der Anteil der Patienten mit Mundtrockenheit auf einen Höchstwert von 53,5% nach 10 Tagen mit nachfolgendem Rückgang. Der Anteil der Patienten mit neurologischen Symptomen stieg im selben Zeitraum auf 21% und stabilisierte sich später bei 14%. Alle übrigen Symptome veränderten sich nicht während der

ersten 14 Tage der Untersuchung. Korrelationsanalysen ergaben keinen signifikanten Zusammenhang zwischen Nebenwirkungen und Sprachparametern über die Zeit. Lediglich am dritten Tag der Studie fand sich ein Zusammenhang ($r = 0,42$; $p \leq 0,01$) zwischen den neurologischen Symptomen und dem Sprachparameter »mittlere Pausenlänge«. Ein ähnliches Bild ergaben die multiplen Regressionsanalysen, mit denen der Anteil der Nebenwirkungen an der Gesamtvarianz der Sprachparameter bestimmt wurde. Angesichts der Unterschiede in der zeitlichen Entwicklung der Nebenwirkungen einerseits, und des zeitlichen Verlaufs von Psychopathologie und Sprachparameter andererseits, ist dieses Ergebnis allerdings zu erwarten gewesen. Insgesamt ergaben sich somit keine Anhaltspunkte dafür, dass akute Nebenwirkungen einen größeren Anteil der im Verlauf der Besserung bei den Patienten beobachteten Veränderungen in Sprache und Klangfarbe der Stimme erklären könnten.

6.7 Ausblick

Veränderungen in der Sprechmotorik bei affektiven Erkrankungen lassen sich durch computerisierte Sprachanalysen »objektiv« erfassen und die prinzipielle Durchführbarkeit und der Nutzen systematischer Sprachanalysen an Patienten mit psychischen Erkrankungen sind in einer ganzen Reihe von Studien gezeigt worden. Die grundsätzlichen Fragen solcher Analysen

(1) Wie Patienten in einer reproduzierbaren Versuchsanordnung zum Sprechen bringen?
(2) Wo die Sprachaufnahmen durchführen, in der vertrauten Umgebung des Patienten oder im technisch besser beherrschbaren Sprachlabor?
(3) Wie steht es mit der Kooperation des Patienten?
(4) Hängt die Kooperationsbereitschaft von der Schwere der Erkrankung ab?
(5) Werden Sprachaufnahmen mit vielen wiederholten Messungen von den Patienten akzeptiert?
(6) Welche technische Ausrüstung ist geeignet?
stehen heute nicht mehr im Vordergrund, da sie weitgehend gelöst sind. Es hat sich herausgestellt, dass Sprachaufnahmen in standardisierter Form im Verlauf affektiver Erkrankungen tatsächlich durchführbar sind und von der überwältigenden Mehrzahl der Patienten als willkommene Abwechslung im Klinikalltag erlebt werden. Computerisierte Datenanalysen sind kein Problem mehr, da die heutige Technik keinerlei Beschränkungen hinsichtlich Datenmen-

gen und Computerleistung auferlegt. Darüber
hinaus stehen normative Daten zur Verfügung,
die es erlauben, unter Berücksichtigung von Geschlecht und Alter, zwischen natürlichen Fluktuationen und signifikanten Veränderungen
von Sprechweise und Klangfarbe der Stimme
zu unterscheiden. Damit ist es möglich geworden, von der Norm auffällig abweichende
Sprechweisen oder den typischen Klang einer
depressiven Stimme quantitativ zu erfassen.
Auch wenn derzeit noch kein befriedigendes
Modell vorliegt, dass für das gesamte Spektrum
affektiv erkrankter Patienten anwendbar ist und
zudem den Übergang zur »normalen« Sprache
und zum »normalen« Klang der Stimme zu bestimmen erlaubt, so bildet sich mit den derzeit
verfügbaren Verfahren doch bei zwei Dritteln
der Patienten der Verlauf der Besserung sehr
gut in den Sprachparametern ab. Darüber hinaus
gelingt bei mehr als drei Vierteln der Patienten
eine Abgrenzung zwischen »krank« und »ge-
sund« ausschließlich auf der Basis von Sprachparametern. Auch lässt sich die Schwere der affektiven Symptomatik, zumindest im Vergleich
zwischen leichten und schweren Fällen, mittels
Sprachparametern reliabel einschätzen. Dies alles macht die Erfassung von Veränderungen der
Sprechmotorik zu einer wichtigen »objektiven«
Ergänzung zu traditionellen Ratingskalen.

Literatur

Alpert M (1983) Encoding of feelings in voice. In: Clayton PJ, Barrett JE (eds) Treatment of depression: Old controversies and new approaches. Raven Press, New York, pp 217–228

Andreasen NC, Alpert M, Martz MJ (1981) Acoustic analysis, an objective measure of affective flattening. Arch Gen Psychiatry 38:281–285

Arndt HJ, Leithäuser H (1986) Die mittlere Sprechtonhöhe bei jungen und alten Menschen. HNO 16:114–116

Atkinson JE (1976) Inter- and intraspeaker variability in fundamental voice frequency. J Acoust Soc Am 60:440–445

Avery D, Silverman J (1984) Psychomotor retardation and agitation in depression. Relationship to age, sex, and response to treatment. J Affect Dis 7:67–76

Benkert O, Gründer G, Wetzel H, Hackett D (1996) A randomized, double-blind comparison of a rapidly escalating dose of venlafaxine and imipramine in inpatients with major depression and melancholia. J Psychiatr Res 30(6): 441–451

Blackburn IM (1975) Mental and psychomotor speed in depression and mania. Br J Psychiatry 126:329–335

Bosh van den RJ, Rombouts RP, Asma van MJ (1993) Subjective cognitive dysfunction in schizophrenic and depressed patients. Compr Psychiatry 34:130–136

Bouhuys AL, Mulder-Hajonides W (1984) Speech timing measures of severity, psychomotoric retardation, and agitation in severely depressed patients. J Commun Disord 17:277–288

Bouhuys AL, Alberts E (1984) An analysis of the organization of looking and speech-pause behaviour of depressive patients. Behaviour 89:269–298

Brand AN, Jolles J, Gispen-de Wied C (1992) Recall and recognition deficits in depression. J Affect Disord 25(1):77–86

Brickenkamp R (1994) Aufmerksamkeits-Belastungstest d2. Hogrefe, Göttingen

Bulbena A, Berrios GE (1993) Cognitive function in affective disorders: A prospective study. Psychopathology 26: 6–12

Caligiuri MP, Ellwanger J (2000) Motor and cognitive aspects of motor retardation in depression. J Affect Disord 57(1–3): 83–93

Clemmer EJ (1980) Psycholinguistic aspects of pauses and temporal patterns in schizophrenic speech. J Psycholinguist Res 9:161–185

Colton RH, Hollien H (1972) Phonational frequency range in the modal and falsetto registers. J Speech Hear Res 15:708–713

Cornell DG, Suarez R, Berent S (1984) Psychomotor retardation in melancholic and nonmelancholic depression: cognitive and motor components. J Abnorm Psychol 93:150–157

Danion JM, Willard-Schroeder D, Zimmermann MA, Grange D, Schlienger JL, Singer L (1991) Explicit memory and repitition priming in depression. Arch Gen Psychiatry 48:707–711

Darby JK (1982) Speech evaluation in psychiatry. Grune & Stratton, New York

Darby JK, Hollien H (1977) Vocal and speech patterns of depressive patients. Folia Phoniatr 29:279–291

Darby JK, Sherk A (1979) Speech studies in psychiatric populations. In: Hollien H, Hollien P (eds) Amsterdam Studies in the Theory and History of Linguistic Science, IV, 9, Part II, pp 599–608

Darby JK, Simmons N, Berger PA (1984) Speech and voice parameters in depression: A pilot study. J Commun Disord 17:75–85

Duffy RJ (1970) Fundamental frequency characteristics of adolescent females. Lang Speech 13:14–25

Flint AJ, Black SE, Campbell-Taylor I, Gailey GF, Levinton C (1992) Acoustic analysis in the differenziation of Parkinson's disease and major depression. J Psycholinguist Res 21(5):383–389

Flint AJ, Black SE, Campbell-Taylor I, Gailey GF, Levinton C (1993) Abnormal speech articulation, psychomotor retardation, and subcortical dysfunction in major depression. J Psychiatr Res 27:309–319

France DJ, Shiavi RG, Silverman S, Silverman M, Wilkes DM (2000) Acoustical properties of speech as indicators of depression and suicidal risk. IEEE Trans Biomed Eng 47(7):829–837

Garrett KL, Healey EC (1987) An acoustic analysis of fluctuations in the voices of normal adult speakers across three times of day. J Acoust Soc Am 82:58–62

Gelfer MP (1989) Stability in phonational frequency range. J Commun Disord 22:181–192

Gilbert HR, Weismer GG (1974) The effects of smoking on the speaking fundamental frequency of adult women. J Psycholing Res 3:225–231

Godfrey HP, Knight RG (1984) The validity of actometer and speech activity measures in the assessment of depressed patients. Br J Psychiatry 145:159–163

Goldberg TE, Gold JM, Greenberg R, Griffin S, Schulz SC, Pickar D, Kleinman JE, Weinberger DR (1993) Contrasts between patients with affective disorders and patients with schizophrenia on a neuropsychological test battery. Am J Psychiatry 150:1355–1362

Greden JF, Caroll BJ (1980) Decrease in speech pause times with treatment of endogenous depression. Biol Psychiatr 15:575–587

Greden JF, Albala AA, Smokler IA, Gardner R, Caroll BJ (1981) Speech pause time: a marker of psychomotoric retardation in endogenous depression. Biol Psychiatr 16:851–859

Greden JF (1993) Psychomotor monitoring: a promise being fulfilled? J Psychiatr Res 27:285–287

Hardy P, Jouvent R, Widlöcher D (1984) Speech pause time and the retardation rating scale for depression (ERD). J Affect Disord 6:123–127

Hargreaves WA, Starkweather JA (1963) Recognition of speaker identity. Lang Speech 6:63–67

Hargreaves WA, Starkweather JA (1964) Voice quality changes in depression. Lang Speech 7:84–88

Hargreaves WA, Starkweather JA, Blaker KH (1965) Voice quality changes in depression. J Abnorm Psychol 70:218–220

Helfrich H, Standke R, Scherer KR (1984) Vocal indicators of psychoactive drug effects. Speech Communication 3:245–252

Hinchcliffe MK, Lancashire M, Roberts FJ (1971) Depression: Defence mechanisms in speech. Br J Psychiatry 118:471–472

Hoffmann GM, Gonze JC, Mendlewicz J (1985) Speech pause time as a method for the evaluation of psychomotoric retardation in depressive illness. Br J Psychiatry 146:535–538

Hollien H, Shipp T (1972) Speaking fundamental frequency and chronologic age in males. J Speech Hear Res 15:155–159

Hollien H, Jackson B (1973) Normative data on the speaking fundamental frequency characteristics of young adult males. J Phonetics 1:117–120

Johnson WF, Emde RN, Scherer KR, Klinnert MD (1986) Recognition of emotion from vocal cues. Arch Gen Psychiatry 43:280–283

Khan A, Cohen S, Dager S, Avery DH, Dunner DL (1989) Onset of response in relation to outcome in depressed outpatients with placebo and imipramine. J Affect Disord 17:33–38

Klos KT, Ellgring H (1984) Sprechgeschwindigkeit und Sprechpausen von Depressiven. In: Hautzinger M, Straub R (Hrsg) Psychologische Aspekte depressiver Störungen. Roderer, Regensburg

Kraepelin E (1921) Manic-depressive insanity and paranoia (translated by Barclay M; cf Kraepelin E: Psychiatrie, Bd 1, S 415ff). Livingstone, Edinburgh

Kuny S, Stassen HH (1993) Speaking behavior and voice sound characteristics in depressive patients during recovery. J Psychiatr Res 27(3):289–307

Kuny S, Stassen HH (1995) Cognitive performance in patients recovering from depression. Psychopathology 28:190–207

Kuny S, Stassen HH, Hell D (1997) Kognitive Beeinträchtigungen in der Depression. Schweiz Arch Neurol Psychiatrie 150(3):18–25

Lawrie SM, MacHale SM, Cavanagh JT, O'Carroll RE, Goodwin GM (2000) The difference in patterns of motot and cognitive function in chronic fatigue syndrome and severe depressive illness. Psychol Med 30(2):433–442

Leff J, Abberton E (1981) Voice pitch measurements in schizophrenia and depression. Psychol Med 11:849–852

Levin H, Lord W (1975) Speech pitch frequency as an emotional state indicator. IEEE Trans Systems Man Cybernetics 5:259–273

Lewis CJ (1988) Pause variablity in speech production. Proceedings of Speech '88, 7th FASE Symposium, Edinburgh, pp 1413–1422

McGlone RE, Hollien H (1963) Vocal pitch characteristics of aged women. J Speech Hear Res 6:164–170

Meya U, Fichte K (1991) Antidepressiver Wirkungseintritt von Rolipram, einem Antidepressivum mit einem neuen Wirkmechanismus, im Vergleich zu Imipramin. Nervenarzt 62:288–291

Montgomery SA (1995) Are 2-week trials sufficient to indicate efficacy? Psychopharmacol Bull 31:41–44

Mysak ED (1959) Pitch and duration characteristics of older males. J Speech Hear Res 2:46–54

Möller HJ, Müller H, Volz HP (1996) How to assess the onset of antidepressant effect: comparison of global ratings and findings based on depression scales. Pharmacopsychiatry 29:57–62

Müller J (1840) Handbuch der Physiologie des Menschen. J Hölscher, Koblenz

Nelson JC, Charney DS (1981) The symptoms of major depressive illness. Am J Psychiatry 138:1–13

Nierenberg AA, Farabaugh AH, Alpert JE, Gordon J, Worthington JJ, Rosenbaum JF, Fava M (2000) Timing of onset of antidepressant response with fluoxetine treatment. Am J Psychiatry 157:1423–1428

Nilsonne A (1987) Acoustic analysis of speech variables during depression and after improvement. Acta Psychiatr Scand 76:235–245

Nilsonne A (1988) Speech characteristics as indicators of depressive illness. Acta Psychiatr Scand 77:253–263

Nilsonne A, Sundberg J, Ternström S, Askenfelt A (1988) Measuring the rate of change of voice fundamental frequency in fluent speech during mental depression. J Acoust Soc Am 83(2):716–728

Paradiso S, Lamberty GJ, Garvey MJ, Robinson RG (1997) Cognitive impairment in the euthymic phase of chronic unipolar depression. J Nerv Ment Dis 185(12):748–754

Parker G (1996) On lightening up: improvement trajectories in recovery from depression. Adv Psychiatr Treatment 2:186–193

Pegoraro-Krook MI (1988) Speaking fundamental frequency characteristics of normal swedish subjects obtained by glottal frequency analysis. Folia Phoniat 40:82–90

Pfau W (1973) Klassifizierung der menschlichen Stimme. Johann Ambrosius Barth, Leipzig

Popescu C, Ionesco R, Jipescu I, Popa S (1991) Psychomotor functioning in unipolar and bipolar affective disorders. Rev Roum Neurol Psychiatr 29:17–33

Püschel J, Stassen HH, Bomben G, Scharfetter C, Hell D (1998) Speaking behavior and voice sound characteristics in acute schizophrenia. J Psychiatr Res 32:89–97

Quitkin FM, Rabkin JD, Markowitz JM, Stewart JW, McGrath PJ, Harrison W (1987) Use of pattern analysis to identify true drug response. Arch Gen Psychiatry 44:259–264

Quitkin FM, McGrath PJ, Stewart JW, Taylor BP, Klein DF (1996) Can the effects of antidepressants be observed in the first two weeks of treatment? Neuropsychopharmacol 15:390–394

Ramig LA, Ringel RL (1983) Effects of physiological aging on selected acoustic characteristics of voice. J Speech Hear Res 26:22–30

Rappaport W (1958) Über Messungen der Tonhöhenverteilung in der deutschen Sprache. Acoustica 8:220–225

Reischies FM, Neu P (2000) Comorbidity of mild cognitive disorder and depression – a neuropsychological analysis. Eur Arch Psychiatry Clin Neurosci 250(4):186–193

Renfordt E (1989) Changes of speech activity in depressed patients under pharmacotherapy. Pharmacopsychiatry 22 (Suppl):2–4

Rice DG, Abroms GM, Saxman JH (1969) Speech and physiological correlates of »flat« affect. Arch Gen Psychiatry 20:566–572

Rickels K, Derivan A, Entsuah R, Miska S, Rudolph R (1995) Rapid onset of antidepressant activity with venlafaxine treatment. Depression 3:146–153

Roessler R, Lester JW (1976) Voice predicts affect during psychotherapy. J Nerv Ment Dis 163:166–176

Ruiz R, Legros C, Guell A (1990) Voice analysis to predict the psychological or physical state of a speaker. Aviat Space Environ Med 61:266–271

Saxman JH, Burk KW (1968) Speaking fundamental frequency and rate characteristics of adult female schizophrenics. J Speech Hear Res 11:194–203

Sobin C, Sackheim HA (1997) Psychomotor symptoms of depression. Am J Psychiatry 154(1):4–17

Scherer KR (1984) On the nature and function of emotion: A component process approach. In: Scherer KR, Ekman P (eds) Approaches to emotion. Lawrence Erlbaum, Hillsdale, NJ, pp 293–317

Schwartz F, Carr AC, Munich RL, Glauber S, Lesser B, Murray J (1989) Reaction time impairment in schizophrenia and affective illness: the role of attention. Biol Psychiatry 25:540–548

Smith MJ, Brebion G, Banquet JP, Allilaire JF (1994) Experimental evidence for two dimensions of cognitive disorders in depressives. Psychiatr Res 28:401–411

Stassen HH, Bomben G (1988) Affective state and voice: Reproducibility and sensitivity of speech parameters. Meth Inform Med 27:87–96

Stassen HH, Scharfetter Ch, Winokur G, Angst J (1988) Familial syndrome patterns in schizophrenia, schizoaffective disorder, mania and depression. Eur Arch Psychiatr Neurol Sci 237:115–123

Stassen HH (1991) Affective state and voice: the specific properties of overtone distributions. Meth Inform Med 30:44–52

Stassen HH, Bomben G, Günther E (1991) Speech characteristics in depression. Psychopathology 24:88–105

Stassen HH, Delini-Stula A, Angst J (1993) Time course of improvement under antidepressant treatment: a survival-analytical approach. Eur Neuropsychopharmacol 3:127–135

Stassen HH (1995) Affekt und Sprache. Stimm- und Sprachanalysen bei gesunden, depressiven und schizophrenen Patienten. Springer, Berlin Heidelberg New York (Monographien aus dem Gesamtgebiete der Psychiatrie, Bd 79)

Stassen HH, Albers M, Püschel J, Scharfetter C, Tewesmeier M, Woggon B (1995) Speaking behavior and voice sound characteristics associated with negative schizophrenia. J Psychiatr Res 29(4):277–296

Stassen HH, Angst J, Delini-Stula A (1996) Delayed onset of action of antidepressant drugs? Survey of recent results. Pharmacopsychiatry 29:87–96

Stassen HH, Angst J (1998) Delayed onset of action of antidepressants. Fact or fiction? CNS Drugs 9:177–184

Stassen HH, Kuny S, Hell D (1998) The speech analysis approach to determining onset of improvement under antidepressants. Eur Neuropsychopharmacology 8(4):303–310

Stassen HH, Angst J, Delini-Stula A (1999) Fluoxetine versus moclobemide: cross-comparison between the time course of improvement. Pharmacopsychiatry 32:56–60

Stewart JW, Quitkin FM, McGrath PJ, Amsterdam J, Fava M, Fawcett J, Reimherr F, Rosenbaum J, Beasley C, Roback P (1998) Use of pattern analysis to predict differenzial relapse of remitted patients with major depression during 1 year of treatment with fluoxetine or placebo. Arch Gen Psychiatry 55(4):334–343

Stoicheff ML (1981) Speaking fundamental frequency characteristics of nonsmoking female adults. J Speech Hear Res 24:437–441

Szabadi E, Bradshaw CM (1980) Speech in depressive states. In: Simpson M (ed) Psycholinguistics in clinical practice. Irvington Publishers, New York, pp 211–252

Szabadi E, Bradshaw CM (1983) Speech pause time: Behavioural correlate to mood. Am J Psychiatry 142:265

Szabadi E, Bradshaw CM, Besson JA (1976) Elongation of pause-time in speech: A simple, objective measure of motor retardation in depression. Br J Psychiatry 129:592–597

Teasdale JD, Fogarty SJ, Williams MG (1980) Speech rate as a measure of short-term variation in depression. Br J Soc Psychol 19:271–278

Tollefson GD, Holman SL (1994) How long to onset of antidepressant action: a meta-analysis of patients treated with fluoxetine or placebo. Int Clin Psychopharmacol 9:245–250

Tolkmitt F, Helfrich H, Standke R, Scherer KR (1982) Vocal indicators of psychiatric treatment effects in depressives and schizophrenics. J Commun Disord 15:209–222

Watts FN, Dalgleish T, Bourke P, Healy D (1990) Memory deficit in clinical depression: processing resources and the structure of materials. Psychol Med 20:345–349

Widlöcher DJ (1983) Psychomotor retardation: clinical, theoretical and psychometric aspects. Psychiatr Clin North Am 6:7–43

III

Bewegungsstörungen bei schizophrenen Psychosen und Demenzen

Okulomotorische Störungen

Norbert Kathmann

7.1   Einleitung

Den Beginn der modernen psychiatrischen Okulomotorikforschung markiert die Publikation von
Holzman et al. (1973), in der berichtet wurde, dass
schizophrene Patienten häufig veränderte Augenfolgebewegungen aufweisen. Dieser Befund löste im-
menses und bis heute anhaltendes Interesse aus.
Während zunächst überwiegend langsame Folgebewegungen untersucht wurden, finden seit einigen
Jahren auch die Sakkaden stärkere Beachtung. Die
Arbeiten können grob zwei Forschungsstrategien
zugeordnet werden: 1. der Suche nach genetischen
Markern für schizophrene Erkrankungen, und 2.
der Suche nach neuropsychologisch interpretier-
baren Defizitmustern. Diese sich zum Teil überlappenden Zielsetzungen haben bestimmte Fragestellungen hervorgebracht, von denen einige im Folgenden diskutiert werden sollen. Um die Forschungsergebnisse besser verständlich zu machen, sollen
zunächst aber einige begriffliche und methodische
Aspekte erläutert werden.

7.2   Okulomotorische Subsysteme

In der psychiatrischen Forschung finden sich überwiegend Untersuchungen zu zwei Klassen von Augenbewegungen, nämlich den Sakkaden und den
langsamen Folgebewegungen (Leigh u. Zee 1999).
Sakkaden sind schnelle Augenbewegungen mit Winkelgeschwindigkeiten von bis zu 700°/Sekunde. Sie
haben die Funktion, Sehziele auf die Fovea zu bringen, indem sie den Blick neu ausrichten. Bei Beginn
der Sakkade liegen Richtung, Geschwindigkeit und
Amplitude weitgehend fest und lassen sich während
der Ausführung nicht mehr verändern. Reflexsakkaden werden durch plötzlich auftauchende, periphere
Stimuli ausgelöst. Willkürsakkaden erfolgen hin zu
einem vorgestellten, instruierten, oder erinnerten
Ziel. Dazu zählen auch die Antisakkaden; das sind
Bewegungen in Richtung der Gegenseite bzw. Spie-
gelposition eines plötzlich auftauchenden peripheren Reizes. Sie erfordern die Unterdrückung der Reflexsakkade und gleichzeitig die Generierung einer
Willkürsakkade (◨ Abb. 7.1). Langsame Folgebewe-

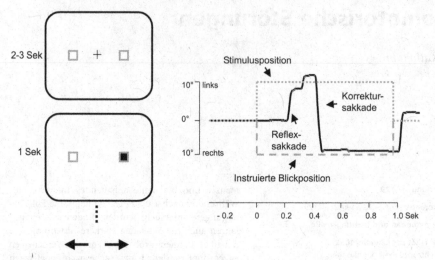

◘ Abb. 7.1. Antisakkadenaufgabe: Nach einem variablen Fixationsintervall erscheint ein peripherer Reiz für eine Sekunde. Es soll eine Sakkade zur Gegenseite erfolgen, der periphere Reiz soll hingegen nicht fixiert werden. **Rechts** sieht man eine typische Aufzeichnung: Der Blick geht zunächst reflektorisch doch zum peripheren Reiz (falsche Prosakkade), wird aber unmittelbar danach instruktionsgemäß korrigiert

gungen (smooth pursuit eye movement, SPEM) haben im Gegensatz zu Sakkaden die Aufgabe, das retinale Abbild eines Sehziels auf der Fovea zu halten, während sich dieses Ziel bewegt. Sie vermögen dies bis zu einer Zielgeschwindigkeit von etwa 50°/Sekunde. Zusammen mit den Sakkaden (und weiteren Komponenten) tragen langsame Folgebewegungen zur Optimierung der Wahrnehmung relevanter Reize bei (◘ Abb. 7.2). Andere Arten von Augenbewegungen, wie etwa der optokinetische Nystagmus und der vestibulookuläre Reflex, wurden im psychiatrischen Kontext selten betrachtet und werden auch hier nicht weiter behandelt.

7.3 Messmethoden und Leistungsmaße

Die gebräuchlichsten Methoden zur Messung von Augenbewegungen sind die Elektrookulographie (EOG) und die Infrarot-Reflektrometrie (IRR). Bei der EOG wird die Ausrichtung des zwischen Cornea und Retina bestehenden elektrischen Dipols mittels Hautelektroden, die in der Nähe der Augen aufgeklebt werden, gemessen. Die Vorteile der EOG liegen in der einfachen, für Probanden minimal belastenden Durchführung, sowie in ihrem weiten Messbereich bis etwa 60°. Als Nachteile gelten die Arte-

faktanfälligkeit, da Hautelektroden auch andere bioelektrische Signale wie Muskelspannung und EEG auffangen, sowie die begrenzte Auflösung, die bei 1–2 Winkelgraden liegt. Eine etwas aufwendigere Methode stellt die Infrarotreflektrometrie dar. Dabei werden kleine Infrarotlichtquellen auf das Auge gerichtet und die Reflexionen dieses Lichts mit Photodioden gemessen. Da die Reflexionsrichtung mit der Augenstellung variiert, kann daraus die Blickrichtung errechnet werden. Mit der IRR kann eine Auflösung von unter 0,5° erzielt werden. Vergleiche von simultanen EOG- und IRR-Messungen haben gezeigt, dass hoch korrelierende Ergebnisse erzielt werden, solange globale Beurteilungsmaße verwendet werden. Die Messung kleiner Sakkaden und der Augengeschwindigkeit gelingt allerdings mit der IRR-Methode reliabler. Neuere Untersuchungen werden deshalb überwiegend mit der IRR-Technik durchgeführt.

Zur Beurteilung langsamer Folgebewegungen gibt es unterschiedliche Verfahren (◘ Tabelle 7.1). Vor allem in den frühen Studien an psychiatrischen Patienten bediente man sich eines einfachen qualitativen Beurteilungsverfahrens. Dabei wird die über 30–60 Sekunden aufgezeichnete Folgebewegung auf einer 4- oder 5-stufigen Ratingskala hinsichtlich ihrer Übereinstimmung mit der Zielbewegung beurteilt (vgl. Shagass et al. 1974). Die Beurteiler werden

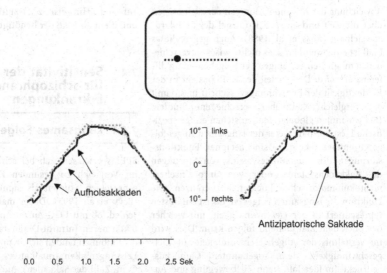

☐ Abb. 7.2. Langsame Blickfolge: Ein Zielpunkt bewegt sich auf einer (gedachten) **horizontalen Linie** hin und her. Der Blick soll diesem Ziel möglichst genau folgen. Im **linken Aufzeichnungsausschnitt** sieht man einen Abschnitt mit niedrigem Gain (Verhältnis Zielgeschwindigkeit zu Augengeschwindigkeit) und kompensatorischen Aufholsakkaden. Im **rechten Ausschnitt** sieht man eine intrusive Sakkade (antizipatorisch), die den Blick vom Ziel entfernt

☐ Tabelle 7.1. Häufig benutzte Leistungsparameter in der psychiatrischen Okulomotorikforschung

Okulomotorische Aufgabe	Parameter

Langsame Blickfolge	**spezifisch:**
	    Gain
	    Korrektursakkaden (Anzahl und Amplituden)
	unspezifisch:
	    Folgegüte (qualitatives Rating)
	    Quantitative Abweichung (root-mean-square-Fehler)
	    Intrusive Sakkaden: (Anzahl und Amplituden)
	    – antizipatorische Sakkaden
	    – »square-wave« Sakkaden

Sakkaden ▬ Reflexsakkaden	Latenz Amplitude (Genauigkeit) Geschwindigkeit
▬ Willkürsakkaden – Antisakkaden	Richtungsfehler (falsche Prosakkaden) Latenz korrekter Antisakkaden
– Gedächtnissakkaden	Amplitude (Genauigkeit) antizipatorische Sakkaden

dafür anhand von Modellkurven trainiert. Kritisiert wurde die fragliche Objektivität des Verfahrens sowie der globale Charakter des Ratings. Dieses enthält nämlich keine Information darüber, welche spezifischen Merkmale der Augenbewegung auffällig sind (Abel u. Ziegler 1988). Ratingverfahren werden zunehmend seltener verwendet und durch objektivere, meist computerisierte Verfahren ersetzt. Das etablierteste unter diesen Maßen ist der so genannte root-mean-square-Fehler (RMS). Er reflektiert die

Abweichung der Augenposition von der Zielposition über die Zeit und entspricht formal der Standardabweichung (Ross et al. 1988). Auch gegen dieses Maß ist einzuwenden, dass nicht zwischen verschiedenen möglichen Störungen der Folgebewegung differenziert wird. Der Vorteil des RMS besteht in der Eindeutigkeit der Berechnungsvorschrift und damit der Vergleichbarkeit über verschiedene Studien. Den genannten globalen Maßen stehen einige spezifische Leistungsparameter der langsamen Augenfolge gegenüber. Nur diese sind geeignet, Funktionsstörungen des Augenfolgesystems von Störungen des Sakkadensystems, oder von unspezifischen, nichtokulomotorischen Effekten abzugrenzen. Die Funktion des langsamen Folgesystems ist am besten repräsentiert in der Geschwindigkeit, mit welcher der Blick dem Ziel gleitend folgen kann. Dies wird im Verhältnis der Augengeschwindigkeit zur Zielgeschwindigkeit, dem sogenannten Gain ausgedrückt. Im Idealfall, wenn Zielbewegung und Augenbewegung perfekt aufeinander abgestimmt sind, beträgt er Eins. Kleinere Werte bedeuten, dass das Auge die Zielgeschwindigkeit nicht erreichen oder halten kann. Vor der Berechnung des Gain werden sakkadische Anteile aus der aufgezeichneten Kurve ausgeschlossen. Zwei Klassen von Sakkaden können glatte Folgebewegungen unterbrechen: 1. Korrektursakkaden (Aufholsakkaden, catch-up-saccades), welche die Blickposition bei reduzierten Gain wieder auf die Fovea zurückbringen und damit funktional sind. 2. Intrusive Sakkaden, die dysfunktional sind, weil sie einen Positionsfehler erzeugen oder vergrößern. Dazu gehören die antizipatorischen Sakkaden sowie die Gegenruck- oder Square-Wave-Sakkaden (Abel u. Ziegler 1988). Antizipatorische Sakkaden haben die gleiche Bewegungsrichtung wie das Ziel und eine Amplitude über 4°. Square-Wave-Sakkaden zeichnen sich durch das paarige Auftreten zweier gegenläufiger Sakkaden im Abstand von 200–500 ms aus. Die erste Sakkade führt den Blick vom Ziel weg, die zweite wieder zurück. Dazwischen verfolgt das Auge das bewegte Ziel parafoveal mit weitgehend adäquater Geschwindigkeit.

In Aufgaben zur Prüfung des Sakkadensystems werden als Leistungsmaße der Anteil der korrekten Reaktionen (bezüglich Richtung), die Amplituden sowie die Latenzen und Spitzengeschwindigkeiten der Sakkaden bestimmt. Richtungsfehler sind das häufigste Kriterium in Antisakkadenaufgaben. Amplitudenfehler können insbesondere bei Willkürsakkaden ohne visuelles Ziel untersucht werden. Die Latenz wird bei allen Sakkaden, die in Reaktion

auf einen Hinweisreiz auszuführen sind, bestimmt und dient als Maß der benötigten Verarbeitungszeit.

7.4 Sensitivität der Okulomotorik für schizophrene Erkrankungen

7.4.1 Langsames Folgesystem

SPEMs erwiesen sich bei schizophrenen Patienten im Vergleich zu gesunden Kontrollprobanden in sehr vielen Studien als signifikant beeinträchtigt (Levy et al. 1993). Dabei macht es keinen Unterschied, ob mit EOG-Aufzeichnungen oder der artefaktärmeren Infrarot-Okulographie gearbeitet wurde. Einbußen fanden sich in praktisch allen üblichen Leistungsmaßen (qualitatives Rating, RMS-Fehler, Gain, Zahl der Sakkaden). Auch in neueren, methodisch zumeist verbesserten Studien bestätigte sich dieser Befund (Sweeney et al. 1994a). Der großen Zahl positiver Resultate stehen nur sehr wenige negative gegenüber (Ross et al. 1988). Einen gewissen Einfluss auf die Sensitivität der SPEM-Aufgabe könnte die Zielgeschwindigkeit haben, da gelegentlich Gaineinbußen bei Patienten nur dann beobachtet wurden, wenn die Zielgeschwindigkeit relativ hoch (ab 20°/s) war (Abel et al. 1991). Die Effektstärken, also die Größe der Gruppenunterschiede relativ zu den Streuungen, variieren allerdings erheblich zwischen verschiedenen Studien. Friedman et al. (1991) berechneten in einer Metaanalyse über 10 Studien eine mittlere Effektstärke für den Gain von d = 0,93. In einer eigenen, noch unpublizierten Studie fanden wir bei 54 schizophrenen Patienten und 84 gesunden Kontrollen eine etwas geringere Gaindifferenz (d = 0,73). Hingegen wurden in manchen Untersuchungen, die mit Ratings arbeiteten, weit größere Differenzen berichtet (Amador et al. 1991). Generell scheinen globale qualitative Beurteilungsmaße zu größeren Gruppenunterschieden zu führen. Möglicherweise liegt das daran, dass in dieses Maß mehrere Fehlerquellen eingehen, die allerdings nicht spezifisch für das Folgesystem sind (z. B. intrusive Sakkaden, aber auch Bewegungsartefakte). Bestimmt man den Anteil an Patienten, die entweder nach einem bestimmten (allerdings arbiträren) Kriterium als auffällig eingeschätzt werden, oder deren Leistung mehr als zwei Standardabweichungen unterhalb des Mittelwertes der gesunden Vergleichsgruppe liegt, finden sich ebenfalls stark variierende Prävalenzen, die von etwa 20 bis mehr als 70% reichen. In unseren eigenen Studien stellten wir zumeist eher niedrige Prävalenzen (etwa 20%) fest. Die Sensitivität der SPEM-Störung für die Schizophrenie, zumindest wenn sie mit dem Gain erfasst wird, ist also wenig reliabel, tendenziell aber nur moderat ausgeprägt. Die schwankenden Angaben bedürfen weiterer Aufklärung. Aus der Tatsache, dass sich die Defizite mit dem Gain objektivieren lassen, ergibt sich allerdings, dass tatsächlich das Folgesystem gestört ist und nicht allein das Sakkadensystem. Dazu passt, dass intrusive Sakkaden in ihrer Frequenz meist nicht erhöht sind (Clementz et al. 1990), korrektive Sakkaden bei Schizophrenen aber häufiger auftreten, da sie die funktionale Folge eines reduzierten Gain darstellen (Sweeney et al. 1994a).

7.4.2 Sakkadensystem

Die Metrik reflexiver Refixationssakkaden (Latenz, Amplitude und Geschwindigkeit) erwies sich bei schizophrenen Patienten konsistent als unauffällig (Crawford et al. 1995a). Erhebliche Differenzen zu Gesunden finden sich aber bei den Wilkürsakkaden. Insbesondere wenn Antisakkaden auszuführen sind, machen Schizophrene weitaus mehr Fehler als Gesunde, indem sie entgegen der Instruktion zuerst eine Reflexsakkade ausführen, anstatt bei Auftauchen des peripheren Stimulus sofort zur Gegenseite zu sakkadieren (McDowell et al. 1999). Die meisten Antisakkadenfehler werden sofort korrigiert, was bedeutet, dass die Aufgabe von den Patienten durchaus verstanden wurde. Die Fehlerraten der Patienten liegen zwischen 30 und 70%, während die meisten gesunden Kontrollprobanden zwischen 0 und 25% Fehler machen. Damit ergibt sich in der Regel für die Antisakkadenleistung eine deutlich bessere Trennung der Patienten- und Kontrollgruppen als für die SPEM-Leistung (Kathmann et al. 2000). Die Latenzen korrekt ausgeführter Antisakkaden sind bei Schizophrenen häufig erhöht, während die reflexiven Sakkaden, wie schon erwähnt, keinen Unterschied zu Gesunden zeigen (Maruff et al. 1998). Manchmal fanden sich verlangsamte Antisakkaden nur bei psychopharmakologisch unbehandelten Patienten (Hutton et al. 1998). Hier sind also noch potenziell bedeutsame Einflussgrößen aufzuklären.

7.5 Diagnostische Spezifität der Okulomotorikstörungen

7.5.1 Langsames Folgesystem

Okulomotorische Leistungen wurden auch bei anderen psychiatrischen Erkrankungen untersucht, sodass die Spezifität dieser Störungen für die Schizophrenie beurteilt werden kann. Am häufigsten wurden Patienten mit affektiven Störungen getestet, seltener Patienten mit Zwangsstörungen sowie Alkoholkranke. Die Befunde stellen sich insgesamt inkonsistent dar. Mehrfach wurden bei affektiven Patienten signifikant schlechtere SPEM-Leistungen als bei Gesunden festgestellt (Sweeney et al. 1999; Kathmann et al. 2003). Es gibt einzelne Hinweise, dass solche Einbußen nur bei akut Erkrankten vorkommen und zudem mit dem Schweregrad der Depression korrelieren. Dies weist darauf hin, dass SPEM-Dysfunktionen bei affektiv Erkrankten zustandsabhängig sein könnten und daher nicht als krankheitsüberdauerndes Merkmal anzusehen sind. Darüber hinaus wurde die Vermutung geäußert, dass die Behandlung mit Lithium ausschlaggebend für die SPEM-Störungen affektiver Patienten ist, was sich inzwischen als nicht haltbar herausgestellt hat (Gooding et al. 1993). Tatsächlich sind Patienten mit affektiven Störungen in der Blickfolgeleistung meist nicht von Schizophrenen zu unterscheiden, im direkten Vergleich wurden nur in einer kleinen Minderheit von Untersuchungen schizophreniespezifische SPEM-Störungen berichtet (Friedman et al. 1995). Es kann also als belegt angesehen werden, dass SPEM-Störungen bei affektiv Erkrankten ebenfalls gehäuft auftreten, wobei die Unterform der affektiven Erkrankung (unipolar oder bipolar) keine Rolle zu spielen scheint. Patienten mit Zwangserkrankungen zeigen ebenfalls ein gemischtes Bild. Während Farber et al. (1997) zu dem Ergebnis kamen, dass der Gain in allen Phasen der Folgebewegung bei den Patienten unauffällig ist, fanden andere Studien leicht reduzierte Gains bei höheren Zielgeschwindigkeiten (Clementz et al. 1996). Chronische Alkoholiker weisen häufig neuropsychologische Beeinträchtigungen auf, sodass die Annahme nahe liegt, dass langsame Augenfolgebewegungen in dieser Patientengruppe ebenfalls gestört sein könnten. Tatsächlich war aber die Folgeleistung bei den untersuchten Patienten, von denen manche langjährig und schwer alkoholabhängig waren, durchwegs unauffällig (Radant u. Hommer 1992). Insgesamt ist also im Bereich der psychischen

Störungen keine strenge Spezifität des SPEM-Defizits für schizophrene Erkrankungen gegeben. Sowohl affektive Erkrankungen als auch Zwangsstörungen gehen mit ähnlichen Beeinträchtigungen einher, allerdings in möglicherweise etwas geringerer Häufigkeit.

7.5.2 Sakkadensystem

Leistungsdefizite in der Antisakkadenaufgabe sind ebenfalls nicht diagnostisch spezifisch. Zwar wurden bei affektiven Patienten gelegentlich unauffällige Ergebnisse gefunden (McDowell u. Clementz 1997), andere Studien zeigten aber für bipolare Patienten ähnlich hohe Fehlerraten wie für Schizophrene (Katsanis et al. 1997). Auch unmedizierte Patienten mit unipolarer Depression machten mehr Prosakkaden in der Antisakkadenaufgabe als Gesunde. Genauigkeit und Latenz der Antisakkaden waren dabei nicht beeinträchtigt. Inkonsistente Ergebnisse liegen auch für Patienten mit Zwangsstörungen vor. Patienten mit Tourette-Syndrom, einer schweren Tic-Störung, die häufig mit Zwangssymptomen assoziiert auftritt, zeigten sowohl verlangsamte Antisakkaden als auch eine erhöhte Zahl an Richtungsfehlern (Straube et al. 1997).

7.6 Okulomotorikstörungen als Vulnerabilitätsmarker für Schizophrenie

7.6.1 Langsames Folgesystem

Die SPEM-Störung wird seit der einflussreichen Arbeit von Holzman et al. (1974) als ein möglicher genetischer Vulnerabilitätsmarker der Schizophrenie diskutiert. Ein solcher Marker soll dazu dienen, die Träger der kritischen genetischen Information anhand von phänotypischen Merkmalen zu identifizieren. Es wird dabei unterstellt, dass der Marker eine, klinisch nicht unbedingt bedeutsame, Expression schizophrenierelevanter Gene darstellt. Die Bedeutung eines solchen Markers liegt darin, zu einer korrekten Identifikation genetisch valider Fälle beizutragen. Nur dann sind Linkage-Analysen zur Bestimmung von Genorten erfolgversprechend (Leboyer et al. 1998). Eine Beziehung zwischen der SPEM-Störung und einer bestimmten Genregion auf Chromosom 6p wurde bereits festgestellt (Arolt et al. 1996). Dass die Leistungsfähigkeit des lang-

samen Blickfolgesystems erblich ist, wurde wiederholt durch Zwillingsstudien belegt. Diese zeigen, dass die Ähnlichkeit der SPEM-Leistung bei monozygoten Zwillingen (MZ) deutlich höher liegt als bei dizygoten Zwillingen (DZ) und dass die Kovarianz bei genetisch identischen Kozwillingen nahezu perfekt ist (Katsanis et al. 2000). Auch bei Zwillingen, die für Schizophrenie diskordant waren, erwies sich die SPEM-Störung meist als konkordant. Eine neuere Studie fand beeinträchtigte Gains allerdings nur bei den erkrankten Zwillingen (Litman et al. 1997), sodass noch gewisse Zweifel bleiben, ob die SPEM-Störung tatsächlich nur Ausdruck einer genetischen Prädisposition ist. Potenziell interessant für genetische Fragestellungen sind auch Untersuchungen an Personen, die zwar nicht das Vollbild einer Schizophrenie zeigen, aber einzelne Symptome aufweisen, die wahrscheinlich in genetischer Beziehung zur Schizophrenie stehen, wie z.B. schizotypische Persönlichkeitsmerkmale. Treten SPEM-Dysfunktionen auch in dieser Population gehäuft auf, unterstützt das indirekt die Vermutung, dass Augenbewegungsstörungen und Schizophrenie eine gemeinsame genetische Basis haben. In mehreren Studien wurde die genannte Prämisse bestätigt (O'Driscoll et al. 1998). Es wurden auch negative Korrelationen zwischen SPEM-Leistung und sozialen Schizotypiemerkmalen sowie den Symptomen Affektverflachung und sozialer Rückzug gefunden.

Besonders bedeutsam bei der Suche nach genetischen Markern sind Familienstudien. In solchen wurden beeinträchtigte SPEM-Leistungen auch bei nichterkrankten Verwandten von schizophrenen Indexfällen festgestellt, und zwar unabhängig davon, ob die SPEM-Leistung mit qualitativen Ratings, globalen Abweichungsmaßen oder mit dem Gain gemessen wurde (Holzman et al. 1974; Clementz et al. 1990; Iacono et al. 1992; Kathmann et al. 2003). Auch antizipatorische Sakkaden kamen bei Familienmitgliedern, die als wahrscheinliche Genträger eingeschätzt wurden, ohne aber klinisch erkrankt zu sein, gehäuft vor (Ross et al. 1998b). Insgesamt kann es als gesichert gelten, dass SPEM-Dysfunktionen in Familien, in denen Schizophrenien auftreten, aggregieren. Damit ist ein weiteres Kriterium für das Vorliegen eines genetischen Markers erfüllt. Im Gegensatz zur familiären Häufung der SPEM-Störung ist die familiäre Spezifität nicht überzeugend belegt. Diese wäre dann gegeben, wenn die Auffälligkeiten in schizophreniebelasteten Familien signifikant häufiger vorkämen als in Familien mit z.B. affektiv erkrankten Indexprobanden. Ältere Studien, die sich auf qualitative Beurteilungen stützten, fanden tatsächlich eine geringere Prävalenz der SPEM-Störung bei Verwandten von nichtschizophrenen psychiatrischen Patienten. Wurden objektive Abweichungsmaße verwendet, dann unterschieden sich die Verwandten von schizophrenen und von affektiv erkrankten Indexprobanden jedoch nicht voneinander (Iacono et al. 1992). Allerdings scheinen antizipatorische Sakkaden eine höhere familiäre Spezifität für die Schizophrenie aufzuweisen (Rosenberg et al. 1997). Vergleichende Untersuchungen an Verwandten schizophrener und affektiver Indexprobanden, in denen als Leistungskriterium die Folgegeschwindigkeit (Gain) herangezogen wurde, wurden bisher noch nicht publiziert. Wir sind deshalb in einer Familienstudie dieser Frage nachgegangen (Kathmann et al. 2003). Untersucht wurden 54 schizophrene Patienten und 43 erstgradig Verwandte dieser Patienten, 46 Patienten mit affektiven Erkrankungen und 36 von deren erstgradig Verwandten sowie 84 Kontrollprobanden aus Familien ohne psychische Erkrankungen. Es fanden sich signifikant verminderte Gains in beiden Patientengruppen sowie in geringerem Ausmaß auch in beiden Gruppen von Verwandten. Diese familiären Häufungen von Störungen des Folgesystems deuten erneut auf ihre genetische Determination hin und bestätigen damit deren potenzielle Markereigenschaft. Gleichzeitig muss aber die Annahme einer familiären Spezifität eindeutig zurückgewiesen werden. Die Sensitivität lag bei 20% für Schizophrenien und bei 28% für affektive Erkrankungen. Demnach scheint es am ehesten so zu sein, dass die der Blickfolgeschwäche zugrundeliegenden Gene einen möglichen, aber nicht notwendigen Beitrag zur polygenen Ätiologie der Schizophrenien liefern. Die mangelnde diagnostische und familiäre Spezifität weist weiter darauf hin, dass dieser Vulnerabilitätsfaktor sowohl bei schizophrenen als auch affektiven (und möglicherweise weiteren) Erkrankungen wirksam sein kann.

7.6.2 Sakkadensystem

Es liegen inzwischen auch eine Reihe von Familienstudien vor, in denen die Antisakkadenleistung als möglicher Vulnerabilitätsmarker überprüft wurde. Erstmals zeigten Clementz et al. (1994), dass erstgradig Verwandte schizophrener Patienten bei dieser Aufgabe mehr Fehler machen als nichtpsychiatrische Probanden. Damit konsistente Befunde wurden danach noch mehrfach publiziert (vgl. McDowell et

al. 1999). Crawford et al. (1998) berichteten, dass sich das Antisakkadendefizit nur in solchen Familien zeigte, wo der erkrankte Indexproband selbst auch fehlerhafte Antisakkaden produzierte. Dies ist ein Argument für eine gemeinsame genetische Übertragung von Erkrankungsneigung und Okulomotorikstörung. Auch bei Probanden mit erhöhten Werten in Fragebogen zur Schizotypie, bei denen eine Psychoseneigung angenommen wird, war die Anzahl korrekter Antisakkaden vermindert. Bislang sind noch keine Studien an Familien mit affektiv erkrankten Indexpatienten publiziert, sodass zur familiären Spezifität keine Aussagen möglich sind.

7.6.3 Okulomotorikstörung und Psychopathologie

Ein Merkmal, das sich als phänotypischer Vulnerabilitätsmarker eignen soll, muss weitgehend unabhängig von der Schwere der aktuellen Symptomatik sein. Deshalb ist es wichtig zu wissen, ob SPEM-Dysfunktionen mit dem globalen Schweregrad der psychotischen Symptomatik in Zusammenhang stehen. Viele Studien fanden keine bedeutsamen Korrelationen zwischen der Anzahl psychopathologischer Symptome (gemessen mit der Brief Psychiatric Rating Scale, BPRS) und der Folgebewegungsleistung (Schlenker et al. 1994). Dagegen beeinflusste in unseren eigenen Studien der Remissionsgrad der Störung durchaus die Effektstärke (Kathmann 1994). Ein interessanter Aspekt ist, dass stationär behandelte Patienten gelegentlich schlechtere Folgebewegungen zeigten als ambulante. Es ist noch unklar, welche mit der Hospitalisierung assoziierten Variablen es sind, die diesen Zusammenhang erklären könnten. Insgesamt spricht die Mehrzahl der empirischen Ergebnisse aber eher für den Trait-Charakter der SPEM-Störung bei Schizophrenen. Zwischen der SPEM-Leistung und der Qualität des psychopathologischen Zustandsbildes gibt es mittlerweile relativ gut belegte Zusammenhänge. Ein Überwiegen negativer Symptome (v. a. Affektverflachung, Antriebsarmut und Aufmerksamkeitsstörung) geht häufiger mit SPEM-Dysfunktionen einher als die so genannte Positivsymptomatik, die sich als Wahnvorstellungen, Halluzinationen und Denkstörungen manifestiert. Katsanis u. Iacono (1991) berichteten eine relativ hohe Korrelation (r = 0,54) zwischen dem SANS[1]-Wert[1] und dem Folge-

---

[1] SANS: Scale for the Assessment of Negative Symptoms

fehler (RMS), hingegen einen negativen Zusammenhang zur Positivsymptomatik. Bei chronisch Schizophrenen fand sich eine negative Korrelation zwischen dem SANS-Wert und dem Gain, bei Ersterkrankten existierten dagegen keine Zusammenhänge zwischen klinischem Subtyp und Folgeleistung. Ross et al. (1997) zeigten, dass 75% der Patienten mit einem Defizitsyndrom (andauernde primäre
Negativsymptome) eine SPEM-Störung aufwiesen,
während dies nur bei 23% der Schizophrenen ohne
Defizitsyndrom der Fall war. Obwohl Positivsymptomatik in der Summe nicht mit schlechteren
SPEMs einhergeht, könnte ein spezifisches Cluster
innerhalb der Positivsymptomatik, nämlich die formalen Denkstörungen, doch ein Prädiktor für
schlechte Folgebewegungen sein (z. B. Keefe et al.
1989). Weitere Krankheitsmerkmale wie das Ersterkrankungsalter erwiesen sich als nicht bedeutsam
für eventuelle okulomotorische Störungen.

Psychopathologische Korrelate der Sakka-
denstörung sind bisher kaum untersucht. Vereinzelt
wurde über bedeutsame Korrelationen zwischen der
Zahl der Antisakkadenfehler und den PANSS[2]-
Items[2] für desorganisiertes Denken und Verhalten
sowie den Subskalenwerten Affektverflachung und
Alogie der SANS berichtet. Crawford et al. (1995a)
fanden hingegen keine Zusammenhänge zur Symptomatik.

Zusammenfassend ist zu sagen, dass psychopathologische Variablen bisher noch kaum systematisch untersucht wurden. Den SPEM-Störungen
kann wahrscheinlich Trait-Charakter zugesprochen
werden, da die bloße Krankheitsschwere sich als wenig bedeutsam erwies. Dagegen könnten der Hospi-
talisierungsstatus, sowie Art und Ausmaß der Negativsymptomatik und der Denkstörungen interessan-
te Determinanten des okulomotorischen Funktions-
niveaus sein. Die Blickfolgestörung scheint also eine
Subgruppe der Schizophrenie zu markieren. Ziel
weiterer Forschung sollte es sein, deren spezifische
pathophysiologische Basis zu identifizieren. Für
die Sakkadenstörungen sind mögliche Zusammenhänge zur Psychopathologie hingegen noch weitgehend unklar.

---
[2] PANSS: Positive and Negative Syndrome Scale

7.6.4 Einflüsse der Medikation

Seit langem wird kontrovers diskutiert, inwieweit
SPEM-Defizite bei schizophrenen Patienten durch
die Wirkungen der neuroleptischen Medikation teilweise oder vielleicht sogar ganz erklärt werden
könnten. Diese Frage ist von hoher Relevanz für
die Schlussfolgerungen über die Bedeutung okulomotorischer Störungen. Häufig wird darauf verwiesen, dass SPEM-Defizite bereits vor Einführung der
Neuroleptika beschrieben worden sind. Aus dieser
Zeit liegen aber kaum empirische Daten vor, die zudem heutigen methodischen Anforderungen in keiner Weise genügen. Manche Autoren führen auch
die in allen bisherigen Studien vernachlässigbar
niedrigen Korrelationen der SPEM-Leistung mit
der aktuellen Dosis typischer Neuroleptika (stan-
dardisiert in Chlorpromazineinheiten) ins Feld,
um den genuinen Charakter der SPEM-Störungen
zu begründen (Clementz u. McDowell 1994). Über-
zeugendere Belege wurden im Rahmen von prä-post-
Studien erbracht, in denen die Medikation zunächst
für mehrere Wochen abgesetzt und dann kontrolliert wiedergegeben wurde. Für so genannte typische Neuroleptika (z. B. Haloperidol) fanden sich
in der Regel keine signifikanten Effekte. Das atypische Neuroleptikum Clozapin dagegen verschlechterte den Gain und erhöhte die Zahl der Korrektursakkaden gegenüber Placebo (Litman et al. 1994).
Allerdings sind in solchen Studien klinischer Zustand und Medikation stets konfundiert, sodass
man mit Schlussfolgerungen zurückhaltend sein
muss. Ein weiterer Test zur Aufklärung möglicher
Medikationseffekte besteht im Vergleich unbehan-
delter Patienten mit gesunden Kontrollen. Zumeist
war auch bei mehrwöchig unbehandelten Schizophrenen die Blickfolgeleistung signifikant reduziert
(Sweeney et al. 1994b). Doch auch nach einer medi-
kationsfreien Phase von mehreren Wochen sind
Nachwirkungen der vorherigen neuroleptischen Behandlung nicht gänzlich auszuschließen. Daher ist
die Untersuchung von neuroleptikanaiven Patienten
die methodisch beste Art, genuine SPEM-Störungen
zu identifizieren. Tatsächlich zeigten solche lebens-
lang unbehandelte Schizophrene ebenfalls einen signifikant geringeren Gain (Campion et al. 1992;
Sweeney et al. 1994b). Die anschließende mehr-
wöchige Behandlung mit Neuroleptika bewirkte keine Veränderung in der SPEM-Leistung. Es scheint
sogar so zu sein, dass neuroleptikanaive Patienten
ein eher größeres Gaindefizit aufweisen als behandelte Patienten.

Neben den Neuroleptika wurde Lithium als Determinante schlechter Augenfolgeleistungen insbesondere bei Patienten mit bipolaren Störungen vermutet. In älteren Studien waren die Folgebewegungsfehler bei lithiumbehandelten Patienten größer als bei den mit anderen Substanzen behandelten Patienten. Man folgerte daraus, dass affektiv Erkrankte eigentlich normale SPEM-Leistungen zeigen würden. Durch Vergleiche von bipolaren Patienten vor und während der Lithiumtherapie wurde diese Annahme unterstützt (Holzman et al. 1991). Eine neuere, methodisch sehr sorgfältige Studie (Gooding et al. 1993) spricht jedoch deutlich gegen einen Einfluss von Lithium. Es wurden behandelte und lithiumnaive Patienten, die jeweils an affektiven Erkrankungen litten, miteinander verglichen. Es gab keine Unterschiede bezüglich des globalen Folgefehlers, der qualitativen Beurteilung und der Anzahl intrusiver Sakkaden. Im Follow-up nach individueller Veränderung der Lithiummedikation waren ebenfalls keine Effekte auf die SPEM-Leistung nachweisbar. Damit konsistent war der Folgegain nichtmedizierter depressiver Patienten im Vergleich zu Gesunden reduziert (Sweeney et al. 1999).

In den wenigen Antisakkaden-Studien mit unmedizierten Schizophrenen war die Fehlerzahl der Patienten im Vergleich zu Gesunden ebenfalls deutlich erhöht, was auf eine geringe Bedeutung der Neuroleptika für dieses Leistungsdefizit schließen lässt. Der Fehleranteil medizierter und nicht-medizierter Patienten war etwa gleich (Müller et al. 1999). Auch bei depressiven Patienten ging die erhöhte Zahl an Antisakkadenfehlern nicht auf die Medikation zurück (Sweeney et al. 1998). Der einzige Effekt von typischen Neuroleptika scheint eine Verminderung der Amplitude von Antisakkaden und anderen Willkürsakkaden zu sein (Crawford et al. 1995 b). Reflexive Sakkaden waren unter Risperidon, nicht aber unter Haloperidol verlangsamt. Die Autoren führen dies auf die serotonerge Komponente von Risperidon zurück (Nieman et al. 2000). Richtungsfehler in der Antisakkadenaufgabe wurden durch Risperidon aber nicht erhöht.

Es bleibt festzuhalten, dass Schizophrene auch im unmedizierten Zustand deutliche SPEM-Defizite zeigen. Ein kurzfristiger Einfluss von typischen Neuroleptika ist nicht nachzuweisen, langfristige Effekte sind nicht gänzlich auszuschließen. Atypische Neuroleptika mit starker anticholinerger und/oder serotonerger Wirkkomponente scheinen sich verschlechternd auf die Blickfolgefunktion auszuwirken. SPEM-Einbußen von Patienten mit affektiven Erkrankungen sind sehr wahrscheinlich nicht durch Lithium oder Antidepressiva erklärbar. Untermauert wird diese Einschätzung durch die oben referierten Befunde bei nichterkrankten (und folglich nicht medizierten) Verwandten von Patienten, die ja ebenfalls okulomotorisch auffällig sind. Die Metrik von Sakkaden wird durch klassische Neuroleptika, Lithium und Antidepressiva nicht wesentlich beeinflusst; Risperidon verlangsamt aber reflexive Sakkaden.

Obwohl also die Okulomotorikstörungen bei schizophrenen Erkrankungen zum größten Teil nicht durch direkte Effekte der neuroleptischen Medikation erklärt werden können, sind die infolge dieser Therapie nicht selten auftretenden extrapyramidalmotorischen Störungen (EPMS) doch eine potenzielle Störgröße bei der Erfassung langsamer Augenbewegungen. Insbesondere Spätdyskinesien könnten Bewegungsartefakte bewirken, die reduzierte SPEM-Leistungen vortäuschen. Denkbar wäre auch, dass die gleichen zerebralen Mechanismen, die den Spätdyskinesien zugrunde liegen, das langsame Folgesystem in seiner Funktion beeinträchtigen. Dann wären die SPEM-Einbußen kein Artefakt, sondern Wirkung der gleichen Ursache wie die EPMS. Tatsächlich wurden in frühen Studien die schlechtesten Folgeleistungen bei Schizophrenen mit Spätdyskinesien gefunden. In einer methodisch sorgfältigen neueren Studie hatten dyskinetische Patienten aber keine signifikanten okulomotorischen Einbußen im Vergleich zu nichtdyskinetischen Patienten (Ross et al. 1998 a). Insgesamt scheinen also auch Dyskinesien keinen eindeutigen Effekt auf langsame Folgebewegungen zu haben. Die Antisakkadenaufgabe scheint dagegen sensitiver für Spätdyskinesien zu sein. Die Fehlerrate differenzierte die Dyskinesie-Patienten deutlich sowohl von Schizophrenen ohne Spätdyskinesie als auch von Gesunden. Daher wurde vermutet, dass diese Patienten eine erhöhte Störbarkeit aufweisen (Thaker et al. 1989).

7.7 Neuronale und funktionale Basis der Okulomotorikstörungen bei Schizophrenie

7.7.1 Funktionelle Neuroanatomie der Okulomotorik

Die neuronalen Grundlagen der okulomotorischen Systeme sind relativ gut erforscht. Dieses Wissen lässt sich nutzen, um die pathophysiologische Bedeutung der bei Schizophrenien und anderen psychischen Erkrankungen festgestellten Okulomotorikstörungen zu klären. Zum Grundlagenwissen haben elektrophysiologische Tierstudien beigetragen, bei denen die Aktivität von Einzelzellen unter bestimmten Aufgabenanforderungen gemessen werden (Leigh u. Zee 1999). Okulomotorische Untersuchungen an hirnverletzten oder neurologisch erkrankten Menschen haben dieses Wissen erweitert (vgl. z. B. Gaymard u. Pierrot-Deseilligny 1999). In den letzten Jahren wurden in der Forschung zunehmend auch bildgebende Verfahren wie die funktionelle Magnetresonanztomographie (fMRT) und die Positronenemissionstomographie (PET) eingesetzt, die in der Lage sind, die Aktivität umschriebener Hirnregionen unter Aufgabenbelastung am intakten Gehirn zu messen (Petit u. Haxby 1999). Die Ergebnisse aus solchen Studien zeigen, dass Sakkaden von einem kortikalen Netzwerk gesteuert werden, in das insbesondere das parietale, unter bestimmten Bedingungen auch das frontale und das supplementäre Augenfeld sowie weitere präfrontale Areale involviert sind. Es zeigte sich, dass Läsionen des parietalen Augenfeldes, das im intraparietalen Sulkus lokalisiert ist, die Latenz aller reflexiven Sakkaden erhöhen. Das frontale Augenfeld im präzentralen Sulkus, das zu den superioren Kollikuli sowie zu Hirnstammarealen projiziert, ist eine wesentliche Steuerungszentrale für Willkürsakkaden. Läsionen in dieser Region verlängern die Latenzen von Gedächtnis- und Antisakkaden und bewirken hypometrische Amplituden. Fehlerhafte reflexive Sakkaden in der Antisakkadenaufgabe treten dagegen v. a. bei Läsionen des präfrontalen Kortex (Brodmann Area 46) gehäuft auf. Hirnaktivierungsstudien an Gesunden bestätigten die Bedeutung dieser Region für Antisakkaden (Müri et al. 1998). Der dorsolaterale präfrontale Kortex scheint zudem in die Ausführung von Gedächtnissakkaden involviert zu sein. Langsame Folgebewegungen werden ebenfalls von den bereits genannten kortikalen Augenfeldern gesteuert. Zusätzlich ist für die SPEMs noch die laterale okzipitotemporale Region (Area V5) von Bedeutung. Diese scheint zuständig für die Bewegungswahrnehmung sowie für die Integration von retinaler Bewegungsinformation und okulomotorischem Output. Eine neuere fMRT-Studie zeigte, dass zwar ähnliche Bereiche der kortikalen Augenfelder in Sakkaden- und SPEM-Aufgaben aktiviert werden; langsame Folgebewegungen führten aber zu kleineren Aktivierungsarealen als Sakkaden und die aktivierten Bereiche der frontalen Augenfelder lagen bei SPEMs inferior zu denen bei Sakkaden (Petit u. Haxby 1999). Es scheint also innerhalb der weit-

gehend überlappenden okulomotorischen Netzwerke gewisse funktionale Spezialisierungen zu geben. Einige Regionen sind noch selektiver in bestimmte Augenbewegungen eingebunden, wie etwa das Areal V5 bei SPEMs oder der dorsolaterale präfrontale Kortex bei Antisakkaden. Für die Schizophrenie bedeutet das, dass zumindest bei der Untergruppe von Patienten mit okulomotorischen Störungen in einem oder mehreren dieser kortikalen »Augenfelder« Dysfunktionen zu vermuten sind. Aufgrund des Vorhandenseins oder des Ausschlusses bestimmter okulomotorischer Defizite lassen sich Hypothesen über betroffene neuronale Strukturen ableiten. So könnte man etwa vermuten, dass Patienten mit Antisakkadendefiziten, aber ohne SPEM-Störung, am ehesten im dorsolateralen präfrontalen Kortex eine Dysfunktion aufweisen (Kathmann et al. 2000).

7.7.2 Korrelationen zu neuro-psychologischen Testleistungen

Mit der Suche nach neuropsychologischen Funktionsdefiziten, die mit den Okulomotorikstörungen Schizophrener assoziiert sind, versucht man ebenfalls, die Bedeutung schlechter SPEM- und Antisakkadenleistungen bei dieser Erkrankung aufzuklären. Mehrfach eingesetzt wurde dabei der Continuous Performance-Test (CPT), der die Fähigkeit misst, fokussierte Aufmerksamkeit gleichmäßig über längere Zeit aufrecht zu erhalten. Bestimmte Versionen des Tests (AX, identical pairs) beanspruchen zudem das Arbeitsgedächtnis. So verglichen z. B. Siever et al. (1989) Probanden mit sehr hohen und sehr niedrigen SPEM-Leistungen und fanden signifikante Unterschiede auch in der CPT-Leistung. Keine Zusammenhänge zur Blickfolgeleistung konnten hingegen festgestellt werden, wenn CPT-Versionen ohne Anforderungen an das Arbeitsgedächtnis verwendet wurden (Kathmann 1994). Positive Korrelationen fanden sich bei schizophrenen Patienten zwischen der Qualität der Folgebewegung und der Leistung im Fingertapping (Grawe u. Levander 1995) sowie kinematischen Kenngrößen bei einer einfachen repetitiven Zeichenaufgabe (feinmotorische Dysdiadochokinese; Jahn 1999). Das scheint darauf hinzuweisen, dass die Blickfolgefunktion und die Fingermotorik überlappende Areale im supplementärmotorischen Kortex beanspruchen. Dieser Kortexbereich käme dann als ein möglicher Störungsort bei Schizophrenen in Betracht.

Katsanis und Iacono (1991) suchten nach Zusammenhängen zwischen der Genauigkeit der

SPEMs und einer Reihe neuropsychologischer Testleistungen bei 61 schizophrenen Patienten. In einer schrittweisen multiplen Regressionsanalyse erwiesen sich die Anzahl von Perseverationen im WCST sowie die Anzahl produzierter Wörter in einem Wortflüssigkeitstest als bedeutsame Einzelprädiktoren. Damit waren diejenigen Tests, die als besonders sensitiv für Frontalhirnfunktionen gelten, weitaus bessere Prädiktoren als die Tests für andere neuropsychologische Funktionsbereiche. Die Hypothese eines Zusammenhangs zwischen Funktionsdefiziten des präfrontalen Kortex und SPEM-Störungen bei Schizophrenen wurde damit gestützt, insbesondere deshalb, weil kein generelles Leistungsdefizit vorlag. Zusammenhänge der Blickfolgeleistung mit dem WCST-Ergebnis bei Schizophrenen konnten in nachfolgenden Studien allerdings nicht konsistent bestätigt werden. Schlenker et al. (1994) fanden Zusammenhänge mit der Neurological Evaluation Scale (NES), insbesondere mit der Subskala »Abfolge komplexer motorischer Handlungen«. Dies spricht dafür, dass es sich bei der SPEM-Störung auch um eine Beeinträchtigung psychomotorischer Koordinationsleistungen handelt.

Als neuropsychologische Korrelate schlechter Leistungen in der Antisakkadenaufgabe wurden die Zahl an Perseverationen im WCST sowie eine geringere Arbeitsgedächtniskapazität identifiziert (Crawford et al. 1995a; Nieman et al. 2000), also Variablen, die auch mit der Blickfolgestörung in Zusammenhang stehen und auf eine Störung im Bereich des präfrontalen Kortex verweisen. Allerdings zeigte sich nicht in allen Studien eine Assoziation von SPEM- und Antisakkadenleistung.

Insgesamt stützen die meisten Korrelationsstudien die Annahme, dass bei schizophrenen Patienten ein Zusammenhang zwischen gestörten Frontalhirnfunktionen und SPEM-Defiziten sowie Antisakkadendefiziten besteht. Um welche spezifischen Funktionen es sich handelt, ist aufgrund der recht heterogenen Befunde noch nicht völlig klar. Kritisch ist zudem anzumerken, dass Untersuchungsverfahren für nichtfrontale Funktionen bisher selten eingesetzt wurden, sodass eventuelle Beteiligungen solcher Funktionen noch nicht beurteilbar sind.

7.7.3 SPEM-Störung und Aufmerksamkeit

In der Literatur zu SPEM-Störungen bei Schizophrenen findet sich schon früh die Annahme, diese seien durch Störungen der Aufmerksamkeit verursacht. Dafür schienen Befunde zu sprechen, die zeigten, dass die Folgegenauigkeit bei experimentell induzierter Fokussierung der Aufmerksamkeit auf das Blickziel höher wird (Shagass et al. 1976). Die Aufmerksamkeitsmanipulation wurde durch das Lesen von auf dem Pendel angebrachten Zahlen oder durch das Reagieren auf zusätzliche Lichtpunkte im Blickziel erreicht. Unter solchen »Monitor«-Bedingungen wurde u.a. ein Rückgang antizipatorischer Sakkaden beobachtet. Man vermutete, dass Schizophrene ihre Aufmerksamkeit schlechter fokussieren könnten und sah darin die funktionale Ursache der SPEM-Störung. Wenn dies zutrifft, sollte die Monitor-Bedingung zu einer zumindest teilweisen Kompensation des in der Standardbedingung beobachtbaren Defizits führen. Tatsächlich erwies sich die Leistungsverbesserung bei Patienten und gesunden Probanden aber zumeist als gleich groß (Sweeney et al. 1994a). Lediglich bei ersterkrankten Schizophrenen mit gering ausgeprägter Symptomatik gelang die Kompensation der SPEM-Störung durch die Aufmerksamkeitsmanipulation (Yee et al. 1998). Auch bei klinisch gesunden Nachkommen schizophrener Eltern verschwanden die okulomotorischen Auffälligkeiten in der Monitor-Bedingung (Rosenberg et al. 1997). Möglicherweise sind also nur sehr schwach ausgeprägte SPEM-Defizite durch veränderte Aufmerksamkeitsfokussierung kompensierbar.

Die Aufmerksamkeitshypothese der SPEM-Störung enthält explizit oder implizit die Annahme, dass die Blickfolgeleistung in direkter Abhängigkeit von der auf das Blickziel gerichteten Aufmerksamkeit steht. Aus dieser Annahme ist abzuleiten, dass Ablenkung durch eine zweite, gleichzeitig auszuführende Aufgabe zu einer Verschlechterung der SPEM-Genauigkeit führen müsste. Einige frühe Untersuchungen scheinen dies zu bestätigen, zu kritisieren sind dort aber die teilweise ungeeigneten Aufgaben und Leistungsmaße. Eine methodisch deutlich bessere Studie wurde von Kaufman u. Abel (1986) durchgeführt, die passive auditorische Ablenkung (Störgeräusche), passive visuelle Ablenkung (stationärer komplexer Hintergrund), oder aktive kognitive Belastung (verbale Diskrimination) einsetzten. Lediglich bei strukturiertem Hintergrund verschlechterte sich der Gain, ansonsten blie-

ben die SPEMs unbeeinträchtigt. Aufmerksamkeits-
ablenkung scheint also keinen generellen Einfluss
auf die Blickfolge Gesunder zu haben.

Wir gingen deshalb der Frage nach der Rolle der
Aufmerksamkeitszuwendung in einer systematischen Untersuchung weiter nach (Kathmann et al.
1999). Es wurde die Blickfolgequalität gemessen,
wenn die Probanden lediglich den Zielpunkt zu verfolgen hatten und wenn sie gleichzeitig mit dieser
Aufgabe auch noch Diskriminationsaufgaben lösen
mussten. Zu beachten waren dabei visuelle Stimuli
innerhalb oder außerhalb des Blickfolgeziels; in einer dritten Doppelaufgabe mussten akustische Stimuli beurteilt werden. Damit sollte der Fokus der
Aufmerksamkeit variiert werden. Einbußen der
Blickfolgequalität waren dann zu erwarten, wenn
der Aufmerksamkeitsfokus der Blickfolgeaufgabe
und der Diskriminationsaufgabe nicht identisch waren. Tatsächlich war der Folgefehler aber in allen
Doppelaufgabenbedingungen geringer als in der
Standardbedingung. Offensichtlich profitierte das
Folgesystem sogar von der Ablenkung der Aufmerksamkeit auf eine zweite Aufgabe. Dies könnte daran
liegen, dass die Blickfolge in hohem Grad automatisiert ist und durch die zusätzliche, bewusste Aufmerksamkeitszuwendung, wie sie in der Standard-
aufgabe wahrscheinlich stattfindet, eher gestört
wird. Führt man eine zweite Aufgabe ein, reduziert
das die Interferenz und erlaubt dem System in der
ihm gemäßen automatischen Weise zu funktionie-
ren. Auch die klassische Monitor-Aufgabe kann so
interpretiert werden, dass sie Aufmerksamkeit von
der Ausführung der Blickfolge abzieht und stattdessen auf die Verarbeitung der diskreten Ereignisse
richtet. Übertragen auf die SPEM-Störungen Schizophrener heißt das, dass ein Zuwenig an kontrollierter Aufmerksamkeit für das Blickziel als Erklärungs-
modell der Einbußen nicht tauglich ist. Eher muss
man annehmen, dass die Automatizität der Blickfolge beeinträchtigt ist. Dysfunktional vermehrte Allo-
kation von Aufmerksamkeit scheint als Erklärung
für die SPEM-Störungen Schizophrener aber auch
nicht geeignet, da die Defizite dann unter Doppelbe-
lastung zurückgehen sollten, was nicht der Fall ist
(Kathmann 1994).

7.7.4 Störungen der Bewegungs-
wahrnehmung und
der prädiktiven Steuerung

Eine relativ einfache Erklärung für gestörte Folgebewegungen bestünde in der Annahme eines Defizits
in der Bewegungswahrnehmung. Ist die Wahrnehmung der Außenwelt bereits fehlerhaft, kann die
okulomotorische Reaktion nicht perfekt an die Realität angepasst sein. Zwei korrelative Studien haben
diese Hypothese unterstützt. Stuve et al. (1997) bestimmten in einer psychophysischen Prozedur die
Bewegungswahrnehmungsschwellen unter Verwendung dynamischer Random-Dot-Kinematogramme.
Bei schizophrenen Patienten zeigten sich hohe Korrelationen zwischen Gain und Schwellenwert, d.h. je
schlechter die Bewegungswahrnehmung, desto
niedriger war auch die produzierte Folgegeschwindigkeit. Diese Korrelation war nicht durch die Auf-
merksamkeitsleistung vermittelt. Chen et al. (1999)
gingen ähnlich vor, benutzten aber eine Aufgabe
zur Geschwindigkeitsdiskrimination. Die Korrelationen zum durchschnittlichen Gain sowie zur an-
fänglichen Beschleunigung der Folgebewegung waren wiederum bei Patienten signifikant. Dies könnte
bedeuten, dass bei Schizophrenen eine Störung im
okzipito-temporalen Kortex (Area V5), der wesentlich an der Bewegungsverarbeitung beteiligt ist, vorliegt. Diese Dysfunktion käme dann als pathophysiologische Basis der SPEM-Störung infrage. Die
beiden genannten Ergebnisse stehen allerdings in
Widerspruch zu Befunden, die mithilfe neuropsychologisch informativer Varianten der Blickfolgeaufgabe (»stepp-ramp«-Aufgaben) gewonnen wurden.
Dabei wird der Fixationspunkt zunächst um einige
Winkelgrade versetzt und dann gleichmäßig bewegt.
Es erfolgt mit einer Latenz von etwa 200 m/sec eine
initiale Sakkade auf das Folgeziel. Für die Berechnung der Amplitude dieser Aufholsakkade muss
die Bewegungsgeschwindigkeit des Blickziel berücksichtigt werden. Nach Läsionen der Area V5 finden
sich hypometrische initiale Aufholsakkaden und ein
verringerter »open-loop«-Gain in den ersten
100 m/sec nach der Sakkade. Schizophrene Patienten
zeigten hingegen normale Aufholsakkaden, sodass
eine Dysfunktion im Bereich der Area V5 unwahrscheinlich ist (Sweeney et al. 1999). Allerdings war
der anfängliche Gain nach der Aufholsakkade bei
Schizophrenen sowie affektiv gestörten Patienten reduziert. Dies kann so interpretiert werden, dass die
Bewegungsinformation zwar korrekt extrahiert wird,
aber dem Blickfolgesystem nicht voll zur Verfügung
steht oder nicht effizient genutzt wird.

Blickfolgebewegungen basieren auf zwei Arten von Information: 1. der retinalen Bewegungsinformation, die hauptsächlich beim Initiieren der Folgebewegung eine Rolle spielt, und 2. extraretinalen Komponenten. Letztere gewinnen an Bedeutung, sobald die Folgebewegung auf die Zielbewegung abgestimmt ist. Im Idealfall bewegt sich das Ziel dann nämlich nicht mehr auf der Retina. Um die Folgebewegung fortsetzen zu können, müssen prädiktive Steuerungsmechanismen wirksam werden, die auf der Efferenzkopie des motorischen Signals sowie möglicherweise auch auf zuvor gespeicherter retinaler Bewegungsinformation basieren. Bei Fehlern während der Folgebewegung wird jeweils erneut retinale Information generiert, die mit den extraretinalen Komponenten integriert werden muss. Die vielfach dokumentierten Gaindefizite Schizophrener beziehen sich zumeist auf den »steady-state«-Gain während regelmäßiger Zielbewegungen, für die die Bedeutung der prädiktiven Komponente hoch sein dürfte. Es ist also durchaus plausibel zu vermuten, dass es gerade dieser prädiktive Steuerungsmechanismus ist, der die funktionale Grundlage der SPEM-Defizite bei schizophrenen (und affektiven) Psychosen darstellt. In mehreren Experimenten wurden Belege für diese Hypothese gesammelt (Thaker et al. 1999). Schizophrene hatten zwar korrekte initiale Aufholsakkaden (die ausschließlich auf retinaler Information basieren), die nachfolgenden Korrektursakkaden, die auch auf extraretinalen Quellen beruhen müssen, waren aber deutlich ungenauer als bei Gesunden. Wurde der Zielreiz während der ansonsten regelmäßigen Bewegung vorübergehend unsichtbar, war der rein prädiktive Gain bei Schizophrenen beeinträchtigt. Interessanterweise fand sich dieses Defizit auch bei den gesunden Angehörigen von schizophrenen Patienten, was darauf hindeutet, dass die Prädiktionsschwäche das genetisch übertragene Funktionsdefizit sein könnte.

7.7.5 Funktionale Ursachen der Antisakkadenstörung

Die Schwäche von schizophrenen Patienten, korrekte Antisakkaden auszuführen, wird zumeist als ein Hemmungsdefizit interpretiert, basierend auf der Beobachtung, dass eine unerwünschte Reaktion nicht unterdrückt werden konnte. Dabei muss aber bedacht werden, dass eine Antisakkade durch ein Zusammenwirken zweier Prozesse generiert wird: das Unterlassen einer reflexiven, reizgetriebenen Reaktion und das gleichzeitige Initiieren einer auf interner Zielrepräsentation basierenden Willkürhandlung. Zunächst müsste geklärt werden, ob es für eine solche Konzeption zweier dissoziierbarer Prozesse genügend empirische Evidenz gibt. Entwicklungsstudien haben gezeigt, dass Kinder bis zum Alter von etwa 10 Jahren kaum korrekte Antisakkaden produzieren können. Danach verringern sich die Fehler schnell bis zum 15. Lebensjahr und dann noch geringfügig bis zum 20. Lebensjahr. Die Fähigkeit, falsche Reflexsakkaden sofort zu korrigieren, entwickelt sich dagegen deutlich langsamer (Everling u. Fischer 1998). Daraus schloss man, dass Hemmung und Generierung unterschiedlichen Reifungsprozessen unterliegen und folglich wahrscheinlich unabhängig sind. Auch experimentelle Aufgabenmanipulationen, wie das Löschen des Fixationspunktes, wirken deutlich unterschiedlich auf Sakkadenaufgaben, die nur inhibitorische Prozesse erfordern und solche, bei denen auch Willkürsakkaden generiert werden. In klinischen Studien wurde gezeigt, dass Läsionen des dorsolateralen präfrontalen Kortex zu einem deutlichen Anstieg von Antisakkadenfehlern führen, während bei ausschließlichen Läsionen des frontalen Augenfeldes verlängerte Latenzen von Willkürsakkaden auftraten, nicht aber erhöhte Fehlerzahlen in der Antisakkadenaufgabe (Pierrot-Deseilligny et al. 1991; Gaymard et al. 1999). Die selektive Läsion des rechten inferioren frontalen Gyrus hat gestörte Antisakkaden zur Folge, obwohl die Fixationsleistung normal ist (Walker et al. 1998). Solche Befunde sprechen für eine gewisse Unabhängigkeit von Inhibition und Generierung bei der Sakkadenkontrolle.

Als Argument für ein Hemmungsdefizit als Erklärung des Antisakkadendefizits Schizophrener wird meist die Fähigkeit der Patienten genannt, die fehlerhafte erste Sakkade schnell und verlässlich zu korrigieren. Schizophrene sind also in der Lage, Willkürsakkaden zum richtigen Ort zu planen und auszuführen; allerdings nicht mit normaler Effizienz, da sie zumeist verlangsamt reagieren. Bezüglich des Sakkadenhemmungsdefizits ist unklar, ob dieses generell besteht, oder nur, wenn die Situation das gleichzeitige Generieren einer Willkürsakkade erfordert. Bei einer generellen Störung der Hemmung müssten automatisierter Reaktionen unerwünschte Reflexsakkaden z. B. auch in reinen Fixationsaufgaben auftreten. Tatsächlich fand man aber bei Schizophrenen unter peripherer visueller Distraktion eine normale Fixationsstabilität (Kissler u. Clementz 1998). Um mögliche Beeinträchtigungen Schizophrener in der Generierung von Willkürsakkaden zu prüfen, benutzten wir in einer eigenen

Studie (Hochrein et al. 1996) eine reine Willkür-
sakkadenaufgabe mit zentral dargebotenen Reakti-
onshinweisen. Zum Vergleich wurde eine Antisakkadenaufgabe durchgeführt. In beiden Aufgaben waren die Sakkadenlatenzen Schizophrener in ver-
gleichbarem Ausmaß im Vergleich zu Gesunden verlangsamt; zudem korrelierten die Latenzen hoch
miteinander. Das zeigt, dass zusätzliche Hem-
mungsanforderungen, die in der Antisakkadenaufgabe gegeben sind, das Defizit Schizophrener nicht
größer machen. Folglich ist eine wesentliche Funktionsstörung der Patienten in der Schwäche beim
Generieren von Willkürsakkaden zu sehen. Da Schizophrene in der Antisakkadenaufgabe auch mehr
Fehler machen, könnte ein Hemmungsmangel zusätzlich vorliegen. Die Annahme einer Störung zweier zugrunde liegender Prozesse ist aber nicht unbedingt notwendig, wenn man von folgender Modell-
vorstellung ausgeht: Demnach zeichnet sich die Antisakkadenaufgabe dadurch aus, dass sie eine kom-
petitive Situation erzeugt, in der Reflexsakkade
und Willkürsakkade um die Ausführung streiten.
Wenn der Generierungsprozess für die Willkürsakkade gestört ist, resultiert daraus eine Verlangsamung oder Abschwächung des Willkürsakkaden-
kommandos, sodass sich die Reflexsakkade häufiger
durchsetzen kann. Dieses sparsame Modell erklärt
sowohl die verlängerten Latenzen der korrekten Antisakkaden als auch die vermehrten Fehler. Es sind
aber sicherlich noch weitere Studien notwendig,
um dieses Modell zu untermauern. Erweist sich
die Annahme als richtig, dass eine Generierungsschwäche für Willkürsakkaden die primäre Ursache
vermehrter Antisakkadenfehler darstellt, würde das
bedeuten, dass die Pathophysiologie der Schizophrenie auch in den frontalen Augenfelder zu suchen ist. Interessant erscheint in diesem Zusammenhang, dass Mitglieder von schizophreniebelasteten
Familien mit SPEM-Störungen im (rechten) frontalen Augenfeld eine verringerte Aktivierung aufwiesen (O'Driscoll et al. 1999).

Derzeit lässt sich also über die Funktionsstörung, die
dem Antisakkadendefizit Schizophrener zugrunde
liegt, noch nicht eindeutig spezifizieren. Die Befunde scheinen aber durchaus mit der Annahme einer
Generierungsschwäche für Willkürsakkaden vereinbar. In jedem Fall handelt es sich um eine Beeinträchtigung der exekutiven Kontrolle von Sakkaden.

7.8 Zusammenfassung

Es gibt überzeugende Belege dafür, dass okulomotorische Störungen sowohl der Folgebewegungen als
auch der Antisakkaden über einen genetischen Mechanismus vermittelt mit der Schizophrenie in Verbindung stehen. Dabei dürfte die Antisakkadenstörung der geeignetere Marker sein, da seine Sensitivität erheblich höher als die der SPEM-Störung ist.
Eine Spezifität dieser Störungen für die Schizophrenie besteht allerdings nicht, man kann vielmehr davon ausgehen, dass die markierten genetisch bedingten Dysfunktionen als Vulnerabilitätsfaktoren
auch für andere klinisch definierte Erkrankungen
(v. a. affektive Störungen) infrage kommen. Das
stellt die neurobiologische Validität der gegenwärtigen Nosologie infrage, eröffnet damit aber auch
Chancen für die zukünftige Forschung. Insbesondere die psychiatrische Genetik kann ihre Suche nach
relevanten Genen auf der Basis neuer Störungsein-
heiten, die nicht ausschließlich auf dem klinischen
Erscheinungsbild basieren, fortsetzen. Die neuropsychologische und neurobiologische Forschung
hat gezeigt, dass die Okulomotorikstörungen bei
psychiatrischen Erkrankungen wesentlich von beeinträchtigten Netzwerken im Bereich des frontalen,
möglicherweise auch des parietalen Kortex bestimmt werden. Auf funktionaler Ebene sind Störungen der Prädiktion und der Integration von Bewegungsinformation bei SPEMs identifizierbar, ein
Mangel an fokussierter Aufmerksamkeit ist als Ursache unwahrscheinlich. Bei der Antisakkadenstörung
ist noch offen, ob es sich primär um einen Inhibiti-
onsmangel handelt oder ob die Generierung willkürlicher Sakkaden zu internal repräsentierten Blick-
zielen beeinträchtigt ist. Entsprechend kommen als
Störungsorte entweder eher der dorsolaterale präfrontale Kortex oder die frontalen Augenfelder in
Betracht. Beide Areale spielen auch eine Rolle bei
der Steuerung langsamer Folgebewegungen. Die
psychiatrisch-psychologische Okulomotorikforschung hat ihren Schwerpunkt gegenwärtig in der
Aufklärung von pathophysiologischen Mechanismen psychischer Störungen. Zunehmende praktische Relevanz könnte sie in Zukunft dadurch gewinnen, dass okulomotorische Funktionsparameter als
zusätzliche Indikatoren in einen diagnostischen
Prozess eingebracht werden, der mehr als bisher eine neurobiologisch valide Klassifikation psychopathologischer Syndrome anstrebt. Durchaus denkbar, wenn auch noch nicht realisiert, ist die Nutzung
okulomotorischer Parameter bei der Prognose, der
Therapieindikation sowie der Therapieevaluation.

Literatur

Abel LA, Ziegler AS (1988) Smooth pursuit eye movements in schizophrenics – what constitutes quantitative assessment? Biol Psychiatry 24:747–761

Abel LA, Friedman L, Jesberger J et al (1991) Quantitative assessment of smooth pursuit gain and catch-up saccades in schizophrenia and affective disorders. Biol Psychiatry 29:1063–1072

Amador XF, Sackeim HA, Mukherjee S et al (1991) Specificity of smooth pursuit eye movement and visual fixation abnormalities in schizophrenia Comparison to mania and normal controls. Schizophrenia Res 5:135–144

Arolt V, Lencer R, Nolte A et al (1996) Eye tracking dysfunction is a putative phenotypic susceptibility marker of schizophrenia and maps to a locus on chromosome 6p in families with multiple occurrence of the disease. Am J Med Gen 67:564–579

Campion D, Thibaut F, Denise P et al (1992) SPEM impairment in drug-naive schizophrenic patients: evidence for a trait marker. Biol Psychiatry 32:891–902

Chen Y, Levy DL, Nakayama K et al (1999) Dependence of impaired eye tracking on deficient velocity discrimination in schizophrenia. Arch Gen Psychiatry 56:155–161

Clementz BA, McDowell JE (1994) Smooth pursuit in schizophrenia: abnormalities of open- and closed-loop responses. Psychophysiology 31:79–86

Clementz BA, Sweeney JA, Hirt M, Haas G (1990) Pursuit gain and saccadic intrusions in first-degree relatives of probands with schizophrenia. J Abnorm Psychology 99:327–335

Clementz BA, McDowell JE, Zisook S (1994) Saccadic system functioning among schizophrenia patients and their first-degree biological relatives. J Abnorm Psychology 103:277–287

Clementz BA, Farber RH, Lam MN, Swerdlow NR (1996) Ocular motor responses to unpredictable and predictable smooth pursuit stimuli among patients with obsessive-compulsive disorder. J Psychiatry Neurosci 21:21–28

Crawford TJ, Haeger B, Kennard C et al (1995a) Saccadic abnormalities in psychotic patients I. Neuroleptic-free psychotic patients. Psychol Med 25:461–471

Crawford TJ, Haeger B, Kennard C et al (1995b) Saccadic abnormalities in psychotic patients II. The role of neuroleptic treatment. Psychol Med 25:473–483

Crawford TJ, Sharma T, Puri BK et al (1998) Saccadic eye movements in families multiply affected with schizophrenia: the Maudsley Family Study. Am J Psychiatry 155:1703–1710

Everling S, Fischer B (1998) The antisaccade: a review of basic research and clinical studies. Neuropsychologia 36:885–899

Farber RH, Clementz BA, Swerdlow NR (1997) Characteristics of open- and closed-loop smooth pursuit responses among obsessive-compulsive disorder, schizophrenia, and non-psychiatric individuals. Psychophysiology 34:157–162

Friedman L, Jesberger JA, Meltzer HY (1991) A model of smooth pursuit performance illustrates the relationship between gain, catch-up saccade rate, and catch-up saccade amplitude in normal controls and patients with schizophrenia. Biol Psychiatry 30:537–556

Friedman L, Jesberger JA, Siever LJ et al (1995) Smooth pursuit performance in patients with affective disorders or schizophrenia and normal controls: analysis with specific oculomotor measures, RMS error and qualitative ratings. Psychol Med 25:387–403

Gaymard B, Pierrot-Deseignilly C (1999) Neurology of saccades and smooth pursuit. Curr Opin Neurol 12:13–19

Gaymard B, Ploner CJ, Rivaud PS, Pierrot-Deseilligny C (1999) The frontal eye field is involved in spatial short-term memory but not in reflexive saccade inhibition. Exp Brain Res 129:288–301

Gooding DC, Iacono WG, Katsanis J et al (1993) The association between lithium carbonate and smooth pursuit eye tracking among first-episode patients with psychotic affective disorders. Psychophysiology 30:3–9

Grawe RW, Levander S (1995) Smooth pursuit eye movements and neuropsychological impairments in schizophrenia. Acta Psychiatr Scand 92:108–114

Hochrein A, Kathmann N, Meisenzahl E (1996) Saccadic eye movements in patients with schizophrenic disorders. Electroencephalogr Clin Neurophysiol 99:384

Holzman PS, Proctor LR, Hughes DW (1973) Eye-tracking patterns in schizophrenia. Science 181:179–181

Holzman PS, Proctor LR, Levy DL et al (1974) Eye-tracking dysfunctions in schizophrenic patients and their relatives. Arch Gen Psychiatry 31:143–151

Holzman PS, O'Brian C, Waternaux C (1991) Effects of lithium treatment on eye movements. Biol Psychiatry 29:1001–1015

Hutton SB, Crawford TJ, Puri BK et al (1998) Smooth pursuit and saccadic abnormalities in first-episode schizophrenia. Psychol Med 28:685–692

Iacono WG, Moreau M, Beiser M et al (1992) Smooth-pursuit eye tracking in first-episode psychotic patients and their relatives. J Abnorm Psychology 101:104–116

Jahn T (1999) Diskrete motorische Störungen bei Schizophrenie. Beltz Psychologie Verlags Union, Weinheim

Kathmann N (1994) Störungen der Blickfolge bei psychiatrischen Patienten: Empirische Untersuchungen zur Rolle kognitiver, psychopathologischer und genetischer Determinanten langsamer Augenfolgebewegungen. Habilitationsschrift, Fakultät für Psychologie und Pädagogik der Ludwig-Maximilians-Universität München

Kathmann N, Hochrein A, Uwer R (1999) Effects of dual task demands on the accuracy of smooth pursuit eye movements. Psychophysiology 36:158–163

Kathmann N, Egner C, Jahn T, Bäuml J (2000) Smooth pursuit and saccadic dysfunctions in schizophrenic patients. J Psychophysiology 14 (Suppl) 1:S30

Kathmann N, Hochrein A, Uwer R, Bondy B (2003) Deficits in gain of smooth pursuit eye movements in schizophrenia and affective disorder patients and their unaffected relatives. Am J Psychiatry 160:696–702

Katsanis J, Iacono WG (1991) Clinical, neuropsychological, and brain structural correlates of smooth-pursuit eye tracking performance in chronic schizophrenia. J Abnorm Psychology 100:526–534

Katsanis J, Kortenkamp S, Iacono WG, Grove WM (1997) Antisaccade performance in patients with schizophrenia and affective disorder. J Abnorm Psychology 106:468–472

Katsanis J, Taylor J, Iacono WG, Hammer MA (2000) Heritability of different measures of smooth pursuit eye tracking dysfunction. Psychophysiology 37:724–730

Kaufman SR, Abel LA (1986) The effects of distraction on smooth pursuit in normal subjects. Acta Otolaryngol (Stockh) 102:57–64

Keefe RS, Siever LJ, Mohs RC et al (1989) Eye tracking, schizophrenic symptoms, and schizotypal personality disorder. Eur Arch Psychiatry Neurol Sci 239:39–42

Kissler J, Clementz BA (1998) Fixation stability among schizophrenia patients. Neuropsychobiology 38:57–62

Leboyer M, Bellivier F, Nosten-Bertrand M et al (1998) Psychiatric genetics: search for phenotypes. Trends Neurosci 21:102–105

Leigh RJ, Zee DS (1999) The neurology of eye movements, 3rd edn. Oxford University Press, New York

Levy DL, Holzman PS, Matthysse S, Mendell NR (1993) Eye tracking dysfunction and schizophrenia: a critical perspective. Schizophrenia Bull 19:461–536

Litman RE, Hommer DW, Radant A et al (1994) Quantitative effects of typical and atypical neuroleptics on smooth pursuit eye tracking in schizophrenia. Schizophrenia Res 12:107–120

Litman RE, Torrey EF, Hommer DW et al (1997) A quantitative analysis of smooth pursuit eye tracking in monozygotic twins discordant for schizophrenia. Arch Gen Psychiatry 54:417–426

Maruff P, Danckert J, Pantelis C, Currie J (1998) Saccadic and attentional abnormalities in patients with schizophrenia. Psychol Med 28:1091–1100

McDowell JE, Clementz BA (1997) The effect of fixation condition manipulations on antisaccade performance in schizophrenia: studies of diagnostic specificity. Exp Brain Res 115:333–344

McDowell JE, Myles WM, Coon H et al (1999) Measuring liability for schizophrenia using optimized antisaccade stimulus parameters. Psychophysiology 36:138–141

Müller N, Riedel M, Eggert T, Straube A (1999) Internally and externally guided voluntary saccades in unmedicated and medicated schizophrenic patients Part II. Saccadic latency, gain, and fixation suppression errors. Eur Arch Psychiatry Clin Neurosci 249:7–14

Müri RM, Heid O, Nirkko AC et al CW (1998) Functional organisation of saccades and antisaccades in the frontal lobe in humans: a study with echo planar functional magnetic resonance imaging. J Neurology Neurosurg Psychiatry 65:374–377

Nieman DH, Bour LJ, Linszen DH et al (2000) Neuropsychological and clinical correlates of antisaccade task performance in schizophrenia. Neurology 54:866–871

O'Driscoll GA, Lenzenweger MF, Holzman PS (1998) Antisaccades and smooth pursuit eye tracking and schizotypy. Arch Gen Psychiatry 55:837–843

O'Driscoll GA, Benkelfat C, Florencio PS et al (1999) Neural correlates of eye tracking deficits in first-degree relatives of schizophrenic patients: a positron emission tomography study. Arch Gen Psychiatry 56:1127–1134

Petit L, Haxby JV (1999) Functional anatomy of pursuit eye movements in humans as revealed by fMRI. J Neurophysiol 82:463–471

Pierrot-Deseilligny C, Rivaud S, Gaymard B, Agid Y (1991) Cortical control of reflexive visually-guided saccades. Brain 114:1473–1485

Radant AD, Hommer DW (1992) A quantitative analysis of saccades and smooth pursuit during visual pursuit tracking A comparison of schizophrenics with normals and substance abusing controls. Schizophrenia Res 6:225–235

Rosenberg DR, Sweeney JA, Squires WE et al (1997) Eye-tracking dysfunction in offspring from the New York High-Risk Project: diagnostic specificity and the role of attention. Psychiatry Res 66:121–130

Ross DE, Ochs AL, Hill MR et al (1988) Erratic eye tracking in schizophrenic patients as revealed by high-resolution techniques. Biol Psychiatry 24:675–688

Ross DE, Thaker GK, Buchanan RW et al (1997) Eye tracking disorder in schizophrenia is characterized by specific ocular motor defects and is associated with the deficit syndrome. Biol Psychiatry 42:781–796

Ross DE, Buchanan RW, Lahti AC et al (1998a) The relationship between smooth pursuit eye movements and tardive dyskinesia in schizophrenia. Schizophrenia Res 31:141–150

Ross RG, Olincy A, Harris JG et al (1998b) Anticipatory saccades during smooth pursuit eye movements and familial transmission of schizophrenia. Biol Psychiatry 44:690–697

Schlenker R, Cohen R, Berg P et al (1994) Smooth-pursuit eye movement dysfunction in schizophrenia: the role of attention and general psychomotor dysfunctions. Eur Arch Psychiatry Clin Neurosci 244:153–160

Shagass C, Amadeo M, Overton DA (1974) Eye-tracking performance in psychiatric patients. Biol Psychiatry 9:245–260

Shagass C, Roemer RA, Amadeo M (1976) Eye-tracking performance and engagement of attention. Arch Gen Psychiatry 33:121–125

Siever LJ, Coursey RD, Alterman IS et al (1989) Clinical, psychophysiological, and neurological characteristics of volunteers with impaired smooth pursuit eye movements. Biol Psychiatry 26:35–51

Straube A, Mennicken JB, Riedel M et al (1997) Saccades in Gilles de la Tourette's syndrome. Move Disord 12:536–546

Stuve TA, Friedman L, Jesberger JA et al (1997) The relationship between smooth pursuit performance, motion perception and sustained visual attention in patients with schizophrenia and normal controls. Psychol Med 27:143–152

Sweeney JA, Clementz BA, Haas GL et al (1994a) Eye tracking dysfunction in schizophrenia: characterization of component eye movement abnormalities, diagnostic specificity, and the role of attention. J Abnorm Psychology 103:222–230

Sweeney JA, Haas GL, Li S, Weiden PJ (1994 b) Selective effects of antipsychotic medications on eye-tracking performance in schizophrenia. Psychiatry Res 54:185–198

Sweeney JA, Strojwas MH, Mann JJ, Thase ME (1998) Prefrontal and cerebellar abnormalities in major depression: evidence from oculomotor studies. Biol Psychiatry 43:584–594

Sweeney JA, Luna B, Haas GL et al (1999) Pursuit tracking impairments in schizophrenia and mood disorders: stepp-ramp studies with unmedicated patients. Biol Psychiatry 46:671–680

Thaker GK, Kirkpatrick B, Buchanan RW et al (1989) Oculomotor abnormalities and their clinical correlates in schizophrenia. Psychopharmacology Bull 25:491–497

Thaker GK, Ross DE, Buchanan RW et al (1999) Smooth pursuit eye movements to extra-retinal motion signals: deficits in patients with schizophrenia. Psychiatry Res 88:209–219

Walker R, Husain M, Hodgson TL et al (1998) Saccadic eye movement and working memory deficits following damage to human prefrontal cortex. Neuropsychologia 36:1141–1159

Yee CM, Nuechterlein KH, Dawson ME (1998) A longitudinal analysis of eye tracking dysfunction and attention in recent-onset schizophrenia. Psychophysiology 35:443–451

Defizitäres Fingertapping bei schizophrenen Patienten

Thomas Jahn, Ulrike Klement

8.1   Einleitung

Im Jahre 1874 wendete Obersteiner erstmals die schon in der frühen Experimentalpsychologie entwickelte Methode der individuellen Reaktionszeitmessung auf psychiatrische Patienten an. Zahlreiche Untersuchungen folgten, in denen insbesondere bei schizophren erkrankten Patienten relativ spezifische sequenzielle Reaktionszeiteffekte entdeckt wurden, die heute als objektive Indikatoren basaler Aufmerksamkeitsdefizite gelten (zusammenfassend Jahn 1991; Rist u. Cohen 1991). Die eigentliche motorische Komponente – das möglichst rasche Niederdrücken oder Loslassen einer Reaktionstaste – ist bei der Reaktionszeitmessung allerdings von untergeordneter Bedeutung und wird daher meist nicht als solche untersucht (Ausnahme z. B. bei Vrtunski et al. 1986). Stattdessen kommt es darauf an, aus den unter wechselnden experimentellen Bedingungen auftretenden kürzeren oder längeren Reaktionszeiten (quantitativer Aspekt), eventuell einschließlich der Unterscheidung in richtige und falsche Reaktionen (qualitativer Aspekt), Rückschlüsse auf die Art der beteiligten kognitiven Prozesse zu ziehen. Die Präzision der Methode und der Einfallsreichtum der Experimentatoren bei ihrer Anwendung haben die Reaktionszeitmessung zur Via Regia der kognitionspsychologischen »mentalen Chronometrie« (Posner 1978) gemacht.

Die Perspektive verschiebt sich, wenn man den gleichen motorischen Ablauf – das Heben und Senken eines Fingers – unabhängig von imperativen Stimuli betrachtet, indem man die Bewegung eigeninitiiert und in rascher Folge durchführen lässt. Die maximale Geschwindigkeit, teilweise auch die Regularität, mit der ein solches Fingertapping gelingt, werden in der neuropsychologischen Diagnostik seit langem als einfach zu messende, präzise quantitative Indikatoren der Integrität und Leistungsfähigkeit des ZNS angesehen (Haaland u. Harrington 1998; Reitan u. Wolfson 1996). Es überrascht daher nicht, dass auch das Fingertapping relativ früh in die experimentalpsychologische Schizophrenieforschung eingeführt wurde. So stellten bereits Shakow und Huston (1936) in ihrer klassischen, heute noch lesenswerten Untersuchung fest, dass schizophrene Patienten beim Fingertapping im Vergleich zu Gesunden nicht nur deutlich verlangsamt, sondern als Gruppe in ihrer Leistung heterogener (erhöhte interindividuelle Varianz) und über mehrere Wiederholungen der gleichen Aufgabe auch schwankender (erhöhte intraindividuelle Variabilität) seien.

Diese seitdem mehrfach replizierten Beobachtungen werfen eine Reihe von Fragen auf, welche die Forschung zum größten Teil bis heute nicht zufriedenstellend beantworten kann:

- Wie diagnosespezifisch ist das defizitäre Fingertapping schizophrener Patienten bzw. welche anderen psychiatrisch behandelten Patientengruppen zeigen ähnliche Beeinträchtigungen?
- Gibt es Gruppenunterschiede innerhalb des schizophrenen Spektrums, insbesondere zwischen schizophrenen und schizoaffektiven Psychosen?
- Sind Verlangsamung und Variabilität schizophrener Patienten beim Fingertapping nur ein vorübergehendes Phänomen während oder im Umfeld akuter Krankheitsepisoden oder sind sie zeitlich stabil und überdauernd? Mit anderen Worten: Haben Sie Trait- oder State-Charakter?
- Was sind die klinischen, insbesondere psychopathologischen Korrelate dieser relativ subtilen motorischen Leistungsbeeinträchtigungen?
- Welchen Einfluss hat die pharmakologische Behandlung schizophrener Psychosen mit Neuroleptika?
- Was sind die Ursachen des defizitären Fingertappings schizophrener Patienten?
- Hat die Untersuchung des Fingertappings einen praktisch-klinischen Nutzen, beispielsweise indem sie quantitative Indikatoren der Krankheitsschwere (Statusdiagnostik) oder des zu erwartenden weiteren Krankheitsverlaufes (Prognose) liefert?

Wir gehen in diesem Kapitel einigen dieser Fragen nach, indem wir eine Übersicht über die bisher in der Literatur vorliegenden Untersuchungsergebnisse zum repetitiven Fingertapping schizophrener Patienten mit dem Versuch einer vorläufigen theoretischen Einordnung dieser Ergebnisse verknüpfen. Da ein derartiger Überblick bisher fehlte, haben wir uns bemüht, möglichst alle erreichbaren Studien zu berücksichtigen. Auf eine Vorselektion etwa nach bestimmten methodischen Gütekriterien haben wir bewusst verzichtet; sie bleibt der weiteren, möglichst meta-analytischen Aufarbeitung des veröffentlichten Zahlenmaterials vorbehalten. Statt dessen stellen wir ergänzend einige Ergebnisse aus einem eigenen, über zehnjährigen Forschungsprogramm zu diskreten motorischen Störungen schizophrener Patienten dar, in dessen Kontext Fingertappingbewegungen erstmals mit Methoden der kinematischen Bewegungsanalyse untersucht worden sind.

8.2 Bestandsaufnahme der Forschungsliteratur

Anhand des Suchbegriffes »Fingertapping« alleine sowie in Kombination mit »Schizophrenie« (schizophrenia) bzw. »schizophrene Patienten« (schizophrenic patients) führten wir computergestützte Recherchen in den Literaturdatenbanken MEDLINE und PSYCHLIT durch (Volltextsuche ohne Feld- und Zeiteingrenzung). In den so identifizierten Veröffentlichungen gingen wir zusätzlich allen weiteren Literaturverweisen nach. Studien, in denen Fingertapping als motorisches Aktivierungsparadigma für die neurodiagnostische Bildgebung verwendet wurde, ohne als solches Gegenstand der Untersuchung zu sein (z. B. Müller et al. 2002), sind in nachfolgender ◻ Tabelle 8.1 nicht enthalten, werden aber weiter unten an passender Stelle ergänzend erwähnt, ebenso wie Untersuchungen zu komplexeren repetitiven feinmotorischen Bewegungen wie beispielsweise der Finger-Daumen-Opposition (▶ s. Abschnitt Neuroanatomische und neurophysiologische Veränderungen). Wurde die Tappingbewegung statt mit dem Zeigefinger mit der ganzen Hand oder mit einem Griffel (also mehr aus dem Handgelenk als aus den Fingergelenken) ausgeführt, so ist dies in ◻ Tabelle 8.1 ausdrücklich vermerkt. Untersuchungen, in denen Ergebnisse zum Fingertapping mit anderen motorischen Leistungen zu einem Globalwert motorischer Leistungsfähigkeit verrechnet wurden, mussten unberücksichtigt bleiben (z. B. Classen u. Fritze 1989).

Den genannten Kriterien entsprechend fanden wir insgesamt 35 Veröffentlichungen zum Fingertapping bei schizophrenen Patienten, die über einen Zeitraum von 66 Jahren (1936–2002) publiziert worden waren. ◻ Tabelle 8.1 führt alle Untersuchungen in chronologischer Reihenfolge auf und enthält In-

◻ Tabelle 8.1. Empirische Untersuchungen zum Fingertapping schizophrener Patienten

Autor(en)	Jahr	Aufgabe	Variable(n)	Diagnose	Stichproben	N	Alter	Geschlecht (% weibl.)	Gruppenunterschiede ($\alpha \le 0{,}05$)	Korrelate ($\alpha \le 0{,}05$)
Shakow u. Huston	1936	FT 10×5 s alternierend zwischen zwei »telegraf keys«	a) Anzahl Taps b) intraindividuelle Variabilität c) interindividuelle Varianz	Konsensus	Schiz Affekt MD Gesunde	123 13 60	16–50 23–50 17–49	0 0 0	a) Schiz <Affekt MD <Gesunde b) Schiz >Gesunde c) Schiz >Gesunde (Tendenz)	a) + Kooperation + Bildung 0 Tageszeit 0 Alter 0 Krankheitsdauer
King	1954	FT	Anzahl Taps	Konsensus	Schiz Gesunde	90 194	17–69 20–69	50 46	Schiz <Gesunde	
Friedhoff u. Alpert	1960	FT	a) Anzahl Taps b) intraindividuelle Variabilität c) interindividuelle Varianz	Konsensus	Schiz NL Schiz PLC Gesunde	15 15 15	21–41 20–50 24–43	0 0 0	a) Schiz NL Schiz PLC <Gesunde b) n.s. c) Schiz NL <Schiz PLC	
Broadhurst u. Eysenck	1973	HT 7×5 min Stylus auf Metallplatte	a) Anzahl Taps b) Involuntary Rest Pauses (IRP) c) Frequenzverteilung taps/gaps	o.A.	Schiz Gesunde	24 24	o.A.	0 o.A.	a) Schiz <Gesunde b) Schiz >Gesunde c) n.s.	+ Motivation
Brehme et al.	1976	HT 1×3 min	a) Maximalrate b) Vorzugsfrequenz	o.A.	Schiz Affekt D Gesunde	10 8 19	o.A.	o.A.	Schiz, Affekt D <Gesunde	+ Antriebslage + Krankheitsverlauf

◻ Tabelle 8.1 (Fortsetzung)

Autor(en)	Jahr	Aufgabe	Variable(n)	Diagnose	Stichproben	N	Alter	Geschlecht (% weibl.)	Gruppenunterschiede (α≤0,05)	Korrelate (α≤0,05)
Goode et al.	1981	FT 4×10 s je Hand	Anzahl Taps (Mittelwert aus beiden Händen)	Feighner	Schiz (PLC später NL) Gesunde	23 36	19–40 18–32	22 67	Schiz PLC, Schiz NL <Gesunde Patienten: Frauen <Männer	+ BPRS (Schizophr.) + Geschlecht - BPRS (Rückzug) 0 Medikation (Dosis) 0 EPS 0 BPRS (Summenwert, Paranoia, Angst/Depr.)
Manschreck et al.	1981	FT auditiv synchron mit 8–200 bpm	Synchronisationsgenauigkeit (% Taps) bei verschiedenen Taktvorgaben	RDC Feighner	Schiz Affekt Gesunde	16 8 8	19–45 21–49 18–36	13 63 63	80 bpm: Schiz <Affekt[a] <Gesunde 120 bpm: Schiz <Gesunden Schiz=Affekt[a]	- klinisch beobachtete motorische Zeichen - formale Denkstörungen
Rosofsky et al.	1982	FT 40×5 s	Anzahl Taps	Konsensus DSM-II	Schiz Schizaffekt Affekt MD Gesunde Nonpsychot	48 5 10 17 23	o.A.	o.A.	Schiz, Schizaffekt, Affekt MD <Gesunde, Nonpsychot Schiz=Schizaffekt=Affekt MD	- Medikation (Dosis)
Chaikelson u. Schwartzman	1983	HT 3 Blöcke à 3×10 s mit Griffel	Anzahl Taps	o.A.	Schiz < 51 J. Schiz > 59 J. Gesunde < 51 J. Gesunde > 59 J.	21 21 21 21	o.A.	0 0	Schiz <Gesunde	- Alter

◻ Tabelle 8.1 (Fortsetzung)

Autor(en)	Jahr	Aufgabe	Variable(n)	Diagnose	Stichproben	N	Alter	Geschlecht (% weibl.)	Gruppen-unterschiede (α≤0,05)	Korrelate (α≤0,05)
Bartfai et al.	1985	FT 1×12,5 s je Hand	Anzahl Taps	RDC	Schiz	18	23-24	39		+ Anspannung + ETD - kommentierende Stimmen, Wahn
Levander et al.	1985	FT 1×12,5 s je Hand	Anzahl Taps	RDC	Schiz Gesunde	18 84	23-42 22-24	39 0	Schiz<Gesunde (rechts) Schiz= Gesunde (links)	0 Psycho-pathologie
Manschreck et al.	1985	FT auditiv synchron mit 8-300 bpm	a) Dauer der Interresponse-Intervalle (IRI) b) Variabilität der Interresponse-Intervalle (IRI)	RDC DSM-III	Schiz Affekt Gesunde	21 8 16	21-64 21-50 25-31	14 25 50	a) bei 300 bpm: Schiz >Gesunde, Affekt b) bei 20 und 40 bpm: Schiz >Gesunde, Affekt	+ sensorische und motorische Zeichen + formale Denkstörungen + Negativ-symptome - Medikation 0 demographi-sche und klinische Merkmale
Günther et al.	1986	Tapping (MLS)	Anzahl Taps	DSM-III RDC ICD-9	Schiz NL Schiz (NL) Schiz NM Schiz INT Gesunde	13 12 16 25 25	18-58 19-50 17-49 25-57 20-46	38 33 6 19 36	Schiz NL, Schiz INT <Gesunde	- EPS

8

◘ Tabelle 8.1 (Fortsetzung)

Autor(en)	Jahr	Aufgabe	Variable(n)	Diagnose	Stichproben	N	Alter	Geschlecht (% weibl.)	Gruppenunterschiede ($\alpha \leq 0,05$)	Korrelate ($\alpha \leq 0,05$)
Fünfgeld et al.	1988	FT	Frequenz	ICD-9	Schiz Organ	25 30	29 (o.A.) 33 (o.A.)	0 0	Schiz <Organ	– BPRS 0 Befindlichkeit, kognitive Basisstörungen
Classen u. Laux	1989	Tapping (MLS)	Anzahl Taps	ICD-9 DSM-III	Schiz	29	19-50	55		– Medikation – BPRS
Schwartz et al.	1990	Finger-Daumen-Tapping 5×5 s je Hand	Anzahl Taps	RDC	Schiz Schizaffekt Affekt D Affekt M PS	43 36 50 20 25	26(7) 27(6) 25(5) 24(5) 21(5)	30 69 74 70 80	Schiz, Schizaffekt, Affekt D, Affekt M<PS Schiz, Schizaffekt<Affekt D, Affekt M Schiz=Schizaffekt Affekt D= Affekt M	+ Geschlecht – BPRS-Rückzug 0 Medikation, Alter, IQ, Krankheitsdauer, Anzahl Hospitalisierungen, BPRS-Psychotizism
Katsanis u. Iacono	1991	FT	Anzahl Taps	DSM-III	Schiz	61	17-38	13		– ETD, WCST (perseverative Fehler)
Sweeny et al.	1991	FT (HRB)	Anzahl Taps	DSM-III-R	Schiz Schizform Schizaffekt	29 4 6	18-55	38		+ Krankheitsdauer – Medikation 0 BPRS
Classen u. Laux	1991	Tapping (MLS)	Anzahl Taps	ICD-9	Schiz	37	m 27(7) w 29(12)	48	Frauen <Männer	+ Geschlecht

◻ Tabelle 8.1 (Fortsetzung)

Autor(en)	Jahr	Aufgabe	Variable(n)	Diagnose	Stichproben	N	Alter	Geschlecht (% weibl.)	Gruppenunterschiede ($\alpha \leq 0{,}05$)	Korrelate ($\alpha \leq 0{,}05$)
Gorynia u. Uebelhack	1992	FT 1×15 s je Hand	Anzahl Taps	DSM-III-R	Schiz NM Gesunde	28 32	31(11) 31(7)	46 34	Schiz <Gesunde Patienten: Frauen <Männer	+ Geschlecht + akuter Beginn – Prämorbide Negativsymptome – Pharmaresponse – Krankheitsbeginn
Grawe u. Levander	1995	FT	o.A.	DSM-III-R	Schiz Gesunde	29 22	20-40 20-42	31 36	Schiz <Gesunde	– ETD 0 Medikation (Dosis und Art der Neuroleptika
Hokama et al.	1995	FT	Anzahl Taps	DSM-III-R	Schiz Gesunde	15 15	38(9) 38(10)	0 0	Schiz <Gesunde	– Volumen der Basalganglien
Flashman et al.	1996	Tapping (HRB)	Anzahl Taps	DSM-III-R	Schiz mit NSS Schiz ohne NSS	108 68	17-44 17-44	26 26	Schiz mit NSS <Schiz ohne NSS	– NSS auch nach Auspartialisieren von AIMS, EPS, Dauer der Medikamenteneinnahme

◘ Tabelle 8.1 (Fortsetzung)

Autor(en)	Jahr	Aufgabe	Variable(n)	Diagnose	Stichproben	N	Alter	Geschlecht (% weibl.)	Gruppenunterschiede (α≤0,05)	Korrelate (α≤0,05)
Sachdev et al.	1996	FT	Anzahl Taps	DSM-III-R	Schiz	100	18-60	31		– Akathisie – Negativsymptome 0 TD
Jirsa et al.	1996	FT auditiv synchron mit 4×120 beeps bei 400 ms ISI	a) Mittleres Antizipationsintervall b) Intraindividuelle Variabilität (SD)	DSM-III-R	Schiz Gesunde	13 12	20-54 o.A.	38 o.A.	a) n.s. b) Schiz >Gesunde	
Radant et al.	1997	FT 5×10 s je Hand	Anzahl Taps	DSM-III-R	Schiz Gesunde	25 24	37(8) 33(9)	28 50	dominante Hand: n.s. nichtdominante Hand: Schiz <Gesunde	– ETD (nur bei »prädiktivem« Tracking)
Flyckt et al.	1999	FT 3×10 s je Hand	Anzahl Taps	DSM-III-R	Schiz Eltern Gesunde	39 33 55	20-45 43-80 21-47	46 61 64	o.A. (Schiz: Zunahme/ Gesunde: Abnahme über Trials)	– Medikation (Dosis, Einnahmedauer)
Fuller u. Jahanshahi	1999	FT 1×30 s unilat/bilat/dual task	Anzahl Taps	DSM-III-R	Schiz Gesunde	11 13	27-55 21-62	18 38	Schiz<Gesunde (deutlicher unter dual task-Bedingungen)	– Negativsymptome (nur unter dual task) 0 Medikation (Dosis)

8

◻ Tabelle 8.1 (Fortsetzung)

Autor(en)	Jahr	Aufgabe	Variable(n)	Diagnose	Stichproben	N	Alter	Geschlecht (% weibl.)	Gruppenunterschiede (α≤0,05)	Korrelate (α≤0,05)
Gold et al.	1999	Tapping (HRB)	Anzahl Taps	DSM-III bis DSM-IV	Schiz	54	24(5)	24	Verschlechterung im 5-Jahres-Follow-up	+ Zunahme an Desorganisiertheit
Hobart et al.	1999	Tapping (HRB)	Anzahl Taps	DSM-IV	Schiz Schizoaff Affekt MD Andere Diagnose	59 42 28 21	40(8)	43	Schiz=Affekt MD (je N=23, parallelisiert nach soziodemographischen Merkmalen und Drogenmissbrauch)	
Manschreck et al.	2000	FT auditiv synchron mit 12–280 bpm	a) Dauer der Interresponse-Intervalle (IRI) b) Variabilität der Interresponse-Intervalle (IRI)	DSM-III-R	Schiz	39	20–54	33		– verbale Gedächtnisleistung (N=39) – Frontallappen-Volumen (N=16)
Rossell et al.	2001	FT 3×10 s je Hand	Anzahl Taps	DSM-IV	Schiz Gesunde	71 31	34(9) 34(9)	0 0	Schiz <Gesunde (links und rechts)	Lateralitätsquotient FT: 0 Größe des Corpus callosum

8

◻ Tabelle 8.1 (Fortsetzung)

Autor(en)	Jahr	Aufgabe	Variable(n)	Diagnose	Stichproben	N	Alter	Geschlecht (% weibl.)	Gruppen-unterschiede (α≤0,05)	Korrelate (α≤0,05)
Silver u. Shlomo	2001	FT über 30 cm Distanz je Hand	Anzahl Taps	DSM-IV	Schiz	36	41(11)	31	Frauen <Männer	+ Erkennen emotionaler Gesichtsausdrücke; 0 Unterscheiden emotionaler Gesichtsausdrücke
Stephan et al.	2001	Tapping (HRB) und 24×20 s im fMRT	Anzahl Taps	DSM-IV	Schiz; Gesunde	6; 6	26(4); 28(8)	17; 17	HRB: Schiz= Gesunde im fMRT: o.A.	
Silver et al.	2002	FT über 30 cm Distanz je Hand	Anzahl Taps	DSM-IV	Schiz	34	41(11)	26	Nichtraucher <Raucher	

[a] Diese Autoren subsumieren in der Gruppe AFFEKT 5 Patienten mit Major-Depression und 3 schizoaffektive Patienten.
FT=Fingertapping; HT=Handtapping; MLS=Motorische Leistungsserie; HRB=Halstead-Reitan-Batterie.
Patienten: Affekt=Affektive Psychose, ggf. mit D=unipolar depressiv, M=unipolar manisch, MD=bipolar manisch-depressiv; Nonpsychot=nicht-psychotische Störungen (Persönlichkeitsstörungen und Neurosen sowie »borderline conditions«); Organ=Organische Erkrankungen ohne psychiatrisch-neurologische Beteiligung; PS=Persönlichkeitsstörungen; Schiz=Schizophrenie; Schizaffekt=schizoaffektive Erkrankungen; Schizform=schizophrenieforme Störungen; Schiz NL=Schizophrenie behandelt mit Neuroleptika; Schiz (NL)=Schizophrenie behandelt mit spezieller Studien-Medikation; Schiz INT=Schizophrenie im symptomfreien Intervall; Schiz PlC=Schizophrenie unter Placebobehandlung; Schiz NM=Schizophrenie derzeit nicht-mediziert.
AIMS=Abnormal Involuntary Movement Scale; BPRS=Brief Psychiatric Rating Scale; EPS=Extrapyramidale Symptome; ETD=Eye Tracking Dysfunktion; TD=Tardive Dyskinesien; WCST=Wisconsin Card Sorting Test.
NSS=Neurologische Soft Signs

formationen zu den wichtigsten Studienaspekten. Insgesamt wurden in diesen Studien N = 2599 Probandinnen und Probanden untersucht, davon 1572 schizophrene (einschließlich 89 schizoaffektive und 4 schizophrenieforme) Patienten. Die klinischen Vergleichsgruppen setzten sich aus insgesamt 145 Patienten mit affektiven (uni- und bipolaren) Erkrankungen zusammen sowie – in einzelnen Untersuchungen – aus 25 Probanden mit Persönlichkeitsstörungen (Schwartz et al. 1990), aus 23 »nichtpsychotischen« psychiatrischen Patienten (Rosofsky et al. 1982) sowie aus 21 psychiatrischen Patienten mit »anderen« psychiatrischen Diagnosen (Hobart et al. 1999). Insgesamt 813 psychiatrisch und neurologisch gesunde Probandinnen und Probanden dienten als Kontrollen, darunter 30 »Organpatienten« (Fünfgeld et al. 1988) und 33 erstgradige Verwandte (Eltern) schizophrener Patienten (Flyckt et al. 1999).

Angesichts des Zeitraums, über den sich die Studien verteilen und der Entwicklung der psychiatrischen Diagnostik innerhalb dieses Zeitraums, ist nicht verwunderlich, dass sich die verwendeten diagnostischen Kriterien teilweise erheblich voneinander unterscheiden. In den meisten älteren Veröffentlichungen finden sich keine genauen Angaben. Spätere Untersucher trafen ihre diagnostischen Entscheidungen anhand der »Research Diagnostic Criteria« von Feighner et al. (1972) oder von Spitzer et al. (1975). Ab etwa 1985 überwog die Anwendung von ICD-9, DSM-III und insbesondere DSM-III-R. Erst in den seit 1999 publizierten Studien wurde meist anhand des aktuell gültigen Klassifikationssystems DSM-IV diagnostiziert.

In ◪ Tabelle 8.1 als Stichprobengröße angegeben ist jeweils das N, das Grundlage der Tapping-bezogenen Gruppenvergleiche und Korrelationsanalysen war (4 ≤ N ≤ 194). Der jüngste schizophrene Patient war 16, der älteste 69 Jahre alt. Die affektiv erkrankten Patienten waren zwischen 21 und 50 Jahren alt, die psychiatrisch unauffälligen Probanden (einschließlich Eltern schizophrener Patienten) zwischen 17 und 80 Jahren. Innerhalb der schizophrenen Stichproben waren Frauen eher unterrepräsentiert. In sieben Studien waren ausschließlich männliche schizophrene Patienten untersucht worden. Vier Publikationen enthielten keine bzw. keine vollständigen Angaben zur Geschlechterverteilung.

Da das Fingertapping meist Teil einer umfangreicheren motorischen bzw. neuropsychologischen Untersuchungsbatterie war (z. B. Katsani u. Iacono 1991), wurde es nur selten ausführlich beschrieben. Mehrere Autoren untersuchten das Fingertapping

entsprechend der Motorischen Leistungsserie (MLS) nach Schoppe (1974) bzw. der Neuropsychologischen Testbatterie nach Halstead und Reitan (HRB) (Reed u. Reed 1997). Zwei der Untersuchungen erhoben die Tappingfrequenz mithilfe eines »Griffel«, wie es ja auch bei der MLS der Fall ist (Broadhurst u. Eysenck 1973; Chaikelson u. Schwartzman 1983). In der Studie von Schwartz et al. (1990) wurde die Tappingbewegung des Daumens mithilfe eines in der Hand zu haltenden Zählers erfasst. Brehme et al. (1976) hingegen untersuchten nicht die Tappingbewegung eines einzelnen Fingers, sondern die der ganzen Hand.

In nahezu allen Untersuchungen war es Aufgabe der Probanden, so viele Tappingbewegungen wie möglich innerhalb einer bestimmten Zeitspanne auszuführen. Brehme et al. (1976) untersuchten neben dieser »Maximalfrequenz« auch die so genannte »Vorzugsfrequenz«. Diese stellt sich als Folge eines Optimierungsprozesses dann ein, wenn eine Bewegung längere Zeit andauert, und führt bei möglichst geringem physiologischen Aufwand zu einer anhaltend hohen motorischen Leistung. Mehrere Untersucher verwendeten als Leistungskennwerte neben der Anzahl der Taps pro Zeiteinheit auch Maße der inter- bzw. intraindividuellen Variabilität der Tappingleistung. Vier experimentelle Studien, bei denen es um die Genauigkeit ging, mit der Tappingbewegungen mit extern vorgegebenen auditiven Stimuli synchronisiert werden konnten, werden weiter unten in einem eigenen Abschnitt behandelt (Manschreck et al. 1981, 1985, 2000; Jirsa et al. 1996).

Die Angaben in den beiden letzten Spalten von ◪ Tabelle 8.1 beziehen sich auf Gruppenunterschiede (Mittelwertvergleiche) hinsichtlich der in der vierten Spalte genannten motorischen Leistungskennwerte sowie auf deren Korrelate (Korrelationskoeffizienten), z. T. werden hier jedoch auch Ergebnisse von Subgruppenvergleichen wiedergegeben (z. B. Chaikelson u. Schwartzman 1983; Manschreck et al. 1985). Ein Minus-Zeichen (–) steht für einen negativen Zusammenhang zwischen Tappingleistung und soziodemographischen, anamnestischen, klinischen oder sonstigen aufgeführten Merkmalen, ein Plus-Zeichen (+) steht für einen positiven und eine Null (0) für keinen (statistisch signifikanten) Zusammenhang. Zehn Untersuchungen konzentrierten sich ausschließlich auf mögliche Korrelate defitärer Tappingleistungen schizophrener Patienten (Bartfai et al. 1985; Classen u. Laux 1989, 1991; Katsanis u. Iacono 1991; Sweeny et al. 1991; Sachdev et al. 1996; Gold et al. 1999; Manschreck et al. 2000; Silver u. Shlomo 2001; Silver et al. 2002).

8.3 Gruppenvergleiche: Welche Ergebnisse sind replizierbar?

8.3.1 Schizophrene Patienten vs. Gesunde

17 von 19 Untersuchungen, in denen die Tappinggeschwindigkeit schizophrener Patienten (maximale und Vorzugsfrequenz) mit derjenigen von gesunden Kontrollprobanden verglichen worden waren, beschreiben eine signifikante ($a \leq 0{,}05$) Verlangsamung der schizophrenen Patienten, davon einmal nur für die nicht-dominante Hand (Radant et al. 1997). Von den beiden Untersuchungen ohne statistisch signifikante Gruppenunterschiede machte eine keine genauen Angaben zum direkten Gruppenvergleich (Flyckt et al. 1999), und die andere, die mit je $N = 6$ Probanden die geringste statistische Power aufwies, zielte primär auf die Analyse zentralnervöser Aktivierungsmuster während der Aufgabenausführung (Stephan et al. 2001).

Vier Studien betrachteten zusätzlich zur Tappinggeschwindigkeit die intraindividuelle Variabilität über mehrere Aufgabenwiederholungen, teilweise auch die Varianz innerhalb einer jeden Gruppe. Drei Studien fanden signifikant höhere Variabilitäten innerhalb der Gruppe schizophren Erkrankter gegenüber gesunden Probanden (Shakow u. Huston 1936; Manschreck et al. 1985; Jirsa et al. 1996). Friedhoff und Alpert (1960) untersuchten das Finger-Tapping von 15 Gesunden und 30 schizophrenen Probanden vor und nach der Behandlung mit Chlorpromazin bzw. einem Placebo. Zu beiden Untersuchungszeitpunkten war auch hier die Tappingbewegung der Patienten durch einen höheren Variationskoeffizienten gekennzeichnet; der Unterschied war jedoch nur vor der Behandlung mit Chlorpromazin statistisch signifikant.

Die Befundlage ist somit eindeutig: Schizophrene Patienten sind beim Fingertapping langsamer als psychisch gesunde Kontrollprobanden und zeigen außerdem eine erhöhte intraindividuelle Variabilität (über Aufgabenwiederholungen) sowie eine erhöhte interindividuelle Varianz (unter gleichen Aufgabenbedingungen). Die beiden letztgenannten Befunde wurden bisher allerdings wesentlich seltener untersucht.

8.3.2 Diagnostische Spezifität und schizophrenes Spektrum

Bereits Shakow und Huston (1936) untersuchten neben 123 schizophrenen Patienten und 60 gesunden Probanden auch 13 manisch-depressive Patienten. Letztere führten das Fingertapping signifikant schneller aus als die schizophrenen Patienten, gleichzeitig jedoch signifikant langsamer als die gesunden Kontrollprobanden. Hinsichtlich der intraindividuellen Variabilität und der interindividuellen Varianz unterschieden sich schizophrene und affektive Patienten nicht. Diesen ersten Ergebnissen zufolge wäre die geringere Tappinggeschwindigkeit spezifisch für Schizophrenie, nicht jedoch die erhöhte Variabilität der motorischen Leistung.

Brehme et al. (1976) und Rosofsky et al. (1982) fanden keine signifikanten Unterschiede in der Tappingrate schizophrener Patienten und affektiv Erkrankter, wobei beide Patientengruppen signifikant langsamer waren als Gesunde. Die Autoren maßen dem verminderten Antrieb beider Patientengruppen größere Bedeutung zu als der diagnostischen Zuordnung. Bei Rosofsky et al. (1982) und später auch bei Schwartz et al. (1990) waren Patienten mit psychotischen Symptomen (schizophren, schizoaffektiv und manisch-depressiv Erkrankte) signifikant langsamer als nicht-psychotische Patienten (persönlichkeitsgestörte, neurotische und Borderline-Patienten). Schwartz et al. (1990) vermuteten, dass die motorische Verlangsamung beim Fingertapping nicht spezifisch für Schizophrenie sei, sondern vom Vorhandensein psychotischer Symptome abhänge. Sie fanden jedoch keinen Zusammenhang der Tappinggeschwindigkeit mit der Ausprägung psychotischer Merkmale wie formale Denkstörungen und Feindseligkeit/Misstrauen.

In einer Serie von Untersuchungen fanden Günther und Mitarbeiter (1983, 1986, 1988) als Teilaspekt eines »psychotic motor syndrome« (PMS) sowohl bei schizophren Erkrankten als auch bei endogen Depressiven eine signifikante Verlangsamung der Tappinggeschwindigkeit im Vergleich zu gesunden Probanden. Im Unterschied zu den depressiven Patienten war die Verlangsamung der schizophrenen Patienten auch im symptomfreien Intervall signifikant. Dieses Ergebnis könnte die z.T. widersprüchlichen Ergebnisse reiner Querschnittsstudien zum Vergleich zwischen schizophren und affektiv erkrankten Patienten erklären.

Untersuchungen zur Leistungsdifferenzierung innerhalb des schizophrenen Spektrums betrafen bisher ausschließlich den Status schizoaffektiver

8.5 · Biosoziale und klinische Merkmale: Was sind die wesentlichen Korrelate?

159   8

Störungen. Bei Rosofsky et al. (1982) unterschieden sich schizophrene, schizoaffektive und manisch-depressive Patienten signifikant von Gesunden, nicht aber voneinander. Allerdings variierten die Teilstichprobengrößen in dieser Untersuchung sehr stark (5 ≤ N ≤ 48), und die kleinste Stichprobe war die der schizoaffektiven Patienten. Schwartz et al. (1990) gelangten aber an größeren Stichproben zu ähnlichen Ergebnissen: es bestand kein signifikanter Unterschied zwischen schizophrenen und schizoaffektiven Patienten, die sich gleichermaßen von manischen und depressiven Patienten unterschieden.

8.4 Verlaufsmessungen: »Trait« oder »State«?

Wie Untersuchungen an Gesunden zeigen (z. B. Morrison et al. 1979; Gill et al. 1986; Ruff u. Parker 1993), ist die maximale Tappinggeschwindigkeit eine basale psychomotorische Messgröße mit hoher Retest-Reliabilität selbst über Monate ($0,70 < r < 0,95$). Dies scheint auch für schizophrene Patienten zu gelten. So fanden bereits Shakow und Huston (1936) interne Konsistenzen von $0,86 < r < 0,95$ (berechnet über 10 Trials à 5 s; N = 123) sowie Retest-Reliabilitäten über drei bzw. sechs Monate von r = 0,88 bzw. r = 0,73 (je N = 38). Diese mehr als befriedigende Reliabilität der maximalen Tappinggeschwindigkeit ist nicht nur eine Voraussetzung für zuverlässig replizierbare Gruppenunterschiede (s. o.), sondern auch für Verlaufsmessungen.

Shakow und Huston (1936) sahen eine gewisse Verbesserung der Tappingleistung schizophrener Patienten über mehrere Versuchsdurchgänge. Dieser Effekt wurde erst von Flyckt et al. (1999) repliziert, beschränkt allerdings auf die dominante Hand (Shakow u. Huston hatten nur die dominante Hand untersucht). Dennoch scheint die maximale Tappingleistung nicht wesentlich durch Übung gesteigert werden zu können; bei gesunden Probanden fanden Flyckt et al. (1999) sogar eher die infolge von Ermüdung zu erwartende Verschlechterung.

Vor diesem Hintergrund ist auf das von Günther et al. (1983, 1986, 1988) beschriebene »psychotic motor syndrome« (PMS) zurückzukommen (s. o.). Sowohl schizophrene als auch endogen depressive Patienten zeigten – so hatten wir gesehen – gegenüber gesunden Probanden eine deutliche Verlangsamung der Tappinggeschwindigkeit, die jedoch nur bei den schizophrenen Patienten auch im symptomfreien Intervall weiterbestand. Diese Verlaufs-charakteristik legt nahe, dass das PMS bei schizophrenen Patienten weniger als »State«- denn als »Trait«-Phänomen aufzufassen ist, welches relativ unabhängig von der aktuellen Psychopathologie besteht.

Dabei kann es sein, dass sich die Tappingleistung schizophrener Patienten mit der Zeit sogar noch weiter verschlechtert. Gold et al. (1999) berichteten über eine solche signifikante Verschlechterung der Fingertappingleistung beider Hände in einer Stichprobe von 54 ersterkrankten bzw. »recent onset«-Patienten mit schizophrenen Spektrumstörungen über ein 5-jähriges Follow-up. Im Gegensatz dazu blieben neuropsychologische Testleistungen in anderen Funktionsbereichen (u. a. Verbal- und Handlungs-IQ, verbale Gedächtnisleistungen, Konzeptbildung und mentale Flexibilität, Visuokonstruktion) weitgehend konstant oder verbesserten sich sogar. Die Verschlechterung der Tappingleistung konnte nicht mit einer generell zunehmenden Psychopathologie erklärt werden, da die Ausprägung negativer und positiver Symptome ebenfalls im Laufe der Zeit signifikant abnahm. Allerdings war die Verschlechterung der Tappingleistung vom ersten zum zweiten Untersuchungszeitpunkt speziell für die rechte Hand signifikant mit der Zunahme von Desorganisiertheit korreliert ($r = 0,31$, $p = 0,003$). Die Autoren spekulieren über die anhaltende Neuroleptika-Exposition der Patienten als mögliche Ursache für die im Laufe der Zeit nachlassende Tappingleistung, ohne jedoch nennenswerte Korrelationen zwischen medikamentenbezogenen Variablen (Art der Medikation, Dosis, anticholinerge Wirkkomponente) vorweisen zu können (s. u.).

8.5 Biosoziale und klinische Merkmale: Was sind die wesentlichen Korrelate?

8.5.1 Alter, Geschlecht, Bildung

Chaikelson et al. (1983) fanden bei je 42 gesunden und schizophrenen Probanden, dass Ältere (≥ 60 Jahre) signifikant geringere Tappingraten produzierten als Jüngere (≤ 50 Jahre). Eine Verringerung der Tappingrate im höheren Lebensalter ist aus Untersuchungen an Gesunden gut belegt, auch, dass dieser Alterseffekt bei Frauen deutlicher ist als bei Männern (Elias et al. 1993; Ruff u. Parker 1993). Da im Unterschied zu Chaikelson et al. (1983) die meisten der hier referierten klinischen Studien das frühe und mittlere Erwachsenenalter betreffen, ist das Lebensalter als mögliche Einflussvariable jedoch eher zu vernachlässigen.

Zahlreiche Untersuchungen belegen die relative Überlegenheit von Frauen in solchen psychomotorischen Aufgaben, die Präzision, vor allem aber Fingergeschicklichkeit erfordern, während umgekehrt Männer Aufgaben besser bewältigen, bei denen es auf Schnelligkeit oder Kraft ankommt (zusammenfassend: Noble 1982). Dementsprechend erreichen Männer meist signifikant höhere maximale Tappingraten als Frauen (z. B. Hoffman 1969; Morrison et al. 1979; Chavez et al. 1983; Kirkcaldy 1988; Peters u. Servos 1989; Peters 1990; Elias et al. 1993; Ruff u. Parker 1993, Shimoyama et al. 1990). Carlier et al. (1993) fanden diesen Unterschied bereits bei Kindern im Alter von acht bis neun Jahren. Auch für schizophrene Probanden konnte mehrfach gezeigt werden, dass die Geschlechtszugehörigkeit die Tappingleistung beeinflusst, wobei männliche Patienten im Mittel signifikant höhere Tappingraten erreichen (Classen u. Laux 1991; Goode et al. 1981; Gorynia u. Uebelhack 1992; Schwartz et al. 1990).

Neben Alter und Geschlecht ist auch das Bildungsniveau ein denkbarer Einflussfaktor. Ruff und Parker (1993) untersuchten 360 psychiatrisch und neurologisch unauffällige Probanden im Alter zwischen 16 und 70 Jahren mit einer Ausbildungsdauer von 7 bis 22 Jahren. Sie fanden jedoch keinen signifikanten Einfluss des Bildungsniveaus auf die maximale Tappingleistung.

Die hier berichteten Ergebnisse decken sich weitgehend mit Angaben von Haaland und Harrington (1998), die anhand einer schrittweisen multiplen Regressionsanalyse den gemeinsam von Alter, Geschlecht und Bildungsniveau erklärten Varianzanteil an der maximalen Fingertappinggeschwindigkeit gesunder Probanden auf 32–34% schätzen, wobei der alleine vom Geschlecht determinierte Varianzanteil (19–20%) gegenüber den durch Alter (9%) und Bildungsniveau (6%) determinierten Varianzanteilen mit Abstand am meisten ins Gewicht fällt.

8.5.2 Prämorbide Persönlichkeit und Krankheitsverlauf

Keine signifikanten Zusammenhänge zwischen der Tappingleistung schizophrener Patienten und dem Alter bei Krankheitsbeginn, der Krankheitsdauer oder der Anzahl stationärer Aufenthalte fanden Schwartz et al. (1990) sowie Sweeny et al. (1991). In der letztgenannten Studie erreichte eine negative

Korrelation der Krankheitsdauer mit der Tappinggeschwindigkeit ($r = -0.35$, $p < 0.05$) nach Auspartialisieren des Alters nicht mehr die Signifikanzgrenze. Teilweise widersprechende Ergebnisse fanden Gorynia und Uebelhack (1992). Sie teilten 28 unmedizierte schizophrene Patienten in solche mit geringer und in solche mit hoher Tappingrate ein. In der Gruppe schizophrener Patienten mit geringer (hoher) Tappingfrequenz waren 93% (39%) seit mehr als zwei Jahren erkrankt, 76% (31%) berichteten von einem schleichenden Krankheitsbeginn und bei 67% (23%) fanden sich Hinweise auf prämorbid bestehende Persönlichkeitsstörungen.

8.5.3 Positiv- und Negativ-Symptomatik

Schon Brehme et al. (1976) konnten demonstrieren, dass sich eine Besserung des Antriebs während des Krankheitsverlaufs positiv auf die maximale Tappingfrequenz auswirkt. Die Autoren folgerten daraus, dass die Tappingleistung stark von Motivation und Antrieb abhänge. Goode et al. (1981) stellten zunächst keinen Zusammenhang zwischen Tappinggeschwindigkeit und dem Gesamtscore der »Brief Psychiatric Rating Scale« (BPRS; Overall & Gorham, 1962, 1976) fest. Die nähere Betrachtung ergab jedoch einen positiven Zusammenhang mit der Subskala »schizophrenia« ($r = 0.59$, $p < 0.05$) und einen negativen mit der Subskala »withdrawal-retardation« ($r = -0.60$, $p < 0.01$, je $N = 16$). Einen solchen inversen Zusammenhang zwischen Negativ-Symptomen und Tappinggeschwindigkeit fanden ebenfalls Schwartz et al. (1990; $r = -0.29$, $p < 0.05$, $N = 174$, alle fünf diagnostische Gruppen zusammengefasst) und Sachdev et al. (1996; $r = -0.29$, $p < 0.01$, $N = 100$ chronisch schizophrene Patienten), letztere mithilfe der »Negative Symptom Rating Scale« (NSRS) von Iager et al. (1985). In der Studie von Gorynia und Uebelhack (1992) waren Patienten mit hoher Tappingfrequenz zu 92% durch positive Symptome wie Wahnvorstellungen, Derealisation, Depersonalisation und coenaesthetische Halluzinationen gekennzeichnet. Im Gegensatz dazu überwog bei 73% der schizophrenen Patienten mit geringer Tappingfrequenzen die negative Symptomatik. Diese Patienten zeigten vor allem Symptome wie Affektverflachung, emotionaler Rückzug, motorische Retardierung, Anergie und Sprachverarmung. Allerdings wurden hier die psychopathologischen Merkmale aus den Krankenakten erschlossen und nicht wie in den anderen Studien mit Hilfe standardisierter Ratingskalen direkt erfasst.

Bartfai et al. (1985) ließen den psychopathologischen Status ihrer Patienten von einem unabhängigen Rater mithilfe der »Comprehensive Psychopathological Rating Scale« (CPRS; Asberg et al. 1978) einschätzen. Sie fanden signifikante negative Korrelationen der Tappinggeschwindigkeit mit wahnhaften Vorstellungen und akustischen Halluzinationen.

Classen und Laux (1989) berichteten bei 29 schizophrenen Patienten über signifikante negative Zusammenhänge der Tappinggeschwindigkeit beider Hände mit dem BPRS-Gesamtscore und allen fünf Subskalen (Angst/Depression, Anergie, Denkstörungen, Aktivierung und Feindseligkeit/Misstrauen), also mit positiven und negativen Symptomen zugleich. Schließlich ergaben sich in zwei Studien keinerlei Zusammenhänge zwischen Tappingrate und Psychopathologie (Levander et al. 1985; Sweeny et al. 1991).

Die Befunde zum Zusammenhang zwischen Psychopathologie und Tappingleistung sind somit widersprüchlich. Das häufigste Ergebnis ist aber ein inverser Zusammenhang zwischen maximaler Tappingrate und negativen Symptomen.

8.6 Medikamenteneinflüsse: Alles nur ein pharmakogenes Epiphänomen?

8.6.1 Nichtmedizierte Patienten

Shakow und Huston (1936) fanden bereits lange vor Einführung der Neuroleptika bei schizophrenen Patienten im Vergleich zu Gesunden eine signifikant geringere Tappinggeschwindigkeit bei gleichzeitig höherer Variabilität der motorischen Leistung. Friedhoff und Alpert (1960) berichteten eine signifikant verminderte Tappinggeschwindigkeit unabhängig davon, ob schizophrene Patienten mit Chlorpromazin oder Placebos behandelt worden waren. Die Gabe von Chlorpromazin führte sogar zu einer Verbesserung der Variabilität in der Bewegungsausführung. In der Untersuchung von Goode et al. (1981) waren schizophrene Patienten zum ersten Untersuchungszeitpunkt, zu dem sie noch nicht neuroleptisch behandelt worden waren, als auch nach vierwöchiger neuroleptischer Behandlung signifikant langsamer als die gesunde Vergleichsgruppe. Weitere Belege dafür, dass auch nicht-medizierte schizophrene Patienten verminderte Tappingleistungen zeigen bzw. kein Unterschied zwischen be-

handelten und unbehandelten Patienten besteht, lieferten Gorynia und Uebelhack (1992), Schwartz et al. (1990) und Flyckt et al. (1999).

Nur zwei Studien scheinen das Gegenteil zu belegen: Sweeny et al. (1991) verglichen 12 aufgrund fehlender Compliance nicht-medizierte Patienten mit 27 antipsychotisch behandelten Patienten und fanden signifikant schlechtere Tappingleistungen in der medizierten Gruppe. Classen und Laux (1989) untersuchten 29 schizophrene Patienten, unter ihnen acht, die noch nie neuroleptisch behandelt worden waren, zunächst im unmedizierten Zustand und dann drei Tage sowie vier Wochen nach Beginn der Behandlung mit Haloperidol oder Remoxiprid. Sie fanden eine signifikante Verschlechterung unter neuroleptischer Medikation. Angesichts der relativ langen Halbwertszeiten antipsychotischer Wirkstoffe (z. B. Haloperidol: 13–30 Tage, Decanoat 3 Wochen) erscheinen die in dieser Studie vorgeschalteten Washout-Phasen von mindestens drei Tagen für orale Neuroleptika bzw. zwei bis vier Wochen für Depot-Präparate aber als zu kurz, um von einem tatsächlichen medikamentenfreien Zustand zu Beginn der Studie ausgehen zu können.

8.6.2 Neuroleptische Dosis und extrapyramidale Nebenwirkungen

Um bei neuroleptisch behandelten Patienten den Einfluss der Medikation wenigstens statistisch kontrollieren zu können, müssen die unterschiedlichen Dosierungen verschiedener Medikamente in eine einheitliche Metrik überführt werden, was durch Berechnung so genannter »Chlorpromazinäquivalente« (CPZ) geschehen kann (über Vor- und Nachteile sowie praktische Vorgehensweisen unterrichten Jahn u. Mussgay 1989). Während Goode et al. (1981), Grawe und Levander (1995) und auch Flyckt et al. (1999) keine signifikante Beziehung zwischen Medikamentendosis und Tappingleistung feststellen konnten, fanden Rosofsky et al. (1982) und Sweeny et al. (1991) einen negativen Zusammenhang, d.h. Patienten mit höheren Dosen waren durch geringere maximale Tappinggeschwindigkeiten charakterisiert und umgekehrt. In der Untersuchung von Sweeny et al. (1991) wurde dieser Zusammenhang jedoch erst im 1-Jahres-Follow-up signifikant. Außerdem war ein konfundierender Einfluss der Krankheitsdauer nicht auszuschließen.

Nur drei Untersuchungen berücksichtigten explizit Neuroleptika-Nebenwirkungen wie extrapyramidale Symptome (EPS), tardive Dyskinesien (TD) und Akathisie. Goode et al. (1981) fanden keinen, Günther et al. (1986) einen negativen Zusammenhang ($r_s = -0,36$; $p = 0,03$; $N = 57$) zwischen EPS und Tappinggeschwindigkeit. Die von Sachdev et al. (1996) berichteten Korrelationen zwischen Tappingleistung und tardiven Dyskinesien ($r = -0,13$) bzw. Akathisien ($r = -0,17$) sind gering und teilweise signifikant nur aufgrund des Stichprobenumfanges ($N = 100$).

8.6.3 Konventionelle vs. atypische Neuroleptika

Dieser Vergleich geht von der Annahme aus, dass atypische Neuroleptika kaum extrapyramidale Nebenwirkungen hervorrufen, die feinmotorische Leistungen negativ beeinflussen könnten. Grawe und Levander (1995) verglichen 15 konventionell behandelte schizophrene Patienten mit 14 Patienten, die das atypische Neuroleptikum Clozapin erhalten hatten, fanden aber keinen statistisch signifikanten Unterschied zwischen beiden Patientengruppen hinsichtlich ihrer Tappingleistung.

Fasst man die hier referierten zahlreichen Untersuchungsergebnisse zu möglichen Medikamenteneinflüssen zusammen, so kann zwar nicht ausgeschlossen werden, dass derartige Einflüsse existieren, das defizitäre Fingertapping schizophrener Patienten scheint jedoch eindeutig kein bloßes Epiphänomen der Behandlung mit Neuroleptika zu sein.

8.7 Von der Neurologie zur Neuropsychologie: Gibt es Hinweise auf Ursachen?

8.7.1 Neuroanatomische und neurophysiologische Veränderungen

Repetitives Fingertapping ist eine vergleichsweise einfache motorische Koordinationsleistung, die vom prämotorischen frontalen Kortex in Interaktion mit subkortikalen und cerebellaren Strukturen ausgeführt wird. Folglich liegt es nahe, nach neuroanatomischen und neurophysiologischen Veränderungen als mögliche Ursachen des defizitären Fingertappings schizophrener Patienten zu suchen.

Hokama et al. (1995) fertigten von je 15 männlichen schizophrenen und gesunden Probanden MRI-Scans an und vermaßen die Volumina der Basalganglien. Die Ergebnisse wurden hinsichtlich der unterschiedlichen Gehirngrößen korrigiert. Im Vergleich zu den Gesunden hatten die Patienten im Mittel um 14% größere relative Basalganglien-Volumina (Globus Pallidus: 27,4%; Putamen: 15.9%; Caudatus: 9,5%). Die Tappingleistung der Patienten (Anzahl Taps über fünf 10-sec Trials) korrelierte negativ mit dem Volumen der rechten und linken Caudati ($r = -0,67$, $p < 0,01$, bzw. $r = -0,62$, $p = 0,013$, je $N = 14$, nur rechte Hand) sowie mit dem Volumen des rechten Globus Pallidus ($r = -0,53$, $p = 0,053$, $N = 14$, nur linke Hand). Schlechtere Tappingleistungen waren also zumindest partiell mit vergrößerten relativen Volumina der Basalganglien assoziiert.

Manschreck et al. (2000) fanden einen deutlichen Zusammenhang der mit einer auditiven Stimulusvorgabe synchronisierten Tappingleistung schizophrener Patienten und dem zur Gesamtgröße des Gehirns relativen Volumen des Frontallappens. Eine schlechtere Synchronisationsleistung (operationalisiert als höhere intraindividuelle SD der Interresponse-Intervalle) ging demnach mit einem geringeren relativen Volumen des Frontallappens einher ($r = -0,54$, $p < 0,05$, $N = 16$).

Hempel und Schröder (2000) vergleichen fünf Studien, in denen die zerebrale Aktivierung schizophrener Patienten bei Ausführung repetitiver manumotorischer Bewegungsabläufe im Vergleich zu gesunden Kontrollen mittels funktioneller Magnetresonanztomographie (fMRT) untersucht worden war. In einer Studie fand sich keine Auffälligkeit bei den Patienten (Buckley et al. 1997), in dreien jedoch eine verminderte Aktivierung der primärmotorischen bzw. sensomotorischen Kortizes und der SMA (Schröder et al. 1995, 1999; Mattay et al. 1997). In der fünften Studie mit den meisten Teilnehmern zeigten 14 ersterkrankte neuroleptika-naive schizophrene Patienten Aktivierungsmuster im primären motorischen Kortex und der SMA, die denjenigen bei 15 gesunden Probanden recht ähnlich waren. Demgegenüber fand sich eine signifikante Aktivitätsminderung der SMA bei neuroleptisch behandelten Patienten unabhängig von der Art der Neuroleptika, während eine generelle Signalreduktion auch in den sensomotorischen Kortizes nur bei den 14 konventionell, nicht aber den 14 atypisch behandelten Patienten festzustellen war (Braus et al. 1999).

Alle fünf Studien verwendeten allerdings zur motorischen Aktivierung sequenzielle Fingerbewegungen (z. B. Finger-Daumen-Opposition), kein einfaches Fingertapping. Diesem am nächsten kam die einfache repetitive Pronation-Supination in der Untersuchung von Schröder et al. (1999), die als einzige

Untersuchung die Bewegungsleistung kinematisch mithilfe der von Jahn et al. (1995) entwickelten Versuchsanordnung kontrollierte. Dadurch konnte ausgeschlossen werden, dass die bei den schizophrenen Patienten beobachtete relative Minderaktivierung der sensomotorischen Kortizes und der SMA lediglich eine unzureichende Bewegungsausführung reflektierte.

Eine Untersuchung, in der tatsächlich einfaches, maximalschnelles Fingertapping zur Provokation zentralnervöser Aktivitätsmuster bei schizophrenen Patienten eingesetzt wurde, stammt von Stephan et al. (2001). Mithilfe einer speziellen Methode zur Auswertung der fMRT-Signale (Seed Voxel Correlation Analysis, SVCA) konnten diese Autoren nachweisen, dass die Einnahme des atypischen Neuroleptikums Olanzapin im Vergleich zum medikamentenfreien Zustand drei Wochen zuvor zu ausgedehnten Veränderungen (i. S. einer teilweisen »Normalisierung«) der zerebralen funktionalen Konnektivität des Cerebellums mit dem präfrontalen Kortex, dem mediodorsalen Thalamus und anderen »nicht-motorischen« Arealen führt. Der Wert dieser Studie liegt denn auch in erster Linie in der methodisch innovativen Netzwerkanalyse neuronaler Medikamenteneffekte als darin, Aufschlüsse über das Fingertapping als solches zu ermöglichen, zumal dieses schon aufgrund zu geringer statistischer Power (N = 6 pro Gruppe) nicht zwischen schizophrenen Patienten und Gesunden differenzierte.

Müller et al. (2002) fanden bei je 10 mit Haloperidol oder Olanzapin behandelten bzw. nicht-medizierten schizophrenen Patienten und gesunden Kontrollen während des unilateralen Fingertappings hochsignifikante Aktivierungszunahmen in den kontralateralen sensomotorischen Kortizes, der SMA und im ipsilateralen Cerebellum. Auch kontralaterale subkortikale Regionen wurden bei allen Untersuchungsteilnehmern signifikant aktiviert; speziell die unbehandelten Patienten zeigten jedoch zusätzlich eine besonders hohe Koaktivation im ipsilateralen Pallidum, die in diesem Umfang bei den anderen Gruppen nicht nachzuweisen war.

Die wenigen bisher vorliegenden neurodiagnostischen Untersuchungen ergeben noch kein klares Bild, sprechen aber dafür, dass strukturelle und funktionelle neuronale Abnormitäten an der Verursachung des defizitären Fingertappings schizophrener Patienten beteiligt sein könnten.

8.7.2 Händigkeit und neuropsychologische Defizite

Untersuchungen an gesunden Rechts- und Linkshändern weisen mehrheitlich auf signifikant höhere maximale Tappingraten für die jeweils dominante Hand hin (Peters 1990; Peters u. Servos 1989; Shimoyama et al. 1990; Ruff u. Parker 1993). Interessanterweise ist die Handpräferenz bei schizophrenen Patienten häufig weniger eindeutig (Green et al. 1989; Gorynia et al. 1994). Levander et al. (1985) verglichen bei schizophrenen und gesunden Probanden die Tappingraten beider Hände; der Anteil der Linkshänder war mit 5 bzw. 7% in beiden Untersuchungsgruppen etwa gleich groß. Die Gesunden zeigten signifikant bessere Tappingleistungen der rechten gegenüber der linken Hand (t = 17,6, p < 0,001), was bei den schizophrenen Patienten nicht der Fall war. Nach Fünfgeld et al. (1988) ist die manumotorische Leistung schizophrener Patienten nur im Falle komplexer visuomotorischer Aufgaben seitenverschieden, nicht aber beim einfachen Fingertapping. Die Handpräferenz scheint sich demnach bei schizophrenen Patienten – vielleicht im Sinne einer »Nivellierung auf niedrigem Niveau« – nicht auf die Tappinggeschwindigkeit auszuwirken.

Weit mehr als die Handpräferenz stehen kognitive, insbesondere exekutive Funktionen im Mittelpunkt der neuropsychologischen Schizophrenieforschung. In der Untersuchung von Katsanis und Iacono (1991) korrelierte die Tappinggeschwindigkeit schizophrener Patienten negativ mit der Anzahl perseverativer Fehler im Wisconsin-Card-Sorting-Test (WCST), einem Verfahren, das Konzeptbildung und mentale Flexibilität erfasst. Allerdings waren die Korrelationskoeffizienten eher gering (rechte Hand: r = −0,23; linke Hand: r = −0,24). Ähnliche Korrelationen ergaben sich mit der Leistung im Trail-Making Test A (rechte Hand: r = −0,24, linke Hand: r = −0,29), nicht jedoch im Trail-Making-Test B und in einer Aufgabe zur Wortflüssigkeit (−0,08 ≤ r ≤ 0,04). Die fehlenden Korrelationen der zuletzt genannten kognitiven Testleistungen mit dem Fingertapping erklären die Autoren mit dessen vorwiegend posterior frontaler »Lokalisation« (Geschwindigkeit und Genauigkeit). Keinerlei signifikante Zusammenhänge des Fingertapping mit sogenannten »kognitiven Basisstörungen« fanden Fünfgeld et al. (1988).

Fasst man die vorliegenden Befunde zusammen, so scheinen Händigkeit und neuropsychologische Testleistungen kaum nennenswerte Zusammenhänge mit der Fingertappingleistung schizophrener Patienten aufzuweisen.

8.7.3 Neurologische »Soft Signs« und Störungen langsamer Augenfolgebewegungen

Für die Interpretation des defizitären Fingertappings schizophrener Patienten besonders interessant ist die Frage, welche Zusammenhänge mit neurologisch »weichen« Zeichen (neurological soft signs, NSS) einerseits und langsamen Augenfolgebewegungen (smooth pursuit eye movements, SPEM) bzw. deren Störung (eye tracking dysfunction, ETD) andererseits bestehen. Beide Phänomene, NSS und ETD, wurden bei schizophrenen Patienten in unterschiedlichen Krankheitsstadien – auch prämorbid und remittiert – sowie bei Angehörigen ersten Grades intensiv untersucht. Aufgrund zahlreicher Forschungsergebnisse (Übersichten bei Boks et al., 2000; Heinrichs u. Buchanan 1988; Jahn 1999; Levy et al. 1993; vgl. insbesondere auch Kap. 7) werden sie als potenzielle Marker einer genetisch bedingten Psychosedisposition in Betracht gezogen (Meehl 1989, 1990).

Flashman et al. (1996) untersuchten 176 schizophrene Patienten auf NSS anhand manu- und visuomotorischer Aufgaben wie Finger-Daumen-Opposition, Finger-Nase-Versuch, spiegelbildliche Mitbewegungen, Fixation, Konvergenz u.a.. Achtundsechzig Patienten (38,6%) wiesen ein oder mehrere NSS auf. Die Anzahl der NSS korrelierte signifikant negativ mit der Tappingleistung der rechten und linken Hand (r=−0,27 bzw. r=−0,31, p≤0,002, N= 132). Auch nachdem die Dauer der Medikamenteneinnahme und klinisch eingeschätzte extrapyramidale Nebenwirkungen auspartialisiert worden waren, blieb dieser Zusammenhang bestehen. Die beiden untersuchten Patientensubgruppen (mit und ohne NSS) unterschieden sich sehr deutlich hinsichtlich ihrer Tappingleistungen (rechte Hand: t(132)=3,08, p<0,003; linke Hand: t(132)=3,80, p<0,0005).

Bartfai et al. (1985) untersuchten bei 18 schizophrenen Patienten gezielt den Zusammenhang zwischen Fingertapping und SPEM. Der root mean square error (RMSE) als quantitatives Abweichungsmaß zwischen SPEM und optischem Zielreiz – üblicher Indikator für das Ausmaß einer ETD – korrelierte sowohl für sinusoidale als auch für trianguläre Stimulusbewegungen signifikant negativ mit der

Tappingleistung beider Hände (−0,69≤r≤−0,45). Dieser Zusammenhang blieb auch nach Auspartialisierung psychopathologischer Merkmalsunterschiede bestehen. Einen signifikant negativen Zusammenhang zwischen Tappinggeschwindigkeit und ETD schizophrener Patienten bestätigten Grawe und Levander (1995) (r=−0,52, N=29) sowie – wenn auch auf niedrigerem Niveau und nur für die rechte Hand – Katsanis und Iacono (1991) (r=−0,28, p<0,05, N=61).

Radant et al. (1997) untersuchten 25 schizophrene Patienten mit einer Batterie aus sechs okulomotorischen Aufgaben (langsame Augenfolgebewegungen, Fixation, Rampen-Tracking, Antisakkaden, Sakkaden ohne Reizvorgabe, prädiktives Tracking). Die Tappinggeschwindigkeit der dominanten Hand korrelierte signifikant nur mit einem Maß für die Güte des prädiktiven okulomotorischen Trackings (r=0,61, p<0,01) (während eines rampenförmigen Trackings verschwand der Zielreiz für 400–600 ms und die Probanden hatten die Aufgabe, die Bewegung des Zielreizes zu antizipieren).

Abgesehen von dieser Studie sprechen alle anderen Ergebnisse für einen Zusammenhang zwischen defizitärem Fingertapping, NSS und ETD. Angesichts der Höhe einiger Korrelationskoeffizienten erhebt sich die Frage, inwieweit alle drei als Aspekte einer »generellen« motorischen Koordinationsstörung angesehen werden können (s. u.).

8.8 Auditive Synchronisation von Tappingbewegungen

Vier Studien realisierten eine spezielle Variante des Fingertapping, bei der die Bewegung mit einer externen, auditiven Taktvorgabe synchronisiert werden musste.

Manschreck et al. (1981) verwendeten hierfür Taktvorgaben zwischen 8 und 200 beats per minute (bpm) und bestimmten die Synchronisationsgenauigkeit von 16 schizophrenen und 8 affektiv erkrankten Patienten sowie 8 gesunden Kontrollprobanden polygraphisch als Prozentsatz gleichzeitig erfolgender Stimuli und Tappingreaktionen. Alle drei Gruppen zeigten vergleichbar schlechte Leistungen bei geringen (≤40 bpm) und bei hohen (200 bpm) Tappingraten, während es speziell den schizophrenen Patienten im mittleren Bereich um 80–120 bpm deutlich weniger gut gelang, die Redundanz der Stimulusvorgabe zu nutzen. Interessanterweise fanden Manschreck et al. (1981) speziell bei 80 bpm – jener Taktrate, ab der die Gesunden ihre Leistung optimieren konnten – hohe negative Korrelationen der Synchronisationsgenauigkeit schizophrener Patienten mit klinisch eingeschätzten motorischen NSS ($r = -0,53$) und mit der Ausprägung formaler Denkstörungen ($r = -0,50$).

In einer Folgeuntersuchung verglichen Manschreck et al. (1985) als Maß für die Synchronisationsgenauigkeit die mittleren Interresponse-Intervalle (IRI) der Tappingbewegungen mit den mittleren Interstimulus-Intervallen (ISI) der Taktvorgaben. Zusätzlich bestimmten sie anhand der Standardabweichungen der IRI, wie variabel die Probanden die geforderte gleichförmige Bewegung ausführten. Es wurden 21 schizophrene, 8 affektive Patienten und 16 gesunde Probanden untersucht. Signifikante Unterschiede zwischen den Gruppen hinsichtlich der Synchronisationsgenauigkeit fanden sich hier nur bei einer Taktvorgabe von 300 bpm. Die Variabilität der IRI diskriminierte jedoch die Gruppen signifikant schon bei 20 und 40 bpm sowie tendentiell auch bei 12, 80 und 200 bpm. Bei der am stärksten zwischen den Gruppen diskriminierenden Taktvorgabe von 40 bpm ergaben sich signifikante positive Korrelationen der IRI-Variabilität mit klinisch eingeschätzten sensorischen und motorischen Beeinträchtigungen sowie wiederum mit formalen Denkstörungen ($0,39 \leq r \leq 0,64$). Aus der Tatsache, dass eine Subgruppe nicht-medizierter schizophrener Patienten ($N = 12$ mit Washout-Phasen von 3 bis 7 Tagen) signifikant schlechtere Leistungen erzielten, schlossen Manschreck und Mitarbeiter, dass Neuroleptika nicht für die höhere motorische Variabilität der schizophrenen Patienten verantwortlich seien. Stattdessen fanden sie in der Gruppe der nicht-medizierten Patienten signifikant positive Korrelationen der IRI-Variabilität mit der Ausprägung negativer Symptome ($0,59 \leq r \leq 0,65$).

Auf die Ergebnisse einer weiteren Untersuchung von Manschreck und Mitarbeitern (2000), wonach die auditive Synchronisation des Fingertappings schizophrener Patienten mit dem relativen Volumen des Frontallappens korrelierte, wurde oben bereits hingewiesen.

Jirsa et al. (1996) präsentierten 13 schizophrenen Patienten und 12 gesunden Kontrollen eine fortlaufende Serie von Tönen mit einer Frequenz von 1000 Hz und einer Dauer von 10 ms, wobei die ISI konstant 400 ms betrugen. Aufgabe der Probanden war es, Tappingbewegungen möglichst gleichzeitig mit den Tönen auszuführen. Sowohl die Patienten als auch die Gesunden führten die einzelnen Tappingbewegungen im Mittel ca. 70 ms vor Beginn der Signaltöne aus. Die Antizipationsintervalle der schizophrenen Patienten waren jedoch durch signifikant höhere Standardabweichungen gekennzeichnet. Bei der Betrachtung des Histogrammes der Antizipationsintervalle eines jeden Probanden zeigte sich, dass im Durchschnitt das Interpeak-Intervall (definiert als Abstand zwischen dem häufigsten und dem zweithäufigsten Antizipationsintervall innerhalb eines zeitlichen Fensters von ± 70 ms) bei schizophrenen Patienten signifikant kürzer als bei den gesunden Probanden war. Bei gesunden Probanden lag das Interpeak-Intervall im Durchschnitt bei 24 ms, was ungefähr einer zugrundeliegenden neuronalen Aktivität von 40 Hz entspricht. Auf die daraus sich ergebenden Hypothesen über mögliche Ursachen der erhöhten motorischen Variabilität schizophrener Patienten beim auditiv synchronisierten Fingertapping wird weiter unten näher eingegangen.

8.9 Verhaltensmikroanalyse mittels kinematischer Bewegungsanalyse

Die Natur des defizitären Fingertappings schizophrener Patienten ließe sich genauer beschreiben und vielleicht auch besser aufklären, wenn über die klassisch »motometrische« Erfassung maximaler Tappingraten hinausgehend im Sinne der »motographischen« Bewegungsforschung die Bewegungsabläufe selbst vollständig aufgezeichnet und anschließend kinematisch analysiert würden. Ziel ist die Verhaltensmikroanalyse mit möglichst hoher Auflösung der zeitlichen und räumlichen Charakteristika feinmotorischer Bewegungsabläufe und ihrer Dynamik (Jahn 1999; Jahn u. Cohen 1999; zu kinematischen Analysemethoden der Psychomotorikforschung vgl. insbesondere Kap. 12).

Im Rahmen eines umfangreichen Forschungsprogrammes zu diskreten motorischen Koordinationsstörungen schizophrener Patienten haben wir auf Basis eines computerisierten, ultraschallgestützten Messsystems (CMS 50, Zebris Medizintechnik GmbH/Isny) ein Manual zur standardisierten kinematischen Bewegungsanalyse entwickelt, welches auch eine Fingertapping-Aufgabe enthält (Jahn u. Klement 1998; deutsche Fassung s. Anhang H in diesem Band). Hierbei werden aus den horizontalen Winkeländerungen einer virtuellen Verbindungslinie zwischen Fingerspitze und Metacarpophalangealgelenk mittels nonparametrischer Kernschätzung die erste und zweite Ableitung gewonnen, die physikalisch als Geschwindigkeit und Beschleunigung definiert sind. Zusammen mit der aufgezeichneten Ortstrajektorie bilden sie die Grundlage der Berechnung zahlreicher kinematischer Kennwerte, die den Bewegungsverlauf und seine Dynamik in allen Details quantitativ beschreiben (Marquardt 1994; Hermdörfer et al. 1996).

◨ Tabelle 8.2 zeigt Ergebnisse einer Hauptkomponentenanalyse derjenigen 16 kinematischen Kennwerte für das Fingertapping, die aufgrund ihrer Verteilungsformen für parametrische Datenanalysen geeignet sind. Berechnet werden diese und andere Kennwerte anhand der zeitlich segmentierten Orts-, Geschwindigkeits- und Beschleunigungskurven der repetitiven Tappingbewegung, wobei sich die Segmentierung an den Umkehrpunkten der einzelnen Auf- und Abwärtsbewegungen bzw. den Nulldurchgängen der Geschwindigkeits- und Beschleunigungskurven orientiert. Bei einer hohen Varianzaufklärung von 83% finden wir ein eindeutiges Ladungsmuster mit drei Faktoren, die bei Kenntnis der einzelnen Kennwerte (vgl. hierzu ausführlicher Jahn u. Cohen 1999) leicht als »Variabilität«, »Rate« und »Größe« der Tappingbewegung zu identifizieren sind – so wie es auch bei anderen, hinreichend einfachen repetitiven Bewegungsabläufen der Fall

ist (Jahn et al. 1995; Jahn 1999). Damit lässt sich das Fingertapping entweder mittels Faktorenscores oder – anschaulicher – anhand geeigneter, auf den zugrunde liegenden Bewegungsdimensionen hoch ladender »Markiervariablen« quantitativ beschreiben.

In methodischen Voruntersuchungen an 84 gesunden Probanden (36 Frauen und 48 Männer zwischen 19 und 59 Jahren) konnten wir u. a. zeigen, dass die Markiervariablen Frequenz (Einheit: Hz; für Faktor »Rate«), mittlere Amplitude (Einheit: Winkelgrad; für Faktor »Größe«) und Variationskoeffizient des Verhältnisses von Maximalgeschwindigkeit zu Amplitude (Einheit: %; für Faktor »Variabilität«) weder mit dem Alter ($-0,12 \leq r \leq 0,16$) noch mit einem Schätzwert für den Verbal-IQ ($-0,07 \leq r \leq 0,18$; $N = 61$) korreliert sind. In zweifaktoriellen Varianzanalysen mit den Faktoren Geschlecht (weiblich vs. männlich) und Instruktionsbedingung (maximal schnelles vs. lediglich »flüssiges« Tapping) ergaben sich darüberhinaus keine signifikanten Haupt- und Wechselwirkungen des Faktors Geschlecht. Die in einer Subgruppe von 43 Probanden über einen zeitlichen Abstand von zwei Wochen berechneten Retest-Reliabilitäten (Pearson-Koeffizien-

◨ **Tabelle 8.2.** Ergebnisse einer Faktorenanalyse (Principle Component Analysis, PCA) mit anschließender VARIMAX-Rotation für 16 kinematische Kennwerte einer repetitiven Fingertapping-Aufgabe ($N = 84$ Gesunde; Daten aus Jahn et al. 2003)

	Faktor I Variabilität	Faktor II Rate	Faktor III Größe
CV maxV/Amlitude	0,90	0,16	–0,07
CV Dauer der Amplitude	0,88	–0,08	–0,09
CV Zeit bis maxV	0,88	–0,14	–0,03
CV maxA	0,81	–0,07	–0,28
CV maxV	0,79	–0,11	–0,44
CV Relativzeit bis maxV	0,78	–0,18	0,02
CV Intervall maxV bis maxA	0,78	–0,12	–0,03
CV Amplitude	0,68	–0,20	–0,46
M Frequenz	0,11	–0,98	–0,07
M Dauer der Amplitude	–0,11	0,98	0,07
M Zeit bis maxV	–0,10	0,91	0,01
M maxV/Amlitude	0,15	–0,90	–0,08
M Intervall maxV bis maxA	–0,02	0,84	0,15
M maxV	–0,15	0,09	0,96
M maxA	–0,13	–0,08	0,96
M Amplitude	–0,16	0,32	0,92
Eigenwert	6,95	3,85	2,42
Erklärte Varianz %	43,4	24,1	15,1
Kum. % erklärter Varianz	43,4	67,5	82,7

CV = Variationskoeffizient (Coefficient of Variation); *M* = Mittelwert; *maxV* = Geschwindigkeitsmaximum; *maxA* = Beschleunigungsmaximum

ten) von 0,64 für die Variabilität, 0,74 für die Frequenz und 0,54 für die mittlere Amplitude der maximal schnellen Tappingbewegung können angesichts der kurzen Datenaufzeichnungsepochen von nur 10 s als befriedigend hoch gelten.

◘ Abbildung 8.1 illustriert das Fingertapping eines gesunden und zweier schizophren erkrankter Probanden (Instruktionsbedingung »schnellstmög-lich«), wobei die Beispiele a) und b) repräsentativ für die durchschnittlichen Leistungskennwerte (Frequenz, Amplitude, Variabilität) sind, die wir in einer Untersuchung an je 26 stationär behandelten schizophrenen Patienten und nach Alter, Geschlecht und Händigkeit parallelisierten gesunden Kontrollprobanden gefunden haben (Jahn et al. 2003). Die Darstellung unter c) ist demgegenüber ein extremes Bei-

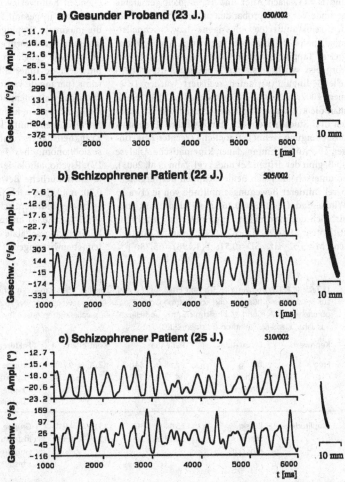

◘ **Abb. 8.1 a–c.** Beispiele für Fingertapping-Bewegungen von a einem gesunden Probanden und b, c zwei schizophrenen Patienten. Dargestellt sind jeweils die Ortstrajektorie (horizontale Winkeländerung unter dem Zeigefinger, **oben**) und das Geschwindigkeitsprofil der Bewegung (Winkelgeschwindigkeiten, **unten**) über die Zeit. **Ganz rechts** sind die Auf- und Abwärtsbewegungen der Fingerspitzen in der sagittalen Ebene dargestellt. Die Probanden a und b sind hinsichtlich zentraler kinematischer Kennwerte (Frequenz, mittlere Amplitude und Variationskoeffizient des Verhältnisses von Maximalgeschwindigkeit zu Amplitude pro Bewegungssegment) typisch für die mittleren Leistungen der Kontrollprobanden bzw. der schizophrenen Patienten. Proband c ist ein extremes Beispiel für das Ausmaß der motorischen Verlangsamung und der erhöhten intraindividuellen Variabilität der Bewegungsausführung, wie sie nur bei schizophrenen Patienten vorkommen

spiel für die Verlangsamung und die erhöhte Variabilität der Bewegungsausführung, die nach gruppenstatistischer Auswertung insgesamt kennzeichnend für schizophrene Patienten sind (◘ Tabelle 8.3).

Mit diesem neuartigen Untersuchungsansatz haben wir in bisher drei Studien insgesamt N = 83 psychiatrische Patienten aus dem schizophrenen Formenkreis (darunter 8 schizoaffektive Patienten) und N = 117 nach Alter und Händigkeit gematchte gesunde Vergleichsprobanden untersucht, wobei neben selbstiniitierten »flüssigen« bzw. »schnellstmöglichen« Tappingbewegungen u. a. auch prolongiertes Tapping sowie mit verschiedenen auditiven Vorgaben synchronisiertes Tapping als experimentelle Bedingungsvarianten realisiert wurden (Klement 2002; Jahn et al. 2003; Wiesholler 2000). Poolt man die kinematischen Daten speziell für die in allen drei Studien identisch durchgeführte Instruktionsbedingung »schnellstmöglich« (rechter Zeigefinger, 10 s Aufzeichnungsdauer, kinematische Analyse ab Beginn der dritten Sekunde; vgl. Jahn et al. 2003), so unterscheiden sich beide Gruppen bei vergleichbarer mittlerer Bewegungsamplitude von je etwa 15 Winkelgrad (F(1,198) = 0,16; n.s.) signifikant hinsichtlich der maximalen Tappingrate (schizophrene Patienten: M = 4,73 Hz, SD = 0,97; gesunde Kontrollen: M = 5,52 Hz, SD = 0,51; F(1,198) = 55,78; p <

0,0005) und der intraindividuellen motorischen Variabilität (schizophrene Patienten: M = 8,14%, SD = 4,26; gesunde Kontrollen: M = 5,47%, SD = 2,45; F(1,198) = 31.35; p < 0,0005). 54,2% der Patienten hatten maximale Tappingraten, die unter dem 10. Perzentil der entsprechenden Kennwerteverteilung gesunder Probanden lagen. 42,2% der Patienten wiesen bei der Bewegungsausführung Variationskoeffizienten auf, die über dem 90. Perzentil der entsprechenden Kennwerteverteilung gesunder Probanden lagen. Bei insgesamt 73,5% der Patienten war also die maximale Tappingleistung durch abnorme Verlangsamung, abnorm erhöhte Variabilität oder beide Phänomene zugleich gekennzeichnet. Gruppenunterschiede innerhalb des schizophrenen Spektrums (paranoide vs. schizoaffektive vs. andere psychotische Patienten; stationär vs. ambulant behandelte) bestanden nicht, ebenso wenig signifikante Korrelationen mit klinischen Merkmalen wie Krankheitsdauer, Zahl der Hospitalisierungen, sozioökonomisches Funktionsniveau (GAF, DSM-IV), Psychopathologie (BPRS, SANS) und abnormale unwillkürliche Bewegungen (AIMS) ($-0,19 \leq r_s \leq 0,20$, n. s.). Die nach Jahn und Mussgay (1989) berechnete neuroleptische Tagesdosis korrelierte zu $-0,23$ (p = 0,038) nur mit der Bewegungsamplitude, klinisch eingeschätzte extrapyramidale Medikamentennebenwirkungen (EPS) korrelierten zu $-0,36$

◘ **Tabelle 8.3.** Mittelwerte *(± SD)* und Ergebnisse 2×2 faktorieller Varianzanalysen für drei kinematische Kennwerte zur Beschreibung flüssiger und schnellstmöglicher Fingertappingbewegungen bei 26 stationär behandelten schizophrenen Patienten und 26 hinsichtlich Alter und Händigkeit parallelisierten gesunden Kontrollprobanden (Daten aus Jahn, Klement, Deigthon & Cohen, 2003)

Kennwert	Instruktion	Patienten	Kontrollen	Faktoren	df	F
Frequenz (Hz)	flüssig	2,68 (± 0,84)	2,70 (± 0,79)	Gruppe	1,50	6,15*
	schnellstmöglich	4,75 (± 0,98)	5,56 (± 0,57)	Instruktion	1,50	279,79***
				Gruppe ×Instruktion	1,50	7,34**
Amplitude (°)	flüssig	15,44 (± 7,30)	15,81 (± 4,94)	Gruppe	1,50	0,04
	schnellstmöglich	16,19 (± 5,93)	15,28 (± 4,38)	Instruktion	1,50	0,02
				Gruppe ×Instruktion	1,50	0,70
Variabilität (%)	flüssig	11,73 (± 5,24)	8,94 (± 2,87)	Gruppe	1,49	8,94**
	schnellstmöglich	9,18 (± 5,49)	5,69 (± 1,79)	Instruktion	1,49	36,29***
				Gruppe ×Instruktion	1,49	0,53

Anmerkung: Ein schizophrener Patient mit einem Ausreißerwert exzessiver Variabilität wurde von der Analyse ausgeschlossen
*p ≤ 0,05 **p ≤ 0,01 ***p ≤ 0,001

(p = 0,001) nur mit der Tappingrate. Die höchste Korrelation ergab sich in einer Subgruppe von N = 43 Patienten für den Zusammenhang zwischen Tappingrate und klinisch eingeschätzten neurologischen Soft Signs (NES, Subskala Sequencing of Complex Motor Acts: $r_s = -0,42$, p = 0,005).[1]

8.10 Defizitäres Fingertapping bei Schizophrenie – Erklärungsansätze und Fazit

Einer der Wegbereiter der experimentellen Untersuchung motorischer Störungen bei psychiatrischen Patienten, King (1954, 1965), betonte, dass feinmotorische Bewegungen in ihrer Geschwindigkeit und Präzision stark von biologischen und pathologischen Faktoren beeinflusst würden. Die bis Mitte der 70er Jahre des vorigen Jahrhunderts vorliegenden psychomotorischen Untersuchungen fasste King (1975) dahingehend zusammen, dass schizophrene Patienten in mindestens drei Bewegungskomponenten gegenüber gesunden Probanden verlangsamt seien: a) in der Zeit, die zur Initiierung einer Bewegung benötigt wird, b) in der maximalen Geschwindigkeit, mit der eine gezielte Bewegung erfolgt, und c) in der maximalen Geschwindigkeit, mit der eine repetitive Bewegung ausgeführt werden kann (vgl. auch King 1991). Wir wir gesehen haben, hat sich insbesondere der unter c) angeführte Befund bis heute in einer beeindruckenden Zahl von Studien als robust replizierbar erwiesen. Darüber hinaus belegen nicht zuletzt unsere eigenen, im vorigen Abschnitt referierten kinematischen Untersuchungsergebnisse, dass neben der Verlangsamung auch eine deutlich erhöhte intraindividuellen Variabilität des Bewegungsvollzuges kennzeichnend für das defizitäre Fingertapping vieler schizophrener Patienten ist.

Die bisher – eher sporadisch – vorgeschlagenen Erklärungsansätze zu möglichen Ursachen reichen von einfachen Annahmen, wie fehlendem Antrieb,

bis zu elaborierteren Kausalhypothesen, wobei drei wesentliche Bezugspunkte erkennbar sind:
- Psychopathologie
- Informationstheorie
- Neurophysiologie.

Ältere Autoren wie Shakow und Huston (1936) oder auch noch Brehme et al. (1976) verwiesen vor allem auf die Rolle von Antrieb und Motivation für die motorische Leistungsfähigkeit. Ein enger Zusammenhang zwischen reduzierter Tappingleistung und vermindertem Antrieb wird durch viele der späteren Untersuchungen gestützt, in denen sich signifikante negative Korrelationen zwischen maximaler Tappingrate und negativen Symptomen (Antriebsmangel?) fanden. Andererseits zeigten sich gelegentlich auch Zusammenhänge mit positiven Symptomen (Antriebssteigerung?), oder gar keine Zusammenhänge mit der Psychopathologie. Unser eigener Eindruck ist, dass viele Patienten durchaus motiviert an derart einfache Aufgaben wie das repetitive Fingertapping herangehen, vermutlich weil sie sich und anderen beweisen wollen, dass sie »wenigstens das« noch gut können. Insofern kann man weder davon ausgehen, dass Patienten generell weniger motiviert sind als Gesunde, noch lässt sich andererseits sagen, ob selbst im Falle gleicher Anstrengungsbereitschaft ein gleichermaßen optimales Antriebsniveau erreicht werden kann. Richtig ist, dass bisher kaum versucht wurde, den Einfluss von Antrieb und Motivation systematisch zu untersuchen, beispielsweise mittels Selbsteinschätzungen seitens der Patienten oder psychophysiologischer Indikatoren des Aktivierungsniveaus. Mangelnder Antrieb, sei es krankheitsbedingt oder einfach dadurch, dass in der Bearbeitung der gestellten Aufgabe kein persönlicher Nutzen gesehen wird, könnte jedoch allenfalls die reduzierte Tappingrate erklären helfen; die erhöhte intraindividuelle Variabilität des motorischen Ablaufs bis in subtilste Aspekte der Dynamik einzelner Bewegungssegmente hinein ließe sich auf diesem Wege kaum hinreichend plausibel machen.

Anleihen bei der Informationstheorie machen Manschreck und Mitarbeiter (1981, 1985, 2000) bei ihrem Versuch, die schlechte Leistung schizophrener Patienten beim auditiv synchronisierten Fingertapping zu erklären. Wie dargestellt, beobachteten sie in mehreren Untersuchungen eine geringere Synchronisationsgenauigkeit und eine erhöhte Variabilität der Interresponse-Intervalle bei auditiv zu synchronisierenden Tappingbewegungen. Die Autoren verweisen darauf, dass ständig wiederkehrende Ereignisse aufgrund ihrer Vorhersehbarkeit durch

[1] Diese Ergebnisse bestätigen frühere Befunde anderer Autoren (Verlangsamung des Fingertappings, keine oder nur geringe Zusammenhänge mit klinischen Merkmalen einschließlich Psychopathologie, neuroleptischer Dosis und motorischer Medikamentennebenwirkungen), und gleichzeitig vertiefen sie die Beschreibung eines bisher noch wenig untersuchten speziellen Aspektes des Fingertappings (Ausmaß der intraindividuellen Variabilität), indem erstmals die dynamische Mikrostruktur sogar einzelner Bewegungssegmente (Heben und Senken des Zeigefingers) vergleichend analysiert und korrelativen Analysen zugänglich gemacht wird.

eine hohe Redundanz gekennzeichnet sind. Derartige Ereignisse erfordern nur wenig Aufmerksamkeit, da sie immer gleichbleibend behandelt werden können, d.h. die kognitiven Verarbeitungsprozesse können selbst relativ gleichförmig, eben redundant ablaufen. Übertragen auf den Bereich der Motorik bedeutet dies, dass bestimmte sich wiederholende motorische Aktivitäten, wie z.B. die Bewegung beim Polieren einer glatten Oberfläche, einmal initiiert mit nur geringem kognitiven Aufwand bzw. weitgehend automatisiert ausgeführt werden können. Es gibt seit langem Hinweise darauf, dass schizophrene Patienten das Vorhandensein von Redundanz nicht effektiv nützen können (Cromwell 1968). Dies scheint übrigens in engem Zusammenhang mit dem Vorhandensein formaler Denkstörungen zu stehen (Maher et al. 1980; Manschreck et al. 1979).

Interessanterweise zeigten ja schizophrene Patienten im Vergleich zu gesunden und affektiv erkrankten Probanden ungenügende Synchronisationsleistungen speziell bei Taktvorgaben zwischen 80 und 120 bpm; bei sehr geringen (40 bpm) und sehr schnellen (200 bpm) Tappingraten waren ihre Leistungen ähnlich schlecht wie die der Kontrollprobanden (Manschreck et al. 1985). Ein allgemeines Leistungsdefizit hätte sich – so bemerken die Autoren zu Recht – auf alle Taktvorgaben gleichermaßen auswirken müssen. Die geringere Fähigkeit schizophrener Patienten, Redundanz effektiv zu nutzen, habe sich jedoch nur bei den Taktvorgaben gezeigt, bei denen der nächste Stimulus aufgrund des zeitlichen Abstandes auch tatsächlich gut antizipierbar gewesen sei.

Jirsa et al. (1996), die – wie wir gesehen haben – ebenfalls eine erhöhte intraindividuelle Variabilität beim Ausführen einer synchronisierten Tappingbewegung bei schizophrenen Patienten gefunden haben, gehen direkt auf die Art der möglicherweise zugrunde liegenden neuronalen Dysfunktion ein. Anhand der detaillierten Analyse der Verteilungsform von Antizipationsintervallen schließen sie auf eine bei schizophrenen Patienten im Unterschied zu Gesunden veränderte 40-Hz-Aktivität in einzelnen Strukturen des Gehirns. Resultat wäre eine beeinträchtigte Synchronisation der an der Steuerung des auditiv getriggerten Tappings beteiligten neuronalen Prozesse, die ihrerseits auf der Verhaltensebene zwangsläufig eine höhere Variabilität der Bewegungsausführung bedingen muss. Eine gewisse Plausibilität erhält diese Hypothese dadurch, dass die 40-Hz-Aktivität des Gehirns durch eine Reihe unterschiedlicher Neurotransmitter gesteuert wird, wobei sich insbesondere Veränderungen im dopaminergen und serotonergen System störend auswirken können, was bei schizophrenen Patienten wahrscheinlich ist.

Wir selbst halten ebenfalls neben der motorischen Verlangsamung die erhöhte intraindividuelle Variabilität der Bewegungsausführung für einen zentralen Aspekt des defizitären Fingertappings schizophrener Patienten, der bisher zu wenig beachtet bzw. zu wenig systematisch untersucht wurde. In einer ganzen Serie von kinematischen Untersuchungen zur feinmotorischen Dysdiadochokinese beim repetitiven Zeichnen übereinandergelagerter Kreise auf einem Digitalisiertablett konnten wir dieses Phänomen – ähnlich wie bei der kinematischen Analyse des Fingertappings (s. o.) – ebenso zuverlässig replizieren wie die relative motorische Retardierung bei maximaler Geschwindigkeitsanforderung (Jahn 1999). Während Letztere wiederholt mittelhohe Korrelationen mit einzelnen psychopathologischen Merkmalen wie formale Denkstörungen und Anergie aufwies, war die intraindividuelle Variabilität der Bewegungsausführung in mehreren unabhängigen Stichproben stationär und ambulant behandelter schizophrener Patienten mit keiner psychopathologischen oder anamnestischen Variable assoziiert, und auch Variablen der neuroleptischen Medikation (Dosis, konventionelle vs. atypische Neuroleptika, Ausprägung von EPS und TD) ermöglichten keine substantielle Varianzaufklärung. Stattdessen fanden wir eine signifikant erhöhte intraindividuelle motorische Variabilität während der Ausführung der feinmotorischen Dysdiadochokinese bei 20 studentischen Probanden mit ausgeprägten schizotypischen Persönlichkeitsmerkmalen im Vergleich zu 20 diesbezüglich unauffälligen studentischen Probanden (Jahn et al. 2001).

Vor dem Hintergrund der Schizophrenietheorie von Meehl (1989, 1990) interpretieren wir die motorische Variabilität schizophrener Patienten als – in diesem Falle kinematisch-quantitativ erfasster – spezieller Teilaspekt motorischer NSS, die ihrerseits erwiesenermaßen nicht nur bereits erkrankte schizophrene Patienten signifikant von Gesunden und meist auch von affektiv erkrankten Patienten unterscheiden (z.B. Buchanan u. Heinrichs 1989; Jahn et al. im Druck; Mohr et al. 1996), sondern häufig auch in remittierten Phasen persistieren, ja sogar prämorbid vor Ausbruch der Psychose und selbst bei erstgradigen Verwandten schizophrener Patienten gehäuft vorkommen und damit in Relation zu der sehr wahrscheinlich genetisch bedingten Erkrankungsdisposition stehen (Boks et al. 2000; Fish et al. 1992; Heinrichs u. Buchanan 1988; Jahn 1999).

Abschließend bleibt festzuhalten, dass das defizitäre Fingertapping schizophrener Patienten ein über Jahrzehnte und bis in die jüngste Zeit erstaunlich robust replizierbares Phänomen ist, das weiterer Untersuchungen bedarf. Die bisher zur Erklärung vorgeschlagenen Hypothesen müssen sich dabei nicht gegenseitig ausschließen. Die psychomotorische Retardierung und die erhöhte intraindividuelle Variabilität der Bewegungsausführung sowohl beim eigeninitiierten als auch beim synchronisierten Fingertapping können Teil eines Spektrums motorischer Koordinationsstörungen im Sinne relativ überdauernder neurologischer »Soft Signs« sein, quasi Indikatoren eines ebenso subtilen wie basalen neurointegrativen Funktionsdefizits schizophren erkrankter, vielleicht auch zu psychotischen Reaktionsweisen disponierter Personen in der Allgemeinbevölkerung (Meehl 1989, 1990). Gleichzeitig können sie dennoch von psychopathologischen Veränderungen, von verstärkenden oder abschwächenden Medikamenteneffekten, von der mehr oder weniger willentlich gesteuerten Anstrengungsbereitschaft der Patienten in der jeweils konkreten Untersuchungssituation moduliert werden – ja selbst Einflüsse circadianer Rhythmen sind wahrscheinlich, wenn auch bisher in kaum einer Patientenstudie explizit thematisiert.

Beim jetzigen Stand der Untersuchungen zum defizitären Fingertapping schizophrener Patienten können all dies nur Arbeitshypothesen sein, die aber künftigen Untersuchungen immerhin konkrete Wege zu weisen vermögen.

Literatur

Asberg M, Montogomery S, Perris C et al (1978) CPRS- The Comprenhensive Psychopathological Rating Scale. Acta Psychiatr Scand 271:5

Bartfai A, Levander SE, Nybäck H et al (1985) Smooth pursuit eye tracking, neuropsychological test performance and computed tomography in schizophrenia. Psychiatry Res 15(1):49–62

Boks NPM, Russo S, Knegtering R, van der Bosch RJ (2000) The specificity of neurological signs in schizophrenia: A review. Schizophrenia Res 43:109–116

Braus DF, Ende G, Weber-Fahr W et al (1999) Antipsychotic drug effects on motor activation measured by functional magnetic resonance imaging in schizophrenic patients. Schizophrenia Res 39:19–29

Brehme M, Roth N, Weise K (1976) Analyse von physiologischen und Leistungsparametern bei psychiatrischen Patienten im Krankheitsverlauf. Z Psychol 184:530–537

Broadhurst A, Eysenck HJ (1973) Involuntary rest pauses (IRPs) in schizophrenics and normals. J Motor Behav 5:186–192

Buchanan RW, Heinrichs DW (1989) The Neurological Evaluation Scale (NES): A structured instrument for the assessment of neurological signs in schizophrenia. Psychiatry Res 27:335–350

Buckley PF, Friedman L, Wu D et al (1997) Functional magnetic resonance imaging in schizophrenia: initial methodology and evaluation of the motor cortex. Psychiatry Res: Neuroimaging 74:13–23

Carlier M, Dumont AM, Beau J (1993) Hand performance of french children on a finger-tapping test in relation to handedness, sex, and age. Percep Motor Skills 76:931–940

Chaikelson JS, Schwartzman AE (1983) Cognitive changes with aging in schizophrenia. J Clin Psychol 39:25–30

Chavez EL, Trautt GM, Brandon A, Steyaert J (1983) Effects of test anxiety and sex of subject on neuropsychological test performance: Finger tapping, trail making, digit span and digit symbol tests. Percept Motor Skills 56:923–929

Classen W, Fritze J (1989) Ventricular size, cognitive and psychomotor performance, and laterality in schizophrenia. Psychiatry Res 29:267–269

Classen W, Laux G (1989) Comparison of sensorimotor and cognitive performance of acute schizophrenic inpatients treated with remoxipride or haloperidol. Neuropsychobiology 21:131–140

Classen W, Laux G (1991) Psychometrische Untersuchungen von Leistungsdefiziten bei akut schizophren erkrankten Patienten unter besonderer Berücksichtigung des Geschlechts. Schweiz Arch Neurol Psychiatrie 142(1):31–40

Cromwell R (1968) Stimulus redundancy in schizophrenia. J Nerv Ment Dis 146:360–375

Ellias MF, Robbins MA, Walter LJ (1993) The influence of gender and age on Halstead-Reitan neuropsychological test performance. J Gerontol 48(6):278–281

Feighner JP, Robins E, Guze SB et al (1972) Diagnostic criteria for use in psychiatric research. Arch Gen Psychiatry 26:57

Fish B, Marcus J, Hans SJ et al (1992) Infants at risk for schizophrenia: Sequelae of a genetic neurointegrative deficit. Arch Gen Psychiatry 49:221–235

Flashman LA, Flaum M, Gupta S, Andreasen NC (1996) Soft signs and neuropsychological performance in schizophrenia. Am J Psychiatry 153(4):536–532

Flyckt L, Sydow O, Bjerkenstedt L et al (1999) Neurological signs and psychomotor performance in patients with schizophrenia, their relatives and healthy controls. Psychiatry Res 86:113–129

Friedhoff AJ, Alpert M (1960) The effect of chlorpromazine on the variability of motor task performance in schizophrenics. J Nerv Ment Dis 131:110–116

Fuller R, Jahanshahi M (1999) Concurrent performance of motor tasks and processing capacity in patients with schizophrenia. J Neurol Neurosurg Psychiatry 66:668–671

Fünfgeld M, Oepen G, Zimmermann P (1988) Zustandsabhängige Veränderung der Handpräferenz bei paranoid-halluzinatorischer Schizophrenie. In: Oepen G (Hrsg) Psychiatrie des rechten und linken Gehirns. Neuropsychologische Ansätze zum Verständnis von »Persönlichkeit«, »Depression« und »Schizophrenie«. Deutscher Ärzte Verlag, Köln, S 65–72

Gill DM, Reddon JR, Stefanyk WO, Hans HS (1986) Finger tapping: Effects of trial and sessions. Percept Motor Skills 62:675–678

Gold S, Arndt S, Nopoulos P et al (1999) Longitudinal study of cognitive function in first-episode and recent-onset schizophrenia. Am J Psychiatry 156:1342–1348

Goode DJ, Manning AA, Middleton JF, Williams B (1981) Fine motor performance before and after treatment in schizophrenic and schizoaffectiv patients. Psychiatry Res 5:247–255

Gorynia I, Dudeck U, Neumärker K-J (1994) Instability in functional motor laterality of children and adolescents with endogenous psychosis and predominatly motor disturbances. Eur Arch Psychiatry Clin Neurosc 244:33–38

Gorynia I, Uebelhack R (1992) Functional motor asymmetries correlated with clinical findings in unmedicated schizophrenic patients. Eur Arch Psychiatry Clin Neurosc 242:39–45

Grawe RW, Levander S (1995) Smooth pursuit eye movements and neuropsychological impairments in schizophrenia. Acta Psychiatr Scand 92:108–114

Green A, Weller L (1989) An analysis of output from tapping devices used in dual task research. Percept Motor Skills 68:1351–1354

Green MF, Satz P, Smith C, Nelson L (1989) Is there atypical handedness in schizophrenia? J Abnorm Psychology 89(1):57–61

Günther W, Gruber H (1983) Psychomotorische Störungen bei psychiatrischen Patienten als mögliche Grundlage neuer Ansätze in Differenzialdiagnose und Therapie. I. Ergebnisse erster Untersuchungen an depressiven und schizophrenen Kranken. Arch Psychiatry Neurol Sci 233:187–209

Günther W, Günther R, Eich FX, Eben E (1986) Psychomotor disturbances in psychiatric patients as a possible basis for new attempts at differenzial diagnosis and therapy. II. Cross validation study on schizophrenic patients: Persistence of a »psychotic motor syndrome« as possible evidence of an independent biological marker syndrome for schizophrenia. European Arch Psychiatry Neurol Sci 235:301–308

Günther W, Günther R, Streck P et al (1988) Psychomotor disturbances in psychiatric patients as a possible basis for new attempts at differenzial diagnosis and therapy. III. Cross validation study on depressed patients: The psychotic motor syndrome as a possible state marker for endogenous depression. Eur Arch Psychiatry Neurol Sci 237:65–73

Haaland KY, Harrington DL (1998) Neuropsychological assessment of motor skills. In: Goldstein G, Nussbaum PD, Beers SR (eds) Neuropsychology. Plenum Press, New York, pp 421–437

Heinrichs DW, Buchanan RW (1988) Significance and meaning of neurological signs in schizophrenia. American J Psychiatry 145:11–18

Hempel A, Schröder J (2000) Zerebrale Aktivierungsstörungen unter repetitiven Bewegungen. Psycho 26:102–106

Hermsdörfer J, Wack S, Mai N, Marquardt C (1996) Dreidimensionale Bewegungsmessung zur Analyse der Handfunktion. EKN-Report 1/96. EKN-Entwicklungsgruppe Klinische Neuropsychologie, Krankenhaus München-Bogenhausen, München

Hobart MP, Goldberg R, Bartko JJ, Gold JM (1999) Repeatable Battery for the Assessment of Neuropsychological Status as a screening test in schizophrenia, II: Convergent/discriminant validity and diagnostic group comparisons. American J Psychiatry 156:1951–1957

Hoffman DT (1969) Sex differences in preferrred finger tapping rates. Percept Motor Skills 29:676

Hokama H, Shenton ME, Nestor PG et al (1995) Caudate, putamen, and globus pallidus volume in schizophrenia: A quantitative MRI study. Psychiatry Res: Neuroimaging 61:209–229

Iager AC, Kirch EG, Wyatt RJ (1985) A negative symptom rating scale. Psychiatry Res 16:27–36

Jahn T (1991) Aufmerksamkeit und Schizophrenie. Peter Lang, Frankfurt/Main

Jahn T (1999) Diskrete motorische Störungen bei Schizophrenie. Beltz/Psychologie Verlags Union, Weinheim

Jahn T, Cohen R (1999) Kinematische Analysen motorischer Störungen in der Psychiatrie: Einige Prinzipien und Befunde. In: Bräunig P (Hrsg) Motorische Störungen bei schizophrenen Psychosen. Schattauer, Stuttgart, S 17–40

Jahn T, Cohen R, Hubmann W et al (im Druck) The Brief Motor Scale (BMS) for the assessment of motor soft signs in schizophrenic psychoses and other psychiatric disorders. Psychiatry Res

Jahn T, Cohen R, Mai N et al (1995) Untersuchung der fein- und grobmotorischen Dysdiadochokinese schizophrener Patienten: Methodenentwicklung und erste Ergebnisse einer computergestützten Mikroanalyse. Z Klin Psychol 24:300–315

Jahn T, Klein C, Andresen B, Rockstroh B (2001) Gibt es vergleichbare neurologische Zeichen bei Schizophrenie und Schizotypie? In: Andresen B, Maß R (Hrsg) Schizotypie. Psychometrische Entwicklungen und biopsychologische Forschungsansätze. Hogrefe, Göttingen, S 435–454

Jahn T, Klement U (1998) Manual for the three-dimensional kinematic analysis of subtle motor signs in psychiatric patients. In: Abschlussbericht zum DFG-Projekt Ja 680/2–1: Computergestützte Mikroanalyse diskreter motorischer Koordinationsstörungen schizophrener Patienten (Anlagen A bis H). Technische Universität München

Jahn T, Klement U, Cohen R (2003) Ultrasound measurement and kinematic analysis of subtle motor abnormalities in psychiatric patients: Discription of a standardized test procedure and preliminary results. Manuscript submitted for publication

Jahn T, Klement U, Deighton R, Cohen R (2003) Kinematic analysis of self-paced and externally-paced tapping movements in schizophrenic patients and normal controls. Manuscript submitted for publication

Jahn T, Klement U, Kathmann N et al (2003) A microbehavioral, kinematic analysis of finger-tapping dysfunction in schizophrenia spectrum disorders. Manuscript submitted for publication

Jahn T, Mussgay L (1989) Die statistische Kontrolle möglicher Medikamenteneinflüsse in experimentalpsychologischen Schizophreniestudien: Ein Vorschlag zur Berechnung von Chlorpromazinäquivalenten. Z Klin Psychol 18:257–267

Jirsa R, Libiger J, Mohr P et al (1996) Rhythmic finger-tapping task and fast segmentation of neural processing in schizophrenics. Biol Psychiatry 40:1301–1304

Katsanis J, Iacono WG (1991) Clinical, neuropsychological, and brain structural correlates of smooth pursuit eye tracking performance in chronic schizophrenia. J Abnorm Psychology 100:526–534

King HE (1954) Psychomotor aspects of mental disease. Harvard University Press, Cambridge

King HE (1965) Reaction time and speed of voluntary movement by normal and psychotic subjects. J Psychology 59:219–227

King HE (1975) Psychomotor correlates of behavior disorder. In: Kietzman ML, Sutton S, Zubin J (eds) Experimental approaches to psychopathology. Academic Press, New York, pp 421–450

King HE (1991) Psychomotor dysfunction in schizophrenia. In: Steinhauer SR, Gruzelier JH, Zubin J (eds) Handbook of schizophrenia, vol 5: Neuropsychology, psychophysiology and information processing. Elsevier, Amsterdam, pp 273–301

Kirkcaldy B (1988) Sex and personality differences in psychomotor skills. Studia Psychologica 30(3):215–226

Klement U (2002) Finger-Tapping bei schizophrenen Patienten. Kinematische Analyse und klinische Korrelate. Dissertationsschrift, Fachbereich Psychologie der Universität Konstanz

Levander SE, Bartfai A, Schalling D (1985) Regional cortical dysfunction in schizophrenic patients studied by computerized neuropsychological methods. Percept Motor Skills 61:479–495

Levy DL, Holzman PS, Matthysse S, Mendell NR (1993) Eye tracking dysfunction and schizophrenia: A critical perspective. Schizophrenia Bull 19:461–536

Maher BA, Manschrek TC, Rucklos ME (1980) Contextual constraint and the recall of verbal material in schizophrenia: The effect of thought disorder. Br J Psychiatry 137:69–73

Manschreck TC, Maher BA, Rucklos ME et al (1981) Deficient motor synchrony in schizophrenia. J Abnorm Psychology 90:321–328

Manschreck TC, Maher BA, Rucklos ME, White M (1979) The predictability of thought-disordered speech in schizophrenic patients. Br J Psychiatry 134:595–601

Manschreck TC, Maher BA, Waller NG et al (1985) Deficient motor synchrony in schizophrenic disorders: Clinical correlates. Biol Psychiatry 20:990–1002

Manschreck TC, Maher BA, Candela SF et al (2000) Impaired verbal memory is associated with impaired motor performance in schizophrenia: Relationship to brain structure. Schizophrenia Res 43:21–32

Marquardt C (1994) 3DA – Dreidimensionale Bewegungsanalyse motorischer Störungen. Bedienungshandbuch zur Version 1.2. MedCom, München

Mattay VS, Callicott JH, Bertolino A et al (1997) Abnormal functional lateralisation of the sensorimotor cortex in patients with schizophrenia. NeuroReport 8:2977–2984

Meehl PE (1989) Schizotaxia revisited. Arch Gen Psychiatry 46:935–944

Meehl PE (1990) Toward an integrated theory of schizotaxia, schizotypy, and schizophrenia. J Pers Disord 4:1–99

Mohr F, Hubmann W, Cohen R et al (1996) Neurological soft signs in schizophrenia: assessment and correlates. Eur Arch Psychiatry Clin Neurosci 246:240–248

Morrison MW, Gregory RJ, Paul JJ (1979) Reliability of the finger tapping test and a note on sex differences. Percept Motor Skills 48:139–142

Müller JL, Roder C, Schuierer G, Klein HE (2002) Subcortical overactivation in untreated schizophrenic patients: A functional magnetic resonance image finger-tapping study. Psychiatry Clin Neurosci 56(1):77–84

Noble CE (1982) Group differences in psychomotor skills. In: Kirkcaldy BD (ed) Individual differences in sport behaviour. BPS Verlag, Köln

Obersteiner H (1874) Über eine neue einfache Methode zur Bestimmung der psychischen Leistungsfähigkeit des Gehirns Geisteskranker. Virchows Arch Pathol Anat Physiol Klin Med 59:427–458

Overall JE, Gorham DR (1962) The Brief Psychiatric Rating Scale. Psychol Rep 10:799–812

Overall JE, Gorham DR (1976) BPRS, Brief Psychiatric Rating Scale. In: Guy (ed) ECDEU Assessment manual for psychopharmacology, rev edn. Rockville, Maryland, pp 157–169

Peters M (1990) Subclassification of non-pathological left-handers poses problems for theories of handedness. Neuropsychologia 28(3):279–289

Peters M, Servos P (1989) Performance of subgroups of left-handers and right-handers. Can J Psychol 43(3):341–358

Posner MI (1978) Chronometric explorations of mind. Erlbaum, Hillsdale

Radant AD, Claypoole K, Wingerson DK et al (1997) Relationships between neuropsychological and oculomotor measures in schizophrenia patients and normal controls. Biol Psychiatry 42:797–805

Reed JC, Reed HBC (1997) The Halstead-Reitan Neuropsychological Battery. In: Goldstein G, Incagnoli TM (eds) Contemporary approaches to neuropsychological assessment. Plenum Press, New York, pp 93–129

Reitan RM, Wolfson D (1996) Relationships between specific and general tests of cerebral functioning. Clin Neuropsychologist 10(1):37–42

Rist F, Cohen R (1991) Sequential effects in the reaction times of schizophrenics: Crossover and modality shift effects. In: Steinhauer SR, Gruzelier JH, Zubin J (eds) Handbook of schizophrenia, vol 5: Neuropsychology, psychophysiology, and information processing. Elsevier, Amsterdam, pp 241–272

Rosofsky I, Levin S, Holzman PS (1982) Psychomotility in the functional psychosis. J Abnorm Psychology 91(1):71–74

Rossell SL, Shapleske J, Fukuda R et al (2001) Corpus callosum area and functioning in schizophrenic patients with auditory-verbal hallucinations. Schizophrenia Res 50:9–17

Ruff RM, Parker SB (1993) Gender- and age-specific changes in motor speed and eye-hand coordination in adults: Normative values for the finger tapping and grooved pegboard tests. Percept Motor Skills 76:1219–1230

Sachdev P, Hume F, Toohey P, Doutney C (1996) Negative symptoms, cognitive dysfunction, tardive akathisia and tardive dyskinesia. Acta Psychiatr Scand 93:451–459

Schoppe KJ (1974) Das M-L-S-Gerät. Ein neuer Testapparat zur Messung feinmotorischer Leistung. Diagnostica 20:43–46

Schröder J, Essig M, Baudendistel K et al (1999) Motor dysfunction and sensorimotor cortex activation changes in schizophrenia: A study with functional magnetic resonance imaging. NeuroImage 9:81–87

Schröder J, Wenz F, Schad LR et al (1995) Sensorimotor cortex and supplementary motor area changes in schizophrenia. A study with functional magnetic resonance imaging. Br J Psychiatry 167:197–201

Schwartz F, Carr A, Munich R et al (1990) Voluntary motor performance in psychotic disorders: A replication study. Psychol Rep 66:1223–1234

Shakow D, Huston PE (1936) Studies of motor function in schizophrenia: I. Speed of tapping. J Gen Psychology 15:63–106

Shimoyama I, Ninchoji T, Uemura K (1990) The finger-tapping test. A quantitative analysis. Arch Neurol 47:681–684

Silver H, Shlomo N (2001) Perception of facial emotions in chronic schizophrenia does not correlate with negative symptoms but correlates with cognitive and motor dysfunction. Schizophrenia Res 52:265–273

Silver H, Shlomo N, Hiemke C et al (2002) Schizophrenic patients who smoke have faster finger tapping rate than non-smokers. Eur Neuropsychopharmacology 12:141–144

Spitzer R, Endicott J (1975) Research Diagnostic Criteria (RCD) for a selected group of functional disorders. Biometrics Research, New York

Stephan KE, Magnotta VA, White T et al (2001) Effects of olanzapine on cerebellar functional connectivity in schizophrenia measured by fMRI during a simple motor task. Psychol Med 31:1065–1078

Sweeney JA, Haas GL, Keilp JG, Long M (1991) Evaluation of the stability of neuropsychological functioning after acute episodes of schizophrenia: One-year followup study. Psychiatry Res 38:63–76

Vrtunski PB, Simpson DM, Weiss KM, Davis GC (1986) Abnormalities of fine motor control in schizophrenia. Psychiatry Res 18:275–284

Wiesholler Ch (2000) Kinematische Analyse fein- und grobmotorischer Koordinationsleistungen bei schizophrenen Patienten sieben Jahre nach einer pharmakologisch-psychoedukativen Kombinationsbehandlung. Diplomarbeit, Institut für Psychologie der Ludwig-Maximilians-Universität München

Bewegungsstörungen bei neurodegenerativen Demenzen

Tina Theml, Thomas Jahn

9.1   Einleitung

Motorische Defizite stellen im Gegensatz zu Gedächtnisstörungen und anderen kognitiven Einbußen keine Kernsymptome neurodegenerativer Demenzen dar. Dennoch gebührt ihnen aus mehreren Gründen besondere Aufmerksamkeit. So geht eine Vielzahl von Erkrankungen, die zu dementiellen Syndromen führen, auch mit motorischen Veränderungen einher. Unter den neurodegenerativen Erkrankungen sind hier vor allem zu nennen:

- Alzheimer-Krankheit
- Frontotemporale Degenerationen
- Morbus Parkinson und andere Lewy-Körperchen-Erkrankungen
- Amyotrophe Lateralsklerose-Parkinson-Demenz-Komplex
- Chorea Huntington
- Motoneuronen-Krankheiten

- Dentato-rubro-pallido-Luysische Atrophie
- Progressive supranukleäre Parese
- Kortikobasal ganglionäre Degeneration
- Hallervorden-Spatz-Erkrankung
- Multi-System-Atrophien

Darüber hinaus können auch zahlreiche nicht-primär neurodegenerative Erkrankungen mehr oder minder deutliche Bewegungsstörungen verursachen; hierzu zählen insbesondere Hirn-Gefäßerkrankungen, Normaldruck-Hydrozephalus, infektiöse und entzündliche Erkrankungen (z.B. HIV, Morbus Creutzfeldt-Jakob, Multiple Sklerose, Neuroborreliose), metabolische Erkrankungen (z.B. Morbus Wilson) und natürlich auch nutritiv-toxische Erkrankungen (z.B. chronischer Alkoholmissbrauch).

Die genaue Erfassung motorischer Veränderungen kann in allen genannten Fällen helfen, eine dementielle Erkrankung frühzeitig zu erkennen. Auch bei der Behandlungsplanung sind motorische Funktionen zu berücksichtigen, da einerseits motorische Defizite zu besonderen Beeinträchtigungen und Risiken im Alltag führen, andererseits erhaltene Funktionen und Fähigkeiten therapeutisch genutzt werden können. Schließlich kann die Beschreibung motorischer Symptome im Behandlungsverlauf – ergänzend zur Beobachtung kognitiver Veränderungen – der Evaluation von Behandlungsmaßnahmen dienen.

In diesem Kapitel werden diagnostische Kriterien, Epidemiologie, Phänomenologie und Behandlungsmöglichkeiten solcher Bewegungsstörungen dargestellt, die mit den häufigsten degenerativ bedingten Demenzen assoziiert sind.

9.2   Alzheimer-Demenz (AD)

9.2.1 Klinisches Bild, Ätiopathogenese und Verlauf

Die AD ist mit einem Anteil von über 50% die weitaus häufigste Form einer Demenz (Bickel 2002). Bei der AD kommt es im Gehirn der Betroffenen zu einer Ablagerung von Amyloid-Plaques und Neurofibrillen sowie dem Verlust von Synapsen und Neuronen (Kurz 2000; Weis 1997). Betroffen sind vor allem Strukturen des limbischen Systems (u. a. Hippokampusregion mit Regio entorhinalis, Mandelkern, posteriorer Gyrus cinguli), der Nucleus basalis Meynert und die isokortikalen Assoziationsgebiete, insbesondere temporal, im Verlauf auch parietal und – meist in geringerem Ausmaß – frontal. Der Okzipitallappen sowie der prä- und postzentrale Gyrus bleiben weitgehend ausgespart (Braak u. Braak 2002; Brun u. Englund 1981). Die Diagnose kann erst post mortem auf Grundlage des Nachweises einer bestimmten Menge von Plaques und Neurofibrillen in den typischen Hirnregionen und in Kombination mit dem klinischen Krankheitsverlauf einer Demenz gestellt werden, doch gelingt selbst dies nicht immer zweifelsfrei.

In vivo wird die Diagnose anhand des klinischen Bildes, insbesondere aber anhand typischer neuropsychologischer (kognitiver) Defizite bei gleichzeitigem Ausschluss anderer Demenzursachen gestellt (Jahn 2003; Theml u. Jahn 2001). Ergänzend zu den bekannten ICD-10-Kriterien wurden diagnostische Richtlinien von einer Arbeitsgruppe des National Institute of Neurological and Communicative Disorders and Stroke and the Alzheimer's Disease and Related Disorders Association (NINCDS-ADRDA; McKhann et al. 1984) für das Vorliegen einer möglichen, einer wahrscheinlichen und einer sicheren Alzheimer-Krankheit entwickelt. Diese speziellen Richtlinien erlauben eine relativ valide Diagnose (folgende Übersicht).

NINCDS-ADRDA-Kriterien für die klinische Diagnose einer wahrscheinlichen Alzheimer-Krankheit (McKhann et al. 1984)

- Vorliegen einer Demenz (entsprechend klinischer Untersuchung, Screening-Verfahren [z. B. Mini-Mental-Status-Test, Blessed Dementia Scale] und neuropsychologischen Tests) mit
  - Defiziten in mindestens zwei kognitiven Funktionsbereichen und
  - Progredienter Verschlechterung von Gedächtnis und anderen kognitiven Funktionen
  - Keine Bewusstseinsstörung
  - Beginn zwischen 40 und 90, meist im Alter über 65 Jahre
  - Ausschluss systemischer oder anderer zerebraler Erkrankungen, die für die progredienten Beeinträchtigungen von Gedächtnis und anderen kognitiven Funktionen verantwortlich sein könnten.
- Supportive Merkmale:
  - Progrediente Verschlechterung spezifischer kognitiver Funktionen, z. B. Sprache (Aphasie), motorische Fähigkeiten (Apraxie) und Wahrnehmung (Agnosie)
  - Beeinträchtigte Alltagsaktivitäten und Verhaltensänderungen
  - Ähnliche Erkrankungen in der Familienanamnese (insbesondere wenn neuropathologisch bestätigt)
  - unauffälliger Liquorbefund (wie mit Standardtechniken untersucht)
  - EEG: normal oder unspezifische Veränderungen (z. B. erhöhte langsame Aktivität)
  - CT: im Verlauf dokumentierte, progrediente cerebrale Atrophie.
- Merkmale, die nach Ausschluss anderer Ursachen mit einer wahrscheinlichen Alzheimer-Krankheit vereinbar sind:
  - Plateaus im Krankheitsverlauf
  - Begleitsymptome wie Depressivität, Insomnie, Inkontinenz, Wahn, Illusionen, Halluzinationen, verbale, emotionale oder physische Ausbrüche, sexuelle Störungen und Gewichtsverlust
  - Neurologische Symptome bei manchen Patienten insbesondere im fortgeschritteneren Krankheitsstadium, wie gesteigerter Muskeltonus, Myoklonus oder Gangstörung.

- Krampfanfälle im fortgeschrittenen Stadium
- Altersentsprechendes CT.
▬ Merkmale, die die Diagnose einer wahrscheinlichen Alzheimer-Krankheit unsicher oder unwahrscheinlich machen:
  - Plötzlicher, apoplektischer Beginn
  - Fokal neurologische Zeichen wie Hemiparese, sensorische Ausfälle, Gesichtsfelddefekte und Koordinationsstörungen früh im Krankheitsverlauf
  - Anfälle oder Gangstörungen zu Beginn oder sehr früh im Krankheitsverlauf.

NINCDS-ADRDA: National Institute of Neurological and Communicative Disorders and Stroke (NINCDS) and the Alzheimer's disease and Related Disorders Association (ADRDA).

Das Demenzsyndrom entwickelt sich typischerweise zwischen dem 40. und 90., meist ab dem 65. Lebensjahr; es beginnt schleichend und verläuft langsam progredient. Anfangs stehen Beeinträchtigungen des episodischen Gedächtnisses im Vordergrund, meist in Kombination mit charakteristischen sprachlichen Defiziten (Wortfindungs- und Benennensstörungen, Auffälligkeiten des Gesprächsverhaltens) und Beeinträchtigungen der Visuokonstruktion (Zakzanis 1998; Pasquier 1999; Romero 1997). Im späteren Verlauf kommen weitere kognitive Beeinträchtigungen hinzu, die das logische Denken und planvolle Handeln, Praxie, Orientierung, expressive Sprache, und schließlich auch das Altgedächtnis betreffen. Darüber hinaus treten vermehrt so genannte »nicht-kognitive Symptome« auf, die in vielen Fällen auch störende Verhaltensweisen beinhalten können (optische Halluzinationen, Aggressivität, Ruhelosigkeit, stereotype Bewegungsabläufe, Inkontinenz).

9.2.2 Frühe motorische Defizite

Während prominente motorische Defizite insbesondere in frühen Erkrankungsstadien nicht zu erwarten sind (Geldmacher et al. 1997), werden diskrete motorische Beeinträchtigungen bereits bei beginnender AD, ja sogar bei Patienten mit einer sogenannten »leichten kognitiven Störung« (LKS; Lautenschlager 2002) berichtet und als potenzielle Früherkennungsmerkmale einer Demenz diskutiert.

So konnten beispielsweise Kluger et al. (1997) demonstrieren, dass sich 25 Patienten mit leichter AD und 25 LKS-Patienten von 41 altersgematchten normalgesunden Personen anhand der Leistungen in verschiedenen, unterschiedlich komplexen feinmotorischen Aufgaben (u. a. Grooved und Purdue Pegboards, Zahlen-Symbol-Test, Head Tracking, alternierende Handbewegungen/Diadochokinese) genauso gut trennen ließen wie anhand der Leistungen in mehreren kognitiven (mnestischen und sprachlichen) Aufgaben. Die diskriminanzanalytisch anhand der motorischen Defizite ermittelte Treffsicherheit lag für die Patienten mit leichter kognitiver Beeinträchtigung bei 79%, für die Patienten mit AD sogar bei 92%. Weniger komplexe motorische Aufgaben (u. a. Fingertapping, Ruhetremor der Hand, Handdynamometer) erzielten geringere Treffsicherheiten. Angaben zu Sensitivität und Spezifität der einzelnen motorischen Leistungskennwerte lassen sich der Publikation nicht entnehmen.

Übereinstimmend mit diesen Ergebnissen zeigten sich auch bei Goldman (1999) 40 Patienten mit sehr leichter AD (CDR=0,5) in komplexen psychomotorischen Aufgaben (u. a. Zahlen-Symbol-Test, Trail-Making-Test) signifikant beeinträchtigt, nicht aber in weniger komplexen motorischen Aufgaben (u. a. Ganggeschwindigkeit, Fingertapping). Bei 20 Patienten mit leichter AD (CDR=1) lag hingegen zusätzlich eine Verlangsamung in allen motorischen Aufgaben außer dem Fingertapping vor. Die Ergebnisse deuten darauf hin, dass zumindest komplexere feinmotorische Koordinationsaufgaben für die Früherkennung einer AD hilfreich sein könnten, während weniger komplexe Aufgaben eine deutlich geringere Sensitivität aufweisen.

Nur vereinzelt wurden nach Alter und Erkrankungsschwere hinreichend parallelisierte Gruppen von dementen Patienten mit unterschiedlicher Ätiologie hinsichtlich motorischer Funktionen verglichen. Dabei ergaben sich erste Hinweise auch auf einen potenziellen differenzialdiagnostischen Nutzen motorischer Untersuchungen. So zeigten 48 Patienten mit Alzheimer-Demenz (wahrscheinliche AD entsprechend der NINCDS-ADRDA-Kriterien) unterschiedlichen Schweregrades durchschnittlich signifikant geringer ausgeprägte Beeinträchtigungen in einer feinmotorischen Koordinationsaufgabe (The Gibson Spiral Maze) als 30 Patienten mit vaskulärer Demenz (diagnostiziert nach DSM-III-Kriterien, Hachinski Score≥7) (Villardita 1993).

In einer anderen Untersuchung waren motorische Sequenzierungsaufgaben wie die Faust-Kante-Ballen-Probe nach Luria und der Oseretzki-Test bei 12 Patienten mit leichter AD (mittlerer MMST-Wert = 24,1; mittlerer CDR-Wert = 0,9) und bei 12 Patienten mit Frontotemporaler Demenz (mittlerer MMST = 25,3; mittlerer CDR-Wert = 2,2) gleichermaßen beeinträchtigt (Gregory et al. 1997). Unterschiede zwischen beiden Gruppen fanden die Autoren dafür bei der Prüfung von Primitivreflexen und bei der Untersuchung exekutiver Funktionen.

Auch Gnalaningham et al. (1997) verwendeten die Faust-Kante-Ballen-Probe und den Oseretzki-Test bei 25 Patienten mit möglicher oder wahrscheinlicher AD leichten bis mittleren Schweregrades (entsprechend NINCDS-ADRDA; MMST = 13,4 ±1,6) und 16 im Schweregrad vergleichbare Patienten, die an einer Demenz mit Lewy-Körperchen litten (DLK; entsprechend der Newcastle und Nottingham-Kriterien; MMST = 12,5±1,8). Beide Gruppen waren in den genannten motorischen Aufgaben im Vergleich zu 22 Kontrollpersonen signifikant und vergleichbar stark beeinträchtigt. Dabei wurden die Patienten mit AD hinsichtlich Gangbild und extrapyramidalmotorischen Symptomen (entsprechend der Parkinson's Disease Rating Scale) als klinisch unauffällig beurteilt, während bei den Patienten mit DLK eine ausgeprägte Rigidität vorlag.

Im Gegensatz zu solch »klassischen« Aufgaben der Psychomotorikforschung wie den Grooved und Purdue Pegboards und motorischen Sequenzierungsaufgaben ermöglicht die kinematische Analyse computergespeicherter Bewegungstrajektorien eine wesentlich detailliertere Beschreibung motorischer Störungsmuster. Handelsübliche Digitalisiertabletts erlauben die Aufzeichnung feinmotorischer Finger- und Handbewegungen beispielsweise beim Schreiben eines Satzes oder bei einfachen repetitiven Bewegungen aus Finger- und Handgelenken (»Stricheln«). Auch das Ausmaß eines eventuell vorhandenen Halte- oder Bewegungstremors lässt sich auf diese Weise erfassen. Dabei wird der Ort der Schreibspitze mit einer räumlichen Auflösung von bis zu 0,05 mm und einer zeitlichen Auflösung von bis zu 200 Hz registriert. Auch wird die Position des Stiftes bis zu einer Höhe von 1,5 cm über der Schreiboberfläche mit aufgezeichnet – für die Analyse kursiver Handschrift eine wichtige Voraussetzung, da ein erheblicher Teil der Stiftbewegungen beim flüssigen Schreiben in der Luft ausgeführt wird. Eine von Mai und Marquardt (1999) entwickelte Software (CS) ermöglicht die Auswertung der Schriftspur und ihrer Geschwindigkeits- und Beschleunigungsverläufe hinsichtlich einer Vielzahl kinematischer Kennwerte. Dabei wird die Y-Projektion der Ortskurve – das »Auf und Ab« bei ein-

fachen repetitiven Bewegungen wie dem »Stricheln« und auch komplexen repetitiven Bewegungen wie dem Schreiben – anhand der Nulldurchgänge der Geschwindigkeit segmentiert; die Segmentgrenzen liegen also an den Umkehrpunkten der Ortstrajektorie. Entsprechend erfolgt die Segmentierung der Beschleunigungskurve an den Nulldurchgängen der Beschleunigung, die den Umkehrpunkten im Geschwindigkeitsverlauf korrespondieren. Neben der Frequenz der Bewegung und intraindividuellen Mittelwerten für Amplitude, Dauer der Ortssegmente, Geschwindigkeits- und Beschleunigungsmaxima und anderen dynamischen Bewegungsaspekten empfiehlt sich auch die Berechnung von Variationskoeffizienten als Maße der intraindividuellen Variabilität der motorischen Leistung (zu den Details der Messmethode einschließlich Datenfilterung vgl. Marquardt u. Mai 1994; zu Faktoren- und Varianzanalysen kinematischer Kennwerte unter verschiedenen experimentellen Bedingungen sowie grundlegende Einflüsse von Alter, Geschlecht, Bildung und Händigkeit vgl. Jahn 1999 sowie Jahn u. Cohen 1999).

Von der Vielzahl denkbarer Untersuchungsparadigmen wurden bislang vor allem repetitive Finger- und Handbewegungen näher untersucht und hinsichtlich ihrer Reliabilität und Validität bei verschiedenen psychischen Erkrankungen analysiert (Jahn et al. 1995; Jahn 1999; Mergl et al. 2000; Tigges et al. 2000; zur Anwendung auf neurologische Erkrankungen s. Eichhorn et al. 1996; Mai u. Marquardt 1995; vgl. insbesondere auch Kap. 12). Die Sensitivität kinematischer Bewegungsanalysen ist dabei eindeutig höher als die klinischer Beurteilungen. Häufig macht erst die Detailanalyse der Geschwindigkeits- und Beschleunigungsverläufe der aufgezeichneten Bewegungstrajektorien diskrete Defizite der motorischen Koordination bei psychischen und neurologischen Erkrankungen sichtbar, die bei bloßer Beobachtung des Bewegungsvollzuges oder visueller Inspektion des resultierenden Schriftbildes nicht zu erkennen sind (Mai u. Marquardt 1995). Außerordentlich diskrete Alterationen der feinmotorischen Bewegungskoordination sind insbesondere durch die Betrachtung des Automatisierungsgrades einfacher repetitiver Bewegungen (z. B. flüssiges Stricheln aus dem Handgelenk oder kontinuierliches Zeichnen übereinandergelagerter Kreise) anhand charakteristischer Formveränderungen der Geschwindigkeits- und Beschleunigungsprofile der einzelnen Bewegungssegmente nachweisbar. Eine hohe Bewegungsautomation ist durch glockenförmige, glatte und eingipflige Geschwindigkeitsverläufe der einzelnen Segmente und eine hohe Wiederholungsgenauigkeit von Geschwindigkeits- und Beschleunigungsmaxima gekennzeichnet (Mai u. Marquardt 1995; Jahn 1999; Jahn u. Cohen 1999).

Kinematische Untersuchungsmethoden kommen in der Demenzforschung erst seit wenigen Jahren zum Einsatz. Bellgrove et al. (1997) beispielsweise überprüften mithilfe eines cueing-Paradigmas die Antwortprogrammierung von 12 Patienten mit wahrscheinlicher AD (nach DSM-IV; APA 1994) leichten bis mittleren Schweregrades und 12 hinsichtlich Alter und Geschlecht gematchten Kontrollpersonen: Dabei sollten die Probanden auf einem Digitalisiertablett angeordnete Zielpunkte mit einem tintenlosen Stift miteinander verbinden, wobei die Reihenfolge durch neben den Zielpunkten angebrachte Hinweisreize (Lämpchen) vorgegeben wurde. Unter einer Bedingung wurden die Hinweisreize vor Bewegungsausführung dargeboten, was eine Vorprogrammierung der Zielbewegung ermöglichte. Unter einer zweiten experimentellen Bedingung wurde der Hinweisreiz erst nach Bewegungsbeginn dargeboten, was eine Bewegungsinitiierung ohne Vorprogrammierung und nachfolgende Reprogrammierung erforderlich machte. Dabei zeigte sich bei den Patienten mit AD eine verzögerte Bewegungsinitiierung, insbesondere in Abwesenheit von Hinweisreizen, was die Autoren als Indikatoren für ein Programmierungsdefizit interpretierten. Die Zielbewegungen waren im Übrigen auch mit Hinweisreizen langsamer und weniger effizient, was auf grundlegende Beeinträchtigungen sensumotorischer Funktionen schließen ließ.

Auch Ghilardi et al. (1999) untersuchten Zielbewegungen bei 9 nicht-medizierten Patienten mit wahrscheinlicher AD unterschiedlichen Schweregrades (nach NINCDS-ADRDA; MMST = 9–24) und 9 altersgematchten, neurologisch gesunden Probanden. Dabei waren auf einem Digitalisiertablett von einem markierten Startpunkt aus möglichst genaue und schnelle Zielbewegungen zu verschiedenen Zielpunkten auszuführen, wobei die Probanden ihre Bewegungen über einen Bildschirm mitverfolgen konnten. Das visuelle Feedback und die Lage der Start- und Zielpunkte (Startpunkte in der Körpermitte, rechtsseitig oder linksseitig) wurden variiert, der Durchführung gingen jeweils 2 bis 3 Trainingsdurchgänge voraus. Mit visuellem Feedback führten die Patienten zielgenaue, jedoch signifikant verlangsamte Zielbewegungen aus. Die Geschwindigkeitskurven bei den gesunden Probanden waren typischerweise glatt und eingipflig, bei Patienten zeigten sich mehrgipflige und fragmentierte Geschwindig-

keitsprofile. Ohne visuelles Feedback waren die Zielbewegungen der Patienten ungenau und wichen im Bewegungsverlauf zunehmend von der richtigen Zielrichtung ab. Diese Beobachtung interpretierten die Autoren als Hinweis auf eine Beeinträchtigung der Fähigkeit, motorische Handlungspläne während des Bewegungsverlaufes beizubehalten. Sie deuten die Befunde als erste, sozusagen subklinische Anzeichen apraktischer Symptome, die sich bei AD früh im Sinne einer Beeinträchtigung internaler und externaler Raumrepräsentationen niederschlagen. Als ursächlich für diese Beeinträchtigungen werden von den Autoren Schädigungen des dorsolateralen präfrontalen Kortex und des parietalen Kortex diskutiert (Ghilardi et al. 1999).

Von Slavin et al. (1995, 1999) liegen zwei Publikationen über Analysen eines Datensatzes vor, der an 16 Patienten mit wahrscheinlicher AD unterschiedlichen Schweregrades (entsprechend DSM-IV) und 16 nach Alter gematchten Kontrollpersonen gewonnen wurde. Analysiert wurden automatisierte Schreibbewegungen (vier kleine Schreibschrift-»l« in Folge) unter variierenden visuellen Feedback-Bedingungen (u. a. mit und ohne Tinte). Dabei zeigte sich in der Patientengruppe eine (vom Schweregrad unabhängige) signifikant erhöhte intraindividuelle Variabilität der Amplituden, der Dauer und der Geschwindigkeitsmaxima der einzelnen Bewegungssegmente, sowie eine erhöhte Anzahl perseverativer Fehler (mehr als 4 »l«s oder mehrmals 4 »l«s in Folge). Die mittleren Amplituden, die durchschnittliche Dauer der Segmente sowie die mittleren Spitzengeschwindigkeiten waren hingegen unauffällig. Mithilfe von Spektralanalysen konnte ausgeschlossen werden, dass die auffällig erhöhten intraindividuellen Variabilitäten kinematischer Kennwerte lediglich auf einen überlagerten Tremor zurückzuführen sind (Slavin et al. 1995). Dementsprechend interpretieren die Autoren die variableren Leistungen der Patienten als Hinweis auf Beeinträchtigungen des handlungssteuernden motorischen Programmes. Die Autoren verglichen diese Befunde außerdem mit denjenigen, die sie bereits zuvor bei Patienten mit Morbus Parkinson und Morbus Huntington erhoben hatten (Philips et al. 1991, 1994). Sie kommen zu dem Schluss, dass die relative Dauer von Bewegungssegmenten ein hilfreiches Maß zur Differenzierung so genannter subkortikaler und kortikaler Demenzen sein könnte.

Schröter et al. (1998, 2003) gingen der Frage nach, inwieweit anhand von kinematischen Analysen repetitiver Bewegungen (schnellstmögliches Zeichnen überlagernder konzentrischer Kreise) Patienten mit AD von gesunden Älteren, wie auch von älteren Patienten mit LKS und Depression abgegrenzt werden können. Sie wiesen zunächst an 45 Patienten mit leichter bis mittelgradiger AD im Vergleich zu 22 gesunden Älteren und 29 depressiven Patienten nach, dass die beginnende AD durch einen reduzierten Automatisierungsgrad repetitiver Bewegungen gekennzeichnet ist (definiert anhand der durchschnittlichen Häufigkeit lokaler Inversionen in den Geschwindigkeitsprofilen einzelner Bewegungssegmente), während gleichzeitig die mittleren Geschwindigkeits- und Beschleunigungsmaxima unbeeinträchtigt sind (Schröter et al. 1998). In einer zweiten Untersuchung analysierten die Autoren die Bewegungstrajektorien beim schnellstmöglichen Zeichnen konzentrischer Kreise mit einem vorgegebenen Durchmesser von 12 mm mit und ohne Distraktoraufgabe (gleichzeitiges, häufigstmögliches Drücken einer Zählvorrichtung mit der nichtdominanten Hand). Untersucht wurden 35 Patienten mit wahrscheinlicher AD (entsprechend NINCDS-ADRDA) leichten bis mittleren Schweregrades, 39 Patienten mit LKS (entsprechend Petersen et al. 1999), 39 Patienten mit der Diagnose einer Major Depression (entsprechend DSM-III-R-Kriterien) und 40 gesunde Ältere. Bis auf ein signifikant höheres Durchschnittsalter der Patienten mit AD war das mittlere Alter in den Untersuchungsstichproben vergleichbar. Im Hinblick auf die kinematischen Kennwerte beider Aufgabenvarianten zeigten sich signifikante Effekte des Alters und der Diagnose. Dabei war die Variabilität der Maximalgeschwindigkeiten in der Gruppe der Patienten mit AD im Vergleich zu den gesunden Kontrollpersonen, den Patienten mit LKS und mit Depression deutlich erhöht. Bei hoher Aufgabenkomplexität (Distraktorbedingung) war zudem bei AD und bei LKS die Anzahl der Geschwindigkeitsinversionen erhöht, Frequenz und mittlere Maximalgeschwindigkeit waren hingegen unauffällig.

Die Untersuchungen von Schröter et al. (1998, 2003) liefern alleine schon aufgrund der Größe und Zusammensetzung der untersuchten Patientengruppen wertvolle vergleichende Ergebnisse zur kinematischen Bewegungsanalyse bei dementiellen Erkrankungen. Einschränkend ist - abgesehen von dem signifikant höheren Lebensalter der Patientengruppe mit AD - allerdings zu bedenken, dass die Autoren bei der Präsentation und Interpretation ihrer Ergebnisse die sowohl aus mathematischen wie empirischen Gründen gegebenen statistischen Interdependenzen zwischen den verschiedenen kinematischen Kennwerten nicht genügend berücksichtigen (vgl. dazu ausführlicher Jahn 1999; Jahn u. Cohen 1999).

Wenngleich sämtliche oben zitierten Ergebnisse auf den potenziellen Nutzen feinmotorischer (insbesondere kinematischer) Untersuchungen zur Früherkennung und differenzialdiagnostischen Abgrenzung der AD gegenüber anderen Erkrankungen (z. B. Lewy-Körperchen-Erkrankungen, frontotemporale Degenerationen, depressive Störungen) verweisen, liegen bislang immer noch zu wenige Untersuchungen vor, um den klinischen Nutzen und den prädikativen Wert derartiger psychomotorischer Untersuchungen richtig einschätzen zu können. Insbesondere fehlen derzeit noch prospektive Verlaufsuntersuchungen.

9.2.3 Späte motorische Defizite

Mit zunehmendem Demenz-Schweregrad treten in einer Subgruppe von Patienten mit AD weitere motorische Störungen wie paratone Rigidität, Bradykinese und Gangstörungen auf (Liu et al. 1997; Clark et al. 1997; Kurlan et al. 2000), während Ruhetremor nur selten vorkommt (Kurlan et al. 2000). Dabei weisen Korrelationen zwischen klinischen und neuropathologischen Befunden auf eine Assoziation zwischen Rigidität und zusätzlich zur Alzheimer-Pathologie vorliegende Lewy-Körperchen in Hirnstamm und Neokortex hin (Förstl et al. 1992, 1993). Im fortgeschrittenen Krankheitsstadium können generalisierte motorische Krampfanfälle, Myoklonien und Greif- und Schnauzreflexe auftreten (Förstl 2001).

Besondere Aufmerksamkeit verdienen die häufig mit Sturzgefahr und Beeinträchtigungen im Alltag assoziierten Gangstörungen. Ergebnisse von Thomas et al. (2002) an 900 konsekutiv in einer geriatrischen Tagesklinik behandelten Patienten weisen auf die häufige Assoziation von Gangstörungen und behandelbaren Organerkrankungen bei Demenzen unterschiedlicher Ätiologie hin. Ein gezieltes sechswöchiges Krafttraining der unteren Extremitäten zeitigte in einer ersten Pilotstudie bei 23 Patienten mit Demenzen unterschiedlicher Ätiologie keine signifikanten Effekte, weder auf die Kraft der unteren Extremitäten, noch auf das Gangbild (Hagemann u. Thomas 2002).

9.2.4 Motorisches Lernen und Erhalt von Alltagsfunktionen

Die Fähigkeit, motorische Aufgaben auszuführen, ist – wie oben dargestellt – schon bei beginnender bis leichtgradiger AD herabgesetzt, nicht hingegen die Fähigkeit, neue motorische Aufgaben zu erlernen (Willingham et al. 1997). Dies sei am Beispiel des Pursuit Rotor Task dargestellt, bei der der Proband versuchen muss, mittels eines elektronischen Zeigestiftes mit einer unter einer Glasplatte rotierenden, münzgroßen, meist beleuchteten Scheibe Kontakt zu halten. Als Maß für motorisches Lernen wurde die Zunahme der Kontaktdauer über 10 Durchgänge hinweg erfasst. Wiederholt konnte gezeigt werden, dass Patienten mit AD unterschiedlicher Demenz-Schweregrade im Vergleich zu einer gesunden Kontrollgruppe zwar ein niedrigeres Ausgangs-Leistungsniveau zeigen, Lernzuwachs und Behaltensrate über mindestens 4 Wochen hinweg jedoch unauffällig sind (Deweer et al. 1994; Jacobs et al. 1999). Im Zielwerfen zeigten AD-Patienten in mittleren bis schweren Krankheitsstadien nach zehnwöchigem Training unter konstanten Trainingsbedingungen gleiche Lern- und Behaltensleistungen über mindestens 4 Wochen im Vergleich zu gesunden Älteren (Dick et al. 1996). Diese Befunde sind möglicherweise dadurch zu erklären, dass bei AD diejenigen subkortikalen Strukturen relativ lange erhalten bleiben, die wesentlich am motorischen Lernen beteiligt sind (Basalganglien, Striatum, Cerebellum). In einer weiteren Untersuchung konnten Dick et al. (2000) replizieren, dass ein Trainingserfolg bei Patienten mit AD nur unter konstantem Training (immer dasselbe Wurfobjekt, immer derselbe Abstand zum Ziel) erreicht werden konnte, kaum unter variierenden Bedingungen, während die Kontrollgruppe von beiden Bedingungen gleich stark profitierte. Ein Transfer war für die Patienten nur zu sehr ähnlichen Aufgaben möglich, nicht hingegen auf eine etwas stärker abweichende Aufgabe (Hufeisen-Zielwerfen). Dies könnte als Hinweis darauf interpretiert werden, dass zwar prozedurale Informationen subkortikal (ohne Beteiligung der bei AD geschädigten hippokampalen Region) gespeichert werden können, die motorischen Schemata jedoch nicht so ausgeformt werden, dass ein flexibler Transfer auch auf andere Aufgabenversionen gelänge. Die Enkodierung sensorischer Informationen und der Abgleich sensorischen Inputs mit gespeicherten sensorischen Informationen und Repräsentationen von Bewegungen erfordert die Beiträge von Hippokampus und Neokortex.

Auf dem Hintergrund dieser Ergebnisse erscheint es möglich, motorisches (prozedurales) Lernen bei AD therapeutisch gezielt zur Verbesserung oder wenigstens zum Erhalt motorischer Alltagsfunktionen einzusetzen. Dabei sollten die Übungen möglichst konstant durchgeführt werden und vor allem solche Bewegungsabläufe geübt werden, die den zu verbessernden oder zu erhaltenden Alltagsaktivitäten möglichst ähnlich sind.

9.3 Demenz mit Lewy-Körperchen (DLK)

9.3.1 Klinisches Bild, Ätiopathogenese und Verlauf

Die nosologische Stellung und Bezeichnung der Demenzsyndrome bei Patienten mit Lewy-Körperchen-Pathologie wird kontrovers diskutiert. Zwar liegen seit einigen Jahren internationale Konsensus-Kriterien für die klinische Diagnose einer Demenz mit Lewy-Körperchen (DLK) vor (McKeith et al. 1996; folgende Übersicht), doch nährt insbesondere die Überlappung neuropathologischer, biochemischer und klinischer Merkmale von DLK, Morbus Parkinson und AD die anhaltende Diskussion über eine sinnvolle nosologische Einteilung. Wie Förstl (2002) darstellt, spricht gegen die nosologische Eigenständigkeit der DLK u. a. die Beobachtung, dass sich bei dementen Patienten mit ausgeprägter Lewy-Körperchen-Pathologie meist auch Alzheimer-Plaques sowie vaskuläre und andere Veränderungen nachweisen lassen (Förstl et al. 1993; Förstl 1999; McKeith u. O'Brien 1999; Londos et al. 2001; McKeith et al. 1996, 2000; Stern et al. 2001; Tschampa et al. 2001), was sich auch in den neuropathologischen Kriterien der DLK abbildet (McKeith et al. 1996; ◘ Tabelle 9.1). Insofern scheint es sich bei den Lewy-Körperchen um ein überlagerndes oder komplizierendes histopathologisches Merkmal anderer Erkrankungen (wie z. B. des Morbus Alzheimer) zu handeln, welches die Symptomatik mitbestimmt und besondere therapeutische Implikationen birgt (Lang u. Bergmann 2002).

◻ **Tabelle 9.1.** Neuropathologische Merkmale der Demenz mit Lewy-Körperchen (McKeith et al. 1996)

Obligate Kriterien	Lewy-Körperchen
Assoziiert, nicht obligat	Lewy-Neuriten Plaques (alle morphologischen Typen) Neurofibrillen Umschriebener Neuronenverlust – v.a. in Hirnstamm (Substantia nigra, Locus coeruleus) und Nucleus basalis Meynert Mikrovakuolisierung (spongiforme Veränderungen) und Synapsenverlust Neurochemische und Neurotransmitterveränderungen

Konsensuskriterien für die klinische Diagnose einer wahrscheinlichen und möglichen Demenz mit Lewy-Körperchen (DLK) (McKeith et al. 1996)

1. Das zentrale Merkmal einer DLK ist ein fortschreitender kognitiver Abbau, der schwer genug sein muss, um die normale soziale und berufliche Funktionsfähigkeit zu beeinträchtigen. Im Vordergrund stehende oder anhaltende Gedächtnisstörungen müssen im Frühstadium nicht notwendigerweise vorkommen, werden aber gewöhnlich im Verlauf evident. Defizite der Aufmerksamkeit, fronto-subkortikaler und visuell-räumlicher Fähigkeiten können besonders hervortreten.
2. Zwei der folgenden Merkmale müssen für die Diagnose einer wahrscheinlichen DLK zutreffen, eines für die Diagnose einer möglichen DLK:
   a) Fluktuierende kognitive Funktionen mit ausgeprägten Schwankungen von Aufmerksamkeit und Wachsamkeit
   b) wiederkehrende visuelle Halluzinationen, die typischerweise Gestaltcharakter haben und detailreich sind
   c) spontane motorische Symptome eines Parkinsonismus.
3. Supportive Merkmale sind:
   a) wiederholte Stürze
   b) Synkopen
   c) vorübergehende Bewusstseinsstörungen
   d) Neuroleptika-Sensitivität
   e) systematisierter Wahn
   f) Halluzinationen auf anderen Sinnesgebieten.
4. Die Diagnose einer DLK ist weniger wahrscheinlich bei:
   a) Schlaganfällen, nachgewiesen durch fokale neurologische Ausfälle oder Bildgebung des Gehirns
   b) Hinweisen aus der körperlichen Untersuchung und aus Zusatzuntersuchungen auf eine körperliche Erkrankung oder eine andere Hirnerkrankung, die das klinische Bild ihrerseits hinreichend erklären.

Epidemiologische Angaben zur DLK sind in Anbetracht der Diskussion um den nosologischen Stellenwert erwartungsgemäß sehr uneinheitlich. Man schätzt, dass 10 bis 25% aller dementen Patienten die Kriterien einer möglichen oder wahrscheinlichen Erkrankung erfüllen (Lennox et al. 1998). Das Alter bei Erkrankungsbeginn liegt zwischen 50 und 85 Jahren, die mittlere Erkrankungsdauer beträgt 3 bis 6 Jahre, schwankt jedoch beträchtlich zwischen einem und 20 Jahren.

Die kognitiven Beeinträchtigungen der DLK betreffen anfangs typischerweise visuell-räumliche und räumlich-konstruktive, teilweise auch exekutive Funktionen. Auch sprachliche und mnestische Defizite liegen vor, wobei die Gedächtnisdefizite anfangs nur leicht ausgeprägt sein können und sich weniger auf Beeinträchtigungen beim Abspeichern von Lernmaterial als vielmehr auf ein Abrufdefizit zurückführen lassen (Pasquier 1999; Rosenstein 1998; Walker et al. 1997). Deutliche Fluktuationen der kognitiven Fähigkeiten, sowie Phasen von Verwirrtheit mit verminderter Reaktionsfähigkeit im Wechsel mit bewusstseinsklarer Aufmerksamkeit sind charakteristisch (McKeith et al. 1994). Die Fluktuationen im Verlauf sind vergleichsweise spezifisch für die DLK (Walker et al. 2000; Tschampa et al. 2001). Visuelle Halluzinationen treten bei etwa 40–75% der Patienten auf (Galasko et al. 1996); sie sind typischerweise freundlich, manchmal jedoch auch bedrohlich, wodurch es zu Flucht- oder Abwehrhandlungen kommen kann. Im Vergleich zur AD sind Beeinträchtigungen von Visuoperzeption und -konstruktion, Exekutivfunktionen, psychomotorischer Geschwindigkeit und Wortproduktion meist stärker ausgeprägt (Salmon et al. 1996). Zur Abgrenzung gegenüber dem Morbus Parkinson kann die Verlaufsbeurteilung beitragen: So treten im Unterschied zum Morbus Parkinson kognitive Beeinträchtigungen bei DLK bereits vor oder gemeinsam mit den Bewegungsstörungen auf.

9.3.2 Motorische Defizite und Neuroleptika-Sensitivität

Meist werden bei DLK klinisch bedeutsame motorische Beeinträchtigungen evident. Die Bewegungsstörungen mit muskulärer Rigidität einschließlich Zahnrad-Phänomen, Bradykinese und Ruhetremor ähneln denjenigen beim Morbus Parkinson, teilweise sind sie aber leichter ausgeprägt oder symmetrischer, auch der Ruhetremor ist weniger häufig (55% versus 85%). Patienten mit DLK sprechen unter Umständen weniger gut auf L-DOPA an oder sind vulnerabler für dessen Nebenwirkungen (Louis et al. 1997). Im Vergleich zur AD ist die Parkinsonsymptomatik bei DLK nicht nur wesentlich häufiger, sie unterscheidet sich auch qualitativ: So handelt es sich bei der Rigidität der AD anders als bei DLK (Zahnrad-Typ) typischerweise um ein Gegenhalten (Paratonie) (Kurlan et al. 2000).

Systematische Vergleiche von Patientengruppen vergleichbaren Demenz-Schweregrades hinsichtlich ihrer motorischen Symptomatik mit Hilfe differenzierter Messinstrumente (z. B. Digitalisiertablett) liegen derzeit nicht vor. Es ist jedoch zu vermuten, dass sich die Bewegungsstörungen bei DLK bereits sehr früh (u. U. bereits vor Erreichen der klinischen Schwelle) in Kennwerten der Automatisierung, der Schriftgröße und -geschwindigkeit und des Tremors niederschlagen und sich dieses Muster feinmotorischer Veränderungen von den bereits beschriebenen frühen Beeinträchtigungen der Automatisierung von Schreibbewegungen bei jedoch normaler Schriftgröße und -geschwindigkeit bei AD unterscheiden lassen.

Praktische Konsequenzen für die Behandlung der DLK hat vor allem die oft erhebliche Neuroleptika-Sensitivität der betroffenen Patienten. Die Gleichzeitigkeit der motorischen, kognitiven und Verhaltensstörungen kompliziert den Umgang mit und die Behandlung von Patienten mit DLK. So verbessert beispielsweise L-DOPA die motorischen Störungen, verstärkt aber die Halluzinationen. Entsprechend führen neuroleptische oder cholinerge Medikamente u. U. zu einer Verbesserung von Verhaltenssymptomen und kognitiven Defiziten, gleichzeitig jedoch zu einer Zunahme der Bewegungsstörungen. Die effektivste therapeutische Strategie richtet sich meist nach den Hauptbeschwerden und bemüht sich um eine Medikation, die die beste Balance zwischen den gegensätzlichen Zielen kognitiver und motorischer Symptomverbesserung herstellt. Eine viel versprechende Therapieform stellen moderne zentral cholinerg wirksame Medikamente dar.

9.4 Frontotemporale Degenerationen (FTD)

9.4.1 Klinisches Bild, Ätiopathogenese und Verlauf

Angaben zur Inzidenz und Prävalenz der Frontotemporalen Degenerationen (FTD) variieren aufgrund unterschiedlicher Krankheitskonzepte und Selektionskriterien. Neary et al. (1998) vermuten, dass die FTD nach der Alzheimer-Krankheit und den Lewy-Körperchen-Erkrankungen die dritthäufigste degenerative Demenzursache und für 20% aller präsenilen Demenzen verantwortlich seien. In den meisten Fällen zeigen sich die ersten klinischen Symptome im Präsenium, nur selten nach dem 70. Lebensjahr. Die Krankheitsdauer variiert zwischen 3 und 17 Jahren (Gustafson 1993; Neary et al. 1998).

Bei den FTD kommt es zu einer umschriebenen, fortschreitenden Degeneration von Frontal- und Temporallappen. Die drei möglichen klinischen Subsyndrome
a) Frontotemporale Demenz (FD),
b) Primär Progressive Aphasie (PPA) und
c) Semantische Demenz (SD)
   sind mit der jeweiligen Verteilung der Pathologie assoziiert. Bei der FD sind insbesondere beide Frontallappen meist symmetrisch betroffen. Bei der PPA liegt meist eine asymmetrische Atrophie von linkem Frontal- und Temporallappen vor. Bei der SD betrifft die bilaterale Atrophie vor allem den inferioren und mittleren temporalen Gyrus des anterioren temporalen Neokortex. Es werden hauptsächlich zwei histopathologische Substrate oder Typen unterschieden, die den klinischen Syndromen zugrundeliegen können. Der »Frontallappendegeneration-Typ« oder »non-Alzheimer-non-Pick-Typ« ist durch überwiegend mikrovakuoläre Veränderungen ohne spezifische histologische Merkmale gekennzeichnet, der »Pick-Typ« durch eine schwere Astrogliose mit oder ohne Nervenzellschwellungen und argentophile Pick-Körperchen. Die Ätiologie ist unbekannt, doch weist eine hohe familiäre Häufung auf den Einfluss genetischer Faktoren hin, wobei molekulare Studien Mutationen auf Chromosom 17 oder eine Verbindung zu Chromosom 3 in einigen Familien ergeben haben.

Entsprechend internationaler Konsensuskriterien (The Lund and Manchester Groups 1994; Neary et al. 1998) werden bei der FTD die bereits genannten drei Subsyndrome der FD, PPA und SD unterschieden (s. nachfolgende Übersichten).

Allgemeine diagnostische Kriterien der Demenzen bei Frontotemporalen Degenerationen (Neary et al. 1998; Weiterentwicklung der Lund-Manchester-Kriterien von 1994)

- Kernsymptom: schleichender Beginn und langsame Progredienz.
- Unterscheidung von 3 prototypischen klinischen Syndromen:
  - Frontotemporale Demenz (FTD)
  - Primär progressive Aphasie (PA)
  - Semantische Demenz (SD).
- Unterstützende Merkmale:
  - Beginn <65 J., positive Familienanamnese einer ähnlichen Erkrankung bei Verwandten ersten Grades
  - Bulbärparalyse, atrophische Paresen, Faszikulationen (bei einer Minderheit der Patienten liegt eine assoziierte Motoneuronen-Krankheit vor).
- Ausschlusskriterien:
  - Verlauf und Klinik: abrupter Beginn, SHT bei Beginn, früh auftretende schwere Gedächtnisstörung, räumliche Orientierungsstörung, logoklone Sprache mit gestörtem Gedankenfluss, Myokloni, zentrale Paresen, zerebelläre Ataxie, Choreoathetose
  - Untersuchungsergebnisse: Bildgebung: überwiegend postzentrale strukturelle oder funktionelle Defizite; multifokale Läsionen in CT oder MRT. Laborbefunde: Hinweise auf metabolische oder entzündliche Erkrankungen des Gehirns (wie MS, Lues, AIDS, Herpes-Enzephalitis)
  - Relative Ausschlusskriterien: typische Vorgeschichte eines chronischen Alkoholismus, chronische Hypertonie oder Krankheitsgeschichte einer Vaskulopathie.

Klinische Diagnosekriterien einer Frontotemporalen Demenz (Neary et al. 1998)

- Klinisches Profil:
  - Von Beginn an und im Verlauf im Vordergrund stehende Wesensänderungen und Störungen des Sozialverhaltens. Wahrnehmungsfunktionen, räumliche Funktionen, Praxie und Gedächtnis sind intakt oder relativ erhalten.
- Kernsymptome:
  - Schleichender Beginn und langsame Progredienz
  - Früh auftretende Beeinträchtigungen des Sozialverhaltens
  - Früh auftretende Beeinträchtigungen der Verhaltenssteuerung
  - Früh auftretender verflachter Affekt
  - Früh auftretende Beeinträchtigungen der Krankheitseinsicht.
- Supportive Merkmale:
  - Verhaltensstörungen: beeinträchtigte Körperpflege, reduzierte geistige Flexibilität, vermehrte Ablenkbarkeit/reduzierte Ausdauer, hyperorales Verhalten/veränderte Ernährungsgewohnheiten, perseveratives und stereotypes Verhalten, »utilization behaviour« (unaufgeforderter Objektgebrauch).
  - Sprachstörungen: veränderte Sprachproduktion mit fehlender Spontaneität und Wortkargheit oder Sprechdrang, Stereotypien, Echolalie, Perseverationen, Mutismus.
  - Somatische Befunde: Primitivreflexe, Inkontinenz, Akinesie, Rigidität, Tremor, labile Hypotonie.
  - Untersuchungsergebnisse: Neuropsychologie: Bedeutsame Beeinträchtigungen in Frontalhirntests, keine schwere Amnesie, Aphasie oder visuellräumliche Beeinträchtigungen. Elektroenzephalographie: unauffälliges EEG, trotz klinisch evidenter Demenz. Bildgebung des Gehirns (strukturell und/oder funktionell): vorwiegend frontale und/oder temporale Auffälligkeiten.

Klinische Diagnosekriterien für primär progressive Aphasie (Neary et al. 1998)

- Klinisches Profil:
    - Von Beginn an und im Verlauf im Vordergrund stehende Störung der expressiven Sprache. Weitere kognitive Funktionen sind intakt oder relativ erhalten.
- Kernsymptome:
    - Schleichender Beginn und langsame Progredienz
    - Unflüssige Spontansprache mit mindestens einem der folgenden Merkmale: Agrammatismus, phonematische Paraphasien, Wortfindungsstörungen.
- Supportive Merkmale:
    - Sprechen und Sprache: Stottern oder bukkofaziale Apraxie, gestörtes Nachsprechen, der Spontansprache analoge Lese- und Schreibfehler, anfangs erhaltenes Wortverständnis, später Mutismus.
    - Verhalten: anfangs erhaltene soziale Fertigkeiten, späte Verhaltensveränderungen ähnlich derer bei FTD.
    - Somatische Befunde: späte kontralaterale Primitivreflexe, Akinesie, Rigidität und Tremor.
    - Untersuchungsergebnisse: Neuropsychologie: nicht-flüssige Aphasie in Abwesenheit einer schweren Amnesie oder visuell-räumlicher Beeinträchtigungen. Elektroenzephalographie: normal oder geringe asymmetrische Verlangsamung. Bildgebung des Gehirns (strukturell und/oder funktionell): Asymmetrische Auffälligkeiten insbesondere die dominante (üblicherweise linke) Hemisphäre betreffend.

Klinische Kriterien einer semantischen Demenz (Neary et al. 1998)

- Klinisches Profil:
    - Von Beginn an und im Verlauf steht eine semantische Störung im Vordergrund (Beeinträchtigungen von Sprachverständnis und/oder Objekterkennung). Weitere kognitive Funktionen sind intakt oder relativ erhalten.
- Kernsymptome:
    - Schleichender Beginn und langsame Progredienz
    - Sprachstörung: flüssige, inhaltsleere Spontansprache, Verlust der Wortbedeutungen, der sich in Benennens- und Sprachverständnisstörungen manifestiert, semantische Paraphasien und/oder
    - Prosopagnosie (Störung des Erkennens ehemals vertrauter Gesichter) und/oder assoziative Agnosie (Störung der Objekterkennung)
    - Erhaltenes Zuordnen von Objekten/Bildern sowie Abzeichnen
    - ungestörtes Nachsprechen einzelner Worte
    - ungestörtes Vorlesen und Schreiben von Wörtern, die nicht von Rechtschreibregeln abweichen.
- Supportive Merkmale:
    - Weitere Sprachstörungen: erhöhte Sprachproduktion, idiosynkratischer Wortgebrauch, Oberflächendyslexie/-dysgraphie, Fehlen von phonematischen Paraphasien oder Rechenstörungen
    - Verhaltensauffälligkeiten: Verlust von Empathie und Sympathie, Interessenseinengung, übertriebene Sparsamkeit/Geiz)
    - Somatische Befunde: Akinesie, Rigidität, Tremor; manchmal späte Primitivreflexe
    - Untersuchungsergebnisse: Neuropsychologie: Gravierende semantische Störung, die sich in Beeinträchtigungen des Sprachverständnisses und des Benennens und/oder Gesichter- und Objekterkennens manifestiert. Erhaltene Phonologie und Syntax, elementarer Wahrnehmungsfunktionen, räumlicher Fähigkeiten und Merkfähigkeit im Alltag. Elektroenzephalographie: normal Bildgebung des Gehirns (strukturell und/oder funktionell): vorwiegend Auffälligkeiten des anterioren Temporallappens (symmetrisch oder asymmetrisch).

◻ **Tabelle 9.2.** Motorische Symptome und Defizite bei AD, DLK, FTD und Depression. (Zusammengestellt nach: Bellgrove et al. 1997; Clark et al. 1997; Dick et al. 2000; Förstl et al. 1992, 1993; Geldmacher et al. 1997; Ghilardi et al. 1999; Gnalaningham et al. 1997; Goldman et al. 1999; Gregory et al. 1997; Kluger et al. 1997; Kurlan et al. 2000; Liu et al. 1997; Schröter et al. 1998, 2003; Slavin et al. 1995, 1999; Villardita 1993; Willingham et al. 1997)

		Alzheimer-Demenz	Demenz mit Lewy-Körperchen	Demenzen bei Frontotemporalen Degenerationen		
				Frontotemporale Demenz	Semantische Demenz	Primär Progr. Aphasie
Klinische Beurteilung (Motoskopie)	Haltung und Gang	Teilw. im Verlauf auffällig	Meist Haltungsveränderungen, Stürze	?	?	?
	Rigidität	Teilw. im Verlauf paratone Rigidität	Häufig »Zahnrad«-Rigidität	Teilweise	Teilweise	Teilweise
	Bradykinese	Teilweise im Verlauf	Häufig	Teilweise	Teilweise	?
	Ruhetremor	Selten	Teilweise	Teilweise	Teilweise	Teilweise
	Primitivreflexe	Teilweise im späten Verlauf	?	Häufig im Verlauf	Teilw. im Verlauf	Häufig im Verlauf
	Myoklonien	Teilweise im späten Verlauf	Teilweise im Verlauf	Nicht zu erwarten	Nicht zu erwarten	?
	Anfälle	Teilweise im späten Verlauf	?	?	?	?
	Motorische Koordination (z.B. Diadochokinese, Sequenzierungsaufgaben)	Häufig beeinträchtigt	Häufig beeinträchtigt	Häufig beeinträchtigt		Teilweise beeinträchtigt
Leistungsmessung (Motometrie)	Feinmotorische Aufgaben (z.B. Purdue Pegboard, Grooved Pegboard)	Häufig beeinträchtigt	?	?	?	?
	Komplexe motorische Aufgaben (z.B. Assembly Test des Perdue Pegboard, Zahlen-Symbol-Test)	Häufig beeinträchtigt	?	?	?	?
	Motorisch-prozedurales Lernen	Meist unauffällig	?	?	?	?

9

□ Tabelle 9.2 (Fortsetzung)

		Alzheimer-Demenz	Demenz mit Lewy-Körperchen	Demenzen bei Frontotemporalen Degenerationen		
				Frontotemporale Demenz	Semantische Demenz	Primär Progr. Aphasie
Kinematische Analyse (Motographie)	Schreibbewegungen, repetitive Bewegungen (Digitalisiertablett)	Meist beeinträchtigte Automatisierung sowie unbeeinträchtigte Amplitude und Geschwindigkeit	?	?	?	?
	Zielbewegungen (Digitalisiertablett)	Meist beeinträchtigte Vorbereitung und Ausführungseffizienz	?	?	?	?

9.4.2 Diagnoseunterstützende motorische Symptome

Wie den klinischen Konsensuskriterien zu entnehmen ist, stehen motorische Symptome im Vergleich zu den kognitiven Beeinträchtigungen im Hintergrund und sind eher als unterstützende bzw. zusätzliche klinische Merkmale denn als notwendige diagnostische Merkmale zu verstehen. Bei allen drei Syndromen können Bulbärparalyse, Muskelschwäche oder Faszikulationen auftreten, bei einer kleinen Patientenzahl tritt eine Motoneuronerkrankung hinzu (Neary et al. 1990). Zu den unterstützenden klinischen Merkmalen der FD zählen perseverierende und stereotype Verhaltensweisen, Primitivreflexe, Inkontinenz, Akinesie, Rigidität und Tremor. Bei der PPA können zum beeinträchtigten Sprachfluss Stottern und orale/bukkofaziale Apraxie hinzutreten, später auch kontralaterale Primitivreflexe, Akinesie, Rigidität und Tremor. Zu den supportiven diagnostischen Merkmalen der SD gehören abwesende oder späte Primitivreflexe sowie Akinesie, Rigidität und Tremor. Um die diagnostische Spezifität der Kriterien (z. B. in der Abgrenzung gegenüber der AD) zu erhöhen, wurden als Ausschlusskriterien für alle drei Syndrome unter anderem Myokloni, kortikospinale Schwäche, zerebelläre Ataxie und Choreoathetose aufgenommen (Neary et al. 1998).

Wie im Falle der Demenz mit Lewy-Körperchen (DLK) sind uns weder systematische, quantitative Untersuchungen feinmotorischer Leistungen von Patienten mit FTD bekannt, noch Vergleiche mit Patienten, die unter anderen Demenzformen leiden, was auch hier erheblichen Forschungsbedarf indiziert.

penvergleiche (am besten mit nach Demenz-Schweregrad gematchten Patientengruppen) stehen größtenteils noch aus. Allerdings erlauben die bisherigen Untersuchungsergebnisse durchaus, spezifische Hypothesen zu bilden, die in künftigen Studien gezielt überprüft werden können.

Wir haben versucht zu verdeutlichen, dass der potenzielle Nutzen, den die Untersuchung motorischer Funktionen für das frühzeitige Erkennen und die differenzialdiagnostische Abgrenzung neurodegenerativer dementieller Syndrome sowie die Behandlungsplanung haben kann, derzeit nicht genügend beachtet wird. Insbesondere vom Einsatz sensitiver, quantitativer Untersuchungsmethoden zur kinematischen Bewegungsanalyse der Manumotorik sind weitere Aufschlüsse über Natur und differenzialdiagnostische Bedeutung motorischer Dysfunktionen bei den unterschiedlichen Demenzformen zu erwarten. Entsprechend elaborierte Untersuchungsmethoden erlauben schon heute die Erfassung subklinischer, in Rating-Skalen nicht abbildbarer Bewegungsstörungen bei Patienten mit unterschiedlichen psychischen und neurologischen Erkrankungen (Jahn et al. 1995; Jahn 1997, 1999; Mai u. Marquardt 1995; Tigges et al. 2000).

Möglicherweise eröffnet die Untersuchung diskreter motorischer Dysfunktionen zusätzliche Ansatzpunkte zur Früherkennung dementieller Erkrankungen und auch zur Behandlungsevaluation. Schließlich zeigen bereits vorliegende Ergebnisse aus neuropsychologisch-experimentellen Studien zum motorischen (prozeduralen) Lernen bei AD, wie Kenntnisse über motorische Phänomene therapeutisch genutzt werden könnten.

9.5 Zusammenfassung

◘ Tabelle 9.2 gibt eine zusammenfassende Übersicht über die in diesem Kapitel behandelten motorischen Symptome bei AD, DLK und FTD. Für motorische Symptome der häufig von einer beginnenden Demenz abzugrenzenden Depression sei besonders auf ► Kap. 4 verwiesen.

Da es die aktuelle Datenlage (bis auf wenige Ausnahmen) nicht erlaubt, die Vorkommenshäufigkeit der motorischen Symptome in den verschiedenen Krankheitsstadien, ihre Sensitivität und Spezifität genauer zu bestimmen, haben wir alle diesbezüglichen Wahrscheinlichkeitsangaben in ◘ Tabelle 9.2 absichtlich vage formuliert. Systematische Grup-

Literatur

American Psychiatric Association (1994) Diagnostic and statistical manual of mental disorders, 4th edn. APA, Washington, DC

Bellgrove MA, Phillips JG, Bradshaw JL et al (1997) Response programming in dementia of the Alzheimer type: A kinematic analysis. Neuropsychologia 35(3):229–240

Bickel H (2002) Epidemiologie der Demenz. In: Beyreuther K, Einhäupl KM, Förstl H, Kurz A (Hrsg) Demenzen. Grundlagen und Klinik. Thieme, Stuttgart, S 15–41

Braak H, Braak E (2002) Neuroanatomie. In: Beyreuther K, Einhäupl KM, Förstl H, Kurz A (Hrsg) Demenzen. Grundlagen und Klinik. Thieme, Stuttgart, S 118–129

Brun A, Englund E (1981) Regional pattern of degeneration in Alzheimer's disease: neuronal loss and histopathological grading. Histopathology 5:549–564

Clark CM, Ewbank D, Lerner A et al and the CERAD collaborators (1997) The relationship between extrapyramidal signs and cognitive performance in patients with Alzheimer's disease enrolled in the CERAD study. Neurology 49:70–75

Deweer B, Ergis AM, Fossati P et al (1994) Explicit memory, procedural learning and lexical priming in Alzheimer's disease. Cortex 30:113–126

Dick MB, Beth RE, Shankle RW et al (1996) Acquisition and long-term retention of a groß motor skill in Alzheimer's disease patients under constant and varied practice conditions. J Gerontol 51:103–111

Dick MB, Hsieh S, Dick-Muehlke C et al (2000) The variability of practice hypothesis in motor learning: Does it apply to Alzheimer's disease? Brain Cognition 44:470–489

Eichhorn TE, Gasser T, Mai N et al (1996) Computational analysis of open loop handwriting movements in Parkinson's disease: A rapid method to detect dopamimetic effects. Move Disord 11:289–297

Förstl H (1999) The Lewy-Body variant of Alzheimer's disease: clinical, pathophysiological and conceptual issues. Eur Arch Psychiatry Clin Neurosci 249(Suppl 3):III/64–III/67

Förstl H (2001) Demenzen in Theorie und Praxis. Springer, Berlin Heidelberg New York

Förstl H (2002) Lewy-Körperchen Demenz ist eigentlich gar keine sinnvolle Diagnose. In: Gutzmann H, Hirsch RD, Teising M, Kortus R (Hrsg) Die Geronstopsychiatrie und ihre Nachbardisziplinen. Schriftreihe der Deutschen Gesellschaft für Gerontopsychiatrie und -psychotherapie, S 467–476

Förstl H, Burns A, Levy R et al (1992) Neurologic signs in Alzheimer's disease: Results of a prospective clinical and neuropathological study. Arch Neurol 49:1038–1042

Förstl H, Burns A, Luthert P et al (1993) The Lewy-Body variant of Alzheimer's disease. Clinical and pathological findings. Br J Psychiatry 162:385–392

Galasko D, Katzman R, Salmon DP, Hansen L (1996) Clinical and neuropathological findigs in Lewy body dementias. Brain Cognition 31:166–175

Geldmacher DS, Whitehouse PJ (1997) Differential diagnosis of Alzheimer's disease. Neurology 48(Suppl 6):S2-S9

Ghilardi M-F, Alberoni M, Marelli S et al (1999) Impaired movement control in Alzheimer's disease. Neurosci Lett 260:45–48

Gnalaningham KK, Byrne EJ, Thornton A et al (1997) Motor and cognitive function in Lewy body dementia: Comparison with Alzheimer's and Parkinson's disease. J Neurol Neurosurg Psychiatry 62:243–252

Goldman WP, Baty JD, Buckles VD et al (1999) Motor dysfunction in mildly demented AD individuals without extrapyramidal signs. Neurology 53:956–962

Gregory CA, Orrell M, Sahakian B, Hodges JR (1997) Int J Geriatr Psychiatry 12:375–383

Gustafson L (1993) Clinical picture of frontal lobe degeneration of non-Alzheimer type. Dementia 4(3–4):143–148

Hageman PA, Thomas VS (2002) Gait performance in dementia: the effects of a 6-week resistance training program in an adult day-care setting. Int J Geriatr Psychiatry 17:329–334

Jacobs DH, Adair JC, Williamson DJG et al (1999) Apraxia and motor-skill acquisition in Alzheimer's disease are dissociable. Neuropsychologia 37:875–660

Jahn T (1997) Kinematic analysis of motor dysfunction in psychiatry. Pharmacopsychiatry 30:185

Jahn T (1999) Diskrete motorische Störungen bei Schizophrenie. Beltz Psychologie Verlags Union, Weinheim

Jahn T (2003) Neuropsychologie der Demenz. In: Lautenbacher S, Gauggel S (Hrsg) Die Neuropsychologie psychischer Störungen. Springer, Berlin Heidelberg New York, S 301–338

Jahn T, Cohen R, Mai N et al (1995) Untersuchung der fein- und grobmotorischen Dysdiadochokinese schizophrener Patienten: Methodenentwicklung und erste Ergebnisse einer computergestützten Mikroanalyse. Z Klin Psychol 24:300–315

Jahn T, Cohen R (1999) Kinematische Analysen motorischer Störungen in der Psychiatrie: einige Prinzipien und Befunde. In: Bräunig P (Hrsg) Bewegungsstörungen bei chronischen Schizophrenien. Schattauer, Stuttgart, S 17–40

Kluger A, Gianutsos JG, Golomb J et al (1997) Patters of motor impairment in normal aging, mild cognitive decline and early Alzheimer's disease. J Gerontol B Psychol Sci Soc Sci 52:28–39

Kurlan R, Richard IH, Papka M, Marshall F (2000) Movement disorders in Alzheimer's disease: More rigidity of definitions is needed. Move Disord 15(1):24–29

Kurz A (2000) Demenz. In: Möller H-J, Laux G, Kapfhammer H-P (Hrsg) Psychiatrie und Psychotherapie. Springer, Berlin Heidelberg New York, S 852–894

Lang CJG, Bergmann M (2002) Demenzen mit Lewy-Körperchen. Fortschr Neurol Psychiatrie 70:476–494

Lautenschlager NT (2002) Von der leichten kognitiven Störung zur Alzheimer-Krankheit. Diagnostische Schwierigkeiten und therapeutische Überlegungen. Psycho 28:314–317

Lennox GG, Lowe JS (1998) Dementia with Lewy bodies. In: Markesberry WR (ed) Neuropathology of dementing disorders. Arnold, London, pp 181–192

Liu Y, Stern Y, Chun MR et al (1997) Pathological correlates of extrapyramidal signs in Alzheimer's disease. Ann Neurol 41:368–374

Londos E, Passant U, Gustafson L, Brun A (2001) Neuropathological correlates to clinically defined dementia with Lewy Bodies. Int J Geriatr Psychiatry 16(7):667–679

Louis ED, Klatka LA, Liu Y, Fahn S (1997) Comparison of extrapyramidal features in 31 pathologically confirmed cases of diffuse Lewy body diseases and 34 pathologically confirmed cases of Parkinson's disease. Neurology 48:376–380

Mai N, Marquardt C (1995) Analyse und Therapie motorischer Schreibstörungen. In: Jäncke L, Heuer H (Hrsg) Interdisziplinäre Bewegungsforschung. Pabst Science, Lengerich, S 538–582

Mai N, Marquardt C (1999) CS – Computerunterstützte Analyse der Bewegungsabläufe beim Schreiben. Bedienungshandbuch der Version 5.0. MedCom, München

Marquardt C, Mai N (1994) A computational procedure for movement analysis in handwriting. J Neurosci Methods 52:39–45

McKeith IG, Fairbairn AF, Bothwell RA et al (1994) An evaluation of the predictive validity and inter-rater reliability of clinical diagnostic criteria for senile dementia of Lewy body type. Neurology 44:872–877

McKeith IG, Galasko D, Kosaka K et al (1996) Consensus guidelines for the clinical and pathologic diagnosis of dementia with Lewy bodies (DLB). Report of the consortium on DLB international workshop. Neurology 47:1113–1124

McKeith I, O'Brien J (1999) Dementia with Lewy bodies. Aust N Z J Psychiatry 33:800–808

McKeith IG, Ballard CG, Perry RH et al (2000) Prospective validation of Consensus criteria for the diagnosis of dementia with Lewy bodies. Neurology 54:1050–1058

McKhann G, Drachman D, Folstein M et al (1984) Clinical diagnosis of Alzheimer's disease: report of the NINCDS-ADRDA work group under the auspices of the Department of Health and Human Services Task Force on Alzheimer's Disease. Neurology 34:939–944

Mergl R, Tigges P, Schröter A, Hegerl U (2000) Digitalisierte Analyse der Handbewegungen im Kontext der Psychiatrie. Methodik, klinische Befunde und Perspektiven. Fortschr Neurol Psychiatrie 68:387–397

Neary D, Snowden JS, Mann DMA et al (1990) Frontal lobe dementia and motor neuron disease. J Neurol Neurosurg Psychiatry 53:23–32

Neary D, Snowden JS, Gustafson L et al (1998) Frontal lobar degeneration. A consensus on clinical diagnostic criteria. Neurology 51:1546–1554

Pasquier F (1999) Early diagnosis of dementia: Neuropsychology. J Neurol 246:6–15

Petersen RC, Smith GE, Waring SC et al (1999) Mild cognitive impairment: Clinical characterization and outcome. Arch Neurol 56:303–308

Phillips JG, Bradshaw JL, Chiu E, Bradshaw JA (1994) Characteristics of handwriting of patients with Huntington's disease. Move Disord 9:521–530

Phillips JG, Stelmach GE, Teasdale N (1991) What can indices of handwriting quality tell us about Parkinsonian handwriting. Hum Move Sci 10:301–314

Romero B (1997) Sprachverhaltensstörungen bei Moprbus Alzheimer. In: Weis S, Weber G (Hrsg) Handbuch Morbus Alzheimer. Neurobiologie, Diagnose, Therapie. Beltz/Psycholopgie Verlags Union, Weinheim, S 921–973

Rosenstein LD (1998) Differential diagnosis of the major progressive dementias and depression in middle and late adulthood: A summary of the literature of the early 1990s. Neuropsychol Rev 8(3):109–167

Salmon DP, Galasko D, Hansen LA et al (1996) Neuropsychological deficits associated with diffuse Lewy body disease. Brain Cognition 31:148–165

Schröter A, Gallinat J, Karsch M et al (1998) Analysis of fine motor functions in patients with Alzheimer disease (AD), depression and healthy subjects. Eur Arch Psychiatry Clin Neurosci 248(Suppl 1):S45

Schröter A, Mergl R, Bürger K et al (2003) Kinematic analysis of handwriting movements in patients with Alzheimer's disease, mild cognitive impairment, depression and healthy subjects. Dementia Geriatr Cognitive Disord 15:132–142

Slavin MJ, Phillips JG, Bradshaw JL et al (1995) Kinematics of handwriting movements in dementia of the Alzheimer's type. Alzheimer's Res 1:123–132

Slavin MJ, Phillips JG, Bradshaw JL et al (1999) Consistencies of handwriting movements in dementia of the Alzheimer's type: A comparison with Huntington's and Parkinson's disease. J Int Neuropsychol Soc 5:20–25

Stern Y, Jacobs D, Goldman J et al (2001) An investigation of clinical correlates of Lewy Bodies in autopsy-proven Alzheimer disease. Arch Neurol 58:460–465

The Lund and Manchester Groups (1994) Consensus Statement. Clinical and neuropathological criteria for frontotemporal dementia. J Neurol Neurosurg Psychiatry 4:416–418

Theml T, Jahn T (2001) Neuropsychologische Untersuchung. In: Förstl H (Hrsg) Demenzen in Theorie und Praxis. Springer, Berlin Heidelberg New York, S 275–289

Thomas VS, Vandenberg EV, Potter JF (2002) Non-neurological factors are implicated in impairments in gait and mobility among patients in a clinical dementia referral population. Int J Geriatr Psychiatry 17:128–133

Tigges P, Mergl R, Frodl T et al (2000) Digitized analysis of abnormal hand-motor performance in schizophrenic patients. Schizophrenia Res 45(1–2):133–143

Tschampa HJ, Neumann M, Zerr I et al (2001) Patients with Alzheimer's disease and dementia with Lewy bodies mistaken for Creutzfeldt-Jakob disease. J Neurol Neurosurg Psychiatry 71:33–39

Villardita C (1993) Alzheimer's disease compared with cerebrovascular dementia. Neuropsychological similarities and differences. Acta Neurol Scand 87(4):299–308

Walker Z, Allen RL, Shergill S, Katona CL (1997) Neuropsychological performance in Lewy body dementia and Alzheimer's disease. Br J Psychiatry 170:156–158

Walker Z, Allen RL, Shergill S et al (2000) Three years survival in patients with a clinical diagnosis of dementia with Lewy bodies. Int J Geriatr Psychiatry 15(3):267–273

Weis S (1997) Neuropathologie des Morbus Alzheimer. In: Weis S, Weber G (Hrsg) Handbuch Morbus Alzheimer. Neurobiologie, Diagnose, Therapie. Beltz/Psychologie Verlags Union, Weinheim, S 163–196

Willingham DB, Peterson EW, Manning C, Brashear HR (1997) Patients with Alzheimer's disease who cannot perform some motor skills show normal learning of other motor skills. Neuropsychology 11(2):261–271

Zakzanis KK (1998) Quantitative evidence for neuroanatomic and neuropsychological markers in dementia of the Alzheimer's type. J Clin Exp Neuropsychology 20(2):259–269

Psychogene und andere spezifische Bewegungsstörungen

Psychogene Bewegungsstörungen

Hans Peter Kapfhammer

10.1   Einleitung

Psychogene Bewegungsstörungen umfassen eine klinisch heterogene Gruppe von motorischen Funktionsstörungen, die zunächst den dringenden Verdacht auf eine zugrunde liegende organische Erkrankung erwecken, der aber in einer umfangreichen somatisch-medizinischen Diagnostik nicht bestätigt werden kann. Die Patienten suchen wegen ihrer prominenten körperlichen Symptome und überwiegend organisch-zentrierter Krankheitsvorstellungen primär keinen Psychiater oder Psychotherapeuten auf. Sie werden hauptsächlich in der

Neurologie gesehen. Hier orientiert sich die diagnostische Subgruppierung am Zielsyndrom der klinisch-neurologischen Phänomenologie:

- Bewegungsstörungen, bei denen typische Veränderungen des Gangs und Stands, muskuläre Schwächen, Paresen oder Plegien auffallen, seltener auch extrapyramidalmotorische Störungen wie z. B. Dyskinesien oder Dystonien vorliegen, auch Schluckbeschwerden, Aphonie, Dysphonie und Harnverhalt bestehen.
- Bewegungsstörungen mit komplexen Symptomen der Ausdrucksmotorik und Veränderungen der Bewusstseinslage werden wegen ihres anfallsartigen Manifestationscharakters als nichtepileptische psychogene Anfälle erfasst.
- Bewegungsstörungen, die aus einem nichtorganischen Schwindel resultieren und dann als psychogener Schwindel diagnostiziert werden.

Die ersten beiden Subgruppen von Bewegungsstörungen werden auch in der Neurologie traditionell als **Konversionssyndrome eines motorischen Typus** einerseits, **eines nichtepileptischen Anfalltypus** andererseits bezeichnet. Unter den Bewegungsstörungen infolge nichtorganischer Schwindelformen nimmt der sogenannte »**phobische Schwankschwindel**« einen besonderen Stellenwert ein.

Üblicherweise werden Patienten mit den unterschiedlichen Formen psychogener Bewegungsstörungen erst nach vorausgehender fachneurologischer Diagnostik einem Psychiater zur weiteren Untersuchung überwiesen. Ihm stellt sich die Aufgabe der diagnostischen Einordnung eines »**Somatisierungssyndroms**«. Unter »**Somatisierung**« versteht man »**eine Tendenz, körperliches Unbehagen und Symptome, für die keine erklärenden pathologischen Befunde bestehen, zu erleben und zu kommunizieren, sie einer somatischen Krankheit zuzuschreiben und dafür um medizinische Hilfe nachzusuchen. Gewöhnlich wird angenommen, dass diese Tendenz** sich als Reaktion auf psychosozialen Stress manifestiert, der durch Lebensereignisse und für das Individuum subjektiv belastende Situationen hervorgerufen wird« (Lipowski 1988, S. 1359). Oft wird der Zusammenhang zwischen körperlichem Symptom und psychosozialer Problematik von den betroffenen Patienten nicht gesehen. »Somatisierung« stellt in dieser Definition zunächst also nur ein typisches Krankheitsverhalten dar. Die Beziehung zu einer psychiatrischen Störung und/oder einer psychosozialen Belastung ist nicht schon Teil der Definition von Somatisierung, sondern ist erst das Ergebnis einer sorgfältigen psychiatrischen, psychosozialen und psychodynamischen Evaluation. In einer **psychiatrisch-diagnostischen Perspektive** lassen sich mehrere klinische Subgruppen unterscheiden (Kapfhammer 1997):

1. Patienten, die eine **primäre psychiatrische Störung**, z. B. Depression, Panik, andere Angststörungen, Anpassungsstörungen oder psychische Störungen durch psychotrope Substanzen vorrangig in ihren integralen körperlichen Symptomen schildern.
2. Patienten, die **bei nachweisbarer psychosozialer Problematik oder emotionaler Bedrängnis körperliche Symptome** zeigen, für die keine ausreichende medizinische Erklärung besteht.
3. Patienten mit **habituell wiederkehrenden, medizinisch unerklärten körperlichen Beschwerden und Symptomen**, die zu einer übermäßigen Inanspruchnahme von Ärzten und klinischen Einrichtungen führen und mit einer starken psychosozialen Behinderung einhergehen.
4. Patienten, die **besorgt und überzeugt sind, körperlich krank oder in ihrem körperlichen Erscheinungsbild verunstaltet** zu sein, **ohne** dass hierfür ausreichende objektive Befunde erhoben werden können.

Die Subgruppen 2.–4. werden in der diagnostischen Kategorie der »**somatoformen Störungen**« zusammengefasst, unter denen die »Konversionsstörung« (ad 2.) und die »Somatisierungsstörung« (ad 3.) für unsere Darstellung der psychogenen Bewegungsstörungen eine besondere Bedeutung besitzen. Somatoforme Störungen sind insbesondere von artifiziellen Störungen abzugrenzen.

Nachfolgend sollen entsprechend der Abfolge im medizinischen Versorgungssystem zunächst die **neurologische** Patientengruppe mit »Konversionssyndromen«, dann die mit »phobischem Schwankschwindel« beschrieben werden, auch wenn zwischen beiden Gruppierungen in einer **psychiatrisch**-diagnostischen Sicht ein großer Überlappungsbereich besteht.

10.2   Psychogene Bewegungsstörungen als Konversionssyndrome

10.2.1   Definition

Eine Konversionsstörung beinhaltet den Verlust oder die Veränderung einer neurologischen Funktion, sodass der Verdacht auf eine neurologische Krankheit aufkommt, aber durch eine bekannte neurologische Störung nicht hinreichend erklärt wird. Ein zeitlicher Zusammenhang des Beginns einer pseudoneurologischen Symptomatik und einer psychosozialen Belastung bzw. innerseelischen Konfliktlage wird gefordert. Die Symptombildung darf wie im Falle einer artifiziellen Störung nicht willentlich kontrolliert sein, auch kein kulturell sanktioniertes Reaktionsmuster darstellen und sich syndromal auch nicht ausschließlich auf Schmerzen oder sexuelle Dysfunktionen beschränken. Im Unterschied zu anderen somatoformen Störungen, bei denen in erster Linie die Diagnose auf der Basis von körperzentrierten Beschwerden gestellt wird, ist für die Konversionsstörung eine nachweisbare körperliche Symptomatik zu fordern.

10.2.2   Klinische Symptomatik

Psychogene Bewegungsstörungen in der neurologischen Konzeption von Konversionssyndromen verweisen in psychiatrischer Einschätzung vor allem auf eine **Konversionsstörung** vom motorischen Funktionstypus einerseits (◻ Abb. 10.1), vom nichtepileptischen Anfallstypus andererseits (◻ Abb. 10.2):

— **Motorische Funktionsstörungen** beinhalten zunächst **muskuläre Schwächen oder Paresen**, die v. a. die Extremitäten, sehr selten den Nacken oder Rumpf, so gut wie nie aber das Gesicht oder die Zunge betreffen (Pincus 1982). Sehr viel schwieriger sind Symptome zu bewerten, die wie ein Tremor, eine Dystonie oder Dyskinesie das **Extrapyramidalsystem** zu betreffen scheinen. Trotz eines zuweilen unverkennbaren Ausdruckscharakters in Abhängigkeit hoch problematischer interpersoneller Interaktionen oder psychosozialer Belastungen ist hier aber stets ein Caveat angebracht (Williams et al. 1995).

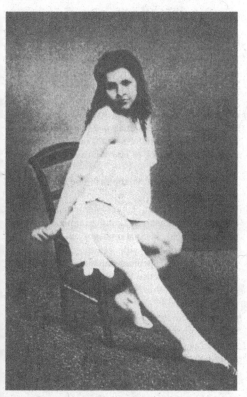

◘ Abb. 10.1. Zeitgenössische Fotografie einer Patientin (Augustine) mit hysterischer Abasie und psychogener Dystonie von Régnard, einem Mitarbeiter von J.-M. Charcot. (Nach Didi-Huberman 1997, S. 276)

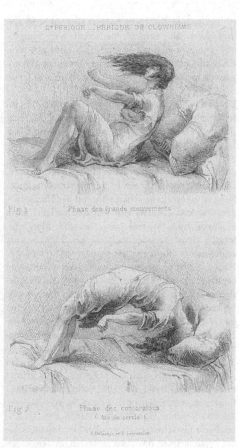

◘ Abb. 10.2. Zeitgenössische Darstellung einer Patientin mit psychogenen nicht-epileptischen Anfällen von P. Richer, einem Mitarbeiter von J.-M. Charcot. (Nach Didi-Huberman 1997, S. 132–133)

Zur Beurteilung **psychogener Gang- und Standstörungen** lassen sich einige Charakteristika formulieren, die für eine Identifikation als Konversionssyndrom sehr hilfreich sein können (Brandt et al. 1994). Hierzu zählen u. a.:

- eine spontane Fluktuation von Stand und Gang, die häufig durch Ablenkung oder suggestive Beeinflussung provoziert werden kann
- eine auffällige Verlangsamung des Bewegungsablaufs wie »unter Zeitlupe«
- ein typisches allmähliches Aufschaukeln der Schwankamplituden beim Romberg-Test aus einem initial sicheren Stand
- ein »plattfüßiger Eisgang«, der durch ein vorsichtiges Abrollen der Füße mit verminderter Bewegung in den Sprunggelenken wie auf rutschigem Boden imponiert

- ausgeprochen unökonomische Körperhaltungen oder das plötzliche Einknicken in den Hüft- und Kniegelenken mit Auffangen des Körpers, meist ohne Sturz
- relativ häufig geht diese Darstellung einer Gang- und Standstörung mit einer Reihe von psychomotorischen Ausdruckssymptomen wie einem leidenden oder angestrengten Gesicht, einem Stöhnen, einem Griff an das Bein, einer manirierten Handhaltung oder einer Hyperventilation einher.

Schluckbeschwerden (»Globus hystericus«), **Aphonie** oder **Dysphonie** und **Harnverhaltung** können als weitere, allerdings seltenere Symptome bei diesem Subtypus vorkommen (Kellner 1991).

Ein weiterer Subtypus bezieht sich auf nicht-epileptische Anfälle: Sensorische Defizite oder Symptome können mitenthalten sein. Es besteht ein typisches klinisches Merkmalscluster, das einen psychogenen Anfall nahe legt (Savard u. Andermann 1990):

Ein psychogener Anfall kann sowohl plötzlich einsetzen, als auch sich allmählich entwickeln. Als Quasi-Aura werden nicht selten Sensationen von Übelkeit, Schwindel, Atemnot und Kopfweh an wichtige Bezugspersonen mitgeteilt, deren Anwesenheit ganz offenkundig die Manifestation eines Anfalls fördern. Dieser ereignet sich meist in einer vertrauten Umgebung zu Hause, ganz selten während der Nachtstunden. Das Anfallsmuster selbst ist sehr variabel, kann unilateral und bilateral sein, tonische, klonische, tonisch-klonische oder nicht-zielgerichtete, kräftig ausfahrende Bewegungskomponenten enthalten. Häufig werden sie von dystonen Körperhaltungen begleitet; dramatisch, aber doch selten ist das klassische Zeichen eines »arc de cercle«; rhythmische Beckenstöße, zufällige Bewegungsmuster an unteren und oberen Extremitäten mit einem Stoßen und Beißen können imponieren. Der Gesichtsausdruck signalisiert eine breite Palette von dramatisierten Primäraffekten. Vokalisierungen können sowohl den Anfall einleiten als auch ihn begleiten. Meist gelingt es Patienten während des Anfalls schmerzhafte Positionen zu vermeiden oder sich nicht zu verletzen. Selbstverletzende Handlungen können aber als Anzeichen einer schwerer wiegenden Psychopathologie der Persönlichkeit durchaus auftreten. In demselben Kontext sind auch die eher seltenen Fälle von Harn- und Stuhlinkontinenz zu werten. Geweitete Pupillen unterstreichen eine starke sympathikotone Innervation, Cyanose rührt von einem Anhalten des Atmens her. Ein interessantes Zeichen ist die geotrope Augenbewegung: ein passives Bewegen des Kopfes verursacht stets eine Deviation der Augen zum Boden, weg vom Untersucher. Die Dauer eines psychogenen Anfalls ist in der Regel signifikant länger als die eines epileptischen Anfalls, übersteigt durchschnittlich zwei Minuten und mündet nicht selten in einen prolongierten Pseudo-Status ein. Auch ist die Frequenz höher, meist mehrmals am Tage. Es ist zu fordern, dass das EEG während und zwischen den Anfällen unauffällig ist.

10.2.3 Klinischer Verlauf und Prognose

Konversionssymptome einer Konversionsstörung treten in einem psychodynamischen und psychosozialen Belastungskontext überwiegend akut auf. In der Regel dauern sie nur kurz an. Bei mindestens der Hälfte der Patienten besteht eine gute Symptomremission bereits bei Entlassung aus dem Krankenhaus. Allerdings kommt es bei 20 bis 25% bereits innerhalb eines Jahres zu einem Rezidiv (Folks et al. 1984).

In einer Längsschnittbetrachtung zeichnen sich sowohl intermittierende wie auch chronische Verläufe ab. Patienten mit einem intermittierenden Verlaufstypus sprechen offenkundig immer wieder auf unterschiedliche Maßnahmen gut an, weisen eine hohe Suggestibilität auf, zeigen möglicherweise auch eine gute Spontanremission. Bei Patienten mit einem chronischen Verlauf findet sich eine Subgruppe, die sich durch eine weitgehend monomorphe Symptomatik, eine äußerst hartnäckige Persistenz sowie durch eine sehr geringe Motivierbarkeit für psychotherapeutische Verfahren auszeichnet. Eine andere Subgruppe zeigt ein sehr viel flüchtigeres, symptomatisch bunteres Erscheinungsbild, neigt zu zahlreichen medizinischen Kontakten, ohne eigentlich hiervon profitieren zu können. Mögliche Übergänge von einer Konversionsstörung in eine Somatisierungsstörung mit habituellem Somatisieren in multiplen Organsystemen sind gerade bei ihr zu beachten. Sie führen in der Regel zu einem vergleichsweise ausgeprägteren Behinderungsgrad in zahlreichen psychosozialen Bereichen (Kapfhammer et al. 1992, 1998a). Im Auge zu behalten ist aber auch eine Komplizierung zu einer komplexen artifiziellen Störung, bei der sich aus einer initial unwillentlichen Symptomproduktion allmählich auch ein heimliches Selbstschädigungsverhalten zusätzlich entwickelt. Die Patienten wissen hierbei um ihre Manipulation, ohne aber unbedingt schon Einsicht in die Motive ihres selbstdestruktiven Umgangs mit ihrem Körper zu besitzen (Kapfhammer et al. 1998b).

Als allgemein prognostisch günstige Faktoren können angesehen werden (Toone 1990):

- ein akuter Symptombeginn mit einer klar identifizierbaren psychosozialen Belastung
- ein kurzes Intervall zwischen Beginn der Symptomatik und erfolgender Behandlung
- eine durchschnittliche bis überdurchschnittliche Intelligenz.

10.2.4   Diagnose und Differenzialdiagnose

Die Diagnose einer **Konversionsstörung** darf keine reine Ausschlussdiagnose sein, und doch beruht sie auf einer sehr sorgfältigen Erhebung des internistischen und neurologischen Status, die von notwendigen apparativen diagnostischen Maßnahmen gestützt sein muss. Hierbei ist stets als wichtige klinische Leitlinie zu beachten, dass Konversionssymptome nicht selten in den Kontext allgemein-medizinischer oder neurologischer Erkrankungen eingebettet sein können, ohne durch diese aber ausreichend erklärt zu werden (s. u.). Dies gilt auch für eine beachtliche psychiatrische Komorbidität (Spitzer et al. 1994). Einflüsse von psychotropen Substanzen wie z. B. eine Überdosierung von Antiepileptika oder ein Entzug von Benzodiazepinen können in Einzelfällen als wichtige Rahmenbedingungen einer Konversionsbildung identifiziert werden.

Ein Hauptaugenmerk gilt dem Nachweis einer subjektiv bedeutsamen psychosozialen Belastung und/oder einer innerseelischen Konfliktlage im unmittelbaren Vorfeld der körperlichen Symptombildung. Die sorgfältige neurologische Bewertung der klinischen Phänomenologie unter Würdigung der objektiv erhobenen Befunde ist weiterführend. Zeichen einer »belle indifference«, einer prädisponierenden histrionischen Primärpersönlichkeit sowie eines ausgeprägten sekundären Krankheitsgewinns können die Diagnosestellung im Einzelfall zusätzlich erleichtern. Gleichzeitig darf von diesen Zeichen aber keine beweisende Wertigkeit erwartet werden. Zu den Symptomen, die eine genuine diagnostische Validität besitzen, scheinen frühere Somatisierungsphänomene in der biografischen Entwicklung, eine assoziierte Psychopathologie, ein interpersonelles Modell für die Symptombildung, emotionaler Stress in der Auslösesituation zu gehören, **nicht** aber Hinweise auf eine gestörte Sexualität, eine bestimmte Stellung in der Geschwisterreihe, eine vermeintliche Symbolhaftigkeit der Körpersymptome, einen sekundären Krankheitsgewinn, eine hysterische Persönlichkeit oder eine »belle indifference« (Lazare 1981).

Die **wichtigsten Differenzialdiagnosen in der Erfassung des symptomatischen Querschnitts** ergeben sich aus einer Abgrenzung

- gegenüber **neurologischen Störungen** etwa bei psychogenen Anfällen zu komplex partiellen oder frontalen Anfallsmustern oder »hysteroparen« extrapyramidalmotorischen Symptomen bei neuroleptischer Exposition

- gegenüber **affektiven Erkrankungen**, relativ selten gegenüber **schizophrenen Psychosen**
- gegenüber einem »**hysterisch**« anmutenden **Krankheitsverhalten** als Reaktion auf die Wahrnehmung einer schwerwiegenden organischen Erkrankung.

Unter Einbeziehung von Verlaufsaspekten kann eine zuverlässigere differenzialdiagnostische Einordnung von Konversionssyndromen in eine **Konversionsstörung**, eine **Somatisierungsstörung**, aber auch eine **artifizielle Störung** gelingen (Kapfhammer et al. 1998 a, b; s. u.). Konversionssymptome können sich im weiteren Verlauf durchaus auch als Prodromi einer verkannten oder noch nicht objektivierbaren neuropsychiatrischen Krankheit erweisen. Unter den Bedingungen einer modernen Diagnostik v. a. subtiler bildgebender Verfahren sind aber analog pessimistische Ergebnisse wie in der schon klassischen Studie von Slater et al. (1965), die eine erschreckend hohe Rate von diagnostisch verkannten Syndromen in der Longitudinalentwicklung aufdeckten, heute nicht mehr im vergleichbaren Umfang zu erwarten (Crimlisk et al. 1988). Und doch stellen Fehldiagnosen gerade bei Erstmanifestationen keine Seltenheit dar (Fishbain u. Goldberg 1991; Jones u. Barklage 1990).

10.2.5   Epidemiologie

Angaben zur **Prävalenz und Inzidenz** von Konversionsstörungen sind durch unterschiedliche Konzeptualisierungen des Konversionsbegriffs mit variierenden diagnostischen Grenzziehungen problematisch. Offenkundig sind Häufigkeitsraten auch stark von dem jeweils gewählten ambulanten oder klinischen Untersuchungssetting abhängig. Es scheint, dass im Laufe eines Jahres sich nur sehr wenige Patienten mit Konversionsstörungen in ambulanten psychiatrischen oder psychotherapeutischen Praxen vorstellen (Stefansson et al. 1976). In einer neurologischen Spezialklinik bewegte sich die Rate von Konversionsstörungen über mehrere Jahrzehnte relativ konstant zwischen 0,85 und 1,55% (Trimble 1981). In einem psychiatrischen Konsiliardienst an einem Großklinikum betrug die Häufigkeit über einen mehrjährigen Zeitraum knapp 4% der konsiliapsychiatrisch vorgestellten Patienten (Kapfhammer et al. 1992). Für die klinische Subgruppe der Patienten mit nichtepileptischen psychogenen Anfällen kann festgehalten werden, dass die Rate in Epilepsieambulanzen zwischen 5 und 22% beträgt, bei 20–30% der Patienten mit genuinen Epilepsien gelegentlich auch nichtepileptische Anfälle auftreten (Schultz-Venrath 1995; Benbadis 1996). Umgekehrt müssen bei Patienten mit der initialen Diagnose nichtepileptischer psychogener Anfälle im weiteren Verlauf doch in 8–10% auch organisch begründbare Epilepsien diagnostiziert werden (van Merode 1997).

Wenngleich mehrere Befunde in der Literatur auf eine insgesamt höhere Häufigkeit von Konversionsstörungen bei Personen mit **geringerem Bildungsniveau,** aus **niedrigeren sozioökonomischen Schichten, ländlichen Gegenden** oder **präindustriellen Gesellschaften** verweisen (Folks et al. 1984), ist trotzdem vor einer zu vereinfachten Sichtweise Skepsis angebracht (Kapfhammer et al. 1992). **Frauen** sind in allen vorliegenden Studien deutlich überrepräsentiert. Bei Arbeitsunfällen oder im Krieg entwickeln aber auch **Männer** sehr häufig Konversionssymptome. Es können **alle Altersgruppen** betroffen sein, mit einem **Häufigkeitsgipfel** zwischen dem 20. und 40. Lebensjahr (Kapfhammer et al. 1992; Tomasson et al. 1991).

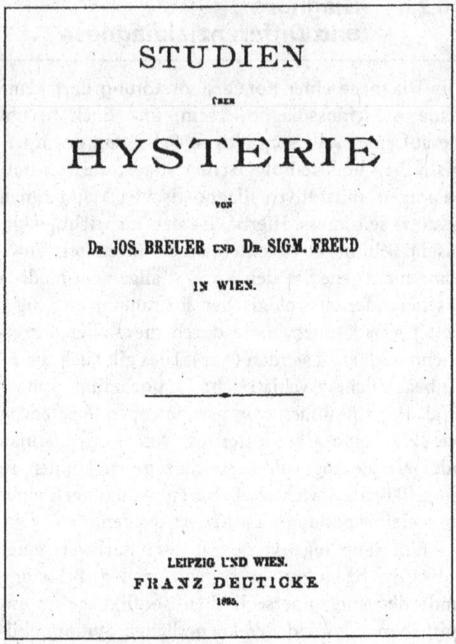

STUDIEN

ÜBER

HYSTERIE

VON

DR. JOS. BREUER UND DR. SIGM. FREUD

IN WIEN.

LEIPZIG UND WIEN.

FRANZ DEUTICKE

1895.

■ Abb. 10.3. Titelbild der grundlegenden Arbeit von J. Breuer und S. Freud über Hysterie

10.2.6 Ätiopathogenese

Es existieren mehrere Modelle zur Pathogenese von Konversionsstörungen. Unter ihnen spielen psychodynamische Konzeptualisierungen eine herausragende Rolle. Eine **frühe psychoanalytische** Position besagte (Breuer u. Freud 1893; ■ Abb. 10.3), dass Konversionssymptome aus bedeutsamen Triebkonflikten resultieren, die auf traumatische Erlebnisse in biographisch frühen Familieninteraktionen verweisen. Erinnerungen hieran müssen verdrängt werden und unbewusst bleiben. In späteren Lebenssituationen können diese aber anlässlich analoger Konflikte wieder aktualisiert werden. Um die stark affektbesetzten Erlebnisse zu vermeiden, werden sie nach einer erneuten Verdrängung »somatisiert«. Die körperlichen Symptome stellen in einer symbolischen Ausdrucksweise eine Kompromisslösung zwischen Triebimpulsen und Abwehr dar. In dieser Konfliktlösung über eine »Konversion« liegt der primäre Krankheitsgewinn. Mit der dadurch möglichen Übernahme einer Krankenrolle wird aber auch ein sozial vermittelter sekundärer Krankheitsgewinn erzielt, der zu einer weiteren inneren und äußeren Entlastung beiträgt.

In den Folgejahrzehnten gelangte die **Psychoanalyse** zu einer erheblichen Differenzierung bzw. **Modifizierung ihres ursprünglichen Konversionsverständnisses,** das im Wesentlichen ein Hysterie-Konzept darstellte. Wurden zunächst vorrangig Triebkonflikte aus sexuellen Traumatisierungen auf einer ödipalen Entwicklungsstufe als entscheidend für Konversionsbildungen angesehen, so weitete sich die Palette möglicher Konflikte fortan beträchtlich. Die Konfliktarten umspannen nun aggressive Impulse, Motive einer narzisstischen Selbstwertregulation, Probleme der Trennung und Individuation sowie eine nach Verlusterlebnissen ausgelöste Trauerarbeit. Ich-psychologische Befunde zeigten, dass nicht in jedem Fall einer Konversionsbildung eine reife Symbolisierung gegeben ist. In Abhängigkeit vom Strukturniveau der innerseelischen Verarbeitung und der Regressionstiefe können auch unreifere körperliche Ausdrucksweisen vorliegen. Konversionsbildungen stellen sich in einer aktuellen psychodynamischen Sichtweise als eine eigenständige Lösungsstrategie dar, mit einer Fülle von innerseelischen, interpersonalen und sozialen Konflikten durch die Identifikation mit einer bestimmten Krankenrolle fertig zu werden. Dieser Konfliktlösungsmodus ist nicht an eine bestimmte Persönlichkeitsstruktur gebunden (Mentzos 1980).

Zunehmend stärker werden auch traumapsychologische Aspekte in der Ätiopathogenese von Konversionssyndromen, speziell von nichtepileptischen psychogenen Anfällen erkannt und im theoretischen Kontext von Trauma und Dissoziation diskutiert (Alper et al. 1993; Bowman u. Markland 1996; Kapfhammer et al. 2001; Scheidt u. Flügel 1997).

Mit diesen modernen psychodynamischen Konzeptualisierungen sind auch **lerntheoretische Ansätze** durchaus vereinbar, die aufzeigen, wie klassisch und/oder operant konditionierte körperliche Reaktionen als Krankheitssymptome eingesetzt werden können, um mit speziellen belastenden oder konflikthaften Situationen umzugehen. Die Bedeutung eines »Lernens am Modell« wird unterstrichen, wenn man den beträchtlichen Prozentsatz von Patienten beachtet, die entweder selbst in klinischen Einrichtungen arbeiten, mit Krankenhauspersonal befreundet oder verheiratet sind und auch häufig in ihrem familiären und unmittelbaren sozialen Umfeld Personen kennen, die phänomenologisch sehr ähnliche Symptome aufgewiesen haben (Kapfhammer et al. 1992).

Medizinsoziologische Theorien zur Krankenrolle und zum Krankheitsverhalten fügen sich ebenfalls in diesen Kontext ein (Mechanic 1962; Pilowsky 1990). Auch sie betonen ein erlerntes Verhaltensmuster, mit emotionalen Stresssituationen durch eine überbetonte Fokussierung auf körperliche Sensationen und Symptome sowie durch eine Übernahme der Krankenrolle und ein individuell ausgestaltetes Hilfesuchverhalten in medizinischen Einrichtungen fertig zu werden.

Während in psychoanalytischen Anätzen meist eine durchgängige Unbewusstheit der Motive bei Konversionsbildungen hervorgehoben wird, herrscht in lerntheoretischen und medizinsoziologischen Theorien eher ein dimensionales Verständnis von der Einsichtsfähigkeit eines Patienten in die Beweggründe für eine Konversionsbildung vor. Dieses kennt am einen Pol unbewusste oder automatisiert erlernte Motive, registriert aber durchaus auch sehr viel bewusstseinsnähere Motive, die am anderen Pol sogar interpersonell manipulativen Charakter verraten können (Miller 1988).

In einer frühen, v.a. von psychoanalytischen Autoren vertretenen Position galt eine **hysterisch strukturierte Persönlichkeit** als wichtige Voraussetzung für die Entwicklung von Konversionssymptomen unter typischen Konflikteinflüssen. In einer klinischen Perspektive muss aber festgehalten werden, dass eine hysterische Persönlichkeit keinesfalls eine obligatorische Voraussetzung für ein Konversionssyndrom ist. Systematische Studien zur Persönlichkeitstypologie von Konversionspatienten erbrachten vielmehr eine **Vielfalt von unterschiedlichen Persönlichkeiten**, die neben histrionischen v.a. passive, dependente und depressive Züge aufwiesen (Folks et al. 1984).

Einige **neurophysiologische bzw. neuropsychologische Hypothesen** könnten weiter zum Verständnis von Konversionsvorgängen beitragen. So postulierten Ludwig (1972) und Whitlock (1967) einen **corticofugalen Hemmungsmechanismus gegenüber afferenten Stimuli**, eine **Störung der Aufmerksamkeitsfunktionen** als grundlegend bei der Konversionsbildung. Ähnlich wie bereits Kretschmer (1923), der einen Rückgriff auf instinktmäßige, motorische Schablonen wie den Extremformen eines »Bewegungssturms« oder »Totstellreflexes« bei schockartigen Affekterlebnissen als Hysteriemodell formulierte, beschrieben auch diese Autoren Katastrophenreaktionen als zunehmend regressivere Modi der Auseinandersetzung mit unerträglichen Stressoren. Diese regressiven Handlungsweisen tragen zu einer wehrlosen und hilflosen Pose bei, beeinträchtigen auch eine reife Realitätskontrolle, sodass eine psychologische Abschottung von der als gefährlich erachteten sozialen Situation oder inneren Konfliktlage gelingt. Gleichzeitig sind sonst frei verschiebbare Aufmerksamkeitsleistungen in einer Konzentration auf das körperliche Symptom blockiert. Ein Zusammenhang zum klinischen Zeichen der »belle indifference« deutet sich an. Als bestätigender empirischer Beleg für einen solchen corticalen Hemmmechanismus könnte eine Fallstudie an einer Frau mit linksseitiger Plegie nach psychosozialem Trauma gewertet werden (Marshall et al. 1997). PET- und rCBF-Untersuchungen zeigten, dass der Versuch, das gelähmte linke Bein zu bewegen, nicht den primären motorischen Cortex rechts aktivierte, sondern mit einer starken Aktivierung des rechtsseitigen orbito-frontalen Cortex und der rechtsseitigen anterioren Anteile des Cingulums einherging. Die Autoren postulierten, dass diese beiden Hirnregionen präfrontale willentliche Effekte auf den rechten primären motorischen Cortex hemmten.

Möglicherweise spielt hierbei eine **beeinträchtigte Informationsabstimmung zwischen den beiden Hirnhemisphären** eine bedeutsame Rolle, wie klinische Beobachtungen über ein gehäuftes Auftreten von Konversionssymptomen in der linken Körperhälfte anzeigen (Galin et al. 1977). Auch **neuropsychologische Befunde** sprechen für eine solche hemisphärale Dysfunktionalität. Flor-Henry und Mitarbeiter (1981) wiesen bei einer Gruppe von Patienten mit häufig rezidivierenden Konversionssymptomen neben bifrontalen Veränderungen v. a. Funktionsstörungen in der nicht-dominanten Hirnhemisphäre nach. In ihrer neuropsychologischen Studie berichteten sie über eine bedeutsame Hemmung verbal kodierter Vorstellungsbilder bei einer gleichzeitig imponierenden affektiven Inkongruenz. Die experimentell erzielten Ergebnisse erinnerten an psychoanalytische Konzepte beispielsweise eines »impressionistischen kognitiven Stils« oder einer »Affektualisierung« (Shapiro 1965).

10.2.7   Eigene Forschungsergebnisse aus konsiliarpsychiatrischer Sicht

In einer prospektiven Studie über vier Jahre konnten in einer engen Kooperation mit der Neurologischen Klinik 169 Patienten identifiziert werden, die Konversionssyndrome boten (Kapfhammer et al. 1998 a). Alle Patienten waren zuvor mit umfassender neurophysiologischer und neuroradiologischer Diagnostik intensiv klinisch-neurologisch untersucht worden, ohne dass hierdurch die pseudoneurologische Symptomatik erklärt werden konnte. Es handelte sich mehrheitlich um Patientinnen (n = 121).

Die klinische Symptomatik umfasste überwiegend Störungen des motorischen Systems mit typischen Stand- und Gangstörungen und Paresen (53,3%). Daneben auch Störungen des sensorischen und sensiblen Systems (27,2%) sowie eine Subgruppe mit Störungen der Bewusstseinsregulation im Sinne nicht-epileptischer psychogener Anfälle (19,5%).

In einer psychiatrisch-diagnostischen Perspektive war es bedeutsam, bei diesen klinisch-phänomenologisch durchaus gleichwertigen Syndromen wichtige differenzialdiagnostische Unterschiede festzuhalten. Im Strukturierten Klinischen Interview (SCID) nach den diagnostischen Kriterien von DSM-III-R

— imponierte eine große Gruppe der Konversionsstörungen (n = 132). Diese Diagnose fordert einen umschriebenen Verlust oder eine Veränderung in einzelnen neurologischen Funktionen im engen zeitlichen Kontext einer psychosozialen Belastung oder innerseelischen Konfliktlage.

— Hiervon war vor allem eine Gruppe der Somatisierungsstörung (n = 28) abzutrennen, bei der das Konversionssyndrom im Rahmen eines habituellen Somatisierungsverhaltens mit multiplen anderen Symptomkomplexen in den unterschiedlichsten Organsystemen vergesellschaftet war.

— Bei einer kleinen Gruppe war das Konversionssyndrom wiederum Bestandteil einer komplexen artifiziellen Störung (n = 9).

Bei der Mehrzahl der Patienten mit Konversionsstörung gelang es, einen bedeutungsvollen Bedingungskontext mit aktuellen Konfliktlagen und psychosozialen Belastungen zu eruieren. Hierbei fiel ein vielschichtiger Verweisungscharakter der Konversionssymptomatik auf. In Abhängigkeit von der Dauer der Störung war speziell auch die Dimension eines sekundären Krankheitsgewinns zu berücksichtigen. Dies traf auch auf die Subgruppe der Somatisierungsstörung zu, bei der es aber wesentlich seltener gelang, unmittelbare aktuelle Einflussfaktoren zu identifizieren. Stattdessen schien bei ihnen mehrheitlich ein Hintergrund chronischer psychosozialer Stressoren vorzuliegen. Noch schwieriger gestaltete sich eine Analyse möglicher Bedingungsfaktoren bei Patienten mit artifiziellen Störungen. Bei ihnen spielten die psychodynamischen Motive von »Täuschung« und »Selbstbeschädigung« eine zentrale Rolle. Diese verwiesen häufig auf eine wiederkehrende Inszenierung von frühen interpersonalen Traumata, in die Ärzte auf höchst heikle Art miteinbezogen sein konnten.

Befunde zur psychiatrischen Komorbidität veranschaulichen die klinische Relevanz dieser differenzialdiagnostischen Auftrennung besonders deutlich (◘ Tabelle 10.1).

Hinsichtlich möglicher autodestruktiver Motive im Krankheitsverhalten war erwartungsgemäß die kleine Gruppe mit artifiziellen Störungen besonders auffällig (◘ Tabelle 10.2). Ein beträchtliches Suizidrisiko, eine chronische Schmerzproblematik sowie eine hohe Rate invasiver und operativer Eingriffe unterstrichen m. E. aber auch bei der Subgruppe der Somatisierungsstörungen die klinische Relevanz dieser Dimension. Bei mehreren Dutzenden solcher Eingriffe im Einzelfall musste überlegt werden, ob dies nicht auch aufseiten der behandelnden Ärzte unreflektierte aggressiv-feindselige Konflikte in der Beziehung zum Patienten widerspiegeln könnte und damit die Gefahr einer iatrogenen Schädigung signalisiere.

Auch ein kurzer Blick auf die frühen Entwicklungsbedingungen verrät für die beiden kleineren Subgruppen mehr Gemeinsamkeiten als Unterschiede (◘ Tabelle 10.3). Zusammenfassend schien ihre frühe Entwicklungssituation gekennzeichnet zu sein:

◼ **Tabelle 10.1.** Aktuelle Psychiatrische Komorbidität und somatische Komorbidität in den diagnostischen Subgruppen von neurologischen Patienten mit Konversionssyndromen. Signifikanzen beziehen sich auf den Vergleich der aktuellen psychiatrischen/somatischen Komorbidität bei Konversionsstörung vs. Somatisierungsstörung

	Konversionsstörung [n = 132]		Somatisierungsstörung [n = 28]		artifizielle Störung [n = 9]	
	n	%	n	%	n	%
Substanzmissbrauch	7	5	17	61***	2	22
Major-Depression	3	2	13	46***	1	11
Angststörung	3	2	7	25***	1	11
Zwangsstörung	1	1	3	11*	–	–
Anpassungsstörung	37	28	4	14	–	–
Persönlichkeitsstörung	13	10	16	57***	8	89
Organische Krankheiten	45	34*	4	14	2	22
Psychosomatische Krankheiten	–	–	2	8**	3	33

*** p < 0,001, ** p < 0,01, * p < 0,05 gemäß Fisher's-Exact-Test (two-tail)

◼ **Tabelle 10.2.** Selbstdestruktion im Krankheitsverhalten in den diagnostischen Subgruppen von neurologischen Patienten mit Konversionssyndromen. Signifikanzen beziehen sich auf den Vergleich von Konversionsstörung vs. Somatisierungsstörung

	Konversionsstörung [n = 132]		Somatisierungsstörung [n = 28]		artifizielle Störung [n = 9]	
	n	%	n	%	n	%
Suizidversuche in Anamnese	7	5	5	18*	2	22
Offene Selbstbeschädigung	–	–	1	4	3	33
Heimliche Selbstmisshandlung	–	–	1	4	9	100
Chronische Schmerzen	33	25	17	61**	3	33
Häufige invasive Diagnostik/ Operationen [> 5]	8	6	25	89***	7	78

*** p < 0,001, ** p < 0,01, * p < 0,5 gemäß Fisher's-Exact-Test (two-tail)

— durch eine große Unstetigkeit in der elterlichen Fürsorge und emotionalen Verfügbarkeit
— durch zahlreiche schwerwiegende somatische und/oder psychiatrische Erkrankungen von nahen Familienmitgliedern
— durch eine erschreckende Häufigkeit an körperlichem und sexuellem Missbrauch.

Diese frühen defizitären und traumatischen Erfahrungen waren jeweils im Hinblick auf eine reifende Selbstorganisation, speziell auf die Regulierung des Selbstwerts und die Entwicklung des Körperselbst, sowie auf die zwischenmenschliche Beziehungsfähigkeit zu reflektieren.

In einer Zeit, in der auch **sozioökonomische Aspekte des Krankheitsverhaltens** an Bedeutung gewinnen, waren noch weitere Merkmale aufschlussreich (◼ Tabelle 10.4):

Die sehr hohe Anzahl von Krankenhaustagen und Arbeitsfehlzeiten mit den hieraus resultierenden Kosten sind bei der Subgruppe mit Somatisierungs- und artifiziellen Störungen hervorzuheben.

◻ **Tabelle 10.3.** Frühe biografische Entwicklung in den diagnostischen Subgruppen von neurologischen Patienten mit Konversionssyndromen. Signifikanzen beziehen sich auf den Vergleich von Konversionsstörung vs. Somatisierungsstörung

	Konversionsstörung [n=132]		Somatisierungsstörung [n=28]		artifizielle Störung [n=9]	
	n	%	n	%	n	%
Psychische Krankheiten in Familie	17	13	12	43***	3	33
Schwere somatische Krankheiten in Familie	13	10	16	57***	4	44
Schwere eigene Krankheiten	5	4	3	11	3	33
Heim/Pflegeeltern	10	8	3	11	3	33
Frühe Trennungen/ Verluste	22	17	3	11	2	22
Abnorme familiäre Beziehungsmuster	22	17	14	50***	6	66
Körperlicher/ sexueller Missbrauch	10	8	12	43***	4	44

*** p < 0,001 gemäß Fisher's-Exact-Test (two-tail)

◻ **Tabelle 10.4.** Krankheitsverhalten während des vergangenen Jahres in den diagnostischen Subgruppen von neurologischen Patienten mit Konversionssyndromen. Signifikanzen beziehen sich auf den Vergleich von Konversionsstörung vs. Somatisierungsstörung

	Konversionsstörung [n=132]	Somatisierungsstörung [n=28]	artifizielle Störung [n=9]
Krankenhaustage	18+/–6	76+/–23 ***	62+/–19
Tage mit Krankschreibung/ Arbeitsunfähigkeit	37+/–18	214+/–43 ***	187+/–46
Arztkontakte pro Monat	0,4	4,8***	0,5
Besuch anderer »Spezial-ambulanzen«	–	5***	–
Abgeschlossenes/laufendes Rentenverfahren	4 (3%)	9 (32%)***	1 (11%)
Aktueller GAF-Wert	37+/–16	31+/–19	25+/–7
Höchster GAF-Wert im zurückliegenden Jahr	74+/–14***	42+/–13	39+/–8

*** p < 0.001 gemäß Fishers Exact Test (two-tail)

Patienten mit Somatisierungsstörung kontaktierten zusätzlich durchschnittlich 5-mal pro Monat einen ambulanten Arzt wegen ihrer Beschwerden. Sie suchten im zurückliegenden Jahr ferner noch ca. 5 andere Spezialambulanzen der unterschiedlichen medizinischen Fächer, aber auch paramedizinischen Institutionen auf. Bei einem Drittel spielte ein Rentenverfahren wegen der chronischen Körperbeschwerden eine wichtige Rolle. Die Einstufung der aktuellen und längerfristigen psychosozialen Adap-tation belegte, dass sowohl die Subgruppe der Patienten mit Somatisierungsstörung als auch der mit artifiziellen Störungen Charakteristika einer chronischen Erkrankung mit einer hiermit assoziierten hohen psychosozialen Behinderung aufwiesen.

Die herausgestellten diagnostischen Aspekte bei Konversionspatienten mussten im jeweiligen psychotherapeutischen bzw. psychiatrischen Zugang **beachtet werden.**

10.2.8 Therapie

Patienten mit einer Konversionsstörung in oben skizzierter Studie zeigten vor allem einen akuten oder intermittierenden Verlaufstypus. In **psychodynamisch orientierten Interventionen** gelang es bei ihnen mehrheitlich einen bedeutsamen intrapsychischen und interpersonellen Entstehungskontext zu vermitteln und hierüber auch eine tragfähige Basis für weiterführende ambulante Psychotherapiekontakte zu erarbeiten. Immerhin vier Fünftel dieser Patientengruppe wies gegen Ende des stationären Aufenthalts eine deutliche bis vollständige **Symptomremission** auf. Über ähnliche Ergebnisse einer Fokaltherapie berichten Daie und Witztum (1991) sowie Viederman (1995). Die Bedeutung einer **weiterführenden Psychotherapie** ergab sich vor allem aus der Tatsache, dass ca. zwei Drittel der Patienten in ihrem **subjektiven Krankheitskonzept** auch weiterhin organisch orientiert blieben.

Berichte über psychodynamische Therapieerfahrungen an größeren Gruppen von Patienten mit Konversionsstörungen sind selten und meist älteren Datums, sodass nicht unbedingt die diagnostischen Standards nach heutigem Verständnis unterstellt werden können:

■ Fenichel (1930) fasste die Therapieerfahrungen am Berliner Psychoanalytischen Institut zusammen, die während eines 10-Jahres-Zeitraums auch 105 Patienten mit Konversionsstörungen miteinschlossen. 74 Patienten befanden sich mindestens sechs Monate in psychoanalytischer Behandlung. 46 Patienten zeigten eine vollständige oder gute Besserung, 28 Patienten waren nur mäßig remittiert oder ungebessert.

■ Weber et al. (1967) berichteten in einer ähnlichen Zusammenstellung für die Columbia Psychoanalytic Clinic von einer vollständigen Symptomremission unter psychoanalytischer Behandlung bei ca. einem Drittel der Patienten mit Konversionsstörungen. Hierbei handelte es sich mehrheitlich um chronische Verläufe.

Auch verhaltenstherapeutische Ansätze können gewinnbringend in der Behandlung von Patienten mit Konversionsstörungen eingesetzt werden:

■ Lazarus (1963) berichtete über Ergebnisse von 27 Konversionspatienten, die eine multimodal strukturierte Verhaltenstherapie erhielten. Nach durchschnittlich 14 Sitzungen war in 71% der Patienten eine gute oder vollständige Symptomremission zu erzielen.

■ Teasell und Shapiro unterstrichen selbst bei chronischen Konversionsstörungen noch günstige Besserungschancen mittels verhaltenstherapeutischer, v. a. operanter Konditionierungstechniken.

Nach wie vor fehlen kontrollierte Therapiestudien zur Behandlung von Konversionsstörungen. Es können deshalb in einer Gesamtbeurteilung der verschiedenen Therapieansätze, die von der Hypnose bis zur Familientherapie reichen, keine differenzialtherapeutischen Standards empfohlen werden (Kapfhammer 1999 a).

Bei **Konversionspatienten mit Somatisierungsstörung bzw. artifizieller Störung** in obiger Studie stellte sich die **Ausgangssituation für psychotherapeutische Interventionen komplexer** dar. Bei ihnen waren der mehrheitlich chronische Krankheitsverlauf, die hohe psychiatrische Komorbidität und psychosoziale Behinderung, aber auch das Ausmaß an Persönlichkeitsstörung und indäquater Inspruchnahme vielfältiger medizinischer Ressourcen eigenständig zu berücksichtigen. Auch hier spielte ein **psychodynamischer Ansatz** eine unverzichtbare Rolle für das Verständnis der Patienten. Spezielle Charakteristika der Arzt-Patienten-Beziehung, die leicht zu großen Interaktionskonflikten führen können, waren hierüber vorteilhaft zu erfassen. Beispiele sind etwa unbewusste Selbstschädigung und täuschende Selbstmisshandlung, über die nicht nur artifizielle Patienten, sondern auch Patienten mit Somatisierungsstörung ihre Ärzte in eine verhängnisvolle Kollusion ziehen können (Kapfhammer 1997).

■ Einerseits gerät der Arzt oft in die Position eines idealisierten Heilers, von dem sich der Patient auch eine Genesung für frühe Wunden erhofft.

■ Andererseits läuft dieser aber im Nichtverstehen der zugrundeliegenden Dynamik große Gefahr, als kontrollierendes, eindringendes und zuweilen auch operativ verstümmelndes Objekt die lebensgeschichtlichen Traumatisierungen noch weiter zu vertiefen.

Die psychotherapeutischen Möglichkeiten bei **artifiziellen Patienten** sind im Konsiliardienst oft auf eine **Krisenintervention** beschränkt. Hier kommt der verständnisvollen Vermittlungsarbeit mit den ärztlichen Kollegen und dem Stationsteam eine entscheidende Rolle zu. Längerfristige psychotherapeutische und psychiatrische Kontakte bereiten bei dieser Patientengruppe nicht **nur enorme Behandlungsschwierigkeiten**, sondern werfen auch **wichtige ethische und juristische Fragen** auf. Eine psychiatrische Poliklinik mit einem niederschwelligen Behand-

lungs- und einem längerfristigen Beziehungsange-
bot könnte m. E. die therapeutische Basis bedeutsam
erweitern (Kapfhammer et al. 1998 b, Eckhardt
1999).

Eine psychiatrische Poliklinik ist zunächst auch
der geeignete Ort für den **chronisch somatisierenden
Patienten**. Der Vorteil einer psychiatrischen Poliklinik ergibt sich aus ihrer Nahtstelle zu den anderen
somatischen Kliniken, aber auch zu niedergelasse-
nen Kollegen und zu sozialrehabilitativen Einrichtungen. Der Behandlungsansatz bei **chronisch somatisierenden Patienten** innerhalb ausgewiesener psy-
chosomatischer Fachkliniken ist in aller Regel multimodal anzulegen. Integrierte **verhaltenstherapeutische Behandlungsverfahren** können oft zu ermuti-
genden Ergebnissen führen (Rief 1995). Bei Vorliegen einer psychiatrischen Komorbidität müssen
auch **psychopharmakologische Ansätze** berücksichtigt werden (Kapfhammer 1999 b).

10.3 Psychogene Bewegungs- störungen als Ergebnis nichtorganischer Schwindelsyndrome – das Beispiel des phobischen Schwank- schwindels (PSS)

10.3.1 Definition

Brandt und Mitarbeiter wiesen in den letzten Jahren
wiederholt auf eine Patientensubgruppe hin, der sie
im Rahmen ihrer »Schwindelambulanz« mit zunehmender Häufigkeit begegnen. Symptomatisch wegweisend bei diesem als **»phobischen Schwankschwindel«** (**»PSS«**) bezeichneten Prägnanztypus ist
eine subjektive Stand- und Gangunsicherheit bei
normalem neurologischen Status und aktuell unauffälligen neurootologischen Tests (Brandt 1996).

10.3.2 Klinische Symptomatik

Patienten mit »PSS« klagen über einen meist
plötzlich einsetzenden Benommenheits- und
Schwankschwindel, der von einer subjektiv empfun-
denen Stand- und Gangunsicherheit begleitet ist.
Der Schwindel wird als krisenhafte Schwankung
der Bewusstseinswachheit oder aber als Wahrnehmung von Scheinbewegungen beschrieben. Die fluktuierende Stand- und Gangunsicherheit ist be-

stimmt von der Furcht, fallen zu können, ohne dass
es aber zu einem tatsächlichen Sturz kommt. Betroffene Patienten suchen unwillkürlich nach Möglichkeiten, sich abzustützen oder sich anzulehnen. Sie
verspüren ein Gefühl der Schwäche, der Bewegungs-
hemmung und Koordinationsstörung der Beine und
des Kopfes. Physiologische Kopfschwankungen
beim aufrechten Stehen oder aktiv intendierte
Körperbewegungen wie Wenden des Kopfes oder
Verlagern des Körpergewichts können unangenehme Körperscheinbeschleunigungen auslösen unter
gleichzeitiger Scheinbewegung der objektiv stationären Umwelt. Eine Drehkomponente bei diesen
Scheinbewegungen wird in aller Regel verneint. Typischerweise tritt der Schwankschwindel attacken-
artig auf und zeigt einen Crescendo-Decrescendo-
Charakter von wenigen Minuten. Er kann sich aber
auch über längere zeitliche Perioden wellenförmig
manifestieren. Gelegentlich imponiert ein Dauer-
schwindel. Bei allen Patienten herrscht das Bewusstsein vor, im Augenblick einer Schwankschwindelat-
tacke eine schwerwiegende körperliche Funktionsstörung zu erleiden. Vegetative Missempfindungen
wie Übelkeit und körperliche Unruhe sind häufig.
Angst in ihren vielfältigen somatischen Äquivalen-
ten kann vorliegen. Nicht selten steigert sie sich
zur panikartigen Vernichtungsangst und bedingt eine kaum kontrollierbare Fluchtreaktion. Angst und
Paniksymptome werden hierbei häufig erst auff systematische Befragung berichtet, da sie subjektiv unter dem Eindruck der »organischen Bedrohung« stehen. Angst- und Paniksymptome müssen aber nicht
regelhafte Begleiter eines Schwankschwindelanfalls
sein.

Mag ein Patient während einer Attacke noch so
sehr von den Symptomen des Schwankschwindels
beeindruckt und beunruhigt sein, so gelingt es
ihm trotzdem kurz später selbst komplexe Bewegungsmuster etwa beim Tennisspielen problemlos
auszuführen. Diese Diskrepanz zwischen passage-
rem Störungsbewusstsein und nachfolgender psychomotorischer Leistungskompetenz ist sehr ungewöhnlich für organische Schwindelformen.

Schwankschwindelattacken ereignen sich im
subjektiven Erleben der Patienten meist »spontan«.
Und doch lassen sich bestimmte Sinnesreizkonstellationen oder soziale Situationen als häufige Auslöser eruieren. Brücken, Treppen, leere Räume, Stra-
ßen, Autofahren einerseits, Kaufhäuser, Restaurants,
Konzertbesuche mit jeweils charakteristischer Men-
schengruppierung andererseits werden benannt.
Großflächige, langsame Bewegungen im peripheren
Gesichtsfeld wie das Vorbeigleiten der Landschaft

beim Autofahren oder das Vorziehen eines Vorhangs, eine in ihrer Höhe falsch eingeschätzte Treppenstufe, das Betreten eines nachgiebigen Untergrunds usw., also Reizkonstellationen mit einer physiologisch induzierten optokinetischen Haltungsreaktion oder einer notwendigen Korrektur sensomotorischer Programme zur Haltungsregulation werden als typische Auslöser eines Schwankschwindels geschildert. Wiederholte Attacken tragen zu einer raschen Konditionierung bei und bedingen ein phobisches Vermeidungsverhalten, wodurch der Patient zunächst eine gewisse Kontrolle über die Schwindelattacken erzielen kann. Sehr häufig kommt es aber sekundär zu einer Generalisierung der Auslösesituationen. Ein umfassender sozialer Rückzug ist dann die Folge und trägt zu einer Chronifizierung der Beschwerden bei.

Phasen einer außergewöhnlichen körperlichen oder seelischen Aktivität, Krankheitserlebnisse, Operationen, Schwangerschaften oder aber prolongierte psychosoziale Belastungen können im zeitlichen Vorfeld eines einsetzenden Schwankschwindels häufig ausgemacht werden. Kurzfristige Besserungen unter Alkohol sind zu beobachten, längerfristiger Alkoholkonsum, Zustände körperlicher Erschöpfung oder relativer Schlafmangel hingegen verschlimmern in aller Regel die Symptomatik.

10.3.3 Klinischer Verlauf und Prognose

Die Verlaufsdynamik des »PSS« kann unterschiedlichen Wegen folgen. In einer ersten neurologischen Follow-up-Untersuchung konnten Brandt und Mitarbeiter (1994) einen mehrheitlichen günstigen Verlauf für 78 Patienten mit »PSS« dokumentieren, die sich zwischen 6 Monaten und 5,5 Jahren zuvor in der Schwindelambulanz vorgestellt hatten. Nach einer detaillierten Aufklärung über den Entstehungsmechanismus und das klinische Bild des »PSS« sowie nach einer kurzen verhaltenstherapeutisch orientierten Intervention mit verordnetem Expositionsverhalten in phobisch vermiedenen Situationen und allgemeiner physischer Aktivierung berichteten 72% der Patienten über eine zwischenzeitlich erreichte Besserung ihrer Schwindelsymptome, 22% waren vollständig remittiert. Dabei war die Besserungsrate unabhängig von der Dauer des vorbestehenden Schwankschwindels.

In einer zusätzlichen neuropsychiatrischen Nachuntersuchung an einer repräsentativen Teilgruppe von 42 Patienten mit »PSS« konnte im We-sentlichen eine ganz analoge Besserungstendenz für das neurologische Leitsymptom des »Schwankschwindels« bestätigt werden (Kapfhammer et al. 1997). 4 Subgruppen ließen sich herauskristallisieren:

- 12% waren mittlerweile frei von Schwindelsymptomen.
- 29% wiesen zumindest schwindelfreie Intervalle auf, klagten aber zum Follow-up-Termin erneut über Schwankschwindelsymptome.
- 38% zeigten eine spürbare Besserung ihrer Beschwerden, berichteten aber nach wie vor über Symptome einer geringen Intensität. Sie waren überzeugt von der organischen Harmlosigkeit ihres Schwindels und hatten ihre früheren sozialen Aktivitäten wieder weitgehend aufgenommen. Ihnen war es gelungen, das initial generalisierte phobische Vermeidungsverhalten zu meistern.
- 21% klagten über einen chronisch-persistierenden oder gar noch verschlimmerten Schwindelstatus. Diese Subgruppe war von der nicht-organischen Natur der ursächlichen und auslösenden Faktoren nicht zu überzeugen. Die Patienten hatten nach der Erstvorstellung in der Schwindelambulanz bald alle therapeutischen Ratschläge beiseite gelegt und sich weitgehend körperlich geschont. Sie waren noch immer auf der Suche nach einer umfassenden organischen Erklärung für ihre Schwindelprobleme. Dies beinhaltete u. a. zahllose Arztkontakte mit vielfältigen, z. T. invasiven diagnostischen Untersuchungen.

Der **Grad der Beeinträchtigung** war jedoch bei den Patienten mit »PSS« als Gesamtgruppe durch die alleinige Bewertung der **Schwindelsymptomatik** nur unzureichend erfasst. In **psychopathologischer Hinsicht** waren lediglich 26% der Patienten zum Nachuntersuchungszeitpunkt als unauffällig einzustufen. Vor allem »depressiv-ängstliche« (40%), »phobische« (14%) und »hypochondrische« Syndrome (24%) mussten als psychiatrisch-psychotherapeutisch behandlungsbedürftig gewertet werden.

Insgesamt wies die **neurologische Diagnose eines »phobischen Schwankschwindels«** auch in der psychopathologischen Differenzierung nach DSM-III-R-Kriterien eine hohe Verlaufsstabilität auf. Lediglich bei einer Patientin hatte sich im Follow-up-Zeitraum ein dementielles Syndrom entwickelt.

Versuchte man auf einer deskriptiven Ebene zwischen Patienten mit einer eher günstigen vs. einer ungünstigen **Prognose** eines »phobischen Schwankschwindels« zu unterscheiden, so diskriminierte weniger eine Zuteilung zu einer bestimmten psychiatrisch-diagnostischen Kategorie nach DSM-III-R. Vielmehr schienen Patienten mit einem relativ günstigen Verlauf verstärkt jene leistungsbezogene und zwanghafte Primärpersönlichkeit aufzuweisen und über ein vorrangig »stress-« bzw. »konfliktorientiertes« Krankheitskonzept zu verfügen. Patienten mit einem eher ungünstigen Verlauf zeigten hingegen sehr viel häufiger dependente und selbstunsichere Merkmale in ihrer Primärpersönlichkeit und neigten einem betont »somatischen« Krankheitskonzept zu. Bei ihnen bestand meist eine begleitende organische Störung fort, die zwar wie z. B. eine chronische Irritation an der HWS oder ein Tinnitus in keinen kausalen Zusammenhang zum »Schwankschwindel« zu stellen war, aber als subjektiver Fokus für eine anhaltend erhöhte körperzentrierte Eigenbeobachtung diente (Kapfhammer et al. 1997).

10.3.4 Diagnose und Differenzialdiagnose

Ein »phobischer Schwankschwindel« lässt sich anhand folgender 6 Kriterien in einer gezielten Exploration mit hoher Reliabilität diagnostizieren (Brandt u. Dieterich 1986; Brandt et al. 1994):
1. Benommenheit und subjektive Stand- und Gangunsicherheit bei unauffälligen Gleichgewichtstests wie Rombergversuch, Tandem-Gehen, Balancieren auf einem Fuß und Routine-Posturographie.
2. Schwankschwindel, der als fluktuierende, oft attackenförmige Unsicherheit (Sekunden, Minuten), oder als Wahrnehmung von Körperscheinbewegungen für Bruchteile von Sekunden beschrieben wird.
3. Schwindelattacken können spontan auftreten oder durch typische Sinnesreizkonstellationen (s. o.) ausgelöst werden. Es besteht eine Tendenz zur raschen Konditionierung, Generalisierung und Entwicklung eines phobischen Vermeidungsverhaltens.
4. Angst in seinen beeinträchtigenden vegetativen Symptomen kann den Schwindel begleiten oder ihm nachfolgen. Systematisches Fragen hiernach ist notwendig, obwohl die meisten Patienten über Schwindelattacken mit und ohne exzessive Angst berichten.
5. Zwanghafte Persönlichkeitszüge, eine affektive Labilität und eine depressive Reaktionslage werden häufig bei den Patienten in der Untersuchungssituation angetroffen.
6. Der Manifestation des Schwankschwindels gehen häufig Zeiten eines besonderen psychosozialen Stresses oder Krankheitsepisoden voraus. Vestibuläre Störungen sind dann typisch. Abgesehen von Zeichen einer zentral kompensierten unilateralen vestibulären Hypofunktion sind aber die aktuellen neuroophthalmologischen und neurootologischen Tests unauffällig.

Patienten mit »PSS« erhalten im Verlauf ihrer Beschwerden häufig unterschiedliche Diagnosen, unter denen »zervikogener Schwindel«, »intermittierende Durchblutungsstörungen« oder »M. Meniere« am häufigsten sind. Diese »Diagnosen« müssen als Fehldiagnosen angesehen werden (Dieterich 1996):
- Ein »zervikogener Schwindel« existiert als Schwindel-Syndrom im engeren Sinne nicht. Es imponiert lediglich ein zerviko-vertebragenes Schmerzsyndrom, das von einer diskreten Benommenheit begleitet sein kann. Patienten mit »PSS« klagen typischerweise nicht über Schulter-Nackenschmerzen.
- »Durchblutungsstörungen im vertebrobasilaren Strombahngebiet« ohne begleitende herdneurologische Defizite und ohne, wenngleich auch leichte Hirnstamm- und Kleinhirnzeichen in der neurologischen Untersuchung existieren nicht. Eine Manifestation nur in ganz bestimmten Situationen wie z. B. Kaufhaus, U-Bahn usw., hingegen ein Fehlen in anderen Situationen mit ähnlicher visueller Reizvielfalt und hoher psychomotorischer Leistungsanforderung wie bei diversen sportlichen Aktivitäten macht diese diagnostische Vorstellung höchst unwahrscheinlich.
- Ein »M. Meniere« kann bei einigermaßen typischem Verlauf problemlos durch die Ohrsymptome in der Attacke und durch persistierend messbare, audiologische und vestibuläre Defizite identifiziert werden.

Es existieren aber wichtige andere neurologische Differenzialdiagnosen, die bei der Abgrenzung eines »PSS« bedacht werden müssen (Dieterich 1996):
1. Eine bilaterale Vestibulopathie, ein beidseitiger hochgradiger oder kompletter Schaden des Labyrinths, der zentral nicht mehr kompensiert werden kann. Er zeigt sich vor allem bei raschen Kopf- und Körperbewegungen und kann eindeutig über die kalorische Prüfung gesichert werden. Hier findet sich eine deutliche Unter- bis Unerregbarkeit beidseits. Im Sitzen ist der neurologische und neuroophthalmologische Status unauffällig. Die Zusatzdiagnostik ist regelrecht.
2. Eine Vestibularisparoxysmie, ein pathologischer Gefäß-Nerv-Kontakt mit Kompression der VIII-Hirnnerven, führt zu kurzen Attacken mit Dreh- oder Schwankschwindel, der evtl. von Ohrsympto-

men begleitet wird. Sie kann durch diese Ohrsymptome sowie meist leichte, aber persistierende audiologische und vestibuläre Defizite erkannt werden. Unter Carbamazepin ist eine rasche Besserung zu erzielen.

3. **Hirnstamm- und Kleinhirnstörungen einer leichten Ausprägung bei einer multiplen Sklerose** gehen immer mit objektivierbaren Zeichen in der neuroophthalmologischen Testung der Okulomotorik einher. Zusätzliche Charakteristika in anderen diagnostischen Verfahren wie MRI und Liquoruntersuchung festigen die Diagnose.

Der »phobische Schwankschwindel« ist als ein **klinischer Prägnanztypus** zu verstehen. Als neurologisches Syndrom lässt er sich positiv mit großer Reliabilität diagnostizieren. Die neurologische Diagnose weist eine sehr hohe Verlaufsstabilität auf. Der »PSS« entspricht in einer psychiatrisch-klassifikatorischen Sicht aber keiner einheitlichen diagnostischen Kategorie (Kapfhammer et al. 1995). Eine enge Assoziation zu Angststörungen ist sicherlich festzuhalten (generalisierte Angststörung, Panikstörung mit vollständiger oder partieller Agoraphobie). Eine vollständige Auflösung des »PSS« in die Kategorie einer »**Panikstörung eines vestibulären Subtypus**«, wie vorgeschlagen wurde (Frommberger et al. 1993), greift aber zu kurz. Nicht nur kann ein »PSS« auch im Kontext depressiver Störungen auftreten. Die größte Subgruppe (43%) in der konsiliarpsychiatrischen Studie wies überdies keinerlei Panikgefühle oder ausgeprägte Angstsymptome während der Schwindelmanifestation auf. Mit einer Panikstörung teilte diese **Subgruppe eines »isolierten Schwankschwindels«** das Kennzeichen einer plötzlich einsetzenden Attacke sowie mehrheitlich die sekundäre Entwicklung eines phobischen Vermeidungsverhaltens. Unter neurosenpsychologischen Gesichtspunkten war speziell für diese Subgruppe ein Konfliktlösungsmodus über eine Konversion, bzw. Somatisierung zu diskutieren (Hoffmann u. Hochapfel 1991; Modestin 1983).

Auf einer syndromalen Ebene gelingt ferner eine **differenzialtypologische** Abgrenzung gegenüber **akrophobischen** und **primären agoraphobischen Störungen** (Brandt 1999). Gleichwohl ist festzuhalten, dass das in einem hohen Prozentsatz nach wiederkehrenden »PSS«-Attacken entwickelte phobische Vermeidungsverhalten agoraphobischen Charakter trägt (Kapfhammer et al. 1995). Eine syndromale Nähe zur »**Raum-Phobie**«, die Marks (1981) als ein »**pseudo-agoraphobisches Syndrom**« beschrieben hat, besteht insofern, als es sich hierbei sehr wahr-

scheinlich um eine besonders ungünstige Verlaufsform des »PSS« bei älteren Patienten handelt. Sie zeichnet sich durch eine Furcht aus, bei einer fehlenden visuell-räumlichen Orientierungsmöglichkeit in weiten, offenen Plätzen stürzen zu können. Sie wird häufig durch kardio- oder zerebrovaskuläre Erkrankungen oder durch einen tatsächlichen Sturz bei körperlicher Gebrechlichkeit ausgelöst. Es liegt mehrheitlich eine konstante und nicht so sehr eine attackenförmig auftretende Gangunsicherheit vor. Gegenüber psychotherapeutischen Interventionen erweist sie sich in aller Regel als äußerst resistent. In der Charakterisierung kommt das »**Mal de debarquement-Syndrom**«, ein auf Land fortbestehender Schwankschwindel nach einer Schifffahrt dem »PSS« ebenfalls sehr nahe (Murphy 1993). Der von Bronstein (1995) beschriebene »**visuelle Schwindel**« deckt allenfalls eine Teilmenge der »PSS«-Formen ab und konzentriert sich ausschließlich auf visuelle Auslösereize, übersieht aber, dass identische Schwankschwindelformen auch durch andere, z. B. psychosoziale Konstellationen getriggert werden kann. Es ist aber Bronstein et al. (1997) zuzustimmen, dass ein »PSS« nicht einen neuen nosologischen Status innerhalb gängiger psychiatrischer Klassifikationssysteme beanspruchen sollte. Dies ist aber auch nicht die klinisch motivierte Intention von Brandt et al. (1997). Es wäre ferner darüber zu diskutieren, ob auf die in der Bezeichnung des »PSS« aufscheinende Qualifizierung »**phobisch**« nicht besser verzichtet würde. Weder müssen in allen Fällen eines »PSS«-Angstsymptome begleitend sein oder aber in der weiteren Folge auftreten, noch ist im engeren psychopathologisch-psychodynamischen Sinne eine mit einem »PSS« assoziierte Agoraphobie »phobisch« (Furman u. Jacob 1997; Eckhardt-Henn et al. 1997).

10.3.5 Ätiopathogenese

Für die illusionären Scheinbewegungen, welche die typische Stand- und Gangunsicherheit beim »PSS« charakterisieren, formuliert Brandt (1999) initial eine Störung des Raumkonstanzmechanismus mit teilweiser Entkoppelung der Efferenzkopie für aktive Kopfbewegungen als hypothetischen pathogenetischen Mechanismus: Selbstgenerierte feine Körperschwankungen und unwillkürliche Kopfbewegungen lösen unter normalen Bedingungen beim aufrechten Gehen und Stehen keinerlei Beschleunigungserlebnisse aus, auch wird die Umwelt trotz diskreter retinaler Bildverschiebungen infolge Relativbewegun-

10

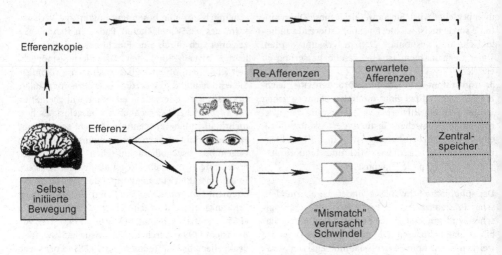

■ **Abb. 10.4.** Schematisches Diagramm der sensorimotorischen Entgleisung bzw. des neuralen Mismatch-Konzeptes beim phobischen Schwankschwindel als Folge einer Entkoppelung des Efferenzkopiesignals. (Nach Brandt 1999, S. 472)

gen weiterhin als stationär wahrgenommen. Diese »Raumkonstanz« wird durch eine Efferenzkopie gewährleistet, die zusammen mit einer Bewegungsintention als Parallelinformation vorgegeben wird. Diese Efferenzkopie (von Holst u. Mittelstaedt 1950) stellt ein vermutlich auf früheren Bewegungserfahrungen beruhendes sensorisches Erwartungsmuster dar. Sie erlaubt eine Interpretation der durch die Bewegung ausgelösten aktuellen Sinnesinformationen derart, dass Eigenbewegungen gegenüber einer stationären Umwelt registriert werden (■ Abb. 10.4). Fällt diese Efferenzkopie aus, bzw. kommt es zu einer vorübergehenden Störung in der Abstimmung zwischen erwarteter und ausgeführter Bewegung, treten Scheinbewegungen der Umwelt als Oszillopsien auf, und es werden unwillkürliche Körperschwankungen und verunsichernde Beschleunigungen wahrgenommen. Auch gesunde Personen können solche Erfahrungen einer moderaten Intensität z. B. im Zustand einer starken Müdigkeit machen, ohne aber hierauf mit ausgeprägter Begleitangst zu reagieren. Eine schwere Entgleisung der multimodalen Raumorientierung, der Körperbewegung, der Haltungsregulation und der intendierten Bewegung im Gravitationsfeld führt hingegen fast unweigerlich zu einer starken subjektiven Irritation, die Angstaffekte und phobisches Verhalten auslöst. Ein erhöhtes Angstniveau wiederum bedingt im Sinne eines positiven Feedbacks eine weitere Labilisierung dieses hoch komplexen Regulationssystems der Raumkonstanz. Eine anhaltend phobische Über-

prüfung der Gleichgewichtssinne bahnt möglicherweise die Wahrnehmung sonst unbewusst ablaufender sensomotorischer Regelvorgänge und trägt zu einer Entkoppelung der Efferenzkopie bei. In einer experimentell induzierten Bewegungssimulation auf einem Schwankbrett fand sich jedoch kein Beleg für eine Behinderung der objektiven Haltungsstabilität. Patienten mit einem »**PSS**« schienen in dieser experimentellen Anordnung bevorzugt breite, gegen die Schwerkraft gerichtete Muskelgruppen einzusetzen. Sie wiesen aber keine eigentliche sensorimotorische Dysfunktion auf (Krafczyk et al. 1999; ■ Abb. 10.5). Jacob et al. (1997) sprachen bei Patienten mit Panikstörung und Agoraphobie, die sich einer posturographischen Untersuchung unterzogen von einer betonten »Oberflächenabhängigkeit« als dominanter Balancekontrollstrategie. Analog ist auch die Arbeit von Yardley et al. (1995) zu verstehen.

Akute vestibuläre Dysfunktionen wie z. B. ein benigner paroxysmaler Lagerungsschwindel, eine Neuritis vestibularis oder ein M. Meniere beinhalten definitionsgemäß eine gravierende Störung dieses kurz skizzierten Regulationssystems der Raumkonstanz. In klinischer Sicht bedeutsam ist, dass hierdurch bei einem beträchtlichen Prozentsatz eine psychiatrische Störung ausgelöst werden kann. Neben Symptomen einer Depression imponieren vor allem Panik, phobisches Vermeidungsverhalten und generalisierte Angst (Clark et al. 1992, 1994; Eagger et al. 1992; Hallan u. Stephens 1992; O'Connor et al. 1988; Rigatelli et al. 1984). Von pathogene-

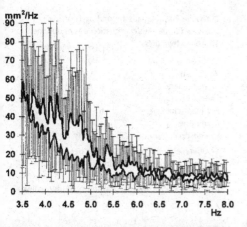

Abb. 10.5. Phobischer Schwankschwindel (PSS): Haltungsschwanken auf einem gepolsterten Kippbrett mit geschlossenen Augen. Durchschnittliches Powerspektrum der Vorwärts-Rückwärtsschwankungen (**obere Linie:** PSS-Patienten, **untere Linie:** gesunde Probanden) für den Frequenzbereich von 3,5–8 Hz. PSS-Patienten zeigen in diesem höheren Frequenzbereich eine verstärkte Aktivität. (Nach Krafcyk et al. 1997)

tischem Interesse in diesem Kontext ist, dass auch umgekehrt bei Patienten mit einer Panikstörung, die Schwindel als ein prominentes Symptom berichten, in unterschiedlichen neurootologischen Tests gehäuft abnorme Werte gefunden werden (Jacob 1985; Jacob et al. 1989, 1992, 1996; Stein et al. 1994).

Eine durch eine vestibuläre Dysfunktion angestoßene affektive Verstimmung, speziell eine Angstreaktion mag das entscheidende Bindeglied zwischen vestibulärer Störung und nachfolgendem »PSS« sein. Bei dem Fünftel der Patienten, die in einer Schwindelambulanz die Diagnose eines »PSS« erhielten, musste eine vorausgegangene periphere oder zentrale vestibuläre Dysfunktion ätiopathogenetisch diskutiert werden. Es war jedoch festzuhalten, dass dies auf vier Fünftel der Patienten nicht zutraf (Huppert et al. 1995).

Neben den skizzierten pathophysiologischen Determinanten sind aber auch wichtige psychologische Einflüsse bei der Manifestation des »PSS« zu berücksichtigen. In einer konsiliarpsychiatrischen Studie an einer repräsentativen Teilgruppe konnten bei fast allen Patienten mit »PSS« bedeutsame **psychosoziale Stressoren als unmittelbar auslösende oder zumindest vermittelnde Variablen** identifiziert werden (Kaphammer et al. 1995). Thematisch ragten vor allem Belastungen und Konflikte in den Lebensbereichen »Partnerschaft« und »Beruf« heraus.

Diese beinhalteten besonders für die Männer eine konflikthafte Auseinandersetzung mit Entwicklungsaufgaben der »Lebensmitte«. Während bei ihnen auf einer psychodynamischen Ebene vorrangig Konflikte einer autonomen Lebensgestaltung und Selbstwertregulierung dominierten, rangierten bei den Frauen die Konfliktthemen von Verlust und Trauer einerseits, von Trennung und Individuation andererseits an vorderster Stelle. Hierbei war zu berücksichtigen, dass sowohl die Frauen als auch die Männer bis zum Zeitpunkt der Symptommanifestation mehrheitlich in auf Harmonie und emotionale Nähe angelegten Partnerbeziehungen lebten, sich familiär und beruflich auf eine ausgesprochene Wohlsituiertheit und bürgerliche Sicherheit in ihrer sozialen Lebensführung stützten. Unvorhergesehene Lebensereignisse, aber v. a. auch die Auseinandersetzung mit normativen Entwicklungsaufgaben der Lebensphase wie z. B. eine Neubewertung des beruflichen Werdegangs mit Reflexion auf bisher verwirklichte Ziele und vernachlässigte Persönlichkeitsbereiche oder aber eine notwendige Neudefinition der ehelichen Beziehung nach Auszug der Kinder bedingten eine krisenhaft erlebte Situation, die innerseelisch mit einer starken »existenziellen Verunsicherung« einherging.

Ein ausgeprägter **sekundärer Krankheitsgewinn** schien für die Aufrechterhaltung des »PSS« eine wichtige Rolle zu spielen. Unter den Motiven imponierten vor allem »Schonung« und »Umsorgung«. Speziell bei Frauen konnten verdrängte Ärger- und Feindseligkeitsaffekte, die in der ursprünglichen Auslösesituation auf enge Familienmitglieder und Partner gerichtet waren, den weiteren Krankheitsverlauf entscheidend beeinflussen. Bei einer kleinen Anzahl von Männern mussten Motive eines »Rentenbegehrens« angenommen werden. Einige Patienten hatten sich so sehr mit der »Krankenrolle« identifiziert, dass sie hieraus einen wichtigen stabilisierenden Effekt bezogen. Die »Krankenrolle« schien mittlerweile ihre primäre psychosoziale Identität zu vermitteln (Kapfhammer et al. 1997).

Die bereits in früheren klinischen Berichten regelmäßig festgehaltene Häufung von zwanghaften **Persönlichkeitsstrukturen** bei Patienten mit »PSS« (Brandt 1999; Brandt u. Dieterich 1986) wurde auch in der konsiliarpsychiatrischen Untersuchung notiert (Kapfhammer et al. 1995). Diese auf Ordnungsgeist, Leistungswillen, autonome Selbstdefinition und Affektrationalisierung zielenden Persönlichkeitszüge waren nicht nur mit einer typischen Gestaltung der vorherrschenden, emotional verunsichernden Lebenskonflikte in Verbindung zu bringen. In einer von der Persönlichkeit bestimmten, persistierenden Eigenbeobachtung und Konzentration auf die Schwankschwindelsyndrome musste auch ein unmittelbarer pathogenetischer Einfluss gesehen werden. Diese »**sthenischen**« Persönlichkeitsanteile erleichterten es andererseits betroffenen Patienten, eine rationale neurologische Aufklärung konstruktiv aufzugreifen. In der konsiliarpsychiatrischen Studie kennzeichneten aber neben diesen ausgeprägten zwanghaften auch vorrangig narzisstische, selbstunsichere, aggressionsgehemmte und dependente, also eher »**asthenische**« Merkmale die Primärpersönlichkeit von Patienten mit »**PSS**«.

10.3.6 Eigene Forschungsergebnisse aus konsiliarpsychiatrischer Sicht

In einer neuropsychiatrischen Follow-up-Studie wurden 42 Patienten mit einem »**phobischen Schwankschwindel**« ca. 2,5 Jahre nach ihrer Vorstellung nachuntersucht. Mittels SCID wurden folgende psychiatrische Diagnosen gemäß DSM-III/R erhoben (◘ Tabelle 10.5): Neben depressiven und Angst-, vor allem Panikstörungen imponiert als Hauptgruppe ein monosymptomatischer Schwankschwindel, der in die Kategorie der somatoformen Störungen und hier am ehesten als Konversionsstörung klassifiziert werden konnte.

Zur Auslösesituation konnten im zeitlichen Vorfeld somatische Erkrankungen festgehalten werden. Mehrheitlich fanden sich auch bedeutsame psychosoziale Stressoren (◘ Tabelle 10.6).

Vier Verlaufstypen wurden bei den Patienten mit »**PSS**« hinsichtlich der Schwindelsymptomatik beobachtet (◘ Tabelle 10.7). Die Verlaufsstabilität der neurologischen Diagnose eines »**PSS**« erschien dabei sehr hoch. Lediglich bei einer Patientin musste eine neurodegenerative Erkrankung diagnostiziert werden, die Schwindelsymptome am ehesten in den Kontext eines dementiellen Syndroms gestellt werden. Allerdings waren zum Zeitpunkt der Nachuntersuchung nur ein Fünftel der Patientem frei von psychopathologischen Auffälligkeiten (◘ Tabelle 10.8).

Die testpsychologische Differenzierung der Patienten zeigte in Abhängigkeit vom klinischen Verlauf folgendes Bild (◘ Tabelle 10.9):

◘ Tabelle 10.5. Psychiatrisch-diagnostische Einordnung des phobischen Schwankschwindels mittels SCID für den Zeitpunkt der neurologischen Erstvorstellung (retrospektive Beurteilung)

Dysthymie	n=5	(9,7%)
Major-Depression	n=2	(3,8%)
Generalisierte Angststörung	n=6	(11,5%)
Panikstörung	n=17	(32,7%)
mit Agoraphobie	n=14	(27,0%)
Monosymptomatisch (somatoform)	n=22	(42,3%)
mit Agoraphobie	n=15	(28,8%)

◘ Tabelle 10.6. Somatische und psychosoziale Stressoren in der Auslösesituation des phobischen Schwankschwindels

Somatische Erkrankung im Vorfeld	n=22	(42%)
→ vestibuläre Dysfunktionen	n=15	(29%)
Psychiatrische Eigenanamnese	n=13	(25%)
Psychosoziale Auslöser	n=49	(94%)

→ Überwiegend typische Konflikte der Lebensmitte
Frauen: v.a. »Trennung/Individuation« – »Verlust/Trauer«
Männer: v.a. »Selbstwertregulation« – »Autonomie«

◘ Tabelle 10.7. Verlaufsdynamik des phobischen Schwankschwindels

Vollständige Remission	n= 5	(10%)
Symptomfreie Intervalle, aber wieder Schwindel bei Follow up	n=11	(21%)
Mäßige Besserung	n=25	(48%)
Chronische Persistenz	n=11	(21%)

◘ Tabelle 10.8. Behandlungsbedürftige psychopathologische Syndrome bei Patienten mit phobischem Schwankschwindel zum Follow-up-Zeitpunkt (ca. 2,5 Jahre nach Erstuntersuchung in der Schwindelambulanz)

Ängstliches Syndrom	n=22	(42,3%)
Depressives Syndrom	n=20	(38,5%)
Phobisches Syndrom	n= 9	(17,3%)
Hypochondrisches Syndrom	n=13	(25,0%)
Psychopathologisch Ausgeglichen	n=11	(21,2%)

Tabelle 10.9. Testpsychologische Ergebnisse bei Patienten mit phobischem Schwankschwindel in Abhängigkeit vom klinischen Verlauf zum Follow-up-Zeitpunkt. Kruskal-Wallis-Test, Werte in Klammern sind Standardabweichungen

Fragebogen	Dimension	I	II	III	IV	Signifikanz
SOMS-2 J[a]	1 bis 35	2,5 (1,7)	12,5 (5,4)	8,0 (4,7)	7,4 (5,2)	p=0,001
	1 bis 42	2,5 (1,7)	16,0 (6,1)	10,4 (6,0)	9,6 (7,4)	p=0,008
Whiteley-Index[b]	Gesamt-Score	1,0 (0)	7,5 (2,7)	5,3 (2,9)	5,6 (4,3)	p=0,044
TAS[c]	Faktor I	16,3 (11,3)	24,8 (4,9)	20,0 (6,1)	20,0 (9,0)	
	Faktor II	7,5 (4,7)	11,0 (2,5)	10,7 (3,1)	7,6 (2,3)	p=0,016
	Faktor III	15,3 (4,7)	14,4 (3,1)	15,5 (4,5)	12,4 (4,4)	
	Faktor IV	24,8 (6,3)	21,3 (4,2)	21,5 (4,5)	18,3 (3,1)	
	Gesamt-Score	63,8 (12,7)	71,5 (6,2)	67,8 (11,5)	58,3 (11,8)	p=0,056
DSQ-40[d]	reif	5,1 (0,5)	4,9 (1,4)	4,0 (1,0)	5,0 (1,1)	n.s.
	neurotisch	3,1 (1,0)	5,1 (1,4)	4,3 (1,2)	4,6 (1,3)	
	unreif	2,8 (1,1)	4,4 (1,5)	3,6 (0,9)	3,7 (1,1)	
FPI-R[e]						n.s.

[a] SOMS – 2 J: Screeningfragebogen für somatoforme Störungen (Rief et al. 1992), [b] Whiteley-Index: Screeninginstrument für hypochondrische Beschwerden (Pilowsky 1967; dt. Adaptation nach Rief et al. 1994), [c] TAS: Toronto-Alexithymie-Skala (Talyor 1984), [d] DSQ-40: Defense Style Questionnaire (Bond 1986; Andrews et al. 1993), [e] FPI-R: Freiburger Persönlichkeitsinventar (rev. Form) (Fahrenbach et al. 1985)

Im **Freiburger Persönlichkeitsinventar (FPI-R;** Fahrenberg et al. 1985) bewegten sich die Dimensionen des Selbstbildes der Patienten mit »PSS« weitgehend im Normbereich. Lediglich in der Dimension »erhöhte Erregbarkeit« findet sich eine signifikante Abweichung von einer Vergleichsgruppe aus der Allgemeinbevölkerung. Diese Auffälligkeit differenzierte aber nicht zwischen den Verlaufsgruppen I–IV.

In der **Toronto Alexithymia Scale (TAS;** Taylor 1984) verzeichnete ca. ein Drittel der Patienten einen hochauffälligen Alexithymiewert. Zwischen den Verlaufsgruppen fanden sich signifikante Unterschiede, die wesentlich durch den Alexithymiefaktor II (Schwierigkeiten in der Verbalisierung von Gefühlen) vermittelt wurden. Die Verlaufsgruppe II zeichnete sich durch die höchsten Werte aus.

Ein ähnliches Bild stellte sich für das Ausmaß einer hypochondrischen Verarbeitung bei PSS-Patienten dar. Cirka ein Drittel der Patienten zeigten klinisch relevante Scores im **Whiteley-Index** (Pilowsky 1967; Rief et al. 1994). Wiederum sind die Werte bei der Verlaufsgruppe II am höchsten.

Die Werte im **Somatisierungsverhalten (SOMS-2 J;** Rief et al. 1992) differenzieren hoch signifikant zwischen den vier Verlaufsgruppen. Die erneut ungünstigsten Werte der Verlaufsgruppe II signalisieren weniger einen Aspekt der Verlaufsprognose, sondern sind vielmehr als Ausdruck des aktuellen Rezidivs zu sehen. Diese Gruppe II zeigte auch tendenziell stärker neurotische und unreife Abwehrstile (DSQ-40; Bond 1986; Andrews et al. 1993).

Die durchwegs ungünstigeren Testresultate der Verlaufsgruppe II mussten am ehesten in den Kontext der erneuten Erkrankung mit Symptomen eines »PSS«, also mit der Akuität des Schwankschindels in Verbindung gebracht werden.

Auch **klinische Variablen** differenzierten im Krankheitsverlauf signifikant: Patienten mit »psychischer Ausgeglichenheit vs. psychopathologischer Auffälligkeit« (p=0,017), Patienten mit »sthenischer vs. asthenischer Primärpersönlichkeit« (p=0,016), sowie Patienten mit einem »stress- oder konfliktorientierten vs. organisch-zentrierten subjektiven Krankheitskonzept« (p=0,018) zeichneten sich insgesamt durch günstigere Krankheitsverläufe aus.

10.3.7   Therapie

Eine sorgfältige klinische und apparative Untersuchung ist die Basis für die Diagnose eines »phobischen Schwankschwindels«. Die klare Vermittlung der Befunde an den Patienten, die Interpretation als eine organisch harmlose Störung unter detaillierter Aufklärung des Entstehungsmechanismus und der Auslösemechanismen begründet den prinzipiellen therapeutischen Ansatz. Diese edukative Dimension ist zu ergänzen durch eine verhaltenstherapeutisch orientierte Ermutigung zur Selbst-Exposition in jenen Situationen, die in besonderer Weise einen »PSS« auslösen. Sie zielt vor allem auf eine Kontrolle bzw. einen Abbau des phobischen Vermeidungsverhaltens, das häufig in der Folge von Schwankschwindelattacken auftritt und im weiteren Verlauf zu einem sozialen Rückzug und zu massiven psychosozialen Leistungseinbußen beitragen kann. Für eine Subgruppe von Patienten mit »PSS« reichen diese kurzfristigen therapeutischen Interventionen aus, um zu einer günstigen Symptomremission zu gelangen. Eine strukturierte Verhaltenstherapie ist aber bei all jenen Patienten indiziert, die bei einem Kontrolltermin nach wenigen Monaten nicht über eine deutliche Kontrolle ihrer Beschwerden berichten können. In Abhängigkeit von subjektiven Behandlungsvorstellungen, bei Vorliegen ausgeprägter Lebenskonflikte oder einer problematischen Persönlichkeitsentwicklung kann auch ein psychodynamisch orientierter Ansatz einen wertvollen Verständnis- und Therapiebeitrag liefern. Liegen ausgeprägte affektive Verstimmungen, generalisierte Angst- und schwer beeinträchtigende Paniksyndrome einem »PSS« zugrunde, ist selbstverständlich auch eine Psychopharmakotherapie ernsthaft zu erwägen. Diese besteht in aller Regel in einer gezielten antidepressiven Medikation. Der Einsatz von anxiolytisch wirksamen Benzodiazepinen, der in Krisensituationen indiziert sein kann, ist auf einen eng definierten Zeitraum von wenigen Wochen zu beschränken. In einem (noch zu leistenden) experimentellen Therapieansatz wäre ferner zu überprüfen, ob bei Patienten, die im Krankheitsverlauf zwar über einen guten Rückgang der assoziierten Angstaffekte berichten, jedoch fortgesetzt über das Hauptsymptom eines »Schwankschwindels« klagen, nicht auch vestibuläre Rehabilitationstechniken eingesetzt werden könnten, die sich z. B. in Übungen auf dem Schwankbrett besonders auf die Effekte und Affekte eines vestibulären Mismatch konzentrierten.

Patienten mit einem »phobischen Schwankschwindel« verlangen in einer diagnostischen Perspektive keineswegs die Einführung einer neuen nosologischen Entität. Sie bieten jedoch ein klinisch klar identifizierbares Beschwerdebild, das in seinem Leitsymptom des Schwindels vorrangig von Neurologen und HNO-Ärzten gesehen wird, das diagnostisch erkannt und adäquat behandelt werden muss. Patienten mit einem »PSS« stellen sich wegen ihrer Schwindelproblematik primär nicht bei einem Psychiater oder Psychotherapeuten vor. Eine Zusammenarbeit zwischen den Fachdisziplinen ist aber oft von großem Vorteil.

Literatur

Alper K, Devinsky O, Perrine K et al (1993) Nonepileptic seizures and childhood sexual and physical abuse. Neurology 43:1950–1953

Andrews G, Singh M, Bond M (1993) The Defense Style Questionnaire. J Nerv Ment Dis 181:246–256

Bond M (1986) Defense Style Questionnaire. In: Vaillant GA (ed) Empirical studies of ego mechanisms of defense. American Psychiatric Press, Washington, DC

Bowman ES, Markland O (1996) Psychodynamics and psychiatric diagnoses in pseudoseizure subjects. Am J Psychiatry 153:57–63

Brandt T (1996) Phobic postural vertigo. Neurology 46:1515–1519

Brandt T (1999) Vertigo: Its multisensory syndromes, 2nd edn. Springer, Berlin Heidelberg New York Tokyo, pp 291–304

Brandt T, Dieterich M (1986) Phobischer Attacken-Schwankschwindel. Ein neues Syndrom. Münch Med Wochenschr 128:247–250

Brandt T, Huppert D, Lempert T, Dieterich M (1994a) Psychogen-funktionelle Gang- und Standstörungen. In: Martinius J, Kapfhammer HP (Hrsg) Nervenärztliche Dialoge. MMV Medizin Verlag, München, S 91–101

Brandt T, Huppert D, Dieterich M (1994b) Phobic postural vertigo: a first follow up. J Neurol 241:191–195

Brandt T, Kapfhammer HP, Dieterich M (1997) »Phobischer Schwankschwindel«. Eine weitere Differenzierung psychogener Schwindelzustände erscheint erforderlich. Kommentar zum Beitrag von Eckardt-Henn et al. Nervenarzt 68:806–812, 848–849

Breuer J, Freud S (1893) Über den psychischen Mechanismus hysterischer Phänomene. Vorläufige Mitteilung. Neurol Zentralbl 12:4–10

Bronstein AM (1995) Visual vertigo syndrome: Clinical and posturography findings. J Neurol Neurosurg Psychiatry 59:472–476

Bronstein AM, Gresty MA, Luxon LM et al (1997) Phobic postural vertigo. Neurology 49:1480

Clark DB, Hirsch BE, Smith MG et al (1994) Panic in otolaryngology patients presenting with dizziness or hearing loss. Am J Psychiatry 151:1223–1225

Clark DB, Leslie MI, Jacob RG (1992) Balance complaints and panic disorder: A clinical study of panic symptoms in members of a self-help group for balance disorders. J Anxiety Dis 6:47–53

Daie MA, Witztum E (1991) Short-term strategic treatment in traumatic conversion reactions. Am J Psychother 45:335–346

Dieterich M (1996) Fehldiagnosen beim phobischen Schwankschwindel. In: Hippius H, Lauter H, Möller HJ, Kapfhammer HP (Hrsg) Fehldiagnosen psychiatrischer Erkrankungen in der Allgemeinpraxis. Psychiatrie für die Praxis 24. MMV Medizin Verlag, München, S 13–19

Eagger S, Luxon LM, Davies RA et al. (1992) Psychiatric morbidity in patients with peripheral vestibular disorders: a clinical and neuro-otological study. J Neurol Neurosurg Psychiatry 55:383–387

Eckhardt-Henn A (1999) Artifizielle Störungen und Münchhausen-Syndrom. Gegenwärtiger Stand der Forschung. Psychother Psychosom Med Psychol 49:75–89

Eckhardt-Henn A, Hoffmann SO, Tettenborn B et al (1997) »Phobischer Schwankschwindel«. Eine weitere Differenzierung psychogener Schwindelzustände erscheint notwendig. Nervenarzt 68:806–812

Fahrenberg J, Hampel R, Selg H (1985) die revidierte Form des Freiburger Persönlichkeitsinventars FPI-R. Diagnostica 31:1–21

Fenichel O (1930) Berlin Psychoanalytic Institute Report

Fishbain DA, Goldberg M (1991) The misdiagnosis of conversion disorder in a psychiatric emergency service. Gen Hosp Psychiatry 13:177–181

Flor-Henry P, Fromm-Auch D, Taper M, Schopflocher D (1981) A neuropsychological study of the stable syndrome of hysteria. Biol Psychiatry 16:601–626

Folks DG, Ford CV, Regan WM (1984) Conversion symptoms in a general hospital. Psychosomatics 25:285–295

Frommberger U, Hurth-Schmidt S, Dieringer H et al (1993) Panikstörung und Schwindel. Zur psychopathologischen Differenzierung zwischen neurologischer und psychiatrischer Erkrankung. Nervenarzt 64:377–383

Furman JM, Jacob RG (1997) Psychiatric dizziness. Neurology 48:1161–1166

Galin D, Diamond R, Broff D (1977) Lateralization of conversion symptoms: More frequent on the left. Am J Psychiatry 134:578–580

Hallam RS, Stephens SDG (1985) Vestibular and emotional distress. J Psychosom Res 29:407–413

Hoffmann SO, Hochapfel G (1991) Einführung in die Neurosenlehre und Psychosomatische Medizin, 4. Aufl. UTB, Stuttgart

Holst E v, Mittelstaedt H (1950) Das Reafferenzprinzip (Wechselwirkungen zwischen Zentralnervensystem und Peripherie). Naturwissenschaften 37:461–476

Huppert D, Brandt T, Dieterich M, Strupp M (1994) Phobischer Schwankschwindel. Zweithäufigste Diagnose in einer Spezialambulanz für Schwindel. Nervenarzt 65:421–423

Huppert D, Kunihiro T, Brandt T (1995) Phobic postural vertigo (154 patients): its association with vestibular disorders. J Audiol Med 4:97–103

Jacob RG, Furman JM, Clark DB, Durrant JD (1992) Vestibular symptoms, panic, and phobia – Overlap and possible relationships. Ann Clin Psychiatry 4:163–174

Jacob RG, Furman JM, Durrant JD, Turner SM (1996) Panic, agoraphobia, and vestibular dysfunction. Am J Psychiatry 153:503–512

Jacob RG, Furman JM, Durrant JD, Turner SM (1997) Surface dependence: A balance control strategy in panic disorder with agoraphobia. Psychosom Med 59:323–330

Jacob RG, Lilienfeld SO, Furman JM et al (1989) Panic disorder with vestibular dysfunction: Further clinical observations and description of space and motion phobic stimuli. J Anxiety Dis 3:117–130

Jacob RG, Moller MB, Turner SM, Wall C III (1985) Otoneurological examination of panic disorder and agoraphobia with panic attacks: a pilot study. Am J Psychiatry 142:715–720

Jones JB, Barklage NE (1990) Conversion disorder: Camouflage for brain lesions in two cases. Arch Intern Med 150:1343–1345

Kapfhammer HP (1997) Somatoforme und Konversionsstörungen im Krankenhaus. Psychotherapie Psychiatrie Psychother Med Klin Psychol 2:72–82

Kapfhammer HP (1999a) Konversionstörungen. In: Möller HJ, Laux G, Kapfhammer HP (Hrsg) Psychiatrie und Psychotherapie. Springer, Berlin Heidelberg New York, S 1310–1323

Kapfhammer HP (1999b) Somatisierungsstörung. In: Möller HJ, Laux G, Kapfhammer HP (Hrsg) Psychiatrie und Psychotherapie. Springer, Berlin Heidelberg New York, S 1323–1332

Kapfhammer HP, Buchheim P, Bove D, Wagner A (1992) Konversionssymptome bei Patienten im psychiatrischen Konsiliardienst. Nervenarzt 63:527–538

Kapfhammer HP, Dobmeier P, Mayer C, Rothenhäusler HB (1998a) Konversionssyndrome in der Neurologie. Eine psychopathologische und psychodynamische Differenzierung in Konversionsstörung, Somatisierungsstörung und artifizielle Störung. Psychother Psychosom Med Pychol 48:463–474

Kapfhammer HP, Ehrentraut S, Rothenhäusler HB (2001) Trauma und Dissoziation. Verschränkung einer neurobiologischen und psychosozialen Perspektive. Psychotherapie Psychiatrie Psychother Med Klin Psychol 6:114–129

Kapfhammer HP, Mayer C, Huppert D et al (1995) Phobischer Schwankschwindel: Eine Panikstörung oder? Nervenarzt 66:308–310

Kapfhammer HP, Mayer C, Huppert D et al (1997) Course of illness in phobic postural vertigo: a neuropsychiatric follow up study. Acta Scand Neurol 95:23–28

Kapfhammer HP, Rothenhäusler HB, Dietrich E et al (1998b) Artifizielle Störungen: Zwischen Täuschung und Selbstschädigung. Nervenarzt 69:401–409

Kellner R (1991) Psychosomatic syndromes and somatic symptoms. American Psychiatric Press, Washington, DC

Krafczyk S, Schlamp V, Dieterich M et al (1997) Increased body sway at 3.5–8 Hz in patients with phobic postural vertigo. Neurosci Lett 259:149–152

Kretschmer E (1923) Hysterie, 7. Aufl. Thieme, Stuttgart 1974

Lazare A (1981) Current concepts in psychiatry: Conversion symptoms. N Engl J Med 305:745–748

Lazarus AA (1963) The results of behavior therapy in 126 cases of severe neurosis. Behav Res Ther 1:69–79

Lipowski ZJ (1988) Somatization. The concept and its clinical application. Am J Psychiatry 145:1358–1368

Ludwig AM (1972) Hysteria: A neurobiological theory. Arch Gen Psychiatry 27:771–777

Marks JM (1981) »Space phobia«: a pseudo-agoraphobic syndrome. J Neurol Neurosurg Psychiatry 48:729–735

Mechanic D (1962) The concept of illness behaviour. J Chron Dis 15:189–194

Mentzos S (1980) Hysterie. Zur Psychodynamik unbewusster Inszenierungen. Kindler, Geist und Psyche, München

Micale MS (1995) Approaching hysteria. Disease and its interpretation. Princeton University Press, Princeton

Miller E (1988) Defining hysterical symptoms. Psychol Med 18:275–277

Modestin J (1983) Schwindel als psychosomatisches Phänomen. Psychother Med Psychol 33:77–86

Muphy TP (1993) Mal de debarquement syndrome: A forgotten entity? Otolaryngol Head Neck Surg 109:10–13

Newman NJ (1993) Neuro-ophthalmology and psychiatry. Gen Hosp Psychiatry 15:102–114

O'Connor KP, Hallam R, Beyts J, Hinchlife R (1988) Dizziness: Behavioural, subjective and organic aspects. J Psychosom Res 32:291–302

Pilowsky I (1967) Dimensions of hypochondriasis. Br J Psychiatry 113:89–93

Pilowsky I (1990) The concept of abnormal illness behavior. Psychosomatics 21:207–213

Pincus J (1982) Hysteria presenting to the neurologist. In: Roy A (ed) Hysteria. Wiley, London, pp 131–144

Rief W (1995) Multiple somatoforme Symptome und Hypochondrie. Empirische Beiträge zur Diagnostik und Behandlung. Huber, Bern Göttingen Toronto Seattle

Rief W, Hiller W, Geissner E, Fichter MM (1994) Hypochondrie: Erfassung und erste klinische Ergebnisse. Zeitschr Klin Psychol 23:34–42

Rief W, Schäfer S, Fichter M (1992) SOMS: Ein Screening-Verfahren zur Identifizierung von Personen mit somatoformen Störungen. Diagnostica 38:228–241

Rigatelli M, Casolari L, Bergamini G, Guidetti G (1984) Psychosomatic study of 60 patients with vertigo. Psychother Psychosom 41:91–99

Savard G, Andermann, F (1990) Convulsive pseudoseizures: A review of current concepts. Behav Neurology 3:133–141

Scheidt CE, Flügel N (1997) Psychogene Anfälle – Phänomenologie, Psychodynamik, Behandlung. Nervenheilkd 16:523–529

Shapiro D (1965) Neurotic styles. Basic Books, New York

Slater E, Beard W, Glithero E (1965) A follow-up of patients diagnosed as suffering from hysteria. J Psychosom Res 9:9–13

Spitzer C, Freyberger HJ, Kessler C, Kömpf, D (1994) Psychiatrische Komorbidität dissoziativer Störungen in der Neurologie. Nervenarzt 65:680–688

Stefansson JG, Medina JA, Meyerowitz S (1976) Hysterical neurosis, conversion types. Acta Psychiatr Scand 53:119–138

Stein MB, Asmundson G JG, Ireland D, Walker JR (1994) Panic disorder in patients attending a clinic for vestibular disorders. Am J Psychiatry 151:1697–1700

Taylor GI (1984) Alexithymia: Concept, measurement and implications for treatment. Am J Psychiatry 141:725–732

Tomasson K, Kent D, Coryell W (1991) Somatization and conversion disorders: Comorbidity and demographics at presentation. Acta Psychiatr Scand 84:288–293

Toone BK (1990) Disorders of hysterical conversion. In: Bass C (ed) Somatization: Physical symptoms and psychological illness. Blackwell, Oxford, pp 207–234

Trimble MR (1981) Neuropsychiatry. Wiley, Chichester, pp 79–87

Viederman M (1995) Metaphor and meaning in conversion disorder: A brief active therapy. Psychosom Med 57:403–409

Weber JJ, Elinson J, Moss LM (1967) Psychoanalysis and change. Arch Gen Psychiatry 17:687–709

Whitlock FA (1967) The aetiology of hysteria. Acta Psychiatr Scand 43:144–162

Williams DT, Ford B, Fahn S (1995) Phenomenology and psychopathology related to psychogenic movement disorders. In: Weiner WJ, Lang AE (eds) Advances in neurology, vol 65. Raven Press, New York, pp 231–257

Yardley L, Britton J, Lear S et al (1995) Relationship between balance system function and agoraphobic avoidance. Behav Res Ther 33:435–439

10

Tics

Norbert Müller, Michael Riedel, Karin Krampe

11.1 Einleitung

Unter einem Tic versteht man eine unwillkürliche, plötzliche, schnelle, wiederholte, arrhythmische, stereotype Bewegung oder Lautäußerung. Obligat ist die zeitweilige willkürliche Unterdrückbarkeit von Tics, wobei sich dies in einer großen Bandbreite bewegen kann: bei häufiger Tic-Frequenz können diese unter Umständen nur für wenige Sekunden unterdrückt werden, nicht selten ist dies aber auch über Stunden möglich, etwa bis sich die unter-drückten Tics zu einem unbeobachteten Zeitpunkt

entladen – oft abends und in Entspannungssituatio-nen. Unter Stressbedingungen kommt es definiti-onsgemäß – wie bei nahezu allen Bewegungsstörun-gen – zu einer Exazerbation von Tics, was gelegent-lich zu dem Missverständnis beiträgt, dies sei ein Hinweis auf die Psychogenese von Tics. In Hinblick auf die Phänomenologie werden Tics einerseits in motorische Tics, andererseits in Vokal-Tics unter-schieden, wobei sowohl motorische, als auch vokale Tics als einfache und als komplexe Tics auftreten können. Einfache motorische Tics sind beispielswei-se Blinzeln, Kopfdrehen, Schulterhochziehen oder Schütteln von Extremitäten. Die Lokalisation ein-facher Tics ist häufig im Kopf- und Halsbereich, oder in den Schultern. Charakteristisch ist aller-dings der Wechsel der Lokalisation der Tics, die prinzipiell den ganzen Körper betreffen können. Beispiele für einfach vokale Tics sind Räusper- oder Hüstel-Tics, Schniefen, Pfeifen etc. (◙ Tabelle 11.1).

Unter komplexen motorischen Tics werden kom-pliziertere Bewegungsabläufe verstanden, die jedoch – zum Beispiel im Gegensatz zu Zwangsritualen – nicht intendiert und geplant sind, sondern unwill-kürlich wie einfache motorische Tics ablaufen. Typi-

◙ Tabelle 11.1. Beispiele für einfache Tics

Motorische Tics	Vokale Tics
Blinzeln	Räuspern
Kopfdrehen	Schniefen
Schulterhochziehen	Hüsteln
Schütteln	Summen
der Extremitäten	
Stampfen	Zungenschnalzen
	Pfeifen
	Grunzen
	Schnarchen
	Bellen

sche komplexe motorische Tics sind zum Beispiel Berührungs-Tics, also der Drang, Dinge oder Menschen zu berühren, tiefe Kniebeugen, Liegestütze, eine bestimmte Schrittfolge, oder sich flach hinzulegen. Zu den komplexen Vokal-Tics zählt man zum Beispiel die Imitation von Lauten (»Katzenschrei-Syndrom«), die Wiederholung sinnloser Begriffe, aber auch Koprolalie, also das Ausstoßen von Obszönitäten oder Fäkalsprache, was ebenfalls ein charakteristisches, aber nicht obligates Symptom des Tourette-Syndroms (TS) darstellt (◻ Tabelle 11.2).

Dem Symptom der Kopropraxie begegnet man seltener, auch bei Patienten mit TS. Kopropraxie beinhaltet die (praktische) Beschäftigung mit Fäkalien, aber auch obszöne Gesten werden der Kopropraxie zugerechnet.

Die Klassifikation der Kopropraxie innerhalb der Tics ist schwierig, da es sich um ein – selbst im Vergleich mit anderen komplexen motorischen Tics – hochkomplexes Verhalten handelt. Dennoch wird Kopropraxie den komplexen motorischen Tics zugeordnet.

Ein weiteres Symptom, das häufig im Rahmen von Tic-Erkrankungen zu beobachten ist, sind Mutilationen (Selbstverletzungen) oder andere Formen gestörter Impulskontrolle (Coffey u. Park 1997). Störungen der Impulskontrolle führen häufig zu starker Beeinträchtigung im Sozialverhalten. Mutilationen können erhebliche medizinische Komplikationen mit sich bringen – bis hin zu Blindheit und Taubheit der Patienten. Mutilationen treten bei etwa 33–44% der Patienten mit einem TS auf (Robertson 1992; Robertson et al 1993).

11.2 Häufigkeit

Einfache motorische Tics, zum Beispiel Blepharospasmus (Blinzel-Tic) sind – vor allem im Kindesalter – häufig, genauere Zahlen liegen jedoch nicht vor. In vielen Fällen wird ihnen kein Krankheitswert zuerkannt, vor allem, da sie in der Regel spontan remittieren.

Ältere Studien (Lapouse u. Monk 1964) schätzten die Prävalenz von Tics auf 18% für Jungen und 11% für Mädchen. Transiente Tics liegen auf jeden Fall im Bereich von 5–10%, bei Jungen häufiger als bei Mädchen (Zohar et al. 1999).

Besser untersucht ist das TS, das als Modellerkrankung für Tic-Störungen gelten kann. Das TS ist weltweit verbreitet, möglicherweise bestehen allerdings Unterschiede in der geographischen Verteilung. Die Prävalenz wird zwischen 0,7 und 50 pro 10000 geschätzt (Tanner u. Goldmann 1997).

Das TS ist eine Erkrankung des Kinder- und Jugendalters mit einem klassischen Verlauf von Exazerbationen und Remissionen, wobei auch chronische Verläufe vorkommen können. Je nach diagnostischem Manual muss die Ersterkrankung vor dem 14. (DSM-III), 18. (DSM-IV), bzw. 21. Lebensjahr (DSM-IIIR) auftreten, damit ein TS diagnostiziert werden kann (▶ s. folgende Übersicht). Treten die Tics später auf, handelt es sich um eine ›nicht näher bezeichnete Tic-Störung‹; allerdings zeigt bereits der häufige Wechsel im Ersterkrankungsalter auch die Willkürlichkeit der gesetzten Altersgrenzen. Vom TS sind Jungen deutlich häufiger als Mädchen betroffen, wobei das Verhältnis etwa bei 4:1 liegt (Tanner u. Goldman 1997).

◻ Tabelle 11.2. Beispiele für komplexe Tics

Motorische Tics	Vokale Tics
Dinge berühren	Imitation von Lauten
Sich flach hinlegen	Wiederholung sinnloser Begriffe
Tiefe Kniebeugen	Koprolalie
Liegestütze	Echolalie
Rückwärtsschritte	Palilalie
Bestimmte Schrittfolge im Gehen	Echokinese
Umdrehen	

Diagnostische Kriterien für 307.23 (F95.2) Tourette-Störung

A. Multiple motorische Tics sowie mindestens ein vokaler Tic treten im Verlauf der Krankheit auf, jedoch nicht unbedingt gleichzeitig (Tics sind plötzliche, schnelle, sich wiederholende, unrhythmische und stereotype motorische Bewegungen oder Lautäußerungen).
B. Die Tics treten mehrmals täglich (gewöhnlich anfallsweise) entweder fast jeden Tag oder intermittierend im Zeitraum von über einem Jahr auf. In dieser Zeit gab es keine ticfreie Phase, die länger als drei aufeinander folgende Monate andauerte.

◻ Tabelle 11.3. Häufigkeiten des Tourette-Syndroms bei Kindern (Befragung von Psychiatern oder Psychologen). (Nach Tanner u. Goldmann 1997)

Autoren und Publikationsjahr	Population	Häufigkeit in 10 000
Debray-Ritzen und Dubois, 1980	Pariser Schulkinder, überwiesen an Psychiater	23,0
Comings et al. 1990	Schulkinder aus Los Angeles, überwiesen an Schulpsychologen	49,5

C. Die Störung führt zu starker innerer Anspannung oder verursacht in bedeutsamer Weise Beeinträchtigungen in sozialen, beruflichen oder anderen wichtigen Funktionsbereichen.
D. Der Beginn liegt vor dem 18. Lebensjahr.
E. Die Störung geht nicht auf die direkte körperliche Wirkung einer Substanz (z. B. Stimulantien) oder eines medizinischen Krankheitsfaktors (z. B. Huntingtonsche Erkrankung oder postvirale Enzephalitis) zurück.

Die Häufigkeit von TS in verschiedenen Untersuchungsgruppen sind in den ◻ Tabellen 11.3–11.5 dargestellt.

Häufige, aber nicht obligate Symptome sind Echolalie, Echopraxie, Koprolalie und Kopropraxie, vor allem aber Zwangsphänomene.

11.3 Das Spektrum von Tic-Störungen

Wie oben bereits angedeutet, sind das Ersterkrankungsalter, aber auch die Erkrankungsdauer und die Erscheinungsform der Tics Unterscheidungskriterien für die diagnostische Einordnung. Die Differenzialdiagnose der Tic-Störungen wird hier am Beispiel des DSM-IV dargestellt. Besteht ein Tic mindestens vier Wochen, jedoch nicht länger als zwölf aufeinander folgende Monate (ohne Therapie), wird eine vorübergehende Tic-Störung diagnostiziert. Bei einem länger als zwölf Monate Andauern

◻ Tabelle 11.4. Häufigkeiten des Tourette-Syndroms bei Kindern (andere Quellen). Adjustiert an die Geschlechtsverteilung. (Nach Tanner u. Goldmann 1997)

Autoren und Publikationsjahr	Population	Häufigkeit in 10 000
Burd et al. 1986	Kinder aus North Dakota (TS-Patientenregister und schriftliche Umfrage)	5,2
Caine et al. 1988	Monroe County, NY, Kinder über Anzeigen rekrutiert	2,9
Nomoto u. Machiyama 1990	1218 4–12-jährige Japaner (schriftliche Umfrage) Follow-up-Telefoninterview	50,0
Apter et al. 1993	28 037 Israelis b. Musterung (18 364 m., 9673 w.)	4,3 (4,0)*
Robertson et al. 1994	10–20-Jährige aus Neuseeland (schriftliche Umfrage)	0,7

◻ Tabelle 11.5. Häufigkeiten des Tourette-Syndroms bei Erwachsenen. (Nach Tanner u. Goldmann 1997)

Autoren und Publikationsjahr	Population	Häufigkeit in 10 000
Burd et al. 1986	Erwachsene (>19 J.) North Dakota (TS-Patientenregister und schriftliche Umfrage)	0,5

der Tics liegt entweder eine chronische motorische oder vokale Tic-Störung vor, oder ein TS. Während bei TS multiple motorische Tics und mindestens ein Vokal-Tic obligat sind, ist ein motorischer oder ein vokaler Tic ausreichend für die Diagnose der chronischen Tic-Störung. Sind die Kriterien für ein TS erfüllt, kann keine chronische Tic-Störung mehr diagnostiziert werden. Die Kategorie der ›nicht näher bezeichneten Tic-Störung‹ wird gewählt, wenn die Kriterien für eine andere diagnostische Zuordnung nicht erfüllt sind, aber eine klinisch bedeutsame Störung vorliegt. Dies kann beispielsweise bei Tics, die nach dem 18. Lebensjahr beginnen, der Fall sein, oder bei Tics, die nur kurze Zeit andauern.

11.4 Differenzialdiagnose von Tics

Bei der Differenzialdiagnose von Tics muss immer auch an durch Pharmaka induzierte Hyperkinesen (zum Beispiel durch L-Dopa oder Amphetamine) gedacht werden. Auch eine Chorea Huntington sollte in der Regel abgeklärt werden, obwohl hier das Erstmanifestationsalter meist später liegt. Allerdings können auch Stoffwechselstörungen – wie z. B. Morbus Wilson – Tic-ähnliche Bewegungsstörungen hervorrufen und müssen differenzialdiagnostisch ausgeschlossen werden. Motorische Stereotypien und Automatismen, wie sie im Rahmen schizophrener Psychosen auftreten können, müssen ebenfalls bei der Differenzialdiagnose von Tics im Auge behalten werden, wobei sie in der Regel mit anderen typischen schizophrenen Symptomen einhergehen. Aber auch psychogene Bewegungsstörungen, wie sie etwa im Verlauf von Konversionssyndromen beobachtbar sind, können Tics imitieren.

Schließlich sind Spätdyskinesien nach Neuroleptika-Behandlung, die ebenfalls typischerweise zunächst im oro-facialen Bereich auftreten, aber häufig auch – ähnlich wie Tics – auf andere Lokalisationen wie Extremitäten und Rumpf übergreifen können, bei der Differenzialdiagnose von Tics in Erwägung zu ziehen. In diesem Zusammenhang ist auch darauf hinzuweisen, dass in den 1980er Jahren einzelne Fälle von tardivem Tourette Syndrom (TTS) diskutiert wurden, d. h. Fälle von Tic-ähnlichen Erkrankungsbildern, die nach dem Absetzen von jahrelanger Neuroleptika-Therapie auftraten (Stahl 1980). Allerdings ist dieser Terminus nicht unkritisiert geblieben (Stern u. Robertson 1997). Die aktuelle Medikamenteneinnahme und die Medikamentenanamnese ist bei Tics immer sorgfältig abzuklären. Allerdings gelten diese Differentialdiagnosen vor allem für Erwachsene mit Tic-ähnlichen Bewegungsstörungen. Bei Kindern sind diese Differenzialdiagnosen sehr selten. Unter Berücksichtigung der Tatsache, dass auch heute noch zwischen dem ersten Auftreten von Tics und der Diagnose einer Tic-Erkrankung mehrere Jahre liegen können (Müller et al. 1989), liegen Zeitpunkt der Ersterkrankung und differenzialdiagnostische Überlegungen oft weit auseinander.

Bei Kindern ist die Differenzialdiagnose zur Chorea Sydenham besonders wichtig. Eine ZNS-Beteiligung des rheumatischen Fiebers manifestiert sich in der Regel als Chorea Minor bzw. Chorea Sydenham. Neben den typischen choreatischen Bewegungsstörungen kommt es auch zu psychischen Auffälligkeiten wie Affektlabilität, Aufmerksamkeits- und Konzentrationsstörungen, sowie Zwangssymptomen und Ängsten (Swedo et al. 1993). Der Übergang von choreatischen Bewegungsstörungen zu Tics ist dabei fließend, ruckartige Bewegungen oder Sprünge sind einerseits typische choreatische Symptome (Swedo 1994), können aber andererseits auch als einfache oder komplexe motorische Tics bei einem TS eingeordnet werden (Shapiro et al. 1988). Ebenso treten Vokalisationen – obligates Symptom bei TS – häufig bei der Chorea Sydenham auf. Nachuntersuchungen an Patienten mit Chorea zeigten, dass Vokalisationen (Creak u. Guttman 1935) und Tics (Creak u. Guttman 1935; Krause 1934) nach Abklingen der akuten Erkrankung persistieren und unter Stress exazerbieren können (Bird et al. 1976; Lessof 1958), wie es für Tics typisch ist. Allerdings wird heute in den entwickelten Ländern nur sehr selten eine Chorea Sydenham diagnostiziert, noch seltener kommt es zur Chronifikation. Andererseits führten diese Parallelen von Chorea Sydenham und Tic-Erkrankungen dazu, dass mit zunehmender wissenschaftlicher Beschäftigung mit dem TS die Zeichen einer rheumatischen Erkrankung bzw. entzündliche oder postentzündliche Geschehnisse bei Patienten mit Tic-Erkrankungen stärker beachtet wurden. Vor allem für Kinder wurde postuliert, dass Tics und Zwangssymptome im Rahmen einer Poststreptokokken-Erkrankung auftreten können (Swedo et al. 1989). Neuere Publikationen postulieren eine eigenständige Poststreptokokken-Erkrankung im Kindesalter, die Symptome des TS und Zwangsphänomene aufweisen. Darauf wird unten noch näher eingegangen.

Über die Chorea gravidarum, die im Rahmen der Schwangerschaft auftritt, ist wenig bekannt. Sie wird heute selten diagnostiziert (Wilson u. Preece 1932; Dike 1997). Überlegungen, dass Einflüsse der hormonellen oder immunologischen Umstellung während der Schwangerschaft dafür verantwortlich sind, liegen nahe. Eigene Erfahrungen zeigen, dass eine vorbestehende Bewegungsstörung während der Schwangerschaft drastisch exazerbieren kann.

11.5 Sensorische Tics und dem Tic vorausgehende Missgefühle

In den letzten Jahren traten die den Tics vorausgehenden Empfindungen stärker in den Vordergrund des Interesses. Die Unterdrückbarkeit von Tics – ein obligates Kriterium für ihre Diagnose – beinhaltet auch, dass sie wahrgenommen werden, bevor sie auftreten. Diese dem Tic vorausgehende Empfindungen wurden als ›sensorische Tics‹ beschrieben (Kurlan et al. 1989). Bei 80% der Patienten gehen solche Empfindungen motorischen oder vokalen Tics voran (Cohen u. Leckman 1992). Diese dem Tic vorangehende Empfindungen bzw. Missempfindungen (›premonitory urges‹) werden z. B. als ein Augenbrennen vor dem Blinzeln, eine Spannung bzw. ein Jucken im Nacken vor einem Kopfschütteln, oder einem Ziehen in der Nase vor dem Schnüffeln beschrieben.

11.6 Verlauf von Tic-Erkrankungen

Ticerkrankungen zeigen typischerweise einen Verlauf von Exazerbationen und Remissionen. Sowohl die Häufigkeit als auch die Intensität wechselt. Die Bandbreite der Tics erweitert sich, wenn neue Tics auftreten oder ältere wieder erscheinen.

Meist treten die Tics erstmals zwischen dem 2. und dem 15. Lebensjahr auf, wobei der Mittelwert bei 6 bis 7 Jahren liegt (Bruun 1988). Etwa drei Viertel der Patienten zeigen im 11. Lebensjahr bereits Symptome. Meist sind einfache motorische Tics die Initialsymptome. Bei 50–70% waren mimische Tics der Gesichtsmuskulatur (Blinzeln, Naserümpfen) das initiale Symptom (Bruun 1988). Nur bei 12–37% sind Vokal-Tics das erste Symptom, obwohl sie häufig der Anlass zur ersten diagnostischen Vorstellung sind.

Bei den meisten Patienten erreichen die Symptome ihre stärkste Ausprägung etwa zehn Jahre nach der Erstmanifestation von Tics. Koprolalie oder komplexeste Formen von Vokal-Tics treten üblicherweise nicht vor 4–7 Jahren nach Erkrankungsbeginn und auch nur bei etwa einem Drittel der TS-Patienten auf.

Etwa ab dem 20. Lebensjahr bis ins frühe Erwachsenenalter beginnt meist eine Verbesserung der Symptomatik bzw. eine Remission, auch bei Patienten, die in der Kindheit starke Tics hatten. Schätzungen besagen, dass die Erkrankung bei etwa einem Drittel der Patienten während dieses Zeitraums vollständig remittiert, während sich bei einem weiteren Drittel eine deutliche Besserung zeigt (Bruun u. Budman 1997; Nee et al. 1980). Bei etwa einem weiteren Drittel findet sich keine wesentliche Besserung der Symptome im frühen Erwachsenenalter. Es existieren kaum Daten zu der Frage, wie viele der Betroffenen sich im weiteren Verlauf verschlechtern, wieviele unverändert bleiben und bei welchen Patienten es im späteren Verlauf doch eine Besserung der Symptome gibt.

In Hinblick auf die Diagnosestellung sind Tic-Erkrankungen häufig deshalb schwierig, da durch den typischen Verlauf mit Exazerbationen und Remissionen die charakteristischen motorischen Tics oder Vokal-Tics üblicherweise im freien Intervall nicht auftreten. Da die Tics definitionsgemäß vorübergehend unterdrückbar sind, sind sie vielfach für den Untersucher nicht sichtbar. Insbesondere typische, aber »peinliche« Symptome wie Echolalie, Echopraxie oder Koprolalie werden häufig verschwiegen. Subjektiv werden Tics häufig als Zwänge erlebt und geschildert. Zwangsphänomene, aber auch andere Verhaltensauffälligkeiten wie Störungen der Impulskontrolle stehen nicht selten im Vordergrund der Symptomatik, wobei motorische Tics und Vokaltics zunächst nicht auffallen und deshalb die Diagnose eines Tics nicht gestellt wird. Darüber hinaus werden sowohl einfache, als auch komplexe motorische Tics häufig in Willkürbewegungen eingebaut, bzw. sie erscheinen als Willkürbewegungen und werden deshalb zunächst nicht als Tics erkannt. Auch Vokal-Tics wie Hüsteln oder Räuspern werden als Verlegenheitsverhalten oder »Angewohnheit« fehlinterpretiert und häufig erst spät als Tics erkannt.

11.7 Tics und Zwangsphänomene

Die Differenzialdiagnose zwischen Tics und Zwangssymptomen ist nicht nur deshalb schwierig, weil Tics häufig als Zwänge erlebt werden und phänomenologische Ähnlichkeit mit Zwangssymptomen haben, sondern auch aufgrund der häufigen Komorbidität von Zwangsstörung und TS (Frankel et al. 1986). Allerdings wird die Komorbidität kontrovers diskutiert. Einerseits wird postuliert, dass TS und Zwangsstörung zwei eng verwandte Erkrankungen, möglicherweise auch zwei verschiedene Phänomene derselben Erkrankung seien, denen ein gemeinsamer genetischer Defekt zugrunde liegt (Pauls et al. 1986). Dies lässt sich damit begründen, dass bei TS in 40–90% der Fälle auch Zwangssymptome beschrieben sind (Nee et al. 1980; Robertson u. Yakeley 1993; Leckman u. Cohen 1999), sowie bei Angehörigen von Patienten mit TS gehäuft Zwangssymptome auftreten und sich – umgekehrt – bei Verwandten von Patienten mit Zwangserkrankungen vermehrt Tics finden. Andere Autoren vertreten die Position (Shapiro et al. 1988), Zwangsstörungen seien nicht überzufällig häufig mit TS vergesellschaftet, vielmehr würden sich die Zwangsphänomene bei Zwangserkrankungen und TS lediglich phänomenologisch ähneln, während die TS-typischen Zwangsphänomene als Tics einzuordnen seien. Zu diesen TS spezifischen Phänomenen werden Echophänomene und Koprolalie, Mutilationen, Symmetrиeverhalten (Pitman et al. 1987) sowie komplexe, motorisch ausagierte Bewegungsrituale (Shapiro et al. 1988) gezählt (Leckmann u. Cohen 1998).

Als weiterer TS-typischer Zwang werden »just right«-Handlungen angesehen (Cohen et al. 1994; Eapen et al. 1997).

Als typisches Beispiel für »just right«-Handlungen gilt ein Basketball-Spitzenspieler mit TS, der sein tägliches Training nur dann mit einem guten Gefühl (just-right) beenden konnte, wenn der Ball mit einem bestimmten Geräusch in den Korb gefallen war, was den richtigen Einfallswinkel, die richtige Geschwindigkeit etc. voraussetzte und häufig zu einer erheblichen Verlängerung der Trainingszeiten führte, aber dadurch auch mit sportlichen Spitzenleistungen verbunden war.

Eine eigene Vergleichsuntersuchung in Hinblick auf Unterschiede zwischen den Zwangsphänomenen bei Patienten mit Zwangserkrankung und TS zeigte eine deutlich erhöhte Rate von Zwangsphänomenen bei Patienten mit TS, die mittels zweier Zwangsfragebögen erfasst wurde, dem Maudsley Obsessive Compulsive Inventory (MOCI) und dem Hamburger Zwangsinventar (Kurzform HZI-K) (Klepsch et al. 1993). Es ließ sich allerdings ein deutlicher Unterschied zwischen Patienten mit TS oder Zwangserkrankung hinsichtlich der Art der Zwangsphänomene mittels einer Diskriminanzanalyse feststellen (Müller et al. 1995, 1997 a). In der Regel sind die Zwangsphänomene bei TS mit motorischen Symptomen oder Echophänomenen vergesellschaftet, während bei Zwangserkrankungen die Abwehr von Ängsten oder Befürchtungen im Vordergrund stehen.

Darüber hinaus sind die affektiven Unterschiede zwischen Zwangsstörung und TS zu berücksichtigen. Die Unterdrückbarkeit von Tic-Verhalten ist ei

nes der diagnostischen Kriterien bei TS. Die Unterdrückung von Tics führt zu zunehmendem inneren Spannungsgefühl, das sich in einem Tic entlädt, während die Unterdrückung von Zwängen vornehmlich zu zunehmender Angst führt (Müller et al. 1988; Pitman et al. 1987). Zweifelsohne können allerdings auch die typischen Zwangsphänomene bei Patienten mit TS beobachtet werden und es besteht über die als Tics anzusehenden »Zwangsphänomene« hinaus eine Komorbidität zwischen TS und Zwangsstörung.

11.8 Tourette-Syndrom und Aufmerksamkeitsdefizitstörung bei Kindern (ADHD)

Besonders häufig und deshalb von besonderer Bedeutung ist die Komorbidität von TS mit einer Aufmerksamkeitsdefizitstörung bei Kindern (Biederman et al. 1996; Pauls et al. 1993). Untersuchungen zeigen, dass etwa 65% (Kadesjö u. Gillberg 2000) bis hin zu 81% (Spencer et al. 1998) der Kinder mit TS die Kriterien für das Vorliegen einer Aufmerksamkeitsdefizitstörung (ADHD) erfüllen.

Kontrovers wird auch hier diskutiert, ob es sich beim gleichzeitigen Auftreten von TS und Aufmerksamkeitsdefizitsyndrom um eine Komorbidität zweier unterschiedlicher Erkrankungen handelt, oder um unterschiedliche Ausprägungs- oder Schweregrade eines Störungsspektrums (Freeman 1997).

Die meisten Untersuchungen zu Aufmerksamkeitsstörungen bei Kindern mit TS beziehen sich auf die Verhaltensebene. So fand sich in einer Untersuchung an 66 Kindern mit TS, dass Verhaltensauffälligkeiten wie etwa Aggressivität gehäuft mit Begleiterkrankungen wie ADHD oder Zwangsstörungen assoziiert sind, während zur Schwere der Tics kein Zusammenhang bestand (Stephens u. Sandor 1999). Andere Autoren sind der Meinung, dass es zwar keine lineare Verbindung zwischen der Ausprägung und Schwere der Tics einerseits und Verhaltensauffälligkeiten andererseits gibt, dass jedoch bestimmte Untergruppen von TS besonders prädisponiert sind für die Entwicklung anderer psychischer Auffälligkeiten (Rosenberg et al. 1995).

Kurlan vertritt die Hypothese, dass das TS ein Störungsspektrum unterschiedlicher Ausprägungsgrade darstellt, zu dem sowohl milde, vorübergehende Tic-Störungen als auch schwere Tic-Erkrankungen gehören, wobei diese mit deutlichen Verhaltensstörungen einhergehen (Kurlan 1994). Unter suchungen, die zeigen konnten, dass die Schwere der Tic-Störung bei Kindern, die gleichzeitig ein ADHD aufweisen, mit vermehrten Auffälligkeiten im Verhalten und im emotionalen Bereich assoziiert ist, stützen diese Ansicht (Pierre et al. 1999).

Bei Kindern mit einem ADHD finden sich häufig Defizite in den exekutiven Funktionen, die mit neuropsychologischen Methoden nachgewiesen werden. Deshalb kommen speziell neuropsychologische Untersuchungen zum Einsatz, um die Verbindungen zwischen Tic- und Aufmerksamkeitsstörungen zu untersuchen. Eine Untersuchung der exekutiven Funktionen an 57 Kindern mit TS, von denen einige auch eine Aufmerksamkeitsdefizitstörung aufwiesen, erbrachte, dass sowohl die Kinder mit ADHD, als auch die Kinder mit einem reinen TS Schwierigkeiten bei den Tests hatten (Cirino et al. 2000).

In einer weiteren Untersuchung zu Defiziten in der Daueraufmerksamkeit und Impulskontrolle zeigten allerdings Kinder mit einem reinen TS kaum Auffälligkeiten, mit einer Doppeldiagnose etwas mehr und mit einer reinen ADHD am häufigsten (Sherman et al. 1998). Diese Ergebnisse sprechen eher für die Annahme einer Spektrumerkrankung mit unterschiedlich schwerer Ausprägung.

11.9 Weitere Komorbidität

Gehäufte Komorbidität mit TS wurde für eine Reihe von psychischen Störungen berichtet. Neben der Komorbidität mit Zwangsphänomenen, wie oben bereits diskutiert (Leonard et al. 1992; Müller et al. 1997; Pauls et al. 1986), wurden auch das gehäufte gemeinsame Auftreten von TS mit affektiven Erkrankungen und Angsterkrankungen (Comings u. Comings 1987a; Pitman et al. 1987; Robertson et al. 1997), aber auch Phobien (Comings u. Comings 1987b) beschrieben. Auch eine Häufung von Substanzmissbrauch wurde vermutet, ist aber bisher nicht gut untersucht. Bekannt ist, dass die sedierenden Effekte von Alkohol, aber auch von anderen sedierenden Substanzen, meist zu einer vorübergehenden Besserung der Tics führen, während Entzugsphänomene eher mit einer Verschlechterung der Tics verbunden sind (Hirschmüller u. Bartels 1982; Montgomery et al. 1982).

Eine Komorbidität zwischen TS und einer schizophrenen Psychose wurde in Einzelfällen beschrieben, aber bisher nicht systematisch untersucht. Eine Reihe eigener Fallbeobachtungen, aber auch theoretische Überlegungen zur Pathogenese der Erkran-

kungen sprechen jedoch dafür, dass diese Komorbidität überzufällig häufig auftritt (Müller et al. 2001). Dafür, dass beiden Erkrankungen ein ähnlicher pathogenetischer Mechanismus zugrunde liegen könnte, sprechen folgende Überlegungen: bei beiden Erkrankungen liegt eine Störung des Dopaminstoffwechsels vor, beide sind durch die gleichen Pharmaka therapierbar.

11.10 Pathogenetische Grundlagen von Tic-Erkrankungen und Tourette-Syndrom

Charakteristika von Tics wie zeitweise Unterdrückbarkeit, Exazerbation unter Stress und die phänomenologische Ähnlichkeit komplexer Tics mit willkürlich geplanten Handlungen, sowie nicht zuletzt häufig provokativ wirkende Symptome wie z. B. Koprolalie und Kopropraxie führten dazu, dass Tics und das TS lange Zeit als psychogene Erkrankungen angesehen wurden. Auch Gilles de la Tourette selbst änderte seine ursprüngliche Überzeugung, dass es sich um eine erbliche Erkrankung handele und hielt z. B. das Symptom der Koprolalie für ein »psychisches Stigma«. Eine Vielfalt psychoanalytischer Interpretationen wurden – beginnend mit Freud – in der ersten Hälfte des zwanzigsten Jahrhunderts für Tics und damit verbundene Symptome angeboten. Erst in den 50ern des letzten Jahrhunderts schwang das Pendel zurück zu einer organischen Betrachtungsweise der Ätiologie von Tic-Erkrankungen. Basis hierfür waren große epidemiologische Studien und der erfolgreiche Einsatz antidopaminerger Substanzen in der symptomatischen Therapie von Tics.

Später zeigten systematische Untersuchungen auch neuropsychologische Anzeichen für »Organizität« (Shapiro et al. 1973) und es wurden neurologische »soft signs« bei TS-Patienten beschrieben (Goetz 1986). Ergebnisse elektrophysiologischer Untersuchungen (Smith u. Lees 1989; Stevens et al. 1996), sowie bildgebender Verfahren mit Kernspintomographie (Peterson et al. 1993; Singer et al. 1993) weisen auf eine organische Ursache der Erkrankung hin, die in den Basalganglien lokalisiert ist.

Dopaminerge Neurotransmission. Histopathologische Befunde ergaben Verzögerungen in der Entwicklung striataler Neurone (Balthasar 1957) und auffällige Dopamin-Aufnahme im Striatum (Singer et al. 1991). Diese Befunde in Verbindung mit der therapeutischen Wirksamkeit der Neuroleptika bei TS (Robertson 1989; Shapiro et al. 1988; Stahl u. Berger 1981) unterstreichen, dass das dopaminerge System in der Pathophysiologie des TS eine Rolle spielt. Allerdings kann die Überaktivität des dopaminergen Systems alleine diese Erkrankung nicht erklären, denn die Behandlung mit Dopaminantagonisten ist häufig mit einem unzureichenden Therapieerfolg verbunden (Shapiro et al. 1988). Der therapeutische Effekt ist bei einer Reihe von Patienten nur vorübergehend und viele Befunde weisen auf die Beteiligung anderer Neurotransmittersysteme hin (Mesulam u. Petersen 1987).

Noradrenerge Neurotransmission. Bei Patienten mit TS zeigte sich bei der Messung der Wachstumshormonantwort auf den Clonidin-Challenge-Test nach Gabe von 2 µg/kg KG Clonidin ein signifikant niedrigerer Anstieg von Wachstumshormon (GH) als bei gesunden Kontrollen, sowie eine ›blunted response‹ (GH-Anstieg < 5 ng/ml; Müller et al. 1994c).

Pathophysiologisch weist diese ›blunted response‹ auf eine Störung des noradrenergen Neurotransmittersystems bei GTS hin, denn sie wird als Ergebnis einer herabgesetzten Empfindlichkeit zentraler a_2-adrenerger Rezeptoren interpretiert.

Opiatsystem. Auf der Basis des histologischen Befundes, dass bei TS ein Mangel an dynorphinreaktiven Fasern in den Basalganglien vorliegt (Haber et al. 1986), aber auch aufgrund neuroendokrinologischer Untersuchungen, die auf funktionelle Veränderungen des Opiatsystems hindeuten (Sandyk et al. 1987a; Sandyk u. Bramford 1987) wurden klinische Studien mit Substanzen durchgeführt, die das Opiatsystem beeinflussen. Interessanterweise wurde ein günstiger Einfluss auf TS sowohl von Opiatagonisten, als auch von Opiatantagonisten beschrieben. Allerdings beruhen die Beschreibungen der Therapieeffekte von Opiatagonisten wie Oxycodone (Sandyk 1986a) oder Methadon (Meuldijk u. Colon 1992) auf Einzelfallkasuistiken, während eine kontrollierte Studie keine therapeutischen Effekte von Propoxyphen auf die TS-Symptomatik fand (Kurlan et al. 1991).

Die Beschreibungen der therapeutischen Effekte des Opiatantagonisten Naloxon und seines peroralen Analogons Naltrexon beschränken sich nicht auf Kasuistiken (Gillman u. Sandyk 1985; Sandyk 1986b), denn eine kontrollierte Studie mit zehn TS-Patienten zeigte ebenfalls einen günstigen Einfluss von Opiatantagonisten (Kurlan et al. 1991). Eine eigene

Untersuchung mit Naltrexon fand in der Gesamtgruppe von zehn TS-Patienten allerdings keinen Therapieeffekt, während eine Subgruppe, die nicht näher charakterisiert werden konnte, eine deutliche Besserung der Symptomatik aufwies (Müller et al. 1994a).

11.11 Neuroimmunologie und Tourette-Syndrom

In der letzten Zeit rückte die Hypothese, dass eine immunologische Fehlfunktion in Verbindung mit infektiösen Agenzien als pathogenetischer Faktor des TS eine wesentliche Rolle spielt, in den Vordergrund des Interesses (Hallet u. Kiessling 1997; Singer et al. 1998). Verschiedentlich wurde das Auftreten von Tics im Rahmen akuter Infektionen beschrieben, wobei diese sowohl bei Streptokokkeninfektionen (Perlmutter et al. 1998), als auch bei Borreliose (Riedel et al. 1998) und Mykoplasmen (Müller et al. 2000a; Müller et al. 2004) beobachtet wurden und bei denen eine entsprechende Behandlung mit Antibiotika erfolgreich durchgeführt wurde. Eine solche Antikörperbildung tritt nach Infektionen, z. B. Streptokokkeninfektionen auf (Allen et al. 1995; Müller et al. 1998), wobei eine direkte infektiöse Genese des GTS ebenfalls beschrieben ist (Riedel et al. 1998). Bei Kindern und Jugendlichen wurde versucht, eine Subgruppe zu charakterisieren, bei denen die klinische und anamnestische Konstellation von Faktoren für eine neuroimmunologische Genese der Erkrankung spricht – genannt PANDAS (Paediatric Autoimmune Neuropsychiatric Disorders Associated with Streptococcal infection). Bei diesen Kindern gibt es deutliche Hinweise für den Zusammenhang einer Streptokokkeninfektion und dem Beginn oder der Verschlechterung von typischen TS-Symptomen. Eine solche Konstellation scheint auch bei einer Reihe von Erwachsenen TS-Patienten vorzuliegen.

Während einige TS-Patienten eine Infektion (z.T. auch in Form einer chronischen Infektion) aufweisen, scheint es bei anderen – vermutlich in Zusammenhang mit der Infektion – zu einer Autoimmunreaktion zu kommen. Es ist allerdings auch vorstellbar, dass bei noch bestehender akuter oder chronischer Infektion kreuzreagierende IgM-Antikörper gebildet werden. Von verschiedenen Untersuchergruppen wurden kreuzreagierende Antikörper gegen zelluläre Oberflächenstrukturen von Basalgangliengewebe beschrieben (Hallett et al. 1997; Singer et al. 1998), die vermutlich im Rahmen eines molekularen Mimikry bei einem infektiösen Geschehen entstehen. Eine solche Antikörperbildung tritt z. B. nach Streptokokkeninfektion auf. Bei erwachsenen TS-Patienten wurden gehäuft antineuronale Antikörper oder erhöhte ASL- und Anti-DNase-Titer als Hinweis auf eine akute oder abgelaufene Streptokokkeninfektion beschrieben (Müller et al. 2000 a). Weiterhin wurden bei einem Teil jugendlicher und erwachsener TS-Patienten erhöhte Antikörpertiter gegen die M-Proteine M12 und M19 nachgewiesen (Müller et al. 2001). Dies sind Streptokokken-Oberflächenantigene, die postinfektiös eine immunologische Kreuzreaktion mit verschiedenen Epitopen im menschlichen Körper (mit Myosin bei Myokarditis, mit dem Glomerulum bei akuter Glomerulonephritis) hervorrufen können. Gerade M12- und M19-Antikörper scheinen sich bevorzugt gegen Epitope des menschlichen Hirngewebes zu richten (Bronze u. Dale 1993; Husby et al. 1976). Unter diesem neuroimmunologischen Aspekt, der deutliche Parallelen zur Pathogenese der Chorea Sydenham aufweist, tritt die Gemeinsamkeit zwischen TS und Chorea stärker in den Vordergrund des Interesses.

Der im Vergleich zu gesunden Kontrollen bei TS zu beobachtende Anstieg von Kynurenin weist ebenfalls darauf hin, dass ein entzündlicher Prozess, der mit einer Aktivierung des zellulären Immunsystems verbunden ist, bei der Pathogenese des TS eine Rolle spielt (Rickards et al. 1996).

Dieser neuroimmunologische Forschungsansatz bei Tics schlägt sich bereits in einer Reihe von Therapiestudien nieder. So wurden z. B. bei PANDAS erfolgreich sowohl Plasmapherese, als auch intravenöse Therapie mit Immunglobulinen eingesetzt (Allen et al. 1995; Perlmutter et al. 1999). Intravenöse Therapie mit Immunglobulinen wurde inzwischen von mehreren Forschergruppen, einschließlich unserer eigenen, bei Kindern mit Tic-Erkrankungen eingesetzt (Müller et al. 1997). Aber auch bei einer Untergruppe von erwachsenen Patienten mit TS ist eine Behandlung mit Immunglobulinen wirksam.

Derzeit wird intensiv an dem neuroimmunologischen Ansatz geforscht. Zu betonen ist, dass auf diesem Ansatz beruhende Therapieverfahren nach wie vor experimentell sind. Bisher sind keine Parameter bekannt, die den zu erwartenden Behandlungserfolg einer immunologischen Therapie prädizieren. Wahrscheinlich ist, dass eine individuelle, vermutlich genetische Prädisposition bei den Patienten vorliegt, welche postinfektiös eine Tic-Erkrankung entwickeln. Deshalb rücken auch immungenetische Fragestellungen mehr in den Fokus des Interesses.

11.12 Genetik

Die familiäre Häufung von Tics wurde erstmals 1885 von Gilles de la Tourette beschrieben. Es dauerte jedoch bis in die 1970er Jahre, bevor systematische Studien durchgeführt wurden. Die positive Familiengeschichte und das gehäufte Vorkommen von Tics wurde von Eldridge und Mitarbeitern (1977), sowie von Shapiro und Mitarbeitern (1978) in größeren Stichproben belegt. In den 1980ern konnte gezeigt werden, dass chronische Tic-Erkrankungen und TS gemeinsam gehäuft in Familien auftreten und es wurde postuliert, dass chronische Tic-Erkrankungen und TS verschiedene Expression desselben genetischen Musters darstellen. In den folgenden Jahren wurden Studien mit unterschiedlichen genetischen Methoden durchgeführt, welche die family history Methode, Zwillingsstudien, das Sib-pair-Verfahren, Segregations- und Linkage-Analyse, sowie die Suche nach Kandidatengenen umfassen (u. a. Serotonin-Transporter, Serotonin-Rezeptoren, Dopamin-Rezeptoren, Propriomelanocortin und Tyrosinhydroxylase). Trotz des hohen Aufwands und der ausgefeilten Methodik konnte bisher kein Genort identifiziert werden. Inzwischen erscheint es unwahrscheinlich, dass, wie ursprünglich hypostasiert, ein für einen autosomal dominanten Erbgang verantwortliches Gen nachzuweisen sein wird, wahrscheinlicher ist inzwischen ein polygener Vererbungsmodus.

Aus Chromosomenanalysen ergibt sich ein Anhalt dafür, dass sich auf Chromosom 18q22 ein Kandidatengen befinden könnte (Alsobrook u. Pauls 1997).

Ein erhebliches methodisches Problem stellt bei der hohen Komorbidität von Tic-Erkrankungen die klinische Festlegung und Abgrenzung von positiven Fällen und die Definition des Tic-Spektrums dar. Während einige Autoren nur die chronischen Tic-Erkrankungen einbezogen, wurden von anderen auch Zwangsphänomene als Teil des Tic-Spektrums angesehen. Unsere Gruppe konnte aufgrund schlafpolygraphischer Befunde zeigen, dass zwischen TS und restless legs-Syndrom ein Zusammenhang besteht, der genetisch begründet sein könnte (Müller et al. 1994b; Voderholzer et al. 1997).

Darüber hinaus wird von anderen Autoren – und dies würde ein methodisch völlig anderes Herangehen bei genetischen Studien implizieren – betont, dass das TS lediglich ein Syndrom mit charakteristischer Symptomatik darstellt, welchem unterschiedliche pathogenetische Faktoren und dem entsprechend unterschiedliche Vererbungsmuster – bzw. sporadische und genetische Fälle – zugrunde liegen können.

Unzweifelhaft spielen bei einem Teil der TS-Patienten genetische Faktoren eine wesentliche Rolle, trotz hohem Untersuchungsaufwand lässt sich dies allerdings bisher nicht genauer spezifizieren.

11.13 Lokalisation der Störung

Neuroanatomische Befunde (Haber et al. 1986), posttraumatische Fälle von Tourette-Syndrom, vor allem aber kernspintomographische Untersuchungen (Singer et al. 1993) belegen, dass die Basalganglien bei der Pathogenese des TS eine Rolle spielen. Bei Erwachsenen wurde eine Verschmälerung von Putamen und Globus Pallidus links festgestellt (Peterson et al. 1993), bei Kindern mit TS zeigte sich in volumetrischen MRI-Untersuchungen ebenfalls ein Übergewicht des linken Putamen im Gegensatz zu Kontrollkindern, wo sich ein Übergewicht des rechten Putamen nachweisen ließ.

Intensivere Kenntnisse der Funktion der Basalganglien und deren neuronalen Afferenzen und Efferenzen lassen es heute allerdings geboten erscheinen, den Fokus der Aufmerksamkeit auf funktional zusammenhängende Strukturen zu richten.

Basalganglien – thalamokortikale Regelkreise

Tics können durch Veränderungen in den Basalganglien, durch Alterationen in den projizierenden Bahnen oder durch Läsionen in anderen Gehirn-Arealen, die wichtige Verbindungen zu den Basalganglien haben, entstehen (Singer 1997). Striatale Neurone erhalten massiven erregenden Input über Projektionen vom Cortex und vermitteln hemmenden Input zum Globus Pallidus und die Substantia Nigra. Modulatorische Einflüsse haben verschiedene projizierende neuronale Inputs, die ihren Ursprung in unterschiedlichen ZNS-Arealen haben und dopaminerge Projektionen, cholinerge Interneurone und exzitatorische NMDA-Rezeptoren umfassen. Hinzu kommen weitere wichtige Afferenzen zur Substantia Nigra: zum einen serotonerge Afferenzen aus den Raphekernen, aber auch glutamaterger Input aus dem Thalamus und cholinerger Input aus dem Tegmentum.

Heute herrscht weitgehend Einigkeit darüber, dass bei TS eine Störung im Basalganglien-thalamo-

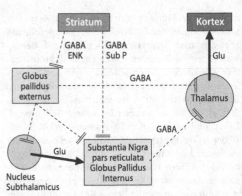

■ **Abb. 11.1.** Schematische Darstellung des Basalganglien-thalamo-kortikalen Regelkreises. Inhibitorische (vorwiegend GABAerge) Verbindungen sind als **gestrichelte** (---), exzitatorische als **durchgehende schraffierte Zeilen** (■) dargestellt. Durch Läsion hemmender Verbindungen kann es z.B. zum Wegfall inhibitorischer Inputs und zum Überwiegen exzitatorischer Outputs kommen. (Adaption nach Songer 1977)

kortikalen Schaltkreis vorliegt (Alexander et al. 1986; ■ Abb. 11.1).

Eigene Befunde der Untersuchung sakkadischer Augenbewegungen bei TS sprechen für die mangelnde kortikale Kontrolle motorischer Abläufe aufgrund einer funktionalen Einschränkung im Funktionskreis präfrontaler Kortex-Basalganglien (Straube et al. 1997). Diese, aber auch andere Befunde neurophysiologischer Untersuchungen lassen sich weitgehend mit der Kurlan'schen Hypothese der mangelnden Inhibierung (primitiver) motorischer Programme vereinbaren (Kurlan 1992).

11.14 Pharmakotherapie bei Tourette-Syndrom

In Deutschland und vielen Ländern Europas ist Tiaprid Mittel der ersten Wahl in der symptomatischen Therapie von Tics. Tiaprid ist ein substituiertes Benzamid und ist vor allem Dopamin-D2-Rezeptor antagonistisch wirksam, wobei dieser Effekt sich weitgehend auf die Basalganglien beschränkt und D2-Rezeptoren im limbischen System nicht blockiert werden. Tiaprid hat leicht sedierende Effekte, ist sehr gut verträglich und besitzt kein Risiko zur Entwicklung von Spätdyskinesien, vielmehr wird es auch zur Behandlung von Spätdyskinesien eingesetzt.

Abhängig vom Körpergewicht beträgt die initiale Dosis bei Kindern ca. 100–150 mg, wobei eine

mittlere Tagesdosis etwa 300–400 mg beträgt und
bis zu 800 mg Tagesdosis nicht unüblich sind.

Da in den USA Tiaprid nicht zur Verfügung
steht, wird es in der angloamerikanischen Literatur
zur Therapie von Tic-Erkrankungen selten erwähnt,
während es in einer Reihe europäischer Länder das
Mittel der ersten Wahl darstellt.

Neben Tiaprid stehen für die Pharmakotherapie
bei TS-Neuroleptika wie Haloperidol und Pimozid
im Vordergrund (Shapiro et al. 1988).

Klassische Neuroleptika

Die Beschreibung des therapeutischen Effekts von
Haloperidol durch Shapiro in den 60er Jahren (Shapiro u. Shapiro 1968) markiert nicht nur einen Wendepunkt in der Diskussion von Psychogenese oder
biologischer Genese von Tics und den Beginn der
modernen biologischen TS-Forschung, sondern
auch einen therapeutischen Meilenstein. Bis heute
ist Haloperidol das häufigst verschriebene Medikament bei mehr als zwei Drittel der Patienten. Es
ist hinsichtlich der Suppression von Tics bei 70–80%
erfolgreich (Erenberg et al. 1987; Chappell et al.
1995), allerdings zeigen Nachuntersuchungen, dass
nur ein kleiner Teil der Patienten (12–30%) Haloperidol über lange Zeit einnehmen (Erenberg 1992;
Silva et al. 1996). Der größere Teil setzt Haloperidol
aufgrund von Nebenwirkungen ab, deren Auftreten
in den meisten Fällen dosisabhängig ist (Chappell et
al. 1997).

In jedem Fall sollte die Therapie mit Haloperidol
niedrig dosiert beginnen, bei Erwachsenen mit einer Tagesdosis von 0,5–2mg/Tag. Bei Kindern sollte
die initiale Dosis sogar noch niedriger liegen, bei
0,25–0,5 mg/Tag.

In einer Reihe von Studien wurde die Effizienz
von Pimozid bei TS untersucht und mit Haloperidol
verglichen, wobei bei beiden Neuroleptika die Dosis
relativ hoch gewählt war. In einer doppelblinden,
Placebo-kontrollierten cross-over-Untersuchung
konnte die Wirksamkeit beider Substanzen hinsichtlich der Reduktion von Häufigkeit und Schwere von
Tics gezeigt werden. Die Patienten bekamen zunächst für 12 Tage entweder Pimozid oder Haloperidol, dann sechs Tage Placebo und danach erneut für
zwölf Tage das jeweils noch nicht erhaltene Neuroleptikum (Haloperidol oder Pimozid). Die Dosis
war individuell angepasst und lag zwischen 2 und
12 mg/Tag Pimozid/Haloperidol. Sowohl Pimozid,
als auch Haloperidol waren in der therapeutischen
Effizienz dem Placebo signifikant überlegen (Ross
u. Moldofsky 1978). Eine weitere Vergleichsuntersuchung von Pimozid, Haloperidol und Placebo
bei 57 Patienten mit TS wurde in einer Dosis von
bis zu 20 mg Pimozid (Durchschnittsdosis: 10,7 mg/
die) und bis zu 10 mg Haloperidol (Durchschnittsdosis: 4,3 mg/die) über sechs Wochen durchgeführt
(Shapiro et al. 1989). Sie erbrachte eine signifikante
Überlegenheit von Haloperidol und Pimozid gegenüber Placebo in Hinblick auf Schwere und Frequenz der motorischen Tics und Vokal-Tics, sowie
den globalen klinischen Eindruck (CGI), einen
leicht besseren therapeutischen Effekt von Haloperidol gegen Pimozid, aber etwas geringere extrapyramidalmotorische Nebenwirkungen von Pimozid im
Vergleich zu Haloperidol, vor allem Akathisie und
Parkinsonoid betreffend. Pimozid ist das erste Pharmakon, das in den USA von der Food and Drug Administration (FDA) als ›Orphan Drug‹ (Mittel der
Wahl bei selteneren Erkrankungen) registriert wurde. Das Indikationsgebiet für diese Zulassung sind
motorische Tics und Vokal-Tics im Rahmen des TS.

Zwei Aspekte sollten in diesem Zusammenhang
noch beachtet werden:

- Erstens, TS ist in erster Linie eine Erkrankung
des Kindes- und Jugendalters, d.h. ein Großteil der
behandelten Patienten sind Kinder. Allerdings liegen fast keine systematischen Untersuchungen zur
Neuroleptikatherapie bei Kindern vor. Für Pimozid
gibt es immerhin eine Reihe von Studien (Pinder
et al. 1976).
- Zweitens zeigen eigene Erfahrungen und einzelne Hinweise aus der Literatur (Mesulam u. Petersen
1987), dass Neuroleptika bei TS – im Gegensatz zur
Schizophrenietherapie – nicht selten Tachyphylaxie-Effekte aufweisen, weshalb es erforderlich wird,
nach einiger Behandlungszeit das Pharmakon zu
wechseln. Deshalb ist es von eminenter Wichtigkeit,
dass eine Palette von wirksamen Pharmaka für die
TS-Behandlung zur Verfügung steht.

Atypische Neuroleptika

Die Wirksamkeit moderner, atypischer Neuroleptika bei Tics ist bisher kaum untersucht. Mit Risperidon, das einen potenten Dopamin-D_2-Rezeptor-Antagonismus mit einem ausgeprägten Serotonin-Antagonismus ($5HT_{2A}$ und $5HT_{2C}$) verknüpft (Leysen
et al. 1988), liegen bisher am meisten Erfahrungen
vor. Obwohl bisher keine kontrollierten Untersuchungen publiziert wurden, erwies sich Risperidon sowohl in kasuistischen Darstellungen (Stamencovic et al. 1994; Giakas 1995) als auch in offenen
Studien (van der Linden et al. 1994; Bruun u. Bud-

man 1996) als wirksam in der Behandlung von Tic-Erkrankungen (◘ Tabelle 11.6).

Das atypische Neuroleptikum Olanzapin wurde in Einzelfällen ebenfalls bei TS eingesetzt (Badrinath 1998; Benji-Semerci 2000; Karam-Hage u. Ghaziuddin 2000; ◘ Tabelle 11.7).

Tetrabenazin

Tetrabenazin, das über eine Entspeicherung der präsynaptischen dopaminergen Vesikel letztlich einen antidopaminergen Effekt aufweist und in einigen europäischen Ländern zugelassen ist, hat ebenfalls supprimierende Effekte auf Tics. Die Tagesdosis sollte bei 25–150 mg/Tag liegen (Jancovic et al. 1984).

◘ **Tabelle 11.6.** Pharmakotherapie des Tourette-Syndroms – Etablierte Therapien

Kinder Substanz und Dosis	Erwachsene Substanz und Dosis
Tiaprid 50–400 mg/Tag Clonidin 37,5–300 μg/Tag langsam einschleichend Tetrabenazin 25–75 mg/Tag langsam einschleichend	Tiaprid 100–800 mg/Tag Clonidin 75–500 μg/Tag langsam einschleichend Tetrabenazin 25–150 mg/Tag langsam einschleichend
Klassische Neuroleptika, z.B. Haloperidol 0,25–10 mg/Tag einschleichend Pimozid 1–3 mg/Tag einschleichend	Klassische Neuroleptika, z.B. Haloperidol 0,25–15 mg/Tag einschleichend Pimozid 1–8 mg/Tag einschleichend

◘ **Tabelle 11.7.** Pharmakotherapie des Tourette-Syndroms – Atypische Neuroleptika

Kinder Substanz und Dosis	Erwachsene Substanz und Dosis
Risperidon 0,5–5 mg/Tag langsam einschleichend Olanzapin 2,5–10 mg/Tag langsam einschleichend	Risperidon 0,5–8 mg/Tag langsam einschleichend Olanzapin 2,5–20 mg/Tag langsam einschleichend

Clonidin

Eine der pharmakologischen Alternativen zu Neuroleptika ist der zentrale α_2-Adrenoceptor Agonist Clonidin. Bis zu 70% der mit Clonidin behandelten Patienten weisen eine Besserung der Symptomatik auf (Leckman u. Cohen 1983; Leckman et al. 1991; Sandyk 1986b; Shapiro et al. 1983). Wegen der guten Verträglichkeit von Clonidin wird ihm nicht selten der Vorzug gegenüber Neuroleptika gegeben, allerdings sind der Blutdruck senkende Effekt und die Sedierung oft die Dosis limitierende Faktoren. Leider zeigt sich häufig nur eine Teilremission der Bewegungsstörung, die auch in vielen Fällen erst nach einer Zeit von 4–6 Wochen eintritt. Clonidin sollte einschleichend in einer Dosis von 1/2 Tablette à 75 μg/Tag bis hin zu 300 μg/Tag dosiert werden. Der therapeutische Erfolg von Clonidin bei TS ist dadurch erklärbar, dass Clonidin durch prä- und postsynaptische α_2-Rezeptor-Stimulation über eine negative Rückkoppelung zu einer verminderten Noradrenalinfreisetzung führt.

Antikonvulsiva

Der Einsatz von Antikonvulsiva bei TS ist nach wie vor experimentell. Mehrere Autoren beschrieben, dass unter Therapie mit Carbamazepin eine Verschlechterung von Tics zu beobachten ist und gelegentlich de novo Tics auftreten (Neglia et al. 1984; Kurlan et al. 1989). Das Benzodiazepin Clonazepam wird in der TS-Behandlung eingesetzt, obwohl bisher keine kontrollierten Untersuchungen zur Effektivität durchgeführt wurden, sondern lediglich einige Fallbeobachtungen vorliegen, die eine Teilremission der Tics beschrieben (Gonce u. Barbeau 1977; Merikangas et al. 1985). Analoges kann über den Einsatz von Valproinsäure gesagt werden.

Cholinergika (Nikotin)/Anticholinergika

Der Einsatz von Anticholinergika bei einfachen Tics (Trihexyphenidil) ist verbreitet, wenn auch systematische, kontrollierte Studien fehlen. Bei TS sind die Berichte über die klinische Wirksamkeit von Cholinergika (Cholin, Lecithin, Deanol) und auch von Anticholinergika (Physostigmin) widersprüchlich (Stahl u. Berger 1981; Tanner et al. 1982). Vermutlich sind die klinischen Effekte gering, weshalb diese Substanzen in den letzten Jahren nicht genauer untersucht wurden. Es mehren sich allerdings die Hinweise darauf, dass anticholinerge Effekte bei TS-Patienten eher zu einer Verschlechterung der Tics führen können (Müller 1992), während die Gabe des Cholinergikums Nikotin(pflaster) zu einer zeitweisen deutlichen Besserung der Symptomatik führt (Dursun et al. 1994) und Nikotinkaugummi die Effektivität von Neuroleptika verbessert (McConville et al. 1992; ► s. folgende Übersicht).

Pharmakotherapie des Tourette-Syndroms
– Experimentelle Ansätze
- Nikotinpflaster
- 7S Immunglobuline i.v.
  (1 g/kgKG/Tag über 5 Tage)
- Cannabis
- Opiat-Agonisten
- Opiat-Antagonisten

11.15 Verhaltenstherapie bei Tics

In den 1950er Jahren wurden zur Behandlung von Tic-Erkrankungen nahezu ausschließlich psychotherapeutische Verfahren eingesetzt, zumeist tiefenpsychologisch orientierte Therapien. Allerdings waren die Therapieerfolge in der Regel unbefriedigend. Erst mit der Einführung der Pharmakotherapie kam es zu einem Durchbruch bei der Behandlung von Tics. Heute werden hauptsächlich verhaltenstherapeutische Verfahren in Verbindung mit Entspannungsverfahren eingesetzt, die zum einen Stressabbau und Krankheitsbewältigung verbessern, zum zweiten jedoch auch Intensität und Häufigkeit des Auftretens von Tics beeinflussen sollen. Da Tics unter Stress exazerbieren, können Entspannungsmethoden zur Bewältigung von Stresssituationen hilfreich sein. Auch können psychotherapeutische Verfahren eine erfolgreiche Krankheitsbewältigung unterstützen. Ob bei TS durch psychotherapeutische Verfahren eine wesentliche Beeinflussung der Zielsymptomatik (Tics) zu erreichen ist, kann derzeit aufgrund ungenügender wissenschaftlicher Untersuchungen nicht beantwortet werden.

Peterson und Azrin (1992) fanden 32 Publikationen, die den Einsatz verhaltenstherapeutischer Techniken bei Tics beinhalteten. Allerdings umfassten nur zwei Studien mehr als drei Patienten, die meisten Studien sind Einzelfallberichte. Die therapeutischen Techniken umfassen Entspannungsverfahren und progressive Muskelrelaxation, ›massed practice‹, ›Selbstbeobachtung‹ und ›habit reversal‹, wobei in einigen Studien eine Kombination dieser Verfahren angewandt wurde. ›Habit reversal‹ umfasst die Identifikation einer unvereinbaren Handlung für das Zielsymptom, den jeweiligen Tic. Diese unvereinbare Handlung ist nicht kompatibel mit dem jeweiligen motorischen oder vokalen Tic, der deshalb bei Anwendung dieser Technik jeweils nicht ausgeführt wird. Diese unvereinbaren Handlungen werden normalerweise dadurch verstärkt, dass der Patient die Erfahrung macht, dass das Zielsymptom, der jeweilige Tic, nachlässt. Es scheint, dass bei Tics die Technik des ›Habit reversal‹ die erfolgreichste der eingesetzten Techniken ist (Chappell et al. 1997), jedoch liegen bisher keine kontrollierten, systematischen Studien vor. Insgesamt dürfte der therapeutische Effekt beschränkt sein, vor allem wenn man sich vor Augen hält, dass häufig wechselnde Tics ein Charakteristikum des TS darstellt. Besser dürfte der Erfolg möglicherweise bei singulären, chronischen Tics sein.

Literatur

Alexander GE, Delong MR, Strick PL (1986) Parallel organization of functionally segregated circuits linking basal ganglia and cortex. Annu Rev Neurosci 9:357–381

Allen AJ, Leonard HL, Swedo SE (1995) Case study: a new infection-triggered, autoimmune subtype of pediatric OCD and Tourette's syndrome. J Am Child Adolesc Psychiatry 34:307–311

Alsobrook II JP, Pauls DL (1997) The genetics of Tourette syndrome. Neurol Clin North Am 15:291–298

Apter A, Pauls DL, Bleich A et al (1993) An epidemiologic study of Gilles de la Tourette's syndrome in Israel. Arch Gen Psychiatry 50:734–738

Badrinath BR (1998) Olanzapine in Tourette syndrome. Br J Psychiatry 172:366

Balthasar K (1957) Über das anatomische Substrat der generalisierten Tic-Krankheit (maladie des tics, Gilles de la Tourette): Entwicklunghemmung des Corpus striatum. Arch Psychiatrie Zeitschr Ges Neurol 195:531–549

Benji-Semerci Z (2000) Olanzapine in Tourette's disorder. J Am Acad Child Adolesc Psychiatry 39:140

Biederman J, Milberger S, Faraone S et al (1996) A prospective 4-year follow-up study of attention-deficit hyperactivity and related disorders. Arch Gen Psychiatry 53:437–446

Bird MT, Palkes H, Prensky AL (1976) A follow up study of Sydenham's chorea. Neurology 26:601–606

Bronze MS, Dale JB (1993) Epitopes of streptococcal M proteins that evoke antibodies that cross-react with human brain. J Immunol 151:2820–2828

Bruun RD (1988) The natural history of Tourette's syndrome. In: Cohen DJ, Bruun RD, Leckman JF (eds) Tourette's syndrome and tic disorders. Clinical understanding and treatment. Wiley, New York, pp 21–39

Bruun RD, Budman CL (1996) Risperidone as a treatment for Tourette's syndrome. J Clin Psychiatry 57:29–31

Bruun RD, Budman CL (1997) The course and prognosis of Tourette syndrome. Neurol Clin North Am 15:291–298

Burd L, Kerbeshian J, Wikenheiser M, Fisher W (1986a) A prevalence study of Gilles de la Tourette's syndrome in North Dakota school-age children. J Am Acad Child Psych 25:552–553

Burd L, Kerbeshian J, Wikenheiser M, Fisher W (1986b) Prevalence of Gilles de la Tourette's syndrome in North Dakota adults. Am J Psychiatry 144:787–788

Caine ED, McBride MD, Chiverton P et al (1988) Tourette's syndrome in Monroe County school children. Neurology 38:472–475

Chappell PB, Leckman JF, Riddle MA (1995) The pharmacologic treatment of tic disorders. Child Adolesc Psychiatr Clin North Am 4:197–216

Chappell PB, Scahill LD, Leckman JF (1997) Future therapies of Tourette syndrome. Neurol Clin North Am 15:429–450

Cirino PT, Chapieski ML, Massmann PJ (2000) Card sorting performance and ADHD symptomatology in children and adolescents with Tourette syndrome. J Clin Exp Neuropsychol 22:245–256

Coffey BJ, Park KS (1997) Behavioral and emotional aspects of Tourette syndrome. Neurol Clin North Am 15:277–289

Cohen AJ, Leckman JF (1992) Sensory phenomena associated with Gilles de la Tourette's syndrome. J Clin Psychiatry 53:319–323

Cohen AJ, Walker DE, Goodman WK et al. (1994) »Just right« perceptions associated with compulsive behavior in Gilles de la Tourette's syndrome. Am J Psychiatry 151:675–680

Comings DE, Comings BG (1987a) A controlled study of Tourette's syndrome: V. Depression and mania. Am J Hum Genet 41:804–821

Comings DE, Comings BG (1987b) A controlled study of Tourette's syndrome: III. Phobias and panic attacks. Am J Hum Genet 41:761–781

Comings DE, Himes JA, Comings BG (1990) An epidemiologic study of Tourette's syndrome in a single school district. J Clin Psychiatry 51:463–469

Como PG, Kurlan R (1991) An open-label trial of fluoxetine for obsessive-compulsive disorder in Gilles de la Tourette's syndrome. Neurology 41:872–874

Creak M, Guttman E (1935) Chorea, tics and compulsive utterances. J Mont Sci 81:94–108

Debray-Ritzen P, Dubois H (1980) Maladies des tics de l'enfant. Rev Neurol Paris136:15–18

Delgado PL, Goodman WK, Price LH et al (1990) Fluvoxamine/ Pimozide treatment of concurrent Tourette's and obsessive-compulsive disorder. Br J Psychiatry 157:762–765

Dike GL (1997) Chorea gravidarum: A case report and review. MMJ 46:436–439

Dursun SM, Reveley MA, Bird R, Stirton F (1994) Longlasting improvement of Tourette's syndrome with transdermal nicotine. Lancet 344:1577

Eapen V, Robertson MM, Alsobrook JP, Pauls DL (1997) Obsessive compulsive symptoms in Gilles de la Tourette's syndrome and obsessive-compulsive disorder: Differences by diagnosis and family history. Am J Med Genet 74:432–438

Eldridge R, Sweet R, Lake R et al (1977) Gilles de la Tourette's syndrome: Clinical, genetic, psychological and biochemical aspects in 21 selected families. Neurology 27:115–127

Erenberg G (1992) Treatment of Tourette syndrome with neuroleptic drugs. In: Chase TN, Friedhoff AJ, Cohen DJ (eds) Advances in neurology, vol 58. Raven Press, New York, pp 241–243

Erenberg G, Cruse RP, Rothner AD (1987) The natural history of Tourette syndrome: a follow-up study. Ann Neurol 22:383–385

Frankel M, Cummings JL, Robertson MM et al (1986) Obsessions and compulsions in Gilles de la Tourette's syndrome. Neurology 36:378–382

Freeman RD (1997) Attention deficit hyperactivity disorder in the presence of Tourette syndrome. Neurol Clin 15:411–420

Giakas WJ (1995) Risperidone treatment for a Tourette's disorder patient with comorbid obsessive-compulsive disorder. Am J Psychiatry 152:1097–1098

Gillman MA, Sandyk R (1985) Tourette syndrome and the opioid system. Psychiatry Res 15:161–162

Goetz CG (1986) Tics: Gilles de la Tourette syndrome. In: Vinken PJ, Bruyn GW, Klawans HI (eds) Handbook of clinical neurology, vol 5/49. Elsevier, Amsterdam, pp 627–639

Gonce M, Barbeau A (1977) Seven cases of Gilles de la Tourette's syndrome; partial relief with clonazepam: a pilot study. Can J Neurol Sci 4:279–283

Goodman WK, McDougle CJ, Price LH et al (1990) Beyond the serotonin hypothesis: a role for dopamine in some forms of obsessive-compulsive disorder? J Clin Psychiatry 51(Suppl 8):36–51

Haber SN, Kowall NW, Vonsattel JP et al (1986) Gilles de la Tourette's syndrome. A post mortem neuropathological and immunohistochemical study. J Neurol Sci 75:225–241

Hallet JJ, Kiessling LS (1997) Neuroimmunology of tics and other childhood hyperkinesias. Neurol Clin North Am 13:333–344

Hand I (1992) Behavior therapy for OCD: methods of therapy and their results. In: Hand I, Goodman WK, Evers U (eds) Obsessive-compulsive disorder. New research results. Springer, Berlin Heidelberg New York, pp 157–180

Hirschmüller A, Bartels M (1982) Gilles de la Tourette syndrome with self-mutilation. Nervenarzt 53:670–673

Husby G, van de Rjin I, Zabriskie JB et al (1976) Antibodies reacting with cytoplasm of subthalamic and caudate nuclei neurons in chorea and acute rheumatic fever. J Exp Med 144:1094–1110

Jancovic J, Glaze DG, Frost JD (1984) Effects of tetrabenazine on tics and sleep of Gilles de la Tourette syndrome. Neurology 34:688–692

Karam-Hage M, Ghaziuddin N (2000) Olanzapine in Tourette's disorder. J Am Acad Child Adolesc Psychiatry 39:139

Kadesjö B, Gillberg C (2000) Tourette's disorder: epidemiology and comorbidity in primary school children. J Am Acad Child Adolesc Psychiatry 39:548–555

Klepsch R, Zaworka W, Hand I et al (1993) Hamburger Zwangsinventar – Kurzform (HZI-K). Manual. Beltz, Weinheim

Krause S (1934) Persönlichkeitsveränderungen nach Chorea Minor. Schweiz Arch Neurol Neurochir Psychiatr 34:94–108

Kurlan R, Majumdar L, Deeley C et al (1991) A controlled trial of propoxyphene and naltrexone in patients with Tourettés syndrome. Ann Neurol 30:19–23

Kurlan R (1992) The pathogenesis of Tourette's syndrome. A possible role for hormonal and excitatory neurotransmitter influences in brain development. Arch Neurol 49:874–876

Kurlan R (1994) Hypothesis II: Tourette's syndrome is part of a clinical spectrum that includes normal brain development. Arch Neurol 51:1145–1150

Kurlan R, Lichter D, Hewitt D (1989) Sensory tics in Tourette's syndrome. Neurology 39:731–734

Kurlan R, Kersun J, Behr J et al (1989) Carbamazepine-induced tics. Clin Neuropharmacol 12:298–302

Lapouse R, Monk MA (1964) Behavior deviations in a representative sample of children. Am J Orthopsychiatry 34:436–446

Leckman JF, Cohen DJ (1983) Recent advances in Gilles de la Tourette syndrome: implications for clinical practice and future research. Psychiatr Dev 3:301–316

Leckman JF, Hardin MT, Riddle MA et al (1991) Clonidine treatment of Gilles de la Tourettés syndrome. Arch Gen Psychiatry 48:324–328

Leckman JF, Cohen DJ (1999) Tourette's syndrome – tics, obsessions, compulsions: developmental psychopathology and clinical care. Wiley, New York Chichester

Leonard HL, Lenane MC, Swedo SE et al (1992) Tics and Tourette's syndrome: A two to seven year follow-up of 54 obsessive compulsive children. Am J Psychiatry 149:1244–1251

Lessof M (1958) Sydenham's Chorea. Guys Hosp Rept 107:185–206

Leysen JE, Gommeren W, Eens A et al (1988) The biochemical profile of risperidone, a new antipsychotic. J Pharmacol Exp Ther 24:661–670

Linden van der C, Bruggeman R, Van Woercom TC (1994) Serotonin-dopamine antagonist and Gilles de la Tourette syndrome: an open pilot dose titration study with risperidone. Move Disord 9:687–688

McConville BJ, Sanberg PR, Fogelson MH et al (1992) The effects of nicotine plus haloperidol compared to nicotine only and placebo in reducing tic severity and frequency in Tourette's disorder. Biol Psychiatry 31:832–840

Merikangas JR, Merikangas KR, Kopp U, Hanin I (1985) Blood choline and response to clonazepam and haloperidol in Tourette's syndrome. Acta Psychiatr Scand 72:395–399

Mesulam MM, Petersen RC (1987) Treatment of Gilles de la Tourette's syndrome: Eight-year, practise-based experience in a predominantly adult population. Neurology 37:1828–1833

Meuldijk R, Colon EJ (1992) Methadone treatment of Tourette's disorder. Am J Psychiatry 149:139–140

Montgomery MA, Clayton PJ, Friedhoff AJ (1982) Psychiatric illness in Tourette syndrome patients and first degree relatives. In: Friedhoff AJ, Chase TN (eds) Gilles de la Tourette syndrome. Raven Press, New York, pp 335–339

Müller N (1992) Exacerbation of tics following antidepressant therapy in a case of Gilles-de-la-Tourette-syndrome. Pharmacopsychiatry 25:243–244

Müller N, Straube A, Horn B et al (1988) Zwänge als Leitsymptom des Gilles-de-la-Tourette-Syndroms: ein Beitrag zur Differentialdiagnose des Zwangssyndroms. Nervenheilkunde 7:226–232

Müller N, Putz A, Straube A (1994a) The opiate system in Gilles de la Tourette syndrome: diverse effects of naltrexone treatment. Eur Psychiatry 9:39–44

Müller N, Voderholzer U, Kurtz G, Straube A (1994b) Tourette's syndrome associated with restless legs syndrome and akathisia in a family. Acta Neurol Scand 89:429–432

Müller N, Putz A, Klages U et al (1994c) Blunted growth hormone response to clonidine in Gilles de la Tourette Syndrome. Psychoneuroendocrinology 19:335–341

Müller N, Putz A, Straube A, Kathmann N (1995) Zwangsstörung und Gilles-de-la-Tourette-Syndrom. Zur Differentialdiagnose von organischer und psychischer Zwangssymptomatik. Nervenarzt 66:372–378

Müller N, Putz A, Kathmann N et al (1997a) Characteristics of obsessive-compulsive symptoms in Tourette's syndrome, obsessive-compulsive disorder, and Parkinson's disease. Psychiatry Res 70:105–114

Müller N, Riedel M, Erfurth A, Möller, HJ (1997b) Immunglobulin-Therapie bei Gilles-de-laTourette-Syndrom. Nervenarzt 68:914–916

Müller N, Riedel M, Blendinger C et al (2000a) Tourette's syndrome and mycoplasma pneumoniae infection. Am J Psychiatry 157:481–482

Müller N, Riedel M, Straube A, Wilske B (2000b) Poststreptococcal autoimmune phenomena in patients with Tourette Syndrome. Psychiatry Res 94:43–49

Müller N, Kroll B, Schwarz MJ et al (2001) Increased titers of antibodies against streptococcal M12 and M19 proteins in patients with Tourette's syndrome. Psychiatry Res 101:187–193

Müller N, Riedel M, Zawta P et al (2002) Comorbidity of Tourette's syndrome and schizophrenia – biological and physiological parallels. Prog Neuro-Psychopharmacol Biol Psychiatry 26:1245–1252

Müller N, Abele-Horn M, Riedel M et al (2004) Infection with Mycoplasma pneumoniae and Tourette's syndrome (TS): increased anti-mycoplasmal antibody titers in TS. Psychiatry Res (in press)

Nee LE, Caine ED, Polinsky RJ et al (1980) Gilles de la Tourette syndrome: clinical and family study of 50 cases. Ann Neurol 7:41–49

Neglia JP, Glaze DG, Zion TE (1984) Tics and vocalizations in children treated with carbamazepine. Pediatrics 73:841–844

Nomoto F, Machiyama Y (1990) An epidemiological study of tics. Jpn J Psychiatry Neurol 44:649–655

Pauls DM, Cohen DJ, Heimbuch R et al (1981) Family patterns and transmission of Gilles de la Tourette's syndrome and multiple tics. Arch Gen Psychiatry 38:1091–1093

Pauls DL, Towbin KE, Leckman JF et al (1986) Gilles de la Tourette's syndrome and obsessive-compulsive disorder. Evidence supporting a genetic relationship. Arch Gen Psychiatry 43:1180–1182

Pauls DM, Leckman JF, Cohen DJ (1993) Familial relationship between Gilles de la Tourette syndrome, attention deficit disorder, learning disabilities, speech disorders, and stuttering. J Am Acad Child Adolesc Psychiatry 32:1044–1050

Pauls DM, Leckman JF, Cohen DJ (1994) Evidence against a relationship between Tourette's syndrome and anxiety, depression, panic and phobic disorders. Br J Psychiatry 164:215–221

Perlmutter SJ, Garvey MA, Castellanos X et al (1998) A case of pediatric autoimmune neuropsychiatric disorders associated with streptococcal infections Am J Psychiatry 155:1592–1598

Perlmutter SJ, Leitman SF, Garvey MA et al (1999) Therapeutic plasma exchange and intravenous immunoglobulin for obsessive-compulsive disorder and tic disorders in childhood. Lancet 354:1153–1156

Peterson AJ, Azrin NH (1992) An evaluation of behavioral treatments for Tourette syndrome. Behav Res Ther 30:167–174

Peterson B, Riddle MA, Cohen DJ et al (1993) Reduced basal ganglia volumes in Tourette's syndrome using three-dimensional reconstruction techniques from magnetic resonance images. Neurology 43:941–949

Pierre CB, Nolan EE, Gadow KD et al (1999) Comparison of internalizing and externalizing symptoms in children with Attention-Deficit Hyperactivity Disorder with and without comorbid tic disorder. J Dev Behav Pediatr 20:170–175

Pigott TA, Pato MT, Bernstein SE et al (1990) Controlled comparison of clomipramine and fluoxetine in the treatment of obsessive-compulsive disorder. Arch Gen Psychiatry 47:926–932

Pinder RM, Brogden RN, Sawyer PR et al (1976) Pimozide: A review of ist pharmacological properties and therapeutic uses in Psychiatry. Drug 12:1–40

Pitman RK, Green RC, Jenike MA, Mesulam MM (1987) Clinical comparison of Tourette's disorder and obsessive-compulsive disorder. Am J Psychiatry 144:1166–1171

Rickards H, Dursun SM, Farrar G et al (1996) Increased plasma kynurenine and ist relationship to neopterin and tryptophane in Tourette's syndrome. Psychol Med 26:857–862

Riedel M, Straube A, Schwarz MJ et al (1998) Lyme disease presenting as Tourette's syndrome Lancet 351:418–419

Robertson MM (1989) The Gilles de la Tourette syndrome: the current status. Br J Psychiatry 154:147–169

Robertson MM (1992) Self-injurious behavior and Tourette syndrome. Adv Neurol 58:105–114

Robertson MM, Channon S, Baker J, Flynn D (1993) The psychopathology of Gilles de la Tourette's syndrome: A controlled study. Br J Psychiatry 162:114–117

Robertson MM, Yakeley JW (1993) Obsessive compulsive disorder and self-injurious behavior. In: Kurlan R (ed) Handbook of Tourette's syndrome and related tic and behavioral disorders. Dekker, New York, pp 45–87

Robertson MM, Verrill M, Mercer M et al (1994) Tourette's syndrome in New Zealand: a postal survey. Br J Psychiatry 164:263–266

Robertson MM, Banersee S, Hiley PJ, Tannock C (1997) Personality disorder and psychopathology in Tourette's syndrome: a controlled study. Br J Psychiatry 171:283–286

Rosenberg LA, Brown J, Singer HS (1995) Behavioral problems and severity of tics. J Clin Psychol 51:760–767

Ross MS, Moldofsky HA (1978) Comparison of pimozide and haloperidol in the treatment of Gilles de la Tourette's syndrome. Am J Psychiatry 135:585–587

Sandyk R (1985) Tourette syndrome and the opioid system. Psychiatry Res 15:161–162

Sandyk R (1986a) Tourette syndrome: successful treatment with clonidine and oxycodone. J Neurol 233:178–179

Sandyk R (1986b) Naloxone withdrawal exacerbates Tourette syndrome. J Clin Pharmacol 6:58–59

Sandyk R, Bamford CR (1987) Gonadotropin reponse to naloxone challenge in Tourettés syndrome. Neurology 37(Suppl):277

Sandyk R, Bamford CR, Iacono RP, Crinnian C (1987a) Abnormal growth hormone response to naloxone challenge in Tourettés syndrome. Int J Neurosci 3:191–192

Sandyk R, Bamford CR, Wendt J (1987b) Naltrexone suppresses self-mutilatory behavior in Tourettés syndrome. Neurology 37 (Suppl):277

Shapiro AK, Shapiro ES (1968) Treatment of Gilles de la Tourette syndrome with haloperidole. Br J Psychiatry 114:345–350

Shapiro AK, Shapiro ES, Wayne H, Clarkin J (1973) Organic factors in Gilles de la Tourette's Syndrome. Br J Psychiatry 122:659–664

Shapiro AK, Shapiro ES, Bruun RD, Sweet RD (1978) Gilles de la Tourette syndrome Raven Press, New York

Shapiro AK, Shapiro ES, Eisenkraft GJ (1983) Treatment of Tourettés syndrome with clonidine and neuroleptics. Arch Gen Psychiatry 40:1235–1240

Shapiro AK, Shapiro ES, Young JG, Feinberg TE (1988) Gilles la Tourette syndrome, 2nd edn. Raven Press, New York

Shapiro E, Shapiro AK, Fulop G et al (1989) Controlled study of haloperidol, pimozide and placebo for the treatment of Gilles de la Tourette's syndrome. Arch Gen Psychiatry 46:722–730

Sherman AMS, Shepard L, Joschko M, Freeman RD (1998) Sustained attention and impulsivity in children with Tourette syndrome: comorbidity and confounds. J Clin Exp Neuropsychol 20:644–657

Siever LJ, Insel TR, Jimerson DC et al (1983) Growth hormone response to clonidine in obsessive-compulsive patients. Br J Psychiatry 142:184–187

Silva RR, Munoz DM, Daniel W et al (1996) Causes of discontinuation in patients with Tourette's disorder: Managment and alternatives. J Clin Psychiatry 57:129–135

Singer HS (1997) Neurobiology of Tourette syndrome. Neurol Clin North Am 15:357–375

Singer HS, Hahn IH, Moran TH (1991) Abnormal dopamine uptake sites from patients with Tourettés syndrome. Ann Neurol 30:558–562

Singer HS, Reiss AL, Brown JE et al (1993) Volumetric MRI changes in basal ganglia of children with Tourette's syndrome. Neurology 43:950–956

Singer HS, Giuliano JD, Hansen BH et al (1998) Antibodies against human putamen in children with Tourette's syndrome. Neurology 50:1618–1624

Smith SJM, Lees AJ (1989) Abnormalities of the blink reflex in Gilles de la Tourette syndrome. J Neurol Neurosurg Psychiatry 52:895–898

Spencer T, Biederman J, Harding M et al (1998) Disentagling the overlap between Tourette's disorder and ADHD. J Child Psychol Psychiatry 7:1037–1044

Stahl SM (1980) Tardive Tourette syndrome in an autistic patient after long-term neuroleptic administration. Am J Psychiatry 137:1267–1269

Stahl SM, Berger PA (1981) Physiostigmine in Tourette syndrome: Evidence for cholinergic underactivity. Am J Psychiatry 138:240–241

Stamencovic M, Aschauer H, Kasper S (1994) Risperidone for Tourette's syndrome. Lancet 344:1577–1578

Stephens RJ, Sandor P (1999) Aggressive behaviour in children with Tourette syndrome and comorbid attention-deficit hyperactivity disorder and obsessive-compulsive disorder. Can J Psychiatry 44:1036

Stern JS, Robertson MM (1997) Tics associated with autistic and pervasive developmental disorders. Neurol Clin North Am 15:345–355

Stevens A, Günther W, Lutzenberger W et al (1996) EEG microstates in Gilles de la Tourette Syndrome show abnormal topographic distribution when compared with healthy controls. Eur Arch Psychiatr Neurol Sci 246:310–316

Straube A, Mennicken JB, Riedel M et al (1997) Saccades in Gilles de la Tourette's syndrome. Move Disord 12:536–546

Swedo SE (1994) Sydenham's chorea: A model for childhood autoimune neuropsychiatric disorders. JAMA 272:1788–1791

Swedo SE, Rapoport JL, Cheslow DL et al (1989) High prevalence of obsessive-compulsive symptoms in patients with Sydenham's chorea. Am J Psychiatry 146:246–249

Swedo SE, Leonard SL, Schapiro MB et al (1993) Sydenhams Chorea: Physical and psychological symptoms of St. Vitus dance. Pediatrics 91:706–713

Swedo SE, Leonard HL, Kiessling LS (1994) Speculations on antineural antibody-mediated neuropsychiatric disorders of childhood. Pediatrics 93:323–326

Tanner CM, Goldman SM (1997) Epidemiology of Tourette's syndrome. Neurol Clin North Am 15:395–402

Tanner CM, Goetz CG, Klawans HL (1982) Cholinergic mechanisms in Tourette syndrome. Neurology 32:1315–1317

Voderholzer U, Müller N, Haag C et al (1997) Periodic limb movements during sleep are a frequent symptom in patients with Gilles-de-la-Tourette syndrome. J Neurol 244:521–526

Wilson P, Preece AA (1932) Chorea gravidarum. Arch Intern Med 471:671–697

Wise SP, Rapaport JL (1989) Obsessive-compulsive disorder: a basal-ganglia disease? In: Rapaport JL (ed) Obsessive-compulsive disorder in children and adolescents. American Psychiatric Press, Washington, pp 327–346

Zohar AH, Apter A, King RA et al (1999) Epidemiological studies. In: Leckman JF, Cohen DJ (eds) Tourette's syndrome; tics, obsession, compulsions. Wiley, New York, pp 177–192

Der Schreibkrampf

Ätiologie, Untersuchung und Therapie

Christian Marquardt, Birgit Steidle, Barbara Baur

12.1 Einleitung

Die Begriffe Schreibkrampf oder Graphospasmus beschreiben eine isolierte Störung der Schreibbewegungen. Die klinische Symptomatik ist gekennzeichnet durch eine unwillkürliche und zum Teil sehr schmerzhafte Verkrampfung zahlreicher Muskeln der Hand, des Unterarmes und sogar des Oberarmes einschließlich des Schulterbereiches beim Schreiben. Besonders auffallend sind die extremen Gelenkstellungen und die teilweise bizarren Stifthaltungen. Typischerweise werden die Gelenke versteift und der Stift wird mit enormen Kräften gehalten. Zusätzlich wird mit Handgelenk oder Unterarm starker Druck auf die Schreibunterlage ausgeübt. Manchmal besteht gleichzeitig ein Tremor der betroffenen Hand. Bereits einfache Aufgaben wie das Unterschreiben von Überweisungsformularen mit Durchschlag oder das Aufschreiben von Notizen während eines Telefongesprächs können Patienten mit Schreibkrampf große Schwierigkeiten bereiten. Manche Patienten können schon nach ein paar Wörtern nicht mehr weiterschreiben, bei anderen Patienten treten die Probleme erst nach längerem Schreiben auf. Das Gefühl, beim Schreiben beobachtet zu werden, kann die Symptome erheblich verstärken. Dabei ist nicht nur die Schreibleistung pro Zeiteinheit deutlich vermindert, häufig ist das Schriftbild beeinträchtigt und das Geschriebene nur noch schwer leserlich. Die Prävalenz des Schreibkrampfs wurde in einer epidemiologischen Studie auf 11–17 Fälle pro Million in Europa geschätzt (The Epidemiological Study of Dystonia in Europe Collaborative Group 2000), in anderen Studien wird jedoch die Zahl von 8 auf 100 000 Einwohnern genannt.

Über die Symptome des Schreibkrampfs wurde erstmals 1830 berichtet (Rhoad u. Stern 1993). In den Jahren 1864 und 1865 publizierte Solly klinische Vorlesungen über diese seltsame Erkrankung des Nervensystems. Der Schreibkrampf wird dort als eine »Lähmung der Schreibkraft« beschrieben und sollte nicht mit den Folgen einer »Hirnerweichung« verwechselt werden. Die Krankheit entwickele sich zu Beginn schleichend. Da auch bei fortgeschrittenem Verlauf andere Tätigkeiten mit der Hand nicht betroffen seien, könne man nicht von einer einfachen Paralyse der Muskelkraft ausgehen. Vielmehr sei der Schreibkrampf auf eine Störung der Koordination der am Schreiben beteiligten Muskeln zurückzuführen. Folgerichtig war die Therapieempfehlung Sollys, das Schreiben zu unterlassen. Der Schreibkrampf wurde in dieser Zeit als eher organisches Problem betrachtet, zu dessen Behebung die Gabe verschiedener Medikamente oder auch handchirurgische Eingriffe versucht wurden.

Seitdem gab es unzählige Kontroversen über die Ätiologie dieser seltsamen Störung. Abhängig von dem Fachgebiet der forschenden Wissenschaftler und dem jeweiligen medizinischen Trend wurde eine eher organische oder eher psychogene Ätiologie angenommen (Mai u. Marquardt 1996; Zacher 1989). Nachdem die Suche nach den organischen Ursachen des Schreibkrampfs im 19. Jahrhundert nicht erfolgreich war, wurden vermehrt psychologische Erklärungsmuster herangezogen. Freud (1926) erklärte den Schreibkrampf als eine neurotische Hemmung beim Schreiben durch eine »überstarke Erotisierung« der beim Schreiben verwendeten »Organe«. Andere Autoren interpretierten den Schreibkrampf als ein hysterisches Symptom (Culpin 1931) oder sahen als Ursache bestimmte negative Persönlichkeitseigenschaften (Crisp u. Moldowsky 1965). Die Vielzahl an Diagnosen führte zu einer ebenso großen Zahl an Behandlungsvorschlägen, wie beispielsweise Psychoanalyse, Verhaltenstherapie, Biofeedback, Medikamente oder transkraniale Magnetstimulation. Die meisten Ansätze erwiesen sich jedoch als mäßig effizient und nicht erfolgreich (Gibson 1972; Cottraux et al. 1983; Lang et al. 1983; Ince et al. 1986; Odergren et al. 1996; Deepak u. Beehari 1999).

Bis zu Beginn der Achtzigerjahre wurde der Schreibkrampf als eher psychogene Erkrankung betrachtet. Im Jahr 1982 erschien dann eine wegweisende Publikation von Sheehy und Marsden, in der der Schreibkrampf als eine fokale Dystonie beschrieben und entsprechend als eine neurologische Störung eingestuft wurde. Gegen eine psychogene Ursache des Schreibkrampfs wurde angeführt, dass sich die 29 Patienten dieser Studie in einem standardisierten psychiatrischen Interview zur Erfassung psychischer Symptome (Present State Examination) von einer Kontrollstichprobe nicht unterschieden. Damit war die Diskussion über die psychogenen Ursachen des Schreibkrampfs beendet. Die Diagnose des Schreibkrampfs als fokale Dystonie mit organischen Ursachen wird bis heute weitgehend akzeptiert. Eine Dystonie wird als das Vorhandensein anhaltender oder zeitweise auftretender unwillkürlicher Muskelanspannungen definiert, deren Ursache in einer fehlerhaften Ansteuerung durch das Gehirn liegt. Durch diese Fehlansteuerung kommt es zu den Störungen der Willkürbewegungen sowie zu abnormen Fehlhaltungen des Körpers. Der Schreibkrampf wird zu den aktionsspezifischen Dystonien gezählt, da die dystone Symptomatik an eine bestimmte Bewegung gebunden ist. Generell werden der einfache und der dystone Schreibkrampf voneinander unterschieden. Beim einfachen Schreibkrampf treten die Probleme nur beim Schreiben auf. Beim dystonen

Schreibkrampf sind auch andere manuelle Tätigkeiten der Hand (z. B. Trinken oder Bedienung einer PC-Maus) gestört. Weitere aktionsspezifische Dystonien sind zum Beispiel der Musikerkrampf und der Golferkrampf. Namhafte Künstler wie zum Beispiel Robert Schumann und Glenn Gould waren von einem Musikerkrampf betroffen. Das Charakteristische dieser fokalen Dystonien ist, dass die Bewegungsstörung ausschließlich im Zusammenhang mit den komplizierten, lang geübten Bewegungen ausgelöst wird.

Fokale Dystonien werden typischerweise mit Botulinum Toxin (Botox) behandelt. Es handelt sich dabei um ein hochpotentes Neurotoxin, das in ausgewählte und besonders aktive Muskeln der Hand und des Unterarms injiziert wird. Das Gift gelangt in den Nerv und blockiert am Nervenende die Freisetzung des für die Bewegungsabläufe notwendigen Transmitters Acetylcholin. In der Folge erschlafft der Muskel, und er ist gelähmt. Da sich die Nervenenden jedoch regenerieren, wird der Muskel nach einiger Zeit wieder aktiv. Deshalb müssen die Botox-Injektionen alle 3 Monate wiederholt werden.

Im Gegensatz zur Behandlung anderer Dystonieformen waren die Ergebnisse beim Schreibkrampf jedoch kaum überzeugend. Zwar berichten Studien zur Wirksamkeit der Botox-Behandlung beim Schreibkrampf von bis zu 85% Verbesserung der Symptome. Diese Studien beruhen allerdings auf wenig differenzierten subjektiven Ratings der behandelnden Ärzte oder auf der Selbsteinschätzung der Patienten. Gleichzeitig brachen aber auch bis zu 45% der Patienten mit Schreibkrampf oder anderen fokalen Handdystonien die Botox-Behandlung wegen nicht zufrieden stellendem Erfolg oder Nebeneffekten – wie übermäßige Schwäche der Hand – vorzeitig ab (Rivest et al. 1991; Karp et al. 1994; Van den Bergh et al. 1995; Turjanski et al. 1996; Ross et al. 1997). Zur objektiveren Beurteilung der Behandlungseffekte entwickelten Wissel et al. (1996) die »Writer's Cramp Rating Scale« (WCRS), die die dreistufige Bewertung von Schreibhaltung, Schreibgeschwindigkeit und das Auftreten von Tremor umfasst. In dieser Studie verbesserten sich die WCRS Werte bei 31 Patienten nach einer Botox-Behandlung signifikant. Gleichzeitig war die Schreibfrequenz signifikant erhöht. Diese Effekte verschwanden nach 2 Monaten aber wieder. Chen et al. (1999) fanden die WCRS-Werte 6 Wochen nach der Behandlung mit Botox verbessert, nach 3 Monaten waren keine Effekte mehr nachweisbar. Cohen et al. (1989) fanden nach Botox-Injektionen keine Abnahme der pathologischen EMG-Muster. Die Muskelkrämpfe hätten durch die induzierte Lähmung zwar abgenommen, die Störung der Koordination sei jedoch unverändert. Cole et al. (1995) berichteten, dass vier von sechs Patienten nach der Injektion von Botox schneller schrieben, das Ergebnis wurde jedoch nicht auf statistische Signifikanz überprüft. Tsui et al. (1993) registrierten Schreibbewegungen mit Hilfe eines grafischen Tabletts und fanden bei 7 von 20 Patienten eine höhere Bewegungsgeschwindigkeit nach Botox-Injektionen.

Neuere Studien sehen in der kortikalen Plastizität die Ursache für die Entwicklung einer fokalen Dystonie (Merzenich et al. 1996; Byl u. Melnick 1997). Bereits seit langem ist bekannt, dass nach fokalen Läsionen eine komplette funktionale Reorganisation möglich ist (Coles u. Glees 1954; Jenkins u. Merzenich 1987). In verschiedenen Experimenten konnte nun nachgewiesen werden, dass kortikale Repräsentationen durch übermäßige sensorische Stimulation auch de-differenziert werden können. In einem experimentellen Aufbau wurde bei Affen über mehrere Monate hinweg die Spitze des Zeigefingers durch eine rotierende Scheibe überstimuliert. Als Folge fanden sich im sensorischen Kortex deutlich vergrößerte rezeptive Felder der Finger mit unklaren Zuordnungen und weiträumigen Überlappungen (Byl et al. 1996). In der gleichen Weise wird von den Autoren die Entwicklung von tätigkeitsspezifischen Bewegungsstörungen (Repetitive Strain Injury, RSI) wie dem Schreibkrampf erklärt (Byl u. Melnick 1997). Demnach kann bei der Ausführung der gleichen Bewegung über einen längeren Zeitraum hinweg der immer gleiche sensorische Input eine kortikale De-Differenzierung bewirken. Zur Behandlung von RSI wird die Re-Differenzierung der kortikalen Repräsentationen durch ein spezielles sensorisches Training empfohlen. In einer aktuellen Studie wurde ein entsprechendes sensorisches Training mit der Braille-Schrift bei Patienten mit Schreibkrampf durchgeführt. Zwar verbesserte sich nach einem achtwöchigen Training die sensorische Wahrnehmungsleistung, die Verbesserungen in der Schreibleistung pro Zeit bei 6 von 10 Patienten erwiesen sich jedoch als nicht signifikant (Zeuner at al. 2002).

Der Schreibkrampf kann zu schwerer physischer Behinderung führen und wichtige Aspekte des täglichen Lebens stark beeinträchtigen. Da in Langzeitstudien keine Spontanremission der Störung gefunden wurde und auch die Botox-Behandlung hauptsächlich eine vorübergehende Linderung der Symptome bewirken kann, ist der Bedarf an einer effektiven Behandlungsmethode nach wie vor essenziell

(Sheehy et al. 1988; Ludolph u. Windgassen 1992). Erstaunlicherweise wurden die gestörten Bewegungen beim Schreibkrampf selten genauer untersucht, obwohl die Variabilität der Störung immer wieder Staunen hervorrief. Auch neuere Literatur zum motorischen Lernen oder zur Organisation von Willkürbewegungen wurde zur Erklärung der Symptomatik beim Schreibkrampf selten herangezogen. Schon seit Jahren ist es mit geringem technologischem Aufwand möglich, Schreibbewegungen mit grafischen Tabletts zu registrieren und anschließend objektiv zu analysieren (Thommassen u. Teulings 1979; Mai u. Marquardt 1995 a, 1999; Schenk et al. 2001). Mit Hilfe solcher kinematischer Analysen können einzelne Störungskomponenten identifiziert und die Mechanismen der Störung aufgedeckt werden. Auf der Grundlage dieser Informationen wurde ein Konzept zur systematischen Behandlung des Schreibkrampfs entwickelt.

12.2 Methoden der Schriftregistrierung

12.2.1 Grafische Tabletts

Mit einem grafischen Tablett (Digitizer) kann unter natürlichen Schreibbedingungen der Verlauf einer Schriftspur aufgezeichnet und auf einem PC gespeichert werden. Der Ort der Schreibspitze des kugelschreiberähnlichen und kabellosen Stifts wird dabei mit einer zeitlichen Auflösung von 200 Datenpunkten pro Sekunde registriert. Zur Analyse der kinematischen Aspekte der Schreibbewegungen werden aus den Positionsdaten die Geschwindigkeits- und Beschleunigungsverläufe berechnet. Durch die induktive Messmethode kann die Position des abgehobenen Stifts auch dann ermittelt werden, wenn er sich in einem Bereich von etwa 10 mm über der aktiven Schreibfläche befindet. Durch einen im Stift befindlichen Druckaufnehmer wird zusätzlich der axiale Druck der Schreibmine mit einer Auflösung von 1024 Druckstufen gemessen.

Wie bei jedem physikalischen Messsystem sind auch die mit grafischen Tabletts registrierten Positionsdaten mit Fehlern behaftet, die näherungsweise durch die **Genauigkeit** eines Tabletts beschrieben werden, die je nach Bauweise des Tabletts bei etwa 0,1 mm liegt. Dabei können jedoch bis zu 15 verschiedene, für die Analyse von Schreibbewegungen relevante Fehlerarten auftreten (Ward u. Phillips 1987). Beim zeitlichen Ableiten der Positionsdaten werden vor allem hochfrequente Fehlerkomponenten verstärkt. Ein Zufallsfehler in den Positionsdaten wird bei Berechnung der Geschwindigkeit mit dem Faktor $\sqrt{2}\times$Abtastrate N und bei der Beschleunigung sogar mit $2\times N^2$ multipliziert. Für einen räumlichen Fehler von 0,1 mm und einer Abtastfrequenz von 200 Hz liegt damit der resultierende Fehler in der Geschwindigkeit bei 28,3 mm/s und in der Beschleunigung bei 8000 mm/s^2. Diese Fehlerwerte liegen bereits in der Größenordnung der Messdaten und machen eine Filterung der Daten zu einer zwingenden Voraussetzung kinematischer Analysen.

12.2.2   Datenfilterung

Die Filterung von verrauschten Bewegungsdaten ist ein generelles Problem im Bereich der kinematischen Bewegungsanalysen. Überraschenderweise variieren sowohl die verwendeten Filtermethoden als auch die Filterparameter erheblich zwischen den jeweiligen Anwendungen. Die technischen Filterverfahren (z. B. Butterworth-Filter) sind für die Filterung von Biosignalen weniger geeignet und müssen je nach Anwendung angepasst werden. Andere Filtermethoden – wie etwa die kubischen Splines – haben sich als völlig ungeeignet für die Filterung von Bewegungssignalen erwiesen (Amico u. Ferrigno 1992). Speziell für die Filterung von Bewegungsdaten haben wir in den 90er Jahren ein neuartiges und einfach zu bedienendes Filterverfahren entwickelt (Marquardt u. Mai 1994). Dieses Verfahren beruht auf der nichtparametrischen Methode der Glättung und Ableitung von Daten mit sogenannten **Kernschätzern**. Ein Kernschätzer ist vom Prinzip her eine gleitende, gewichtete Mittelung der Daten. Durch die Auswahl einer entsprechenden Glättungsfunktion kann dabei eine gleichzeitige implizite Ableitung der Positionsdaten vorgenommen werden. Wie bei allen Filtermethoden ist auch beim Kernschätzer das Filterergebnis entscheidend abhängig von der Auswahl der Filterparameter. Ableiten und Filtern von verrauschten Daten ist dabei stets ein Abwägen zwischen frequenzabhängiger Dämpfung der Daten bei stärkerer Filterung und Varianz des Restfehlers bei geringerer Filterung. Das tatsächliche Filterverhalten des Kernschätzers wurde in einer Simulation von Bewegungsdaten mit einem aufaddierten Fehler überprüft und für die verschiedenen Ableitungen getrennt optimiert. In einer Vergleichsstudie mit anderen gebräuchlichen Filterverfahren konnten die überzeugenden Filtereigenschaf-

ten des optimierten Kernschätzers nachgewiesen werden (Marquardt u. Mai 1994).

12.3   Analyse von Handschrift

12.3.1   Routinierte Handschrift

Um gemeinsame Merkmale von routinierter Handschrift zu finden, kann man zunächst das Schriftbild von erwachsenen Schreibern studieren. Vergleiche von verschiedenen Handschriften zeigen jedoch, dass sich die Schriftformen weit von den Normvorgaben der Schulschrift entfernt und mit individueller Charakteristik entwickelt haben. Bei der Handschrift verschiedener routinierter Schreiber können formale Eigenschaften wie die Größe, die Zeilenlage und Neigung der Schrift, oder die Anbindung und die Form der Buchstaben in weiten Bereichen variieren. Sogar bei ein und demselben Schreiber können diese Aspekte der Handschrift abhängig von der jeweiligen Schreibsituation unterschiedlich ausfallen. Hingegen scheinen die Merkmale, die eher den Prozess der Schriftgenerierung betreffen, bei routinierten Schreibern gleichförmig vorhanden zu sein. Dazu gehören beispielsweise die Flüssigkeit der Schreibbewegungen, ein relativ hohes Schreibtempo und das häufige Absetzen innerhalb längerer Wörter. Auch längeres Schreiben wird nicht als besonders anstrengend empfunden. Die Schreibbewegungen laufen automatisch ab und erfordern keine besondere Aufmerksamkeitszuwendung oder gar bewusste Planung. Der routinierte Schreiber kann sich damit vor allem auf den Inhalt des zu schreibenden Textes konzentrieren.

12.3.2   Automatisierte Bewegungen

Die kinematische Analyse der Schreibbewegungen bestätigt die überraschende Gleichförmigkeit in der Bewegungsausführung bei verschiedenen routinierten Schreibern. Schreibbewegungen sind durch kontinuierliche Auf- und Abbewegungen aus dem Handgelenk und gleichzeitige Vor- und Zurückbewegungen des Stifts aus den Fingergelenken gekennzeichnet. Die Analyse dieser überlagerten Bewegungseinheiten wird vereinfacht, wenn nur jeweils eine Auf- oder Abbewegung betrachtet wird. Diese Vorgehensweise entspricht auch Modellen der Handschriftgenerierung, in denen die Auf- und Abbewegung des Stifts als eine unabhängige Bewegungskomponente betrachtet wird (Hollerbach 1981).

In ◘ Abb. 12.1 ist die typische Charakteristik einer Schreibbewegung eines routinierten Schreibers am Beispiel der geschriebenen Buchstaben »ll« dargestellt. Durch 2 Markierungen ist hier ein Aufstrich in der [y]-Komponente der Bewegung (auf dem Tablett nach oben) gekennzeichnet (◘ Abb. 12.1 a). Das zu diesem Aufstrich zugehörige Geschwindigkeitsprofil [vy] zeigt einen glatten und regelmäßigen Verlauf mit genau einem Geschwindigkeitsmaximum ungefähr in der Mitte (◘ Abb. 12.1 b). Im glatten Beschleunigungsprofil [ay] findet sich eine ausgeprägte Beschleunigungs- und Bremsphase (◘ Abb. 12.1 b).

Darüber hinaus zeigt sich bei wiederholtem Schreiben der gleichen Buchstaben eine erstaunliche individuelle Wiederholgenauigkeit im Verlauf und in der zeitlichen Struktur der Geschwindigkeits- und Beschleunigungsverläufe. Diese Präzision bei

der wiederholten Ausführung einer Bewegung legt die Vermutung nahe, dass hier immer dasselbe (hoch überlernte) Bewegungsprogramm verwendet wird.

Diese invarianten Charakteristika von routinierter Handschrift werden von uns verwendet, um **automatisierte** Bewegungen zu definieren. Wir bezeichnen eine Bewegungsausführung immer dann als automatisiert, wenn glatte und eingipflige (glockenförmige) Geschwindigkeitsprofile mit ebenfalls glatten Beschleunigungsprofilen vorliegen, und wenn eine hohe Wiederholgenauigkeit der Bewegungen demonstriert werden kann (Mai u. Marquardt 1995 b). Durch diese Operationalisierung der kinematischen Charakteristika wird es möglich, automatisierte Bewegungen von nicht automatisierten oder gestörten Bewegungen abzugrenzen. Automatisierte Bewegungen werden vermutlich bereits vor ihrer eigentlichen Ausführung vollständig geplant bzw. **programmiert** und unterliegen wegen ihrer hohen Geschwindigkeit während der Ausführung nicht mehr der willkürlichen Kontrolle. Eine solche nur nach vorne gerichtete Steuerung, bei der während der Bewegungsausführung kein Bewegungssignal mehr rückgekoppelt wird, wird als feed-forward oder open-loop Steuerung bezeichnet. Bei feed-forward Bewegungen wird nach Bewegungsende das Bewegungsergebnis mit der intendierten Bewegung verglichen. Abweichungen von der Prädiktion werden zur Korrektur in die Planung der nächsten Bewegung integriert.

12.3.3 Nichtautomatisierte Bewegungen

Trotz der invarianten Charakteristik von routiniertem Schreiben kann durch einen veränderten Kontext die automatisierte Bewegungsausführung empfindlich gestört werden. In ◘ Abb. 12.2 sind Veränderungen in der Bewegungsausführung bei bewusster Aufmerksamkeitszuwendung auf Details einer gerade erzeugten Schriftspur dargestellt. Neben dem normalen Schreiben eines Testsatzes (A) sollte mit den Augen die Stiftspitze beim Schreiben verfolgt (B), mit geschlossenen Augen geschrieben (C), und beim Schreiben mit geschlossenen Augen der obere Wendepunkt in jedem Buchstaben bewusst wahrgenommen werden (D). Wie die Abbildung zeigt, bleibt bei diesem Schreiber die individuelle Schriftform über die vier Bedingungen erhalten, und auch Anzahl und Positionen der Aufsetzpunkte des Stifts sind sehr ähnlich. Die kinematische Ana-

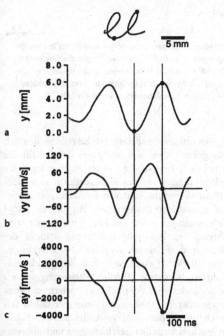

◘ Abb. 12.1a–c. Typische Charakteristik der automatisierten Schreibbewegungen eines routinierten Schreibers. **a** Buchstabenkombination »ll« mit Zeitverlauf der y-Komponente (Bewegung von unten nach oben), **b** zugehöriger Geschwindigkeitsverlauf [vy] und **c** Beschleunigungsverlauf [ay]. Der Aufstrich im zweiten »l« ist markiert. Alle Kurven sind glatt und regelmäßig. **Gepunktete Linien** zeigen Schreibbewegungen in der Luft.

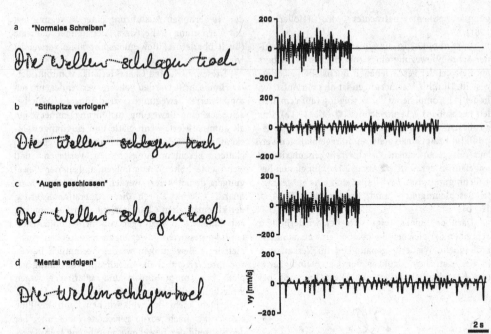

a   "Normales Schreiben"

b   "Stiftspitze verfolgen"

c   "Augen geschlossen"

d   "Mental verfolgen"

◻ Abb. 12.2a–c. Handschrift und zugehörige Geschwindigkeitsprofile [vy] unter vier experimentellen Bedingungen:
a Normales Schreiben, b Verfolgen der Stiftspitze mit den
Augen beim Schreiben, c Schreiben mit geschlossenen Augen,
d mit geschlossenen Augen den oberen Wendepunkt in den
Buchstaben beachten. Obwohl die Schriftform in allen Bedingungen sehr ähnlich erscheint, zeigen die Geschwindigkeitsprofile deutliche Unterschiede in der Bewegungsausführung an. Weitere Erläuterungen im Text. **Gepunktete
Linien** zeigen Schreibbewegungen in der Luft

lyse deckt jedoch die gravierenden Unterschiede in
der Bewegungsausführung auf. Wie erwartet finden
sich beim Schreiben mit normaler Handschrift (A)
glatte und eingipflige Geschwindigkeitsprofile, wie
sie typisch für automatisiertes Schreiben sind. Ähnliche Geschwindigkeitsprofile finden sich auch beim
Schreiben mit geschlossenen Augen (C). Offensichtlich ist die visuelle Rückmeldung der gerade geschriebenen Schriftspur nicht notwendig, um automatisierte Schreibbewegungen zu erzeugen (Marquardt et al. 1996).

Im Gegensatz zum Schreiben mit geschlossenen
Augen wird durch die bewusste visuelle, und sogar
durch die nur mentale Aufmerksamkeitszuwendung
auf die Schriftspur das Erzeugen von automatisierten Schreibbewegungen erheblich gestört (◻ Abb.
12.2 b, d). Die Bewegungen sind nicht mehr durch
glatte und eingipflige Geschwindigkeitsprofile gekennzeichnet, sondern durch häufige Unregelmäßigkeiten im Geschwindigkeits- und Beschleunigungsverlauf innerhalb eines Auf- oder Abstrichs.
Die Spitzengeschwindigkeiten sind verringert, und
die Bewegungsausführung ist insgesamt deutlich
verlangsamt. Wenn wie in diesem Beispiel für die
fehlerfreie Ausführung einer Bewegung die
Rückmeldungen aus den Sinnesorganen verwendet
werden, so spricht man von feedback gesteuerten
oder closed-loop-Bewegungen. Bei diesen Nach-
führbewegungen oder Tracking-Bewegungen wird
während der Bewegungsausführung ständig der
Soll- mit dem Istwert verglichen. Abweichungen
führen direkt zu einer Korrektur der gerade aus-
geführten Bewegung. Feedback-Bewegungen werden normalerweise bei noch nicht gelernten Bewegungen oder bei Bewegungen unter sehr hohen Ge-
nauigkeitsanforderungen verwendet. Mit dem häufigen Wechsel zwischen Beschleunigen und Abbrem-
sen und der deutlich verlangsamten Ausführung
können diese Bewegungen grundsätzlich von automatisierten Bewegungen unterschieden werden.

12.4 Untersuchung der Schreibleistung

1.4.1 Kinematische Analyse

Ähnlich wie bei der Schwierigkeit, Gemeinsamkeiten im Schriftbild von routinierten Schreibern zu finden, lassen sich kaum differenzierte Aussagen über Bewegungsstörungen anhand der räumlichen Repräsentation der Schrift treffen. Aber auch bei der direkten Beobachtung von Schreibbewegungen ist die diagnostische Bewertung schwierig und hängt immer stark von den Erfahrungen des Untersuchers ab. Derzeit stehen für die Diagnostik von Schreibstörungen weder allgemein akzeptierte Beobachtungskriterien noch Ansätze einer Taxonomie motorischer Schreibstörungen zur Verfügung. Im Gegensatz dazu ermöglicht die kinematische Analyse der Geschwindigkeits- und der Beschleunigungsverläufe eine objektive Beurteilung der Schriftgenerierung direkt auf Ausführungsebene. Mit dieser Analyse können gestörte und ungestörte Bewegungskomponenten identifiziert und individu-elle Störungsmuster voneinander abgegrenzt werden. Die kinematische Analyse stellt damit einen großen Schritt zur Verbesserung der Diagnostik motorischer Schreibstörungen dar.

12.4.2 Normale Schreibleistung

Zur Erfassung der Schreibleistung verwenden wir eine Standarduntersuchung mit dem Programm CS (Marquardt u. Mai 1999), die bei sehr kurzer Aufzeichnungsdauer eine genaue Beurteilung der Schreibbewegungen und der dem Schreiben zugrunde liegenden elementaren Bewegungskomponenten ermöglicht. Dazu zählen alternierende Bewegungen des Handgelenks, wie sie z.B. beim Schraffieren eingesetzt werden, das isolierte Vor- und Zurückfahren der Finger und das übereinander Zeichnen von Ellipsen, das eine Kombination beider Grundkomponenten erfordert.

◨ Abbildung 12.3 zeigt ein repräsentatives Beispiel der Schreibleistung eines routinierten Schreibers. Für den Testsatz »Die Wellen schlagen hoch« benötigte diese Kontrollperson 6,1 s. Das aus den re-

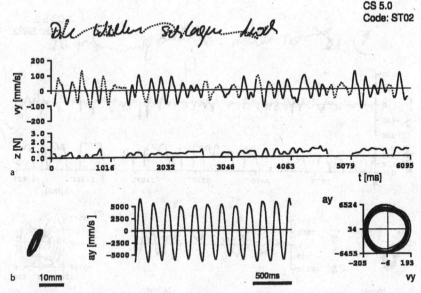

◨ **Abb. 12.3a, b.** Schreibleistung einer gesunden Kontrollperson ST02. **a** Registrierte Schriftspur, darunter Geschwindigkeitsverlauf in der y-Richtung [vy] und Verlauf des Schreibdrucks [z]. **b** Registrierung elementarer Bewegungen beim Übereinander Schreiben von Ellipsen (»Kringeln«). **Links** produzierte Schriftspur, in der **Mitte** zugehöriger Verlauf der Beschleunigung [ay] und **rechts** Phasendiagramm aufeinander folgender Werte von [ay] und [vy]. Die Bewegungskurven sind glatt und regelmäßig. Der Druck bewegt sich auf sehr niedrigem Niveau. **Gepunktete Linien** zeigen Bewegungen in der Luft

gistrierten Positionsdaten der Stiftspitze errechnete Geschwindigkeitsprofil [vy] zeigt einen sehr regelmäßigen Verlauf mit glatten und eingipfligen Geschwindigkeitskurven. Die Spitzengeschwindigkeit liegt bei 135,8 mm/s und die mittlere Schreibgeschwindigkeit beträgt 56,6 mm/s. Die Frequenz der aufeinander folgenden Auf- und Abstriche beträgt 5,12 Hz. Das zugehörige Druckprofil liegt auf sehr niedrigem Niveau mit einem mittleren Schreibdruck von 0,6 N und bleibt über die Dauer des Schreibens konstant (◘ Abb. 12.3 a). Die kinematische Analyse des übereinander Schreibens von Ellipsen (◘ Abb. 12.3 b, links) zeigt den hohen Automationsgrad solcher einfachen Bewegungen. Die zugehörige Beschleunigungskurve ist glatt und sehr regelmäßig (◘ Abb. 12.3 b, Mitte). Die Schleifenfrequenz beträgt 5,74 Hz und liegt damit im oberen normalen Bereich. Das regelmäßige Phasendiagramm von Geschwindigkeit [vy] und Beschleunigung [ay] zeigt die hohe Wiederholgenauigkeit der Bewegung an (◘ Abb. 12.3 b, rechts).

12.4.3   Patient mit Schreibkrampf

Aufgrund der verkrampften Stifthaltung und der Kokontraktion der an der Schreibbewegung beteiligten Muskeln benötigen Patienten mit einem Schreibkrampf trotz eines deutlich erhöhten Kraftaufwands normalerweise viel mehr Zeit zum Schreiben. Die Verminderung der Schreibleistung pro Zeiteinheit ist ein überraschend gleichförmiges Defizit, das aber die einzelnen spezifischen Störungsbilder nur ungenau beschreibt. Im Gegensatz dazu erlaubt die kinematische Analyse eine präzise Identifikation individueller Störungsmuster.

◘ Abbildung 12.4 zeigt die Analyse der Schreibleistung eines 48-jährigen linkshändigen Patienten mit einem seit 15 Jahren bestehenden Schreibkrampf. Das Schreibproblem entstand nach Angaben des Patienten durch Überanstrengung aufgrund häufigen Schreibens in seinem Beruf als kaufmännischer Angestellter. Seit der Diagnose des Problems als Schreibkrampf vor 12 Jahren wurden regelmäßig Botox-Injektionen durchgeführt, die jedoch zu keiner dauerhaften Verbesserung der Symptomatik geführt hätten. Das Problem habe sich im Gegenteil

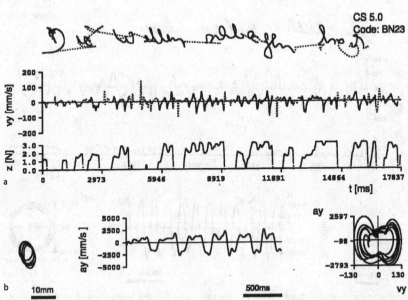

◘ Abb. 12.4 a, b. Schreibleistung eines Patienten BN23 mit einem Schreibkrampf seit 15 Jahren. Gleiche Darstellung wie in Abb. 12.3. a Die Geschwindigkeitskurve für den Testsatz ist durch zahlreiche Unregelmäßigkeiten gekennzeichnet. Der Schreibdruck ist hoch und steigt im Verlauf des Schreibens bis auf den maximalen Messwert von 3 N an. b Auch beim übereinander Schreiben von Kringeln zeigen die Beschleunigungskurven und das Phasendiagramm zahlreiche Unregelmäßigkeiten auf. **Gepunktete Linien** zeigen Schreibbewegungen in der Luft

über die Zeit zunehmend verschlechtert, obwohl zusätzlich verschiedenste Behandlungen wie Massagen, Krankengymnastik, Ergotherapie, Psychotherapie, Hypnose, Neuraltherapie und Akupunktur durchgeführt worden seien. Der Patient klagte über Schmerzen im Handgelenk und den Fingern, verbunden mit einem affektgesteuerten Tremor in der Schreibhand. Neuerdings träten aber auch bei der Arbeit am PC vermehrt Probleme durch die Abstreckung des Daumens der gegenüberliegenden rechten Hand auf. Dieses Problem wurde als Tastaturkrampf diagnostiziert. Insgesamt sei er aber immer noch in der Lage seinem Beruf nachzugehen. Aufgrund der Botox-Behandlung lag linksseitig eine diskrete Schwäche der Beugemuskulatur beim Faustschluss vor. Ansonsten zeigten sich keine neurologischen Auffälligkeiten.

In der Untersuchung wurde der Stift mit großem Kraftaufwand der Finger in etwa normaler Stellung gehalten. Das Handgelenk war beim Schreiben vom Tisch abgehoben und mit dem Unterarm wurde großer Druck auf die Unterlage ausgeübt. Während des Schreibens waren die Verspannung des gesamten Arms und das Zucken der Muskeln deutlich zu erkennen. Die kinematische Analyse der Schreibbewegungen dokumentiert die Schreibstörung dieses Schreibkrampfpatienten. Für den Testsatz benötigte er mit 17,8 s etwa doppelt solange wie ein gesunder Schreiber, das Schriftbild war noch recht gut leserlich und eher unauffällig. Aufeinander folgende Auf- und Abstriche sind jedoch nicht mehr wie bei der Normalperson in ☐ Abb. 12.3 durch eingipflige Geschwindigkeitsprofile, sondern durch zahlreiche Unregelmäßigkeiten in der Geschwindigkeitskurve gekennzeichnet (☐ Abb. 12.4a). Die Spitzengeschwindigkeit beträgt 98,2 mm/s, die mittlere Schreibgeschwindigkeit jedoch nur noch 24,8 mm/s. Der mittlere Schreibdruck ist stark erhöht und liegt bei 2,19 N. Das zugehörige Druckprofil beginnt auf mittlerem Niveau, steigt aber im Verlauf des Schreibens bis auf den maximalen Messwert von 3 N an. (☐ Abb. 12.4a). Dieser tonische Druckanstieg ist typisch für viele Schreibkrampfpatienten und eine Folge der sich mit der Schreibdauer steigernden Verkrampfung in der Hand.

Auch bei der Ausführung einfacher Bewegungen wie dem übereinander Schreiben von Kringeln zeigt sich bei diesem Patienten ein klares motorisches Defizit (☐ Abb. 12.4b). Die Beschleunigungskurven weisen zu geringe Spitzenwerte und zahlreiche Unregelmäßigkeiten auf. Die Schleifenfrequenz ist verringert und beträgt nur 2,83 Hz. Die zugehörigen Phasendiagramme verdeutlichen die beeinträchtigte

Wiederholgenauigkeit der Bewegungen. Gleiche Abschnitte sind mit ganz unterschiedlichen Beschleunigungsmustern verbunden. Auch die Ausführung dieser elementaren Bewegung kann nicht als automatisiert klassifiziert werden. Insgesamt zeigt dieser Patient sowohl beim Schreiben des Satzes als auch bei den Kringeln eine mittelgradige Störung der Bewegungskoordination.

12.4.4 Dissoziation der Schreibleistung

Bei der Untersuchung von Patienten mit Schreibstörungen machten wir immer wieder die überraschende Entdeckung, dass trotz schwer gestörter Schreibbewegungen die Grundbewegungen oder schreibähnliche Bewegungen deutlich besser oder sogar völlig normal und automatisiert ausgeführt werden konnten (Mai u. Marquardt 1994; Mai u. Marquardt 1996). Ein Beispiel der Dissoziation der Schreibleistung ist in ☐ Abb. 12.5 dargestellt. Der Patient war zum Zeitpunkt der Untersuchung 38 Jahre alt, von Beruf Hauptschullehrer und hatte seit 18 Monaten einen Schreibkrampf. Er klagte über Taubheitsgefühle in der Hand und Schmerzen im Handgelenk und in der Halswirbelsäule. Ansonsten war der Patient neurologisch unauffällig. Der Stift wurde während des Schreibens mit sehr hohen Kräften zwischen Zeigefinger und Mittelfinger eingeklemmt. Oben drückte der Daumen von seitlich auf den Stift. Die Hand war völlig verkrampft und übte großen Druck auf die Schreibunterlage aus.

Wie in ☐ Abb. 12.5a zu erkennen, ist der Patient kaum noch in der Lage zu schreiben. Um die einfache Buchstabenkombination aus kursiven »ll« zu schreiben werden vier Sekunden benötigt. Dies ist etwa die zehnfache Zeit einer Normalperson. Das zugehörige Geschwindigkeitssignal zeigt die extreme Verlangsamung der Schreibbewegungen. Der Schreibdruck ist von Beginn des Schreibens an stark überhöht und außerhalb des Messbereichs von 3 N. Wird der Patient aber in der gleichen Untersuchung dazu aufgefordert, nur zu **kritzeln**, dann ergibt sich ein völlig anders Bild (☐ Abb. 12.5b). Die Geschwindigkeitsmaxima sind plötzlich im normalen Bereich und das Geschwindigkeitsprofil ist regelmäßig und glatt. Der Schreibdruck ist immer noch erhöht, bewegt sich aber auf einem deutlich niedrigeren Niveau. Die Frequenz der Auf- und Abbewegungen liegt mit 4,5 Hz ebenfalls im normalen Bereich. Die bei diesem Patienten offenbar noch vorhandene

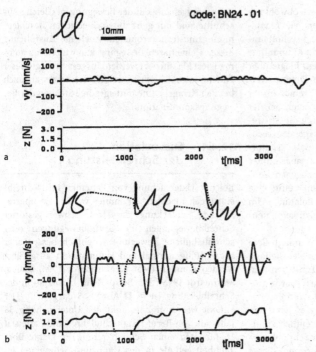

☐ Abb. 12.5 a, b. Dissoziation der Schreibleistung: **a** Schriftprobe eines Patienten mit einem Schreibkrampf seit 18 Monaten. Die Schrift ist selbst bei den einfachen Buchstaben »ll« extrem verlangsamt. Die zugehörige Geschwindigkeitskurve zeigt zahlreiche Unregelmäßigkeiten und der Druck liegt oberhalb des Messbereichs von 3 N. **b** In der selben Untersuchung waren die Bewegungen beim Kritzeln perfekt automatisiert, der Schreibdruck lag ebenfalls deutlich niedriger. **Gepunktete Linien** zeigen Schreibbewegungen in der Luft

Kompetenz, schnelle und rhythmische schreibähnliche Bewegungen auszuführen, schließt eine rein organische Ursache als Grund für das Schreibproblem zunächst aus. Das Schreibproblem scheint vielmehr in direktem Zusammenhang mit der Intention zu stehen, **sinnvolle** Buchstaben zu schreiben (☐ Abb. 12.6).

12.5 Ein Modell des Schreibkrampfs

Es erscheint zunächst unverständlich, warum vorhandene Bewegungskompetenzen beim Schreiben nicht mehr eingesetzt werden können. Denn auch das Schreiben von **unsinnigen** Figuren wie Strichen oder Kringeln besteht aus intendierten Bewegungen, für die die gleichen Bewegungsorgane und wahrscheinlich sogar die gleichen cerebralen Strukturen benutzt werden wie für normales Schreiben. Der entscheidende Unterschied liegt offensichtlich nicht in der Komplexität der auszuführenden Bewegung, sondern in der jeweiligen Intention des Schreibers.

Auch bei normalen Schreibern können gleiche Bewegungen je nach Bedeutung mit sehr unterschiedlichen motorischen Strategien ausgeführt werden. Unser Gehirn setzt unter gefährlichen oder ungewohnten Bedingungen bestimmte Kontrollstrategien ein, die in einer Erhöhung der Kräfte, einer Stabilisierung der Gelenke durch Kokontraktion antagonistischer Muskeln, einer bewussten visuellen Kontrolle der Bewegungsausführung oder einer Verlangsamung der Bewegungsgeschwindigkeit bestehen können. Diese motorischen Strategien scheinen auch beim Erwerb neuer motorischer Fertigkeiten eine große Rolle zu spielen (Ludwig 1982; Vinken u. Denier van der Gon 1985). Die anfänglich hohen Muskelspannungen und die bewusste Bewegungskontrolle werden im Verlauf des motorischen Lernens aber schrittweise auf ein erforderliches Minimum reduziert. Entsprechend wird die Bewegungsgeschwindigkeit erhöht, bis schließlich eine auto-

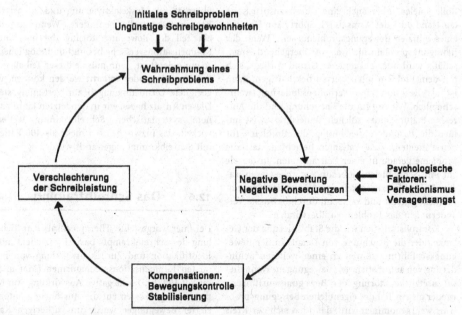

Abb. 12.6. Teufelskreis bei der Entstehung des Schreib-krampfs. Die Wahrnehmung des Schreibproblems und in-adäquate Kompensationsstrategien spielen in diesem Modell eine entscheidende Rolle. Durch vermehrtes Üben verfestigen sich die negativen Mechanismen. Weitere Erläuterungen im Text

matisierte Bewegungsausführung erreicht ist. Während diese Kontrollstrategien in den Kontexten »Lernen« und »Gefahr« eine wichtige Funktion erfüllen, können sie die Ausführung bereits automatisierter Bewegungen jedoch empfindlich stören. Wie in ■ Abb. 12.2 bereits gezeigt, bewirkt beispielsweise die bewusste visuelle Kontrolle des Geschriebenen, ja schon die Aufmerksamkeitszuwendung auf Details der Bewegung eine nachhaltige Störung der Bewegungsausführung (Marquardt u. Mai 1996). Auf der anderen Seite konnte gezeigt werden, dass bei vielen Patienten mit Schreibstörungen eine Vereinfachung des Bewegungskontexts eine deutlich verbesserte Ausführung der Bewegung zur Folge hat. Wir sind davon überzeugt, dass diese beiden Phänomene in direktem Zusammenhang stehen und den gleichen Mechanismus in verschiedener Perspektive zeigen.

Der übersteigerte Einsatz allgemeiner Kontrollstrategien des motorischen Systems bei automatisierten Bewegungen hätte demnach eine entscheidende Bedeutung in der Entstehung eines Schreibkrampfs. Es könnte der Beginn einer fatalen Fehlentwicklung sein, wenn durch die Wahrnehmung eines initialen, möglicherweise nur vorübergehenden Be-

wegungsproblems eine intensivierte Bewegungskontrolle ausgelöst wird. Die eigentliche Schreibstörung entwickelt sich in diesem Modell dann erst aus den Konsequenzen dieser Kompensationsversuche durch die daraus resultierende weitere Beeinträchtigung der Schreibbewegungen. In ■ Abb. 12.6 ist ein solcher Teufelskreis aus (übersteigerter) Wahrnehmung eines motorischen Problems und inadäquaten Kompensationsstrategien dargestellt. Solche psycho-physiologischen Modelle haben sich bei der Erklärung anderer Krankheitsbilder – wie beispielsweise der Panikstörung – bereits bestens bewährt (Pauli 1990).

Am Anfang dieses Kreislaufs steht zunächst die Wahrnehmung eines initialen Schreibproblems. Viele Patienten mit Schreibkrampf berichten, dass die Probleme nach übermäßiger Belastung anfingen. Als Beispiele werden das Ausfüllen von Formularen mit sehr kleinen Einträgen, erhöhter Schreibdruck zur Erstellung mehrerer Durchschläge oder der Zeitdruck bei umfangreichen Klausuren genannt. Dabei können ungünstige Schreibgewohnheiten wie das verbundene Schreiben langer Buchstabenketten, eine ungünstige Stifthaltung oder ein grundsätzlich zu hoher Schreibdruck eine verstärkende

Rolle spielen. Aber auch eine Überbeanspruchung der Hand oder des Arms durch Sport kann Ursache eines initialen Bewegungsproblems sein. Wenn das Bewegungsproblem nicht als vorübergehend eingeschätzt wird oder ein anderer Grund vorliegt, sich mit dem Problem intensiver zu beschäftigen, dann ist als Reaktion eine Verhaltensänderung wahrscheinlich. Wichtig für die Entstehung und die Aufrechterhaltung eines solchen Teufelskreises ist immer die besondere Bedeutung des Problems für den Patienten. Viele Patienten berichten, dass die Probleme gerade in einer Zeit auftraten, in der sie auf ihre Schreibleistung besonders angewiesen waren. Die Aufmerksamkeit wurde auf das Schreibproblem gelenkt und versucht, durch bewusste Veränderungen das Problem zu überwinden.

Kontrollstrategien wie die Stabilisierung der Gelenke oder die Beachtung von Details in der Bewegungsausführung führen zu einer weiteren Behinderung von automatisierten Bewegungen. Wenn diese zusätzliche Störung der Bewegungsausführung wieder als ein Teil des eigentlichen Bewegungsproblems wahrgenommen wird, dann hat sich der Kreis geschlossen. Die Wahrnehmung des verschlimmerten Problems wird in dieser Logik zu einer weiteren Steigerung der Bewegungskontrolle führen. Am Ende dieser Entwicklung steht schließlich eine schwere und manifeste Beeinträchtigung des Schreibens. Dabei haben Personen, die professionell und viel schreiben müssen, beste **Trainingsvoraussetzungen**, um die dysfunktionalen Bewegungsmuster einzuschleifen. Manche Patienten versuchen sogar, durch vermehrtes Üben das Problem zu überwinden, indem sie beispielsweise Schulhefte kaufen und voll schreiben. Dabei übersehen sie jedoch, dass das Üben mit den falschen Strategien das Problem sogar verschärft. Sind erst einmal gravierende Schreibprobleme entstanden, sind auch psychologische Folgeprobleme zu erwarten. Viele Patienten erleben die Schreibstörung als persönliche Insuffizienz, die von der unmittelbaren Umgebung nicht verstanden und trotz vieler Arztbesuche nicht aufgeklärt werden kann. Die Angst, mit der Schreibstörung aufzufallen, kann zu einem Vermeidungsverhalten führen, das bei manchen Patienten exzessive Formen annimmt und sich schließlich als eine psychische Störung manifestiert.

Mit Hilfe der kinematischen Analyse der Schreibbewegungen kann nachgewiesen werden, dass Patienten mit einem Schreibkrampf nicht die Fähigkeit einbüßen, automatisierte Schreibbewegungen zu generieren. Die Schreibbewegungen werden lediglich durch ein eingeschliffenes Muster übermäßiger Muskelaktivierung und intensivierter Bewegungskontrolle behindert. Wenn zumindest ein Teil der Bewegungsstörung durch sekundäre Kompensationsversuche bedingt und möglicherweise nur **gelernt** ist, dann müsste dieser Teil auch wieder korrigiert oder **verlernt** werden können, wenn geeignete Lernbedingungen zur Verfügung stehen. Diesen Ansatz haben wir in den letzten Jahren zu einem systematischen Schreibtraining weiterentwickelt, das inzwischen bei mehr als 400 Patienten mit Schreibkrampf angewandt wurde.

12.6   Das Schreibtraining

Der hier vorgestellte Therapieansatz zur Behandlung des Schreibkrampfs basiert vor allem auf der Identifikation und Zurückentwicklung von inadäquaten Kompensationsmechanismen (Mai u. Marquardt 1995 b). Die negative Auswirkung von Kompensationsprozessen auf die Ausführung automatisierter Bewegungen wurde im vorherigen Kapitel ausführlich beschrieben. Eine entscheidende Rolle spielen dabei die kritischen Faktoren, die individuell die Kompensationsprozesse aktivieren und damit die Ausführung von automatisierten Bewegungen ermöglichen bzw. behindern. Vor Beginn des eigentlichen Trainings wird zunächst bei einfachen Bewegungen systematisch nach einem erhaltenen Leistungspotenzial gesucht, das als Ausgangspunkt für das Training verwendet wird. Als erhaltenes Leistungspotenzial bezeichnen wir ungestörte automatisierte Bewegungen, die den normalen Schreibbewegungen möglichst nahe kommen. Bei der Suche liefert die kinematische Analyse einen wichtigen Beitrag zur Unterscheidung von automatisierten und gestörten Bewegungskomponenten.

Die Bedingungen, unter denen automatisierte Bewegungen noch möglich sind, können bei verschiedenen Patienten sehr unterschiedlich sein. Die mögliche Dissoziation von gestörter Schreibleistung und ungestörten anderen feinmotorischen Tätigkeiten ist bereits lange bekannt (Windgassen u. Ludolph 1991). Bei den meisten Patienten ist es bereits in der ersten Untersuchungssitzung möglich, die Schreibstörung durch veränderte Instruktionen oder Modifikationen der Stifthaltung zu modulieren. Viele Patienten zeigen deutlich verbesserte Bewegungen, wenn der Kontext stark vereinfacht wird oder nur Grundbewegungen ausgeführt werden sollen. Neben dem Einfluss der verwendeten motorischen Strategien gibt es eine Reihe weiterer Faktoren, die die Ausführung von Schreibbewegungen generell behindern können (Mai et al. 1997). Dazu gehören umständliche Buchstaben, häufige Wechsel in der Drehrichtung der Schrift, die Anbindung aller Buchstaben, die Beachtung von Begrenzungslinien, eine verkleinerte Schrift, eine ungünstige Stifthaltung oder eine ungünstige Körperhaltung. Modifikationen dieser Faktoren können einen wichtigen Beitrag zur Vereinfachung der Bewegungen liefern und sollten parallel zu dem eigentlichen motorischen Training geübt werden.

Kann bei einem Patienten auf einem einfacheren Niveau ein erhaltenes Bewegungspotenzial mit automatisierten Bewegungen gefunden werden, wird im Training die Schwierigkeit und die Komplexität der Schreibbewegungen schrittweise wieder erhöht. Dabei können zunächst proximale Bewegungen verwendet werden, oder es wird in der Luft oder ohne Stift geschrieben. Anschließend kann beispielsweise vom Kritzeln über das Schreiben von Kringeln zu Druckbuchstaben, einfachen Buchstabengruppen, einfachen Wörtern und schließlich auch wieder zum kursiven Schreiben übergegangen werden. In ◻ Tabelle 12.1 sind Übungen aufgelistet, die in unserem Schreibtraining verwendet werden. Diese Übungen dienen jedoch nur als Beispiel für eine prinzipiell mögliche Vorgehensweise. Insgesamt wird das Training immer hoch individualisiert aufgebaut.

Wird beim Schreiben unter einer schwierigeren Bedingung von automatisierten wieder zu gestörten Bewegungen gewechselt, kann durch systematische Vergleiche herausgefunden werden, welche Bewegungsaspekte sich genau an dieser Stelle ändern. Die kritischen Variablen, die die Selektion der Bewegungssteuerung bestimmen, können damit eng eingegrenzt werden. Je genauer diese Stimulus-Variablen identifiziert werden können, desto gezielter kann in der Therapie an den zugrunde liegenden motorischen Strategien gearbeitet werden. Wichtig in diesem Trainingsansatz ist also nicht das genaue Einhalten von bestimmten Übungssequenzen, sondern das Eingehen auf das individuelle Störungsbild und die motorischen Mechanismen, die sich im Krankheitsverlauf herausgebildet und manifestiert haben.

Die im Training vorgestellten Übungen sind nicht im Sinne eines Einschleifens einer Bewegung zu verstehen. Vielmehr sollen die Kompensationsmuster aufgebrochen und stattdessen implizit motorisch sinnvolle Strategien vermittelt werden. Kompensationsstörungen wie der Schreibkrampf sind gerade dadurch gekennzeichnet, dass sich Fehlstrategien verselbstständigt haben und willkürlich nicht mehr beeinflusst werden können. Direkte Instruktionen (z. B. »den Druck vermindern«) haben deshalb keinen Erfolg. Wird das Problem jedoch an einem konkreten Beispiel für den Patienten wahr-

◻ **Tabelle 12.1.** Übungsbeispiele des motorischen Schreibtrainings

Trainingsziel	Übung
Verbesserter Handtransport	Schnelles proximales Schreiben von großen Kreisen und waagrechten Linien
Verminderter Schreibdruck	Alternative Stifthaltung zwischen dem Zeigefinger und dem Mittelfinger. Für das Halten des Stifts muss keine Kraft mehr aufgewendet werden
Verminderter Druck auf die Unterlage	Die Schreibunterlage wird vom Patienten mit der linken Hand in der Luft gehalten. Es entsteht ein direktes Feedback über den applizierten Druck
Erhöhte Beweglichkeit von Handgelenk und Fingern	Üben von isolierten Handgelenks- und Fingerbewegungen: Scheibenwischerbewegung und Vor- und Zurückfahren der Finger
Verbesserte Finger-Handgelenk-Koordination und Flüssigkeit der Bewegungen	Kritzeln, Schreiben von Kringeln, einzelnen Buchstaben und einfachen Buchstabenkombinationen
Verbesserte Ergonomie der Buchstaben	Verwenden einer mittleren Schriftgröße (> 10 mm), Vereinfachen der Buchstabenformen, Häufiges Absetzen nach 2–3 Buchstaben, Anbinden günstiger Kombinationen, z. B. »ch«

nehmbar, dann kann der Unterschied in den motorischen Strategien aufgedeckt werden. Wenn beispielsweise große Kreise mit geringem Schreibdruck, kleine Kreise aber mit hohem Druck ausgeführt werden, kann die Größe der Kreis schrittweise verringert werden. Dabei soll die etwas kleinere Bewegung immer genau so wie die etwas größere und richtige Bewegung ausgeführt werden. Der direkte Vergleich zweier sehr ähnlicher, aber mit unterschiedlichen Strategien ausgeführter Bewegungen kann den Zugang zu den unbewussten Kompensationsprozessen ermöglichen, die aufgrund der häufigen Wiederholung mit automatisiert wurden und willkürlich nicht mehr zu kontrollieren sind.

Behandlungsbeispiel

Als kurzes Behandlungsbeispiel wird eine 66-jährige Patientin vorgestellt, die beruflich als kaufmännische Angestellte tätig war. Der Schreibkrampf wurde bereits 1965, also vor 37 Jahren diagnostiziert. Die Patientin berichtete außer von leichtem Tremor von keinerlei anderer motorischer Beeinträchtigung im Alltag. Das Schreibproblem sei über die Jahre relativ konstant geblieben. Bei der Erstuntersuchung hielt die Patientin den Stift in einer extremen Position oben zwischen Daumen und Zeigefinger und unten zwischen Mittelfinger und Ringfinger (◘ Abb. 12.7). Das Handgelenk stand in Extension. Mit dem Handgelenk und dem Unterarm wurde großer Druck auf die Schreibunterlage ausgeübt. Die Hand selbst war von der Unterlage abgehoben.

Die Untersuchung mit dem Programm CS belegt die Schreibstörung der Patientin (◘ Abb. 12.8 a, b). Für das Schreiben des Testsatzes wurden 16 s benötigt. Das Schriftbild ist vergleichsweise gut lesbar. Der zugehörige Geschwindigkeitsverlauf [vy] ist jedoch unrhythmisch und zeigt zahlreiche Unregelmäßigkeiten. Die mittlere Schreibgeschwindigkeit beträgt 36,2 mm/s und ist damit deutlich verlangsamt (◘ Abb. 12.8 a). Aufgrund der speziellen Art der Stifthaltung kann kaum Druck auf den Stift ausgeübt werden, der mittlere Schreibdruck beträgt nur 0,6 N. Auch einfache Grundbewegungen, wie die isolierten Handgelenksbewegungen, sind bei dieser Patientin deutlich gestört (◘ Abb. 12.8 b). Das zugehörige Beschleunigungssignal [ay] und das Phasendiagramm [ay/vy] sind sehr unregelmäßig, die Bewegungsfrequenz ist mit 2,22 Hz ebenfalls zu niedrig.

Nach der Erstuntersuchung wurden mit der Patientin drei jeweils zweistündige Trainingssitzungen

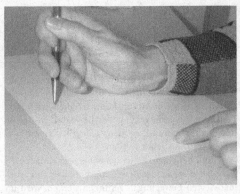

◘ **Abb. 12.7.** Handstellung und bizarre Stifthaltung einer Patientin BN31 mit einem Schreibkrampf seit 37 Jahren. Mit Handgelenk und Unterarm wird großer Druck auf die Schreibunterlage ausgeübt

im Abstand von zwei Wochen durchgeführt. Vor Beginn des eigentlichen Trainings wurde zunächst eine alternative Stifthaltung mit Position zwischen dem Zeigefinger und dem Mittelfinger ausprobiert. Da die Patientin mit dieser Stifthaltung gut zurecht kam, wurde sie im weiteren Verlauf des Trainings beibehalten. Die in ◘ Abb. 12.9 gezeigten Übungen verdeutlichen den Trainingsverlauf.

Erstes Trainingsziel war die Verbesserung des Handtransports durch Schwungübungen. Mit entspannter Hand und entspannten Gelenken in Mittelstellung wurden erst ohne, dann mit Stift großflächige Kreise und schnelle waagrechte Linien gezeichnet. Am Ende der Linien sollte dann jeweils eine Zahl unter Beibehaltung des Schwungs angefügt werden (◘ Abb. 12.9 a). Nachdem dies gut gelang, wurde ein Muster aus senkrechten und waagrechten Linien gezeichnet, in das zwischendurch einzelne Buchstaben, Zahlen oder Haken eingefügt werden sollten (◘ Abb. 12.9 b). Während dieser Übungen kontrollierte die Therapeutin die Beibehaltung des Schwungs, die Handstellung und den Auflagedruck des Handgelenks. Nach diesen erfolgreichen Grundübungen wurden Druckbuchstaben und geeignete Schreibtechniken geübt. Dem Schreiben in vertikaler Richtung ohne waagrechten Handtransport (◘ Abb. 12.9 c) folgten kurze Worte in großen Druckbuchstaben. Dabei sollten möglichst einfache und schwungvolle Buchstabenformen ausprobiert werden, was der Patientin bereits gut gelang (◘ Abb. 12.9 d). Die Untergliederung der Buchstaben in einzelne Striche, Kringel und Bögen erleichtert das Schreiben und verhindert eine einsetzende Ver-

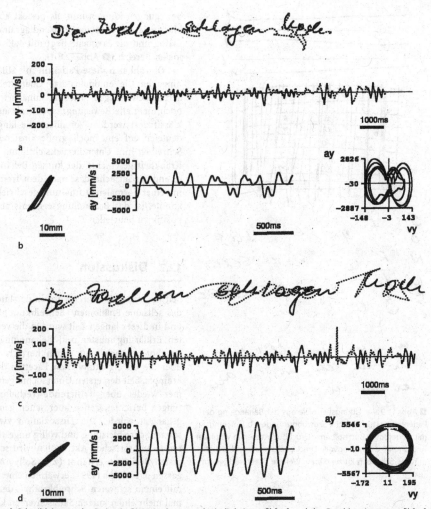

Abb. 12.8 a–d. Schreibleistung der Patientin BN31 in der Erstuntersuchung und nach drei jeweils zweistündigen Therapiesitzungen. Gleiche Darstellung wie in Abb. 12.3. a Die Bewegungen beim Schreiben des Testsatzes und b auch bei einfachen isolierten Grundbewegungen des Handgelenks waren in der Erstuntersuchung deutlich gestört. Das Ge-

schwindigkeitsprofil [vy] und das Beschleunigungsprofil [ay] zeigen Unregelmäßigkeiten. c Nach der Therapie waren die Schreibbewegungen beim Testsatz und d die Handgelenksbewegungen stark verbessert. **Gepunktete Linien** zeigen Schreibbewegungen in der Luft

krampfung. Als nächstes wurde der Rhythmus beim Schreiben kleinerer Buchstabengruppen geübt (■ Abb. 12.9 e). In rhythmische Auf- und Abbewegungen sollten nach Ansage unvermittelt kleine Buchstabengruppen eingesetzt werden. Dabei werden nur Buchstabengruppen verwendet, bei denen die Anbindung die Bewegungsausführung nicht behindert (z. B. »ch«; Mai 1991). Schließlich wurden die Buchstabengruppen in Wörter übergeführt und

damit wieder ein normales kursives Schreiben geübt. Zusätzlich zu den spezifischen Übungen wurden im Training bestimmte Grundübungen wie die Schwungübungen immer wiederholt, um den Schwung und die Entspannung in den nächsten Übungsblock mitzunehmen.

Nach diesen drei Übungseinheiten wurde das Schreibtraining in Absprache mit der Patientin beendet. Die Patientin zeigte sich mit dem Behand-

a

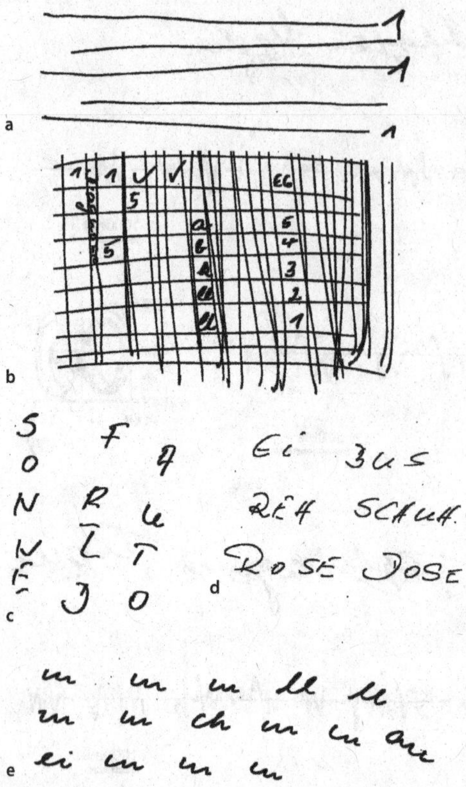

b

c

d

e

Abb. 12.9 a–e. Übungsbeispiele aus der Behandlung der Patientin BN31. **a** Einfache Schwungübungen, **b** Linienmuster mit eingefügten Buchstaben, **c** Druckbuchstaben in vertikaler Anordnung, **d** schwungvolle Druckbuchstaben und **e** rhythmisches Schreiben kurzer Silben. Weitere Erläuterungen im Text

lungserfolg überaus zufrieden. Die Hand und der Unterarm waren nun beim Schreiben entspannt und der Stift konnte schwungvoll bewegt werden. Nach dem Training waren nicht nur die Grundbewegungen, sondern auch das kursive Schreiben deutlich verbessert. Die abschließende Untersuchung der Schreibleistung mit dem Programm CS zeigt den Erfolg der drei Trainingseinheiten (**O** Abb. 12.8 c, d). Die Patientin braucht für den Testsatz etwa genauso lang wie bei der Erstuntersuchung, was nun aber durch vermehrte Pausen erklärt werden kann (**O** Abb. 12.8 c). Die mittlere Schreibgeschwindigkeit liegt mit 51,1 mm/s deutlich höher und das zugehörige Geschwindigkeitsprofil ist regelmäßiger als vor dem Training. Auch das Schriftbild ist runder und flüssiger geworden. Die isolierten Handgelenks-

bewegungen können nun als perfekt automatisiert klassifiziert werden, das Phasendiagramm ist regelmäßig und die Frequenz liegt mit 4,45 Hz im normalen Bereich (**O** Abb. 12.8 d).

Obwohl sich diese Patientin mit Hilfe des Trainings an die automatisierte Charakteristik ihrer Schreibbewegungen wieder annäherte, konnten noch nicht alle Bewegungsaspekte als automatisiert klassifiziert werden. Vor allem die langen Pausen deuteten auf eine noch große Unsicherheit beim Schreiben hin. Unter Berücksichtigung der langen Krankheitsgeschichte, der kurzen Behandlungsdauer und der Tatsache, dass nach dem Training wieder mit einer normalen Stifthaltung geschrieben werden konnte, ist das Behandlungsergebnis aber als sehr positiv zu beurteilen.

12.7 Diskussion

Seit mehr als 160 Jahren wird in der Literatur über das seltsame Phänomen »Schreibkrampf« berichtet und in dieser langen Zeit wurden die verschiedensten Erklärungsmuster und Behandlungsmethoden angeboten. Auch heute noch herrscht Unklarheit über die oft eigentümlichen Facetten des Schreibkrampfs. Seit den ersten Untersuchungen wurde immer wieder über irritierende Verhaltensbeobachtungen berichtet, denen aber selten genauer nachgegangen wurde. Die Dissoziation zwischen gestörter Schreibleistung und völlig ungestörten anderen feinmotorischen Aktivitäten wird schon in den ersten Berichten erwähnt (z.B. Solly 1864). Windgassen u. Ludolph (1991) erwähnen einen Chirurgen mit einem schweren Schreibkrampf, der nicht einmal mehr einen kurzen Satz schreiben konnte, aber komplexe chirurgische Eingriffe ohne Schwierigkeiten ausführte. Obwohl viele Beispiele für solche Dissoziationen der Störung existieren, wurde selten die nahe liegende Frage diskutiert, von welchen kritischen Faktoren es abhängt, ob eine feinmotorische Leistung gelingt oder durch zu hohe Muskelanspannung unmöglich wird.

Bei der Vielzahl an Publikationen zum Schreibkrampf erstaunt es, dass die eigentlich gestörte Leistung, nämlich die Schreibbewegungen, und die Faktoren, die den Schreibkrampf modulieren, nie einer systematischen Untersuchung unterzogen wurden. Mit der kinematischen Analyse der Schreibbewegungen und der daraus abgeleiteten Unterscheidung automatisierter und kontrollierter Bewegungen steht ein Instrumentarium zur Verfügung, um die

Phänomene des Schreibkrampfs experimentell zu untersuchen. Bei der Untersuchung von inzwischen mehr als 400 Patienten mit Schreibkrampf haben wir festgestellt, dass bis auf wenige Ausnahmen die prinzipielle Fähigkeit zur Ausführung automatisierter schreibähnlicher Bewegungen noch vorhanden war. Die Ausnahmen beruhten beispielsweise auf einem starken essenziellen Tremor oder auf anderen neurologischen Erkrankungen. Die offenbar erhaltene Kompetenz der meisten Patienten automatisierte Bewegungen auszuführen, erschwert eine Erklärung des Schreibkrampfs als organisch bedingte Störung der Koordination. Die Patienten mit einem Schreibkrampf scheinen vielmehr die Fähigkeit verloren zu haben, die vorhandenen Bewegungskompetenzen im Kontext des Schreibens zu verwenden.

Auch in anderen Untersuchungen wird berichtet, dass das Schreiben in einem veränderten Kontext auf einmal deutlich besser funktioniert. Manche Patienten mit Schreibkrampf können nicht auf dem Papier, aber ohne Schwierigkeiten an einer Wandtafel schreiben. Andere können im Stehen deutlich besser schreiben als im Sitzen. Selbst Sheehy und Marsden, die mit ihren Veröffentlichungen die Grundlage zur Einordnung des Schreibkrampfs als fokale Dystonie gelegt haben, berichten von dieser erstaunlichen Variation der Symptome mit der Körperhaltung. Wenn sie einen Patienten mit ausgeprägten Kokontraktionen der Fingerflexoren und Extensoren im Stehen schreiben ließen, war die exzessive EMG-Aktivität plötzlich verschwunden und das Schreiben deutlich verbessert (Sheehy et al. 1988). Bereits Gowers (1888) erklärte den Schreibkrampf als Konsequenz unangemessener Schreibtechniken oder Schreibstrategien. Gibson (1972) leitete aus solchen Beobachtungen sogar die Vermutung ab, dass die Störung ein gelerntes Verhalten sei, das durch spezifische Umstände ausgelöst wird. Ohne experimentelle Befunde konnten sich diese Erklärungen aber offenbar nicht durchsetzen.

Wenn – wie im hier gezeigten Beispiel – selbst bei lange bestehendem Schreibkrampf durch einfache Änderungen der Schreibbedingungen automatisierte Schreibbewegungen reaktiviert und durch Training stabilisiert werden können, ist das schwer mit der Annahme einer organischen Veränderung oder einer neurotischen Verursachung zu vereinbaren. Noch kritischer für jede organische oder auch psychodynamische Erklärung des Schreibkrampfs ist der Nachweis, dass nach einem Training auch die Schreibbewegungen wieder automatisiert ausgeführt werden können.

Byl und Melnick (1997) vermuten als Ursache des Schreibkrampfs eine sensorische De-Differenzierung der kortikalen Repräsentationen durch zu häufige Wiederholung der Bewegungen. Dieser Ansatz kann aber nicht erklären, warum Bewegungen beim Schreiben von einfachen Buchstaben (z.B. »ll«) misslingen, gleichzeitig aber die prinzipiell gleichen Bewegungen bei sinnlosen Kringeln automatisiert möglich sind. In einem solchen Fall würde man erwarten, dass bestimmte feinmotorische Bewegungen unabhängig vom Kontext immer misslingen. Das sensorische Defizit der Patienten mit Schreibkrampf wird von uns eher als die **Folge** des Problems denn als dessen **Ursache** interpretiert. Die Kokontraktion der beteiligten Muskeln ist eine bewährte Kompensationsstrategie zur Stabilisierung bei motorischen Schwierigkeiten. Bei auftretenden Schreibproblemen ist die Erhöhung der Griffkräfte eigentlich ein ganz normales Verhalten. Eine daraus resultierende sensorische Überstimulierung ist bei einer dauernden Verhaltensänderung dann nur die logische Konsequenz. Diese Überlegung stellt die Erfolgsaussichten eines rein sensorischen Trainings für Schreibkrampfpatienten in Frage. Tatsächlich konnten wir feststellen, dass gezieltes Üben einer verminderten Griffkraft zwar den Schreibdruck verminderte, die motorischen Probleme aber oftmals nicht verbesserte. Bei dem von uns verwendeten motorischen Strategietraining pendelte sich hingegen die Griffkraft in den meisten Fällen automatisch auf ein normales Niveau ein.

Aus unserer Sicht ist die plausibelste Hypothese, dass der Schreibkrampf in einem Teufelskreis aus Wahrnehmung, Kompensation und weiterer Verschlechterung der Schreibleistung **gelernt** wird. Dabei können auch externe Faktoren eine wichtige Rolle spielen. So können psychologische Faktoren wie Perfektionismus oder Versagensangst die negative Wahrnehmung und damit die Auswirkung eines Schreibproblems verstärken. Genauso können auch ungünstige Schreibgewohnheiten wie eine schlechte Schreibtechnik das Problem verschärfen. Wir sind jedoch der Überzeugung, dass der Schreibkrampf die direkte Folge vom übersteigerten Einsatz inadäquater motorischer Strategien ist und durch ein entsprechendes motorisches Strategietraining wieder verlernt werden kann.

Bereits beim Schrifterwerb in der Schule wird die Bedeutung der verwendeten motorischen Strategien für die Ausführung einer Bewegung unterschätzt (Marquardt et al. im Druck). Im Erstschreibunterricht wird nach wie vor großer Wert auf die erzeugte Schriftspur gelegt. Hingegen wird den Bewegungen, mit denen die Schrift erzeugt wird, kaum Beachtung geschenkt (Mai 1991). Die Einführung der vereinfachten Ausgangsschrift scheint uns ein erster Schritt hin zu einem effizienteren Schreibkonzept zu sein. Es bleibt aber abzuwarten, ob in diesem Konzept der Organisation der Schreibbewegungen tatsächlich mehr Beachtung geschenkt wird, oder ob es auf die Einführung einer veränderten Buchstabenform beschränkt bleiben wird. In diesem Falle würden ungünstige Schreibtechniken, die später zu gravierenden Schreibproblemen führen können, vermutlich weiterhin übersehen werden. Bereits die in der Grundschule erlernten Schreibtechniken – wie etwa das Schreiben langer Buchstabenketten ohne Abzusetzen – könnten das Risiko erhöhen, später einen Schreibkrampf zu entwickeln (Sassoon 1990).

Auch bei Patienten mit einer hirnorganischen oder peripheren Schädigung können inadäquate Kompensationsstrategien ein bestehendes Defizit weiter verschärfen (Mai 1992). Neben der primär motorischen Störung entwickelt sich immer ein sekundär kompensatorischer Störungsanteil. So wenden auch diese Patienten oftmals Kompensationsstrategien wie eine höhere Griffkraft oder eine bewusste Bewegungskontrolle an. Wir sind der Ansicht, dass es sich bei allen Patienten mit einem motorischen Defizit lohnt, nach einem erhaltenen Bewegungspotenzial zu suchen und dieses in der Therapie zu nutzen. Kompensationsstrategien, die die Bewegungsausführung langfristig behindern, müssen identifiziert und durch sinnvolle motorische Strategien ersetzt werden.

Die Symptome bei anderen tätigkeitsspezifischen Dystonien wie dem Musikerkrampf (Rosenkranz et al. 2000) oder dem Golferkrampf (McDaniel et al. 1989) sind ähnlich denen des Schreibkrampfs. Auch hier sind isolierte Willkürbewegungen betroffen, die einmal gelernt und dann plötzlich nicht mehr richtig ausgeführt werden konnten. Bewegungen in einem anderen Kontext sind hingegen von der Störung nicht betroffen. So konnten die von uns untersuchten Musiker mit Musikerkrampf vergleichbare Bewegungen ohne Instrument (z. B. Klavierspielen auf einem Tisch) oder nach einer Veränderung des Kontexts (z. B. Spielen ohne Saiten) perfekt automatisiert ausführen. Auch beim Golferkrampf ist bekannt, dass der gleiche Schlag ohne Ball nicht betroffen ist und das Problem oftmals an eine bestimmte Bedingung geknüpft ist (z. B. nur Putten bergauf). Auch hier konnten wir nachweisen, dass das Problem durch die Intention des Golfers ausgelöst wird, den Ball zu schlagen. Auch bei diesen Störungsbildern erscheint uns ein motorisches Strategietraining ein Erfolg versprechender Ansatz. Erste Trainingsversuche führten bereits zu positiven Ergebnissen.

Literatur

Amico MD, Ferrigno G (1992) Comparison between the more recent techniques for smoothing and derivative assessment in biomechanics, Med Biol Eng Comput 30:193–204
Byl N, Melnick M (1997) The neural consequences of repetition: Clinical implications of a learning hypothesis. J Hand Therapy 10:160–174
Byl N, Merzenich MM, Jenkins WM (1996) A primate genesis model of focal dystonia and repetitive strain injury: I. Learning induced de-differentiation of the representation of the hand in the primary somatosensory cortex in adult monkeys. Ann Neurol 47:508–520
Chen R, Karp BI, Goldstein SR et al (1999) Effect of muscle activity immediately after botulinum toxin injection for writer's cramp. Move Disord 14(2):307–312
Cohen LG, Hallett M, Geller BD, Hochberg F (1989) Treatment of focal dystonias of the hand with botulinum toxin injections. J Neurol Neurosurg Psychiatry 52:355–363
Cole R, Hallet M, Cohen LG (1995) Double-blind trial of botulinum toxin for treatment of focal hand dystonia. Move Disord 10(4):466–471
Coles J, Glees P (1954) Effects of small lesions in sensory cortex in trained monkeys. J Neurophysiol 17:1
Cottraux JA, Collet L (1983) The treatment of writer's cramp with multimodal behaviour therapy and biofeedback: A study of 15 cases. Br J Psychiatry 142:180–183
Crisp AH, Moldowsky H (1965) A psychosomatic study of writer's cramp. Br J Psychiaty 111:841–858
Culpin M (1931) Recent advances in the study of the psychoneuroses. Churchill, London
Deepak KK, Behari M (1999) Specific muscle EMG biofeedback for hand dystonia. Appl Psychophysiol Biofeedback 24(4):267–280
Freud S (1926) Hemmung, Symptom und Angst, zit. nach der Ausgabe im Fischer Taschenbuchverlag, Frankfurt, 1992
Gibson HB (1972) Writer's cramp: A behavioural approach. Behav Res Ther 10:371–380
Gowers WR (1888) A manual of diseases of the nervous system. Churchill, London
Hollerbach JM (1981) An oscillation theory of handwriting. Biol Cybern 39:139–156
Ince LP, Leon MS, Christidis D (1986) EMG biofeedback for handwriting disabilities: A critical examination of the literature. J Behav Ther Exp Psychiatry 17:95–100
Jenkins WM, Merzenich MM (1987) Reorganization of neocortical representations after brain injury. A neurophysiological model of the bases of recovery after stroke. Prog Brain Res 71:249–266

Karp BI, Cole RA, Cohen LG et al (1994) Long-term botulinum toxin treatment of focal hand dystonia. Neurology 44:70–76

Lang AE, Sheehy MP, Marsden CD (1983) Acute anticholenergic action in focal dystonia. In: Fahn S, Calne DB, Shoulsen I (eds) Advances in neurology, vol 37: Experimental therapeutics of movement disorders. Raven Press, New York

Ludolph AC, Windgassen K (1992) Klinische Untersuchungen zum Schreibkrampf bei 30 Patienten. Nervenarzt 63:462–466

Ludwig DA (1982) EMG changes during acquisition of a motor skill. Am J Phys Med 61:229–243

Mai N (1991) Warum wird Kindern das Schreiben schwer gemacht? Zur Analyse der Schreibbewegungen. Psycholog Rundschau, S 12–18

Mai N (1992) Differentielle Ansätze zur Behandlung cerebraler Schreibstörungen. praxis ergotherapie 5:84–95

Mai N, Marquardt C (1994) Treatment of writer's cramp. Kinematic measures as an assessment tool for planing and evaluating training procedures. In: Faure C, Keuss P, Lorette G, Vinter A (eds) Advances in handwriting and drawing: a multidisciplinary approach. Europia, Paris, pp 445–461

Mai N, Marquardt C (1995a) Schreibtraining in der neurologischen Rehabilitation. In: Mai N, Ziegler W, Kerkhoff G, Troppman N (Hrsg) EKN Materialien für die Rehabilitation, Bd 8. Borgmann, Dortmund

Mai N, Marquardt C (1995b) Analyse und Therapie motorischer Schreibstörungen. In: Jäncke L, Heuer H (Hrsg) Psychologische Beiträge. Pabst, Düsseldorf, S 538–582

Mai N, Marquardt C (1996) Das vernachlässigte Verhalten: Kinematische Analysen der Schreibbewegungen beim Schreibkrampf. In: Reinecker HS, Schmelzer D (Hrsg) Verhaltenstherapie, Selbstregulation, Selbstmanagement. Hogrefe, S 307–328

Mai N, Marquardt C, Quenzel I (1997) Wie kann die Flüssigkeit von Schreibbewegungen gefördert werden? In: Ballhorn H, Niemann H (Hrsg) Sprachen werden Schrift. Libelle, Lengwil, Schweiz, S 200–230

Marquardt C, Gentz W, Mai N (1996) On the role of vision in skilled handwriting. In: Simner ML, Leedham G, Thomassen AJWM (eds) Handwriting and drawing research. IOS Press, Amsterdam, pp 87–97

Marquardt C, Mai N (1994) A computational procedure for movement analysis in handwriting. J Neurosci Methods 52:39–45

Marquardt C, Mai N (1999) CS 5.0 – Computerunterstützte Analyse der Bewegungsabläufe beim Schreiben. Bedienungshandbuch. Medcom, München

Marquardt C, Söhl K, Kutsch E (im Druck) Motorische Schreibschwierigkeiten. In: Bredel U, GüntherH, Klotz P et al (Hrsg) Didaktik der deutschen Sprache. Schöningh, Paderborn

McDaniel KD, Cummings JL, Shain S (1989) The »yips«: A focal dystonia of golfers. Neurology 39:192–195

Odergren T, Ivasaki N, Borg J, Forssberg H (1996) Impaired sensory-motor integration during grasping in writer's cramp. Brain 119:569–583

Rhoad RC, Stern PJ (1993) Writer's cramp – A focal dystonia: Etiology, diagnosis, and treatment. J Hand Surg 18A:542–544

Rivest J, Lees AJ, Marsden CD (1991) Writer's cramp: Treatment with botulinum toxin injections. Move Disord 6:55–59

Rosenkranz K, Altenmuller E, Siggelkow S, Dengler R (2000) Alteration of sensorimotor integration in musician's cramp: impaired focusing of proprioception. Clin Neurophysiol 111(11):2040–2045

Ross MH, Charness ME, Sudarsky L, Logigian E (1997) Treatment of occupational cramp with botulinum toxin: Diffusion of toxin to adjactent noninjected muscles. Muscle Nerve 5:593–597

Sassoon R (1990) Writer's cramp. Visible Language 24:198–213

Schenk T, Mai N (2001) Is writer's cramp caused by a deficit of sensomotor integration? Exp Brain Res 136:321–330

Sheehy MP, Marsden CD (1982) Writer's cramp – a focal dystonia. Brain 105:461–480

Sheehy MP, Rothwell JC, Marsden CD (1988) Writer's cramp. In: Fahn S, Marsden CD, Calne DB (eds) Advances in neurology, vol 50: Dystonia 2. Raven Press, New York, pp 457–472

Siebner HR, Auer C, Ceballos-Baumann A, Conrad B (1999) Has repetitive transcranial magnetic stimulation of the primary motor hand area a therapeutic application in writer's cramp? In: Paulus W, Hallet M, Rossini PM, Rothwell JC (eds) Transcranial magnetc stimulation. Elsevier, Amsterdam, pp 265–275

Solly S (1864) Scriveners‹ palsy, or the paralysis of writers. Lecture I. Lancet 709–711

Solly S (1865) Scriveners' palsy. Lecture II; Lecture III. Lancet 84–86:113–115

The Epidemiological Study of Dystonia in Europe (ESDE) colloborative group (2000) A prevalence study of primary dystonia in eight European countries. J Neurol 247:787–792

Thomassen AJWM, Teulings H-L (1979) Computer-aided analyses of handwriting movements. Visible Language 13:299–313

Tsui JKC, Bhatt M, Calne S, Calne DB (1993) Botulinum toxin in the treatment of writer's cramp: A double-blind study. Neurology 43:183–185

Turjanski N, Pirtosek Z, Quirk J et al (1996) Botulinum toxin in the treatment of writer's cramp. Clin Neuropharmacol 19(4):314–320

Van Den Bergh P, Francart J, Mourin S et al (1995) Five-year experience in the treatment of focal movement disorders with low dose dysport botulinum toxin. Muscle Nerve 18:720–729

Vincken MH, Denier van der Gon JJ (1985) Stiffness as a control variable in motor performance. Hum Move Sci 4:307–319

Ward JR, Phillips MJ (1987) Digitizer technology: Performance, characteristics and the effects on the user interface. IEEE Computer Graphics and Applications April:31–44

Windgassen K, Ludolph A (1991) Psychiatric aspects of writer's cramp. Eur Arch Psychiatry Clin Neurosci 241:170–176

Wissel J, Kabus C, Wenzel R et al (1996) Botulinum toxin in writer's cramp: objective response evaluation in 31 patients. J Neurol Neurosurg Psychiatry 61:172–175

Zacher A (1989) Der Schreibkrampf – fokale Dystonie oder psychogene Bewegungsstörung? Eine kritische Literaturstudie. Fortschr Neurol Psychiatrie 57:328–336

Zeuner KE, Bara-Jimenez W, Noguchi PS et al (2002) Sensory training for patients with focal hand dystonia. Ann Neurol 51:593–598

12

Dystone Störungen und psychische Beeinträchtigung am Beispiel der zervikalen Dystonie *

Harald Gündel, Andres O. Ceballos-Baumann

13.1 Allgemeine Einführung in die Dystonien – Der Dystonie-Begriff

Unter dem Begriff Dystonie wird »ein Syndrom anhaltender Muskelkontraktionen, das häufig zu verzerrenden und repetitiven Bewegungen oder abnormalen Haltungen führt« (Fahn 1988) verstanden. Darunter fasst man ein breites Spektrum an Bewegungsstörungen zusammen, die ein bestimmtes Muster zentralnervöser Fehlfunktion bei der Bewegungs- und Haltungskontrolle aufweisen. Der Begriff Dystonie wird dabei zum einen gebraucht, um ein Symptom zu beschreiben, zum anderen um eine eigenständige Krankheitsentität zu bezeichnen und schließlich, um sich auf ein Syndrom (sekundäre Dystonie) im Rahmen einer anderen Krankheit zu beziehen.

Der Begriff **Dystonie** geht auf Oppenheim zurück, der 1911 ein Syndrom als **Dystonia musculorum deformans** bezeichnete, welches er damals anderen Bewegungsstörungen wie der Paralysis Agitans, der Chorea oder Athetose nicht zuordnen konnte. Einige Jahre zuvor wurde von Schwalbe (1908) eine Krankheitsentität, die man heute als typische Form der idiopathischen Torsionsdystonie mit Beginn im Kindesalter, klassifizieren würde, als »eigentümliche **tonische Krampfform** mit hysterischen Symptomen« beschrieben.

Im Erwachsenenalter auftretende umschriebene Dystonien (wie z. B. spasmodischer Torticollis, Schreibkrampf, Blepharospasmus), die sich gehäuft bei Angehörigen von Patienten mit generalisierter Dystonie manifestieren, werden heute als **fokale Dystonien** bezeichnet. Man geht davon aus, dass ein gewisser Teil der fokalen Dystonien ohne erkennbare Ursache partielle Formen der **idiopathischen Torsionsdystonie** darstellen. Die Subsumierung der verschiedenen Dystonieformen unter dem Oberbegriff Dystonie wird somit durch praktische Erwägungen (ähnliche Therapie und Abklärung) und durch elektrophysiologische, neuroanatomische oder bildgebende Gemeinsamkeiten gerechtfertigt. Einen gemeinsamen Aspekt bei den verschiedenen Dystonieformen stellen die sogenannten sensorischen »Tricks« oder Manöver dar, die die Patienten einsetzen, um die Dystonie zu lindern (◘ Abb. 13.1).

Repetitive Bewegungen oder abnorme Haltungen bei der Dystonie sind Folge tonischer (lang-

---

* Für die statistische Auswertung der im Rahmen eigener Projekte erhobenen Daten danken wir Frau Dipl.-Math. Raymonde Busch, Institut für medizinische Statistik und Epidemiologie der TU München

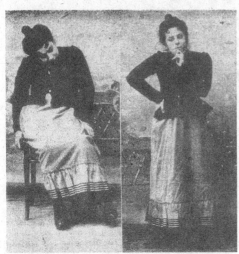

Abb. 13.1. Schon früh bemühte man sich, Anomalien bei Bewegungen und Haltung in Bildern festzuhalten. Hier handelt es sich vermutlich um die erste Beschreibung (Destarac, Revue Neurologique, 1901, 9:591–597) einer generalisierten Dystonie bei einem 17-jährigen Mädchen, die einen Torticollis, einen Tortipelvis, einen Schreibkrampf und eine Fußdystonie entwickelte. In der **rechten Abbildung** kann man gut den Effekt der »geste antagonistique« nachvollziehen: das Berühren des Kinns mit der linken Hand führt zu einer Kupierung des Torticollis. Damals wurden derartige Bewegungsstörungen als hysterisch bedingt betrachtet

samer), klonischer, phasischer (schneller) oder rhythmischer Muskelkontraktionen. Das Auftreten oder die Exazerbation bei Bewegung ist ein häufiges und typisches Merkmal. Myokloniforme oder tremoröse Aktivierungsmuster kommen oft hinzu. Der Begriff Dystonie wurde später auf Zustände abnormer Haltungen beschränkt.

13.2   Klassifikation

Die seit Beginn der 80iger Jahre gängige Klassifikation unterteilt die Dystonien nach der Ätiologie (**idiopathisch, hereditär, symptomatisch**), nach dem Alter beim erstmaligen Auftreten (**infantile, juvenile** und **adulte** Form) und nach ihrer topischen Verteilung (**fokale, segmentale, multifokale, generalisierte** Dystonie, Hemidystonie). Eine generalisierte Dystonie kann sich aus verschiedenen fokalen Dystonien zusammensetzen. **Hemidystonien** betreffen nur eine Körperseite an unterer und oberer Extremität und weisen in über 80% der Fälle strukturelle Anomalien in den kontralateralen Basalganglien auf.

Die fokalen Dystonien stellen die häufigste Dystonieform dar. Sie beginnen in der Regel im mittleren Erwachsenenalter. Es handelt sich im Wesentlichen um kraniozervikale Dystonien und den Schreibkrampf. Kraniozervikale Dystonie stellt den Überbegriff für Blepharospasmus, oromandibuläre, pharyngeale, laryngeale und zervikale Dystonie (spasmodischer Torticollis; ST) dar. Meistens lässt sich keine Ursache für die fokalen Dystonien im Erwachsenenalter finden. Im Gegensatz zur Dystonie mit Beginn im Kindes- oder Jugendalter zeigen sie kaum eine Tendenz, sich über benachbarte Körperregionen hinaus auszubreiten. Sie bleiben fokal oder segmental.

13.2.1   Spezielle Aspekte der zervikalen Dystonie (Torticollis spasmodicus)

Die zervikale Dystonie ist charakterisiert durch unwillkürliche, drehende (Torticollis), seitwärts neigende (Laterocollis) oder nach vorwärts (Anterocollis) oder rückwärts (Retrocollis) gerichtete, tonische oder phasische Spasmen der Hals- und Nackenmuskulatur. Als Oberbegriff ist die Bezeichnung **zervikale Dystonie** günstiger als Torticollis spasmodicus, zumal meistens Mischformen von **Torti-, Latero-, Antero- bzw. Retrocollis** vorliegen. Vergesellschaftung mit anderen fokalen Dystonien wie der oromandibulären, pharyngealen oder spasmodischen Dysphonie sind häufig. Neben den Spasmen der Hals- und Nackenmuskulatur, die von den Patienten oft mit sensorischen Tricks (wie der »geste antagonistique«: Anlegen eines Fingers an die Wange) durchbrochen werden können, treten oft auch myokloniforme oder tremorartige Wackelbewegungen, bzw. Zuckungen des Kopfes und der Schulter sowie ein tonischer Schulterhochstand auf. Der Retrocollis bei jüngeren Männern tritt gehäuft zusammen mit einem Opisthotonus (»back arching«) im Rahmen eines tardiven Dyskinesie-Syndroms auf (Abb. 13.2).

13.3   Epidemiologie

Extrapoliert man die zur Zeit einzig verfügbaren epidemiologischen Daten aus Rochester (Nutt et al. 1988) und zählt die symptomatischen Dystonien hinzu, dürften in Deutschland mindestens 32 000 Menschen an einer Dystonie leiden. Die Prävalenz

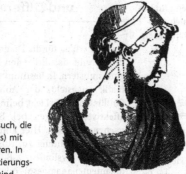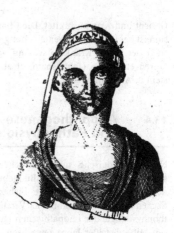

□ Abb. 13.2. Ein früher Versuch, die zervikale Dystonie (Torticollis) mit Metallbändern zu kontrollieren. In der Regel verschlimmern Fixierungsversuche die Dystonie und sind kontraindiziert. (Aus Cruchet 1907)

der idiopathischen Dystonien liegt bei 33 pro 100 000. In der Rochester-Studie wurde die Prävalenz der einzelnen Dystonien weiter differenziert. Für den **isolierten Blepharospasmus** ergibt sich eine Prävalenz von 1,7, für die **oromandibuläre Dystonie** mit Blepharospasmus (Meige-Syndrom) von 6,8, für die **spasmodische Dysphonie** (laryngeale Dystonie) von 5,1, für die **zervikale Dystonie** (Torticollis spasmodicus) von 8,7, für den **Schreibkrampf** von 7,0 und für die **generalisierte Dystonie** von 3,4 Fällen pro 100 000 Einwohner.

Die Daten aus Rochester unterschätzen mit großer Wahrscheinlichkeit die tatsächliche Prävalenz der idiopathischen Dystonien, da bis zur Diagnose einer Dystonie oft eine lange Zeit vergeht und bei manchen Patienten nie eine Diagnose gestellt wird. Außerdem basierte die Erhebung auf einer retrospektiven Sichtung von Patientenakten aus den Jahren 1950–1982. Innerhalb dieses Beobachtungszeitraumes war der notwendige Kenntnisstand für die Stellung einer Dystonie-Diagnose sicherlich noch nicht in gleichem Maße wie in den 90er Jahren vorhanden.

Das Manifestationsalter der Dystonie hat einen entscheidenden Einfluss auf die Prognose. Je früher im Leben eine fokale Dystonie auftritt, desto wahrscheinlicher ist mit einem Übergreifen auf benachbarte Körperregionen zu rechnen. Weniger als 3% aller Dystoniker leiden unter einer vollausgebildeten generalisierten Form (Nutt et al. 1988). Spontane Remissionen sind selten. Lediglich beim Torticollis kann man mit Remissionen in etwa 10% der Fälle rechnen (Jahanshahi et al. 1990; Lowenstein u. Aminoff 1988).

13.3.1 »Psychogene« Bewegungsstörungen

Als »psychogen« wird eine Bewegungsstörung im Allgemeinen bezeichnet, wenn sie nicht einem der bekannten organisch begründeten Störungsbilder zugeordnet werden kann und wenn sich deutliche Hinweise für eine wesentliche Rolle psychogener Einflüsse zeigen (Williams et al. 1995; Gündel 2000). Die »psychogene« Dystonie im Sinne einer rein »psychogenen« Bewegungsstörung (dann wohl meistens in der Nähe zur Konversion) ohne klinisch erkennbare zugrunde liegende dystone Symptommuster ist relativ selten. Der Begriff der sog. **psychogenen** Bewegungsstörungen umfasst ein breites klinisches Spektrum. Am häufigsten handelt es sich dabei um unspezifische Gangstörungen, Tremor, vielfältige dystone Störungen und Myoklonien. Laut Fahn (1994) liegt die Häufigkeit psychogener Bewegungsstörungen in der Gruppe aller Patienten, die sich in einer US-amerikanischen neurologischen Universitäts-Spezialambulanz für Bewegungsstörungen mit idiopathischen oder symptomatischen Dystonien vorstellen, bei 1,6–3,2%. Frauen sind häufiger als Männer betroffen.

13.3.2 Zervikale Dystonie

Die zervikale Dystonie ist die häufigste fokale Dystonie mit einer Prävalenz von etwa 1 auf 10 000, die **gehäuft bei Frauen** (w/m = 2:9) im mittleren Alter (45; 19–76) auftritt (Nutt, et al. 1988). In der Regel ist die zervikale Dystonie eine chronische Erkrankung, die sich bei einem Drittel der Patienten auf

Gesicht und Arm ausbreitet. Die Chance der **Remission** ist bei jüngeren Patienten eher gegeben und beträgt bei einem Krankheitsverlauf von mehr als 2 Jahren etwa 10% (Jahanshahi, et al. 1990; Lowenstein u. Aminoff 1988).

13.4 Ätiopathogenese und Pathophysiologie

Neuropathologische und neurochemische Untersuchungen und strukturelle Bildgebung haben bei der idiopathischen Dystonie bisher keine spezifischen Befunde erbracht. Das Verständnis zur Pathophysiologie der idiopathischen Dystonie ist aber seit Mitte der 80er Jahre gewachsen.

Traditionell wird davon ausgegangen, dass die idiopathischen Dystonien auf eine Funktionsstörung im Bereich der Basalganglien zurückzuführen sind. Dafür spricht zum einen, dass das ganze Spektrum an dystoner Symptomatik bei Basalganglienerkrankungen wie dem idiopathischen Parkinson-Syndrom auftreten kann und zum anderen, dass bei etwa 80% der Patienten mit sekundären Hemidystonien Läsionen in den kontralateralen Basalganglien, vornehmlich im Putamen oder im Thalamus, nachweisbar sind. Medikamente wie Neuroleptika, die in den Basalganglienstoffwechsel eingreifen, können zu akuten und tardiven Dystonien führen. Die Tatsache, dass man bei den meisten Patienten mit sekundärer Dystonie strukturelle Veränderungen in den Basalganglien oder im Thalamus findet (Burton et al. 1984; Marsden et al. 1985; Pettigrew u. Jankovic 1985), führte zur Hypothese, dass Dystonien auf abnorme Efferenzen aus dem Globus pallidus oder Thalamus in prämotorische und motorische Projektionsfelder zurückgeführt werden könnten. Untersuchungen mit der funktionellen Bildgebung bestätigen diese Hypothese, zeigen aber vor allem kortikale Auffälligkeiten, sodass die Funktionsstörung über die basalganglien hinausgehen muss. Daher ist von einer Systemstörung in den Basalganglien-thalamofrontalen Regelkreisen als pathophysiologisches Substrat bei den primären Dystonien auszugehen (Ceballos-Baumann et al. 1995 a, b, 1997, 1998, 2000).

13.5 Diagnose und Differenzialdiagnose

Den Ausschlag für die Diagnose eines dystonen Syndroms gibt das Erkennen von bestimmten Bewegungsmustern. In bestimmten Fällen ist die Symptomatik angesichts der Abhängigkeit von äußeren Einflüssen (z. B. Licht beim Blepharospasmus) und affektiven Faktoren bei Befunderhebung schwer nachzuvollziehen. Hier kommt der Anamnese eine zentrale Bedeutung zu. Außerdem sind bestimmte sekundäre Dystonien, z. B. tardive Dystonien (Medikamentenanamnese) oder verzögert auftretende Dystonien (Geburtsanamnese) nach frühkindlichem Hirnschaden, nur durch eine genaue Anamnese eruierbar.

Hilfreich ist der Versuch, eine kraniozervikale Dystonie durch spezielle Bewegungen, wie etwa dem Öffnen und Schließen der Fäuste bei ausgestreckten Armen zu provozieren. Wichtig ist die Abgrenzung dystoner Syndrome von anderen Bewegungsstörungen. Die Differenzialdiagnose zu essenziellen Tremor-Syndromen kann schwierig sein, da Übergänge fließend sind. Schwierig gestaltet sich manchmal insbesondere die Differenzierung der zervikalen Dystonie von einem **essentiellen Kopftremor**, da dieser oftmals einer Dystonie vorausgeht (Deuschl 1989). Die Besserung eines Kopftremors bei Wendung in eine bestimmte Richtung oder bei Einsatz der »geste antagonistique« machen eine dystone Störung wahrscheinlich.

Symptome, die über eine zervikale Dystonie hinausgehen, sollten weitere diagnostische Anstrengungen veranlassen. Dabei muss beachtet werden, dass neurologische Komplikationen auch als Folge der zervikalen Dystonie auftreten können, wie zum Beispiel ein zervikales Schmerzsyndrom, HWS-Veränderungen mit Wurzelsyndromen bis zu Schädigung der langen Bahnen, Epicondylitiden sowie Ulnaris-Schädigungen aufgrund eines exzessiven Einsatzes der »geste antagonistique« mit ständiger Beugung und Abstützen des Ellenbogens.

Die Differenzialdiagnose dystoner Syndrome beinhaltet die Differenzierung von den anderen Bewegungsstörungen wie Myoclonus, Stereotypien, Tremor, Tics, Chorea und Spastik. In bestimmten Fällen, vorwiegend bei Hinweisen auf eine symptomatische Form (Atrophien, Paresen, Pyramidenbahn-Zeichen, Ataxie, Bradyhypokinese, kognitive Leistungseinbußen, Epilepsie, verzögerte Entwicklung, Komplikationen bei Schwangerschaft und Geburt) und bei Beginn im jugendlichen Alter, muss jedoch eine aufwendige Ausschlussdiagnostik erfolgen.

Insbesondere darf eine Kupferstoffwechselstörung (Morbus Wilson) und eine L-Dopa-sensitive Form nicht übersehen werden, da deren Therapie sekundäre Folgeschäden verhindern kann.

13.6 Psychische Einflussfaktoren bei Dystonien

13.6.1 Allgemeines

Die Frage nach der **Verschränkung von psychischen und somatischen Einflussfaktoren sowie der Wirksamkeit psychotherapeutischer Behandlung** bei der Dystonie hat Neurologen und Psychiater lange Zeit beschäftigt. Die aktuelle Literatur vertritt überwiegend die Auffassung, dass auf der Grundlage einer empirischen, meist psychometrischen (Fragebogen-)Evaluation die psychischen Auffälligkeiten von Dystonie-Patienten nicht von überwiegend reaktiven seelischen Belastungen abzugrenzen sind, wie sie auch bei anderen chronischen organischen Erkrankungen vorkommen (Csanda et al. 1994).

Gründe für die früher häufige Einschätzung der Dystonien als »psychoneurotisch« liegen mehr als bei anderen chronischen Erkrankungen in der charakteristischen Phänomenologie dieser Erkrankungen:
1. die oftmals **bizarre Natur** vieler Dystonieformen.
2. das **aktionsinduzierte Auftreten** nur bei spezifischen Tätigkeiten. Z. B. zeigen die Patienten mit Schreibkrampf bei anderen feinmotorischen Leistungen, wie Auf- und Zuknöpfen, eine vollkommen normale Feinmotorik. Blepharospasmus-Patienten haben oft keine Störung beim Lesen, sind aber unfähig, Fernsehbilder zu betrachten;
3. die **Linderung durch bestimmte »Tricks«**. Z. B. können Patienten mit Blepharospasmus durch Gähnen die Augenlider wieder öffnen, oder Patienten mit zervikaler Dystonie die Kopfdrehung mit einer »geste antagonistique« unterdrücken. Bei anderen Patienten hingegen kann eine Dystonie im Hals- oder Rumpfbereich durch das Anlehnen des Kopfes oder durch Liegen verstärkt werden;
4. die oft beobachtete **Symptomverstärkung unter emotionaler oder kognitiver Belastung**;
5. die leichte **Zugänglichkeit für eine psychoanalytische Interpretation**: Augenschluss beim Blepharospasmus als »etwas im Leben nicht sehen wollen«, die gepresste Stimme bei der spasmodischen Dys-

phonie als »Ausdruck verdrängter Verbalisierungswünsche« oder Kopfdrehung bei der zervikalen Dystonie als »Abwendung vom Schicksal«.

Ziele und Wirksamkeit psychotherapeutischer Behandlung

Während früher die Dystonien meistens einer psychiatrischen oder psychosomatischen Behandlung zugeführt wurden – man betrachtete sie als konversionsneurotische Syndrome – werden sie heute als organische Störungen angesehen. Die Diskussion über den Einfluss psychoreaktiver Einflüsse auf Auftreten und Ausprägung dystoner Krankheitsbilder kommt aber immer wieder auf. Psychoreaktive Einflüsse auf die Dystonien können wie bei anderen extrapyramidal-motorischen Erkrankungen – z. B. beim Tremor – ausgeprägt sein und gerade bei diesen Krankheiten, die Ausdrucksmotorik und Kommunikation betreffen, sekundär eine massive Symptomüberlagerung bzw. -verstärkung herbeiführen. Hier lassen sich Analogien zu den psychogenen Anfällen finden. Die Differenzialdiagnose psychogener versus organischer Anfälle wird in vielen Fällen durch zusätzliche Untersuchungsmöglichkeiten wie EEG und Prolaktin-Spiegel erleichtert. Für Dystonien gibt es keinen Labortest. Die Diagnose basiert alleine auf Anamnese und Befund. Deshalb sind es Auffälligkeiten in der Klinik, die den Verdacht auf wesentliche psychoreaktive Einflussfaktoren bei einer meist im Kern organischen Störung lenken sollten (s. u.).

Es geht also weniger um die Gegenüberstellung einer »organischen« vs. einer »psychogenen« Dystonie. Vielmehr gilt es vor allem, jene Untergruppe dystoner Patienten zu identifizieren, deren Erkrankung sich im Rahmen einer massiven psychosozialen Belastungssituation oder eines intrapsychischen Konfliktes manifestierte bzw. verschlimmerte. Bei dieser so eingegrenzten Untergruppe dystoner Patienten ist eine psychotherapeutische Behandlung auch am ehesten indiziert. Abhängig von sehr individuellen Gegebenheiten wie Beschwerdebild, Primärpersönlichkeit, Introspektionsfähigkeit, Motivation und individuelle Zielsetzung für eine weiterführende Psychotherapie kommen hier sowohl psychodynamische bzw. psychoanalytische als auch verhaltenstherapeutische Verfahren in Frage. Dabei sollte jedoch vor Beginn der Behandlung mit dem Patienten besprochen werden, dass das primäre Ziel der Psychotherapie nicht in der Remission der dystonen Symptomatik, sondern in der verbesserten Bewältigung der parallel oder dystoniereaktiv bestehenden psychosozialen und/oder intrapsychischen Schwierigkeiten liegt.

Eine mit einer erfolgreichen Psychotherapie einhergehende Symptomverbesserung der Dystonie ist kasuistisch wiederholt beschrieben worden (Paterson 1945; Taylor 1997), aber nicht der Regelfall. Außerdem ist ein solches Geschehen dann kaum von einer zufälligen Spontanremission (immerhin bei 10% der Patienten mit zervikaler Dystonie) abzugrenzen. Eine Fixierung des Patienten auf ein solches »organisches« Therapieziel kann zudem die Psychotherapie bei ausbleibender Verbesserung der körperlichen Symptomatik »lähmen« und realistische Therapieziele (z.B. Verminderung des psychosozialen Rückzuges; verbesserte Krankheitsbewältigung oder eben auch die Lösung dystonieunabhängiger chronischer intrapsychischer Konflikte) ebenso wie die Psychotherapie selbst schleichend entwerten. Gerade körpertherapeutische Verfahren (z.B. Feldenkrais etc.) werden in letzter Zeit verstärkt zur begleitenden Behandlung von Dystonien propagiert. Empirische Untersuchungen zu diesen Verfahren gibt es bislang noch nicht, und auch kasuistische Erfahrungen sind im Blick auf eine angestrebte anhaltende Reduktion der dystonen Symptomatik nach uns vorliegenden Patientenberichten oft enttäuschend. Zusätzlich zur Dystonie chronisch »angespannte«, aus verschiedenen Gründen »unter Druck« stehende Patienten mit wenig Zugang zu den individuellen Stressreaktionen ihres Körpers – z.B. auf negative, verleugnete Gefühle wie Trauer oder Angst – können hingegen in einem allgemeinpsychotherapeutischen, nicht dystoniespezifischen Sinn von körperorientierten Verfahren profitieren. Ebenso führt eine Biofeedback-Behandlung i.d.R. nicht zu einer dauerhaften, über die Behandlungssitzungen hinausgehenden Verminderung der muskulären Dysfunktion, kann aber zu Beginn einer begleitenden verhaltenstherapeutischen Behandlung eine sinnvolle Ergänzung darstellen (Leplow 1990).

13.6.2   Zur Rolle psychischer Einflussfaktoren bei der zervikalen Dystonie – Stand der Forschung

Überblick

Das Ausmaß der psychischen Belastung und der Interaktion zwischen somatischen und psychoreaktiven Faktoren beim spasmodischen Torticollis (ST) ist schon seit über 100 Jahren Gegenstand wissenschaftlicher Diskussion. Neben dem besonderen, früher »neurotisch« (Charcot 1892) anmutenden Erscheinungsbild der Erkrankung wurden wiederholt bei 50–64% der untersuchten Patienten psychosozial belastende life-events vor Beginn der Erkrankung (Jahanshahi 1988), darüberhinaus gehäuft prämorbide psychische Belastungsfaktoren (Taylor 1993), scheinbare psychodynamische Besonderheiten (Cleveland 1959; Mitscherlich 1979; Taylor 1993) und kasuistisch eindrucksvolle psychische Komorbiditäten beschrieben (Scheidt et al. 1995).

Erfassung psychischer Belastung durch Fragebögen

Empirisch ist die Frage einer besonderen Relevanz psychosozialer Belastungsfaktoren beim ST bislang überwiegend mit Hilfe von standardisierten Fragebögen bearbeitet worden (Jahanshahi 1988a,b, 1990, 1992; Scheidt 1996). Aufgrund fehlender Kontrollgruppen haben die Ergebnisse vieler Studien nur eingeschränkte Aussagekraft. Die wenigen Studien, die Fragen der psychopathologischen Belastung, der (prämorbiden) Persönlichkeit und psychodynamischer Aspekte mithilfe von klinischen Kontrollgruppen untersuchten, sind in ◘ Tabelle 13.1 zusammengefasst.

Demnach wurden psychosoziale Belastungen von ST-Patienten als überwiegend krankheitsreaktiv beschrieben. Das tatsächliche Ausmaß einer psychischen Beeinträchtigung von klinischem Krankheitswert konnte aufgrund der fehlenden persönlichen Untersuchungssituation meist nur ansatzweise abgeschätzt werden. Bei der Interpretation der Ergebnisse von psychometrischen (Fragebogen-)Untersuchungen ist allerdings zu berücksichtigen, dass Patienten mit zervikaler Dystonie möglicherweise verstärkt im Sinne der sozialen Erwünschtheit antworten und die eigentliche psychosoziale Beeinträchtigung mit Selbstbeurteilungsinstrumenten allein nicht valide abgeschätzt werden kann (Scheidt 1995, 1999).

Erfassung psychischer Belastung im Fremdrating

Ein klinisches Interview, das eine authentischere Beurteilung psychischer Komorbidität erlaubt, kam nur in wenigen Studien zum Einsatz. Hierbei wurden meist nichtstandardisierte, in ihrer Aussagekraft eingeschränkte Interviewtechniken ohne Kontrollgruppe verwandt (Rondot 1991) und/oder meist nur kleine Fallzahlen mit unterschiedlichen

□ Tabelle 13.1. Bisherige Studien zur psychischen Komorbidität bzw. psychopathologischen Belastung bei zervikaler Dystonie bzw. spasmodischem Torticollis (ST), die eine Kontrollgruppe mitführten

Autoren	Instrument	Patienten/Design	Ergebnis	Bemerkung
Cleveland (1959)	Projektive Tests (Rohrschach, TAT)	Verglich Pat. mit ST (n=17), mit Pat. mit Konversionsstörungen (»conversion hysteria«; n=20) im Hinblick auf **psychodynamische Aspekte**	Gruppe der ST-Patienten wies mehr Scham- und Schuldfantasien auf. Der Autor führt dies auf unerfüllte, überhöhte Erwartungen vonseiten der Eltern zurück	Keine standardisierten/validierten Instrumente. Es werden Aussagen zur vermuteten Psychodynamik, nicht zu definierten psychischen Beeinträchtigungen gemacht. Kleine Fallzahl
Cockburn (1971)	Neurologische Untersuchung, nicht-standardisiertes klinisches Interview, Persönlichkeitsfragebogen (Maudsley Personality Inventory)	Verglich Pat. mit ST (n=46) mit gematchten Pat. (Alter, Geschlecht, »sozioökonomischer Status«) vor chirurgischen Interventionen (n=45) im Hinblick auf die **prämorbide Persönlichkeit**	Kein Unterschied im Hinblick auf die retrospektiv von Patient und Partner eingeschätzte Häufigkeit prämorbider Persönlichkeitsauffälligkeiten (z. B. Angst, Depression, Zwang)	Retrospektive Studie. Bis auf Persönlichkeitsfragebogen (?) keine standadisierten Instrumente
Choppy-Jacolin M, Ferrey G, Demaria C	MMPI, Rohrschach, Benton-Test, Binois-Pichot-Vokabel-Test	Verglich Pat. mit ST (n=34), mit Pat. mit »sciatic neuralga« (n=34). Frage: Liegt ST eine »hysterische onversionsneurose« zugrunde?	MMPI: ST-Patienten zeigen signifikant häufiger mehr Angst und Depressivität, stärkeren psychosozialen Rückzug. ST-Patienten haben Schwierigkeiten in der Wahrnehmung/Beachtung eigener Gefühle. ST-Patienten hätten eine »neurotische Struktur«. Kein Hinweis auf »hysterische Konversion«	Außer MMPI keine standardisierte Erfassung psychischer Belastung
Naber et al. (1988)	Neurologische Untersuchung + CCT. Interview nach DSM-III-Kriterien. GAS (Psychosoziale Beeinträchtigung). MMPI. MBHI (u.a. Coping). Eigener Symptomfragebogen	Verglich Pat. mit ST (n=32) partiell (MMPI, MBHI) mit Parkinson-Pat. (n=32). Frage: Gibt es ein »Torticollis-spezifisches« Persönlichkeitsmuster?	Nur 2 von 32 ST-Patienten zeigten eine psychische Komorbidität nach DSM-III. Keine signifikanten Unterschiede zwischen Untersuchungs- und Kontrollgruppe im Hinblick auf MMPI (Persönlichkeitsvariablen) bzw. Krankheitsbewältigungsstil (MBHI) → Psychische Belastung sei unspezifische Folge einer chronischen Erkrankung	Pat. waren Mitglieder einer Selbsthilfegruppe oder hatten einen speziellen Zeitungsartikel gelesen und sich wohl freiwillig gemeldet – Selektionsbias? Psychische Komorbidität wurde nur in der Untersuchungs-, nicht in der Kontrollgruppe erhoben. Kontrollgruppe mit degenerativer ZNS-Erkrankung eher nicht geeignet

☐ Tabelle 13.1 (Fortsetzung)

Autoren	Instrument	Patienten/Design	Ergebnis	Bemerkung
Jahan-Shahi u. Marsden (1988a)	Beck-Depression-Inventory (BDI) Hopelessness-Scale Selbstentwickelter Fragebogen zu Vorgeschichte und aktuellem Status	Verglich Pat. mit ST (n=85) mit Cervical-Arthrose (»cervical spondylosis«) – Pat. (n=49) Frage: Ausmaß der Depression und psychiatrischer Erkrankungen bei ST- Patienten	Keine Unterschiede in der Angabe prämorbider- bzw. nach Erstmanifestation des ST aufgetretener psychischer Erkrankungen Signifikant höhere Werte der ST-Pat. im BDI Größter Unterschied zwischen Untersuchungs- und Kontrollgruppe lag in der Beeinträchtigung des Körperbildes! Die Autoren vermuten hier den entscheidenden Grund für die erhöhte Depressivität der ST-Pat.	Angaben zur Prävalenz psychischer Erkrankungen beziehen sich auf einfache diesbezügliche Fragen an die Pat. im Selbstausfüll-Fragebogen und Eintragungen in die Krankenakte Kein Interview, reine Fragebogenuntersuchung Kontrollgruppe ohne Auffälligkeit des äußeren Erscheinungsbildes
Jahan-Shahi u. Marsden (1988b)	Selbstentwickelter Fragebogen zu Vorgeschichte und aktuellem Status und Arbeitsstatus Validierte Fragebögen zur Persönlichkeit, Trait-Angst, Zwanghaftigkeit	Verglich Pat. mit ST (n=85) mit Cervical-Arthrose (»cervical spondylosis«) – Pat. (n=49) im Hinblick auf verschiedene Persönlichkeitsmerkmale	Untersuchungs- und Kontrollgruppe unterschieden sich nur im Hinblick auf Partnerschaft (ST-Pat. häufiger alleinstehend) und Berufstätigkeit (ST-Pat. häufiger langfristig arbeitsunfähig); nicht in untersuchten Persönlichkeitsvariablen (»Neurotizismus; Angst; Zwanghaftigkeit«)	s. o.

psychiatrischen Diagnosekriterien untersucht (Naber 1988; Scheidt 1995; Wenzel 1998).

In der Studie von Rondot et al. (1991) wurde der Krankheitsverlauf von 220 Patienten mit zervikaler Dystonie z.T. nur mit einem selbstkonstruierten Erhebungsbogen anhand der Krankenakte, z.T. auch mittels eines nicht näher beschriebenen Follow-up Interviews rekonstruiert. U. a. wurde dabei eine »hohe Inzidenz« an Angststörungen im Vergleich zu »seltenen« affektiven sowie somatoformen Störungen beschrieben. Die Patienten berichteten auch über eine hohe Sensitivität der dystonen Symptomatik gegenüber »psychischem« Stress sowie in über 50% ein belastendes Lebensereignis vor Beginn der Erkrankung.

Wenzel et al. (1998) benutzten ein strukturiertes Interview nach DSM-III-R-Kriterien (SCID-I), um in einem nicht-kontrollierten Studiendesign die aktuelle und Lebenszeit-Prävalenz psychischer Erkrankungen bei 44 Patienten mit zervikaler Dystonie festzustellen. Bei 65,9% aller Patienten wurde eine aktuelle oder Lebenszeit-Diagnose aus dem psychiatrischen Formenkreis gefunden. Auch hier waren Angststörungen die häufigste diagnostische Kategorie (29,5% aller Patienten).

Scheidt (1995) verglich die Ergebnisse einer Fragebogenuntersuchung an 256 Patienten mit zervikaler Dystonie mit den Ergebnissen einer ausführlichen semistrukturierten Gesprächsdiagnostik bei einer Teilgruppe von 19 Patienten mit zervikaler Dystonie. Von diesen 19 untersuchten Patienten erhielten 12 eine psychiatrische Diagnose nach ICD-10; am häufigsten wurden affektive Störungen (ICD-10 F 32–34) und Anpassungsstörungen mit depressiver Symptomatik (ICD-10 F 43.21; 43.22) diagnostiziert. Bemerkenswert war insbesondere, dass mehr als die Hälfte aller Patienten, die sich in der Selbsteinschätzung (SCL-90R; Derogatis 1986) als psychisch nicht gravierend belastet beschrieben, im Interview so beeinträchtigt erschienen, dass eine psychische Störung nach ICD-10-Kriterien diagnostiziert wurde.

Zusammengefasst ergaben auch die bisher mithilfe eines persönlichen Interviews durchgeführten Untersuchungen erheblich divergierenden Ergebnisse bzgl. Ausmaß und Art der psychischen Belastung bei Patienten mit zervikaler Dystonie. Angesichts kleiner Fallzahlen (N=19–44) und eines nicht oder inhaltlich unbefriedigend kontrollierten (Naber et al. 1988) Untersuchungsdesigns sind bei allen zitierten Studien methodische Einschränkungen vorhanden, die eine valide Interpretation der Ergebnisse erschweren.

Erfassung psychischer Belastung im strukturierten DSM-IV-Interview

In einer weiteren empirischen Querschnittsstudie (Gündel et al. 2001) haben wir die Frage 1) des Ausmaßes der aktuellen psychischen Komorbidität bei Patienten mit einer zervikalen Dystonie sowie 2) der Wechselwirkung zwischen körperlichen und somatischen Faktoren untersucht. Bei einer Untersuchungsgruppe von insgesamt 116 konsekutiv rekrutierten Patienten wurde dabei ein standardisierter interviewbezogener (SCID-I; Williams et al. 1992; Wittchen et al. 1997), psychometrischer sowie klinisch-neurologischer Untersuchungsansatz kombiniert (Gündel et al. 1999).

Entsprechend der DSM-IV-Richtlinien wurde zwischen aktuellen (= innerhalb der letzten 4 Wochen manifestes Störungsbild) und sog. Lebenszeit-Diagnosen (zur besseren Kontrastierung abzüglich der aktuellen Diagnosen) unterschieden. Die Ergebnisse bezüglich der aktuellen psychischen Comorbidität sind in ◘ Tabelle 13.2 zusammengefasst.

Die Daten in ◘ Tabelle 13.2 zeigen, dass eine aktuelle psychische Komorbidität bei 76% der ST-Patienten besteht. Diese setzt sich überwiegend aus den Bereichen der Angst- und Affektiven Störungen (insgesamt 66%) zusammen. Auffallend ist vor allem der überraschend hohe Prozentsatz an aktuell bestehenden Angsterkrankungen unter den psychischen Erstdiagnosen: 50% aller untersuchten Patienten litten im Rahmen der klinisch im Vordergrund stehenden psychiatrischen Erstdiagnose unter einer Angststörung. Davon entfielen allein 41,3% aller untersuchten Patienten auf die diagnostische Untergruppe der **Angststörung NNB**, wobei alle diese Patienten die Kriterien A–G der Definition der Sozialen Phobie laut DSM-IV erfüllten. Diese DSM-IV-Kriterien beschreiben eine ausgeprägte und anhaltende Angst in mehreren sozialen oder Leistungssituationen, die zu zunehmendem psychosozialen Rückzug und einer deutlichen Beeinträchtigung der normalen Lebensführung einer Person führt. Gefürchtete soziale Situationen werden entweder ganz gemieden oder nur unter intensiver Angst und Unwohlsein ertragen.

Lediglich DSM-IV-Kriterium H besagt, dass die soziale Angst nicht in Verbindung mit einem »medizinischen Krankheitsfaktor« stehen dürfe. Diese Einschränkung trifft für 39 von insgesamt 41% aller Patienten unserer Untersuchungsgruppe mit einem sozial-phobischen Syndrom als psychiatrischer Erstdiagnose zu.

◨ Tabelle 13.2. Häufigkeit von psychischen Störungen (DSM-IV) bei Patienten mit spasmodischem Torticollis (ST) (n = 116)

DSM-IV-Diagnosen	Lebenszeit		Aktuelle Diagnosen	
	N	%	N	%
Affektive Störungen	62	53,4	19	16,4
Major-Depression (Einzelne Episode)	53	45,7	15	12,9
Dysthyme Störung	3[a]	2,6	1	0,9
Major-Depression (Rezidivierend)	9	7,8	3	2,6
Angststörungen	97	83,6	58	50,0
Panikstörung mit/ohne Agoraphobie	8	6,9	3	2,6
Agoraphobie ohne Panikstörung in der Vorgeschichte	9	7,8	1	0,9
Nicht näher bezeichnete Angststörung (= soziale Phobie)	82	70,7	48	41,3
Posttraumatische Belastungsstörung	6	5,2	1	0,9
Spezifische Phobie	13	11,2	5	4,3
Substanzabhängigkeit/Substanzmissbrauch (Alkohol u. a.)	9	7,8	2	1,7
Essstörungen	1	0,8	–	–
Anpassungsstörungen	27[a]	23,3	9	7,8
Keine psychische Diagnose	10	8,6	28	24,1

[a] Für diese Störung werden laut SKID-Instruktion nur derzeitige Episoden kodiert; aufgrund der klinischen Information haben wir sie aber dennoch auch unter den Lebenszeit-Diagnosen aufgeführt

Die daraus formal resultierende Zuordnung dieser Patientengruppe zur Diagnose der DSM-IV-«Restkategorie» **Angststörung NNB** beschreibt zwar ein klinisch relevantes psychisches Störungsbild, verwischt aber weitgehend dessen spezifischen klinischen Ausdrucksgehalt. Würde eine klinisch eindeutige soziale Phobie bei der zervikalen Dystonie nicht auch als solche benannt werden dürfen, läge es für andere Kliniker nahe, die soziale Phobie als gängige Begleiterscheinung des Tortikollis anzunehmen und eine zusätzliche spezifische Behandlungsbedürftigkeit zu übersehen. Daher schlagen wir vor, die durch die Erfüllung der Kriterien A–G des DSM-IV definierte gravierende sozial-phobische Symptomatik unserer Patienten als soziale Phobie zu bezeichnen. Ein solches Vorgehen wurde auch schon bei anderen sozial-stigmatisierenden körperlichen Erkrankungen wie Stottern oder essentiellem Tremor gewählt (George et al. 1994; Stein et al. 1996).

41% aller ST-Patienten hatten dieses mit den klinischen DSM-IV-Kriterien der sozialen Phobie iden-tische Störungsbild in der Folge der ST-Erstmanifestation entwickelt. Unter Einschluss aller psychiatrischen (Zweit-, Dritt- etc.)Diagnosen wiesen sogar 56% unserer Untersuchungsgruppe eine aktuelle soziale Phobie auf.

Die klinische Validität der Bewertung dieser sozial-phobischen Symptomatik als soziale Phobie wird durch die psychometrischen Daten untermauert: Die Selbstbeurteilungsfragebögen SPS und SIAS (Stangier et al. 1999), die gezielt eine sozial-phobische Symptomatik erfassen, zeigten gegenüber der Normstichprobe aus der Allgemeinbevölkerung signifikant (SPS: $p < 0,01$) bzw. tendenziell (SIAS: $p = 0,07$) erhöhte Scores in unserer Untersuchungsgruppe. Insgesamt gaben 80% aller Patienten mit sozialer Phobie an, diese Beschwerdesymptomatik erst nach Auftreten der zervikalen Dystonie – also reaktiv – erworben zu haben. Diese soziale Phobie scheint also eine spezifische Folge der zervikalen Dystonie zu sein. Für die aktuellen affektiven Störungen und den zahlenmäßig geringen Anteil der restlichen Angststörungen ergab sich hingegen eine überwiegend nicht krankheitsreaktive Einschätzung der Genese.

Als zweithäufigste aktuelle und Lebenszeit-Diagnosen wurden affektive Störungen – meist im Sinne einer schweren depressiven Episode – festgestellt (◘ Tabelle 13.2): 16% aller Patienten wiesen eine aktuelle affektive Störung, 53% eine affektive Lebenszeit-Diagnose auf.

Wie der orientierende Vergleich der in unserer Studie erhobenen Werte zur Prävalenz psychischer Störungen bei Patienten mit zervikaler Dystonie gegenüber einer altersentsprechenden Normalbevölkerungsstichprobe (Munich Follow-Up-Study; Wittchen et al. 1992) in ◘ Tabelle 13.3 zeigt, ist bei den Dystonie-Patienten die Häufigkeit der aktuellen sozialen Phobie um ca. das 10fache, die Häufigkeit aktueller affektiver Störungen um ca. das 2,4fache und die psychische Lebenszeit-Komorbidität um ca. das 2,6fache erhöht. Aus diesen Angaben wird deutlich, dass die Gruppe der ST-Patienten psychisch überdurchschnittlich belastet ist und eine kombinierte neurologische und psychotherapeutische Behandlung für diese psychisch belastete Untergruppe der ST-Patienten sicherlich indiziert ist.

Prädiktoren der psychischen Belastung bzw. der sozialen Phobie

In eine logistische Regression mit der abhängigen Variable »aktuelle psychiatrische Diagnose« bzw. »soziale Phobie« gingen alle wesentlichen, innerhalb der Studie erfassten objektiven und subjektiven Parameter des somatischen und psychischen Befundes ein. Es zeigte sich kein signifikanter Zusammenhang zwischen den objektivierbaren Parametern des ST, insbesondere klinischer Schweregrad laut Tsui-Index, Häufigkeit der Botulinumtoxin-Injektionen oder Dauer der Erkrankung, und psychischer Komorbidität. Vielmehr konnten ganz überwiegend subjektive Parameter (z.B. persönliche Einstellungen der Patienten, vor allem depressives Coping) das Vorhandensein einer psychischen Komorbidität erklären (◘ Tabelle 13.4).

An erster Stelle stand hier sowohl bei der Erklärung einer aktuellen psychischen Komorbidität als auch bei der Vorhersage der sozialen Phobie ein depressiver Krankheitsbewältigungsmodus (festgestellt mittels der FKV-LIS; Muthny 1989). Als weitere wichtige unabhängige Einflussvariablen folgten das Fehlen eines aktiv-problemorientierten Copings

◘ Tabelle 13.3. Vergleich der Prävalenz der häufigsten psychischen Diagnosegruppen der spasmodischen Torticollis-(ST-)Patienten mit der entsprechenden Prävalenz innerhalb einer altersentsprechenden repräsentativen Normalstichprobe (chi^2-Test, df = 1)

Angaben in % T: n = 116; Vgl: n = 483	Aktuelle DSM-IV-Diagnose Zervikale Dystonie- Pat	Aktuelle DSM-IV-Diagnose Normalstichprobe	p
Keine	24,1	85,4	0,000
Affektive Störungen Ges.	16,4	6,9	0,001
Depressive Episoden (F 31–33)	15,5	3,0	0,000
Angststörungen-Ges.	50,0	8,1	0,000
Soziale Phobie (F 40.1)	41,4	4,1	0,000
Panikstörung (F.41.0)	2,6	1,1	n.s.
Andere	6,0	0,0	0,000

◘ Tabelle 13.4. Prädiktoren psychischer Komorbidität bzw. sozialer Phobie

Risikofaktoren für das Auftreten einer aktuellen psychiatrischen Diagnose (Logistische Regression)	Risikofaktoren für das Auftreten einer sozialen Phobie (Logistische Regression)
1. Depressives Coping (p < 0,01; OR = 10,8) 2. Lebensereignis vor Erstmanifestation (p < 0,05; OR = 6,1) **OR** Odds ratio	1. Depressives Coping (p < 0,01; OR = 5,6) 2. Subjektive Beeinträchtigung im äußeren Erscheinungsbild (p = 0,05; OR = 2,4)

bzw. das Ausmaß der subjektiven Beeinträchtigung durch das äußere Erscheinungsbild. Als einziger somatischer Parameter scheint das oftmals unterschätzte Ausmaß an lokalen Schmerzen (Kutvonen 1997) ein relevanter Faktor für die Ausprägung einer aktuellen krankheitswertigen psychischen Störung zu sein.

Life-events und psychische Belastung

50% aller von uns mithilfe der Münchner Ereignisliste (MEL; Maier-Diewald et al. 1983) untersuchten Patienten mit zervikaler Dystonie berichteten über das Auftreten eines belastenden Lebensereignisses innerhalb des vorangegangenen 1-Jahres-Zeitraums vor ST-Erstmanifestation. Durchschnittlich 12 Jahre später wiesen diese Patienten gegenüber den Patienten ohne kritisches Lebensereignis vor Erkrankungsbeginn signifikant erhöhte Werte im Bereich der aktuellen psychopathologischen Belastung (SCL-global score, $p < 0.05$) sowie eine erniedrigte Lebensqualität im Gesundheitsbereich (FLZ^M-G, $p = 0.05$), nicht jedoch eine erhöhte psychische Komorbidität auf. Ebenso zeigte sich in der logistischen Regression mit dem Merkmal »soziale Phobie« als abhängiger Variable eine signifikante Bedeutung der anamnestischen Angabe eines belastenden Lebensereignisses (◙ Tabelle 13.4). Möglicherweise weisen diese Ergebnisse auf eine gegenüber psychosozialen Stressoren besonders vulnerable Untergruppe von Patienten mit zervikaler Dystonie hin, bei denen im weiteren Krankheitsverlauf eine unspezifische chronifizierte intrapsychische Konfliktspannung die krankheitsreaktive psychische Belastung zusätzlich verstärkt bzw. überlagert. Gerade diese Patientenuntergruppe profitiert wahrscheinlich am meisten von einer zusätzlichen psychosomatischen bzw. psychiatrisch-psychotherapeutischen Diagnostik und der dann ggf. eingeleiteten Psychotherapie.

Kontrollierte Studien zur psychischen Belastung beim ST

Insgesamt sind uns fünf kontrollierte Studien zur psychischen Belastung beim spasmodischen Tortikollis bekannt (◙ Tabelle 13.1) (Cleveland et al. 1959; Cockburn 1971; Choppy-Jacolin et al. 1977; Naber et al. 1988; Jahanshahi u. Marsden 1988 a, b). Keine dieser Studien zur Erfassung der Prävalenz psychischer Störungen benutzte bislang DSM-IV-Kriterien (APA 1994).

Kürzlich konnte in einer weiteren Studie gezeigt werden, dass Patienten mit spasmodischem Tortikollis aufgrund ihres äußeren Erscheinungsbildes

unter einer erheblichen Stigmatisierung leiden. Diese kann z. B. zu einem ausgeprägten sozialen Vermeidungsverhalten, zu Selbstwertkrisen und einem Grundgefühl des sich für sein Erscheinungsbild entschuldigen-müssens (Papathanasiou et al. 2001). Diese Autoren kamen ebenso wie Jahanshahi und Marsden (1990) zu dem Schluss, dass das veränderte äußere Erscheinungsbild beim ST als Hauptursache einer häufig auftretenden depressiven Verstimmung anzunehmen ist. Insbesondere Jahanshahi und Marsden (1988 b) forderten daher, dass weitere kontrollierte Untersuchungen diesen Aspekt besonders berücksichtigen sollten.

In einer eigenen Untersuchung verglichen wir die psychische Komorbidität bei 48 Patienten mit ST mit derjenigen von 48 Patienten mit Alopecia areata (AA). Die Patienten beider Untersuchungsgruppen waren jeweils im Hinblick auf Alter, Geschlecht und subjektiver Beeinträchtigung durch das äußere Erscheinungsbild (VAS-Skala von 0–10) gematcht (Gündel et al., eingereicht). Die Ergebnisse dieses Vergleichs sind in ◙ Tabelle 13.5 dargestellt.

In ◙ Tabelle 13.6 werden die Odds-ratios beider Untersuchungsgruppen sowie im Vergleich zu einer großen repräsentativen Bevölkerungsstichprobe (Wittchen et al. 1998) im Hinblick auf die Entwicklung psychischer Komorbidität dargestellt (◙ Tabelle 13.6).

Zusammengefasst deuten die gegenüber der AA-Gruppe signifikant erhöhten Prävalenzen psychischer Komorbidität bei den ST-Patienten bzw. signifikant erhöhten Odds-ratios darauf hin, dass sich die psychische Komorbidität beim ST nicht allein als krankheitsreaktives Phänomen verstehen lässt.

Schlussfolgerungen

Zusammengefasst ergaben unsere Studien drei neue Befunde:
1. Das mit 76% ausgesprochen hohe Ausmaß aktueller psychischer Komorbidität bei ST-Patienten. 50% aller Patienten wiesen eine sozialphobisch geprägte Angststörung als psychiatrische Erstdiagnose nach DSM-IV-Kriterien zum Untersuchungszeitpunkt auf.
2. Die signifikante Korrelation zwischen psychischer Komorbidität nach DSM-IV-Kriterien und einem depressiv-getönten, maladaptiven Krankheitsbewältigungsstil, aber nicht mit objektiven, den Schweregrad der ST bestimmenden somatischen Parametern.

◻ **Tabelle 13.5.** Vergleich der Prävalenz der häufigsten psychischen Diagnosegruppen (DSM-IV, Achse I) bei 48 Patienten mit spasmodischen Torticollis (ST) und 48 Patienten mit Alopecia areata (AA)

Achse-I-Diagnose	Aktuell ST-Patienten n (%)	Aktuell AA-Patienten n (%)	Lebenszeit ST-Patienten n (%)	Lebenszeit AA-Patienten n (%)
Keine Diagnose	11 (22,9)	28 (58,3)	4 (8,3)	19 (39,6)
		p = 0,01 OR = 4,7 95% ci: 1,95–11,40	p = 0,001	
Affektive Störungen				
Major-Depression – (Einzelne Episode)	6 (12,5)	5 (10,4)	16 (33,3)	13 (27,1)
Major-Depression – (Rezidivierend)	3 (6,3)	1 (2,1)	3 (6,3)	2 (4,2)
Dysthyme Störung	1 (2,1)	0 (0)	a	a
Angststörungen[b]				
Soziale Phobie[c]	26 (54,2)	14 (29,2)	34 (70,8)	19 (39,6)
Panikstörung mit/ohne Agoraphobie	3 (6,3)	0 (0)	4 (8,3)	3 (6,3)
Andere Angststörungen	13 (27,1)	3 (6,3)	14 (29,2)	4 (8,3)
Anpassungsstörungen	4 (8,3)	5 (10,4)	10[d] (20,8)	8 (16,7)
Andere psychiatrische Störungen	7 (14,6)	1 (2,1)	8 (16,7)	2 (4,2)

[a] Um den Vergleich zwischen beiden Gruppen nicht zu verfälschen, wurde eine dysthyme Störung hier nur beschrieben, wenn sie zum Zeitpunkt des Interviews noch manifest war; [b] ohne Zwangsstörungen und Posttraumatische Belastungsstörung; [c] laut DSM-IV Kriterien A-G; [d] Anpassungsstörungen werden auch innerhalb der Lebenszeit-Diagnosen beschrieben, um festzuhalten, wie viele Patienten mit ST oder AA (meist nach der Erstmanifestation ihrer Erkrankung) ein solches Störungsbild entwickelten, aber es dann erfolgreich bewältigten

3. Im Vergleich mit einer bezüglich Alter, Geschlecht und subjektiver Beeinträchtigung durch das äußere Erscheinungsbild gematchten Kontrollgruppe wiesen Patienten mit ST eine signifikant höhere psychische Komorbidität auf.

ad 1) Das mit 76% hohe Ausmaß der aktuellen psychischen Komorbidität bei ST-Patienten liegt damit erheblich über den Werten, die bislang weltweit in epidemiologischen Studien zur psychischen Morbidität innerhalb der Allgemeinbevölkerung festgestellt worden sind. Die kürzlich gefundene psychische Komorbidität von 33% bei 400 konsekutiven chirurgischen bzw. internistischen Patienten einer deutschen Allgemeinkrankenhauses (General Hospital) belegt ebenso den Eindruck einer besonderen psychischen Belastung von Torticollis-Patienten (Arolt et al. 1997). Selbst im Vergleich zu bekanntermaßen mit hohen psychischen Komorbiditäten einhergehenden chronisch-neurologischen Erkrankungen – wie z. B. Epilepsie- und Pseudoepilepsie-Pa-tienten (65% psychische Komorbidität; Blumer et al. 1995) oder Migräne-Patienten (65% psychische Komorbidität; Guidetti et al. 1998) – erscheinen Patienten mit zervikaler Dystonie noch stärker belastet.

Gerade das im strukturierten klinischen Interview gefundene und psychometrisch bestätigte hohe Ausmaß der meist reaktiv auf die ST-Erstmanifestation entstehenden sozialphobischen Komorbidität erscheint uns als wichtiges Ergebnis unserer Untersuchung. Als diesbezügliche Erklärung kann das oft äußerlich auffällige, stigmatisierende Erscheinungsbild vieler ST-Patienten sowie die andauernde muskuläre Beeinträchtigung mit oft nicht unerheblichen lokalen Schmerzen (Kutvonen 1997) vermutet werden.

ad 2) Das Ausmaß an psychischer Komorbidität unserer Untersuchungsgruppe korreliert nicht mit der objektiven Schwere der zervikalen Dystonie, sondern vor allem mit einer depressiv getönten, maladaptiven Einstellung des Patienten zu seiner

◘ **Tabelle 13.6.** Vergleich der Odds-ratios zur Entwicklung einer psychischen Komorbidität bei gematchten ST- und AA-Patienten im Vergleich zu einer alters- und geschlechtsgematchten repräsentativen Stichprobe der deutschen Bevölkerung

	ST OR (95% ci)	AA OR (95% ci)	Signifikanz des Unterschiedes ST-AA
Affektive Störungen Aktuelle Diagnose	3,91 (1,89–8,08) p < 0,001	2,04 (0,84–4,96) n. s.	n. s.
Affektive Störungen Lebenszeit	5,15 (2,75–9,65) P < 0,001	2,39 (1,26–4,53) P < 0,008	p < 0,053
Angststörungen[a] Aktuelle Diagnose	21,30 (11,04–41,10) p < 0,001	5,09 (2,72–9,54) p < 0,001	p < 0,001
Angststörungen[a] Lebenszeit	28,23 (12,32–64,66) p < 0,001	4,10 (2,25–7,45) P < 0,001	p < 0,001
Andere Diagnosen Aktuell	13,12 (6,61–26,04) p < 0,001	3,60 (2,03–6,38) p < 0,001	p < 0,002
Andere Diagnosen Lebenszeit	29,39 (7,04–122,64) p < 0,001	2,81 (1,51–5,25) p < 0,001	p < 0,002

[a] Ohne Zwangsstörungen und Posttraumatisches Belastungsstörung

Erkrankung. Eine geringe Korrelation zwischen objektiver Krankheitsschwere und psychischer Belastung ist zwar bereits bei einzelnen chronisch verlaufenden somatischen Erkrankungen beschrieben worden (Herschbach u. Henrich 1998). Für die Krankheitsgruppe der Dystonien konnte ein solcher Befund unter Zuhilfenahme eines über orientierende psychometrische Untersuchungsmethoden hinausgehenden strukturierten psychiatrischen Untersuchungsverfahrens bislang nicht bestätigt werden. Angesichts des gesicherten hohen Einflusses maladaptiver Krankheitsbewältigungsmechanismen auf die aktuelle psychische Belastung erscheint die Einbeziehung psychotherapeutischer Behandlungsmaßnahmen in den Gesamtbehandlungsplan dieser Untergruppe psychisch belasteter Patienten mit zervikaler Dystonie dringend angeraten. Dabei spricht vieles für das initiale Angebot eines niedrigschwelligen, problemfokussierten und kosteneffektiven Krankheitsbewältigungstrainings.

Ohnehin existieren zur Behandlung der sozialen Phobie effektive verhaltenstherapeutische Therapieprogramme, die mit nur wenig Aufwand den spezifischen Bedürfnissen der Patienten mit zervikaler Dystonie angepasst werden könnten. Bei manchen Patienten mit einer gleichzeitig bestehenden strukturellen Persönlichkeitsschädigung und einer daraus resultierenden chronischen »Konfliktspannung«, z. B. bei einer schweren narzisstischen Störung oder einer verminderten Fähigkeit, innerpsychische Konflikte zu »verwörtern« (»Alexithymie«), ist im Einzelfall eine längere, psychodynamische oder auch deutlich modifizierte analytische Psychotherapie indiziert (Schöttler 1981; Taylor 1997). Klinisch bewährt hat sich bei dieser Untergruppe auch gerade der (idealerweise mit einer anderen verbalen psychotherapeutischen Methode kombinierte) Einsatz körpertherapeutischer Behandlungsmaßnahmen, z. B. der Konzentrativen Bewegungstherapie.

Erfahrungsgemäß sind hier aber keine schnellen Erfolge zu erwarten, auch erfolgreiche Therapieverläufe erstrecken sich nicht selten über mehrere Jahre und können auch dann von zwischenzeitlichen Exazerbationen der dystonen Symptomatik überlagert werden.

Empirisch ist seit langem belegt, dass zwischenmenschliche Beziehungen als externe Regulatoren gerade auch biologischer Prozesse fungieren können (Hofer 1984). Die Vorstellung, dass psychische Erregung (»Konfliktspannung«) eine Dysregulation in zentralnervösen affektiven Transmittersystemen hervorruft, die über vernetzte Regelkreise auch Einfluss auf motorische Abläufe nehmen kann, ist mit aktuellen neurobiologischen Erkenntnissen vereinbar. Modernere, aus klinischer Erfahrung eher hermeneutisch generierte psychoanalytische Theorien besagen, dass die individuelle Neigung, auf psychische Irritationen somatisch zu reagieren, oft auf eine instabile Persönlichkeitsorganisation und eine Störung der affektiven Entwicklung zurückzuführen ist (Rodin 1984, 1991; Gedo 1988; Stolorow u. Atwood 1991).

Im Zuge einer modifizierten psychoanalytischen Therapie kann es gelingen, diese »brüchige« Persönlichkeitsstruktur eines Patienten dauerhaft zu festigen, insbesondere verleugnetes oder abgespaltenes Affekterleben bewusst zu machen und allmählich zu integrieren (Taylor 1997). Dies kann durchaus auch Einflüsse auf sog. »somatische« Abläufe haben. Der naturwissenschaftliche Nachweis, dass solche langfristigen psychotherapeutischen Prozesse gerade auch neurobiologische Abläufe verändern können, erscheint bei einer beständig sich weiterentwickelnden funktionellen Bildgebung (fMRI; PET) nur noch eine Frage der Zeit.

Überlegungen zu möglichen begünstigenden neurobiologischen Grundlagen einer erhöhten psychischen Belastung bei Patienten mit zervikaler Dystonie

Bemerkenswert bleibt das auch im Vergleich zu anderen chronisch-neurologischen Erkrankungen und im Vergleich zu einer gematchten Kontrollgruppe (AA) ungewöhnlich hohe Ausmaß der psychischen Komorbidität beim ST auch aus einem neurobiologischen Blickwinkel: Erstmals 1986 (Alexander et al. 1986, 1990) sind fünf parallele frontal-subkortikale Schaltkreise mit jeweils verschiedenen Funktionen beschrieben worden. Dieses neuartige Konzept erlaubt eine gemeinsame Betrachtungsweise bislang unverbundener motorischer, kognitiver und emotionaler Phänomene (◘ Abb. 13.3).

Die frontal-subkortikalen Schaltkreise verbinden die Basalganglien über den ventralen und dorsomedialen Thalamus u. a. mit den motorischen und prämotorischen Rindenfeldern. Neben einem **motorischen Schaltkreis** werden u. a. ein **dorsolateraler präfrontaler Schaltkreis** (kodiert Aspekte kognitiver Leistungen) sowie ein in die Steuerung von Affekten involvierter **lateraler orbitofrontaler Schaltkreis** und ein Antrieb und Motivation regelnder **mediofrontaler limbischer Schaltkreis** beschrieben (Kischka et al. 1997; Cummings 1998), der u. a. mediale präfrontale Strukturen mit dem ventralen Striatum verbindet. Dazu passt, dass der mediale präfrontale Kortex in enge Verbindung gebracht wird mit der Fähigkeit zur Wahrnehmung von (differenzierten) Emotionen (Damasio 1998).

Eine funktionelle Interaktion (»cross-talk«) zwischen **motorischem Schaltkreis** sowie **lateralem orbitofrontalen** und **mediofrontalem limbischen Schaltkreisen** auf der Ebene der Basalganglien ist denkbar (Krishnan et al. 1992) und wurde kürzlich als neuroanatomisches Korrelat von motorischen Konversionsstörungen vermutet (Vuilleumier et al. 2001). Dazu passend können umschriebene Funktionsstörungen in dieser Region, z. B. bei M. Parkinson oder – nach aktuellem Wissensstand – auch der schweren Depression (Austin 1995), zu einer gleichzeitigen Beeinträchtigung motorischer und affektiver Funktionen führen (Krishnan et al. 1992; Tandberg et al. 1996, 1997). Zusätzlich besteht die Hypothese, dass hier [ventrales Striatum <->dorsales Neostriatum] emotionale und motivationale Faktoren Einfluss auf basale motorische Funktionen nehmen könnten (Austin 1995). Auch die bekannte hohe Auslenkbarkeit extrapyramidal-motorischer (Basalganglien-)Erkrankungen durch emotionale Einflüsse könnte auf der lokalen Interdependenz dieser Regelschleifen beruhen. (Die Freud'sche Hypothese der »Ablenkung der (emotionalen) Erregung ins Somatische« (s. o.) erhält so eine mögliche neurobiologische Fundierung.)

Die aus diesen Überlegungen entstehende Frage, ob es nicht auch bei zumindest einer Untergruppe von Patienten mit (zervikaler) Dystonie zu einer Interaktion zwischen motorischen und limbischen (»affektiven«) Regelkreisen kommt, die möglicherweise in einer erhöhten Vulnerabilität von ST-Patienten gegenüber psychischen Störungen resultieren, kann auf der Grundlage der bisher vorgelegten Studien empirisch nicht beantwortet werden. Ein in dieser Frage weiterführender Ansatz wäre es, die

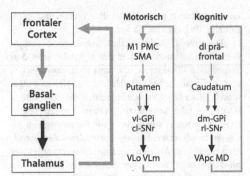

❑ **Abb. 13.3.** Frontal-subkortikale neuronale Schaltkreise. Projektionen (**Rot:** Inhibitorisch; **Grün:** Exzitatorisch) vom Kortex über die Basalganglien, Thalamus und zurück zum frontalen Kortex erfolgen in einer parallelen Form. Entsprechend ihrer Teilfunktionen werden hier drei Gruppen von Schaltkreisen hervorgehoben, die sowohl subkortikal im Striatum (Putamen, Caudatum) und Thalamus als auch in den Frontalhirnregionen getrennt repräsentiert sind. 1. eine Gruppe von Schaltkreisen mit primär motorischen Funktionen (Zwischenglied im Striatum ist das Putamen). Ein spezialisierter motorischer Schaltkreis, der okulomotorische Schaltkreis, über die frontalen Augenfelder und Ncl. caudatus wird hier nicht getrennt aufgeführt. 2. eine Gruppe von Schaltkreisen mit kognitiven, höheren integrativ-exekutiven Funktionen (=dorsolateraler präfrontaler Schaltkreis; Zwischenglied im Striatum ist der Nucleus caudatus). 3. eine Gruppe von Schaltkreisen mit »emotionalen« Funktionen. Hier wur-

den zwei untergeordnete Schaltkreise dargestellt. Den vom vorderen zingulären Kortex ausgehenden Projektionen (mediofrontaler limbischer Schaltkreis) werden eher Funktionen wie Aufmerksamkeit, Motivation, Bewusstsein (»innere Exekutive«) und dem lateralen orbitofrontalen Schaltkreis Affekt, Impulskontrolle sowie Belohnungsverhalten zugesprochen. Zwischenglied im Striatum ist das ventrale Striatum (Ncl. accumbens und tuberculum olfactorius) und der ventrale Ncl. caudatus. **C** Kortex; **MC** motorischer Cortex; **PMC** prämotorischer Cortex, **SMA** supplementär motorisches Areal, **dl** dorsolateraler präfrontaler Cortex; Basalganglien: **GPi** Globus pallidus internus; **SNr** Substantia nigra reticulata; **vl** ventrolateral, **cl** caudal-lateral, **rl** rostrolateral, **rd** rostrodorsal; Thalamus: **VLo** Ncl. ventrolateralis pars oralis, **VLm** pars medialis, **VApc** Ncl. ventroanterior pars parvocellularis, **MD** Ncl. mediodorsalis

physiologische und auch muskuläre Reaktion von Dystonie-Patienten und gesunden Normalpersonen auf aktuelle emotionale und kognitive Stressoren im Laborexperiment zu untersuchen.

13.7   Therapie

Bisher gibt es keine allgemeingültige erfolgreiche Behandlungsmethode für die Dystonien. Bezogen auf die dystone Symptomatik können vor allem lokale Injektionsbehandlungen, medikamentöse und chirurgische Therapien sowie unterstützende oder begleitende Verfahren wie Krankengymnastik unterschieden werden. Im Folgenden werden die therapeutischen Möglichkeiten komprimiert dargestellt (zur Vertiefung der einzelnen Aspekte s. a. Conrad u. Ceballos-Baumann 1996).

13.7.1   Botulinum-Toxin-Therapie

In den letzten zehn Jahren konnten erhebliche Fortschritte in der symptomatischen Behandlung von Dystonien verzeichnet werden. Hier ist die Einführung von Botulinum-Toxin in die klinische Routine besonders hervorzuheben, da sie heute für die meisten Dystonie-Patienten das Mittel der ersten Wahl darstellt (Ceballos-Baumann et al. 1990, 1999; Jankovic u. Brin 1991; Schanz u. Johnson 1992). Botulinum-Toxin als Exotoxin von Clostridium botulinum verhindert die quantenhafte und Ca^{++}-abhängige Freisetzung von Acetylcholin in den motorischen Nervenendigungen. Diese Störung der neuromuskulären Übertragung bewirkt eine Schwäche der Muskulatur, die je nach Applikationsweise und Dosierung des Toxins nach Stunden oder Tagen eintreten kann. Im klinischen Bereich zeichnet sich Botulinum-Toxin durch eine hohe Handhabungssicherheit aus. Die therapeutische Breite ist groß.

Heutiger Stellenwert des klinischen Einsatzes von Botulinum-Toxin

Seit Ende der 80er Jahre ist deutlich geworden, dass Botulinum-Toxin die Therapie der fokalen Dystonien revolutioniert hat. Da diese Behandlung den zuvor verfügbaren Therapieformen eindeutig überlegen ist, muss es heute für die fokalen Dystonien bei entsprechenden klinischen Voraussetzungen als Mittel der ersten Wahl empfohlen werden.

Botulinum-Toxin lässt sich besonders gut einsetzen bei oberflächlichen und eindeutig lokalisierbaren Muskeln, deren Aktivierungsmuster leicht zu erfassen ist. Der reversible Charakter der Wirkung ist Vorteil und Nachteil zugleich. Zum einen müssen Injektionen bei Nachlassen der Wirkung und Wiederaufkommen der Symptome im Durchschnitt nach einem viertel Jahr wiederholt werden. Zum anderen kann mit einem sukzessiven Abklingen von Nebenwirkungen gerechnet werden. Bei unzureichendem Effekt der Erstinjektion oder bei Befürchtung etwaiger Nebenwirkungen kann man versuchen, mit Nachinjektionen die gewünschte Wirkung zu »titrieren«. Die Behandlung ist wenig aufwendig und erfolgt ambulant. Sie erfordert jedoch Erfahrung in Diagnose und Therapie von Bewegungsstörungen, die Beherrschung der Injektionstechnik und der lokalen Anatomie sowie die Kenntnis der Pharmakologie der Toxindarreichungsformen.

Lokale Injektionen von Botulinum-Toxin A – Allgemeine Prinzipien

Botulinum-Toxin A wird in äußerst geringen Mengen in die betroffenen Muskeln injiziert. Das i. d. R. intramuskulär (unter EMG-Kontrolle bei schwer lokalisierbaren Muskeln) injizierte Medikament verursacht eine vorübergehende Schwäche und Atrophie des betroffenen Muskels und macht ihn weniger ansprechbar auf die überschießenden Nervenimpulse. Die unterschiedliche Dauer dieser Wirkung beträgt im Durchschnitt drei Monate. Die Wirkung setzt nicht sofort nach der Injektion ein, sondern je nach Art der Dystonie, innerhalb weniger Tage. Bei der zervikalen Dystonie (Torticollis) kann es sein, dass man bis zu 20 Tage (im Mittel 10 Tage) warten muss bis die Wirkung der Injektionen voll ausgeprägt ist. Da die erste Injektion mit einer vorsichtigen Dosis vorgenommen wird, ist es möglich, dass die Wirkung zunächst unzureichend ist. Man kann dann den Effekt der Injektion titrieren. Zur individuellen Dosisfindung können nach der 1. Behandlung Reinjektionen nach 2–3 Wochen notwendig

sein. Bei Verwendung höherer Dosen wie bei der zervikalen Dystonie erhöhen diese kurzfristigen Reinjektionen (Booster-Injektionen) wahrscheinlich das Risiko der Antikörperentwicklung gegen das Toxin (Greene et al. 1994). Patienten werden in diesem Fall therapierefraktär. In der Regel lässt die Wirkung bei den unterschiedlichen Indikationen bei Wiederholungsbehandlungen **nicht** nach. Die möglichen vorübergehenden **Nebenwirkungen** erklären sich durch eine zu starke Schwächung des Zielmuskels oder durch eine Schwächung der den Injektionsorten benachbarten Muskulatur. Multiple im Vergleich zu wenigen Injektionen pro Muskel reduzieren, tierexperimentellen und klinischen Studien zufolge, das weitere Diffundieren des Toxins in die benachbarte Muskulatur und damit das Auftreten von Nebenwirkungen (Borodic et al. 1994).

Botulinum-Toxin in der Behandlung der zervikalen Dystonie (Torticollis spasmodicus)

Die Botulinum-Toxin-Behandlung der zervikalen Dystonie führt bei 60–80% der Patienten zu einer Besserung der Kopfkontrolle und -haltung (Tsui et al. 1986; Jankovic u. Schwartz 1990; Lorentz et al. 1990; Ceballos-Baumann et al. 1990; Poewe et al. 1992; ◘ Abb. 13.4).

Im Vergleich zu früheren Therapieformen stellt die Botulinum-Therapie die erste Behandlungsart dar, über deren positiven Effekt international ein Konsens besteht. Regelhaft wird damit die Besserung von zervikalen Schmerzen angegeben. Als wesentliche vorübergehende unerwünschte Wirkungen sind Schwäche der behandelten Muskeln mit erschwerter Kopfhaltung (ca. 10%) und Schluckstörungen (ca. 10%), sowie Heiserkeit und ein Grippe-ähnliches Syndrom zu nennen. **Polygraphische EMG-Analyse:** Im Vergleich zu dem Blepharospasmus zeichnen sich zervikale Dystonien durch eine höhere Komplexität aus, bis zu 46 Muskeln und das Platysma können in diese Bewegungsstörung miteinbezogen sein.

Die zu injizierenden Muskeln liegen in der Tiefe und haben ein großes Volumen im Gegensatz zu den Hautmuskeln im Gesichtsbereich. Die Auswahl der zu behandelnden Muskeln kann mit einer polygraphische EMG-Analyse erleichtert werden (◘ Abb. 13.5).

Injektionen unter simultaner EMG-Kontrolle. Hilfreich erscheinen die EMG-Ableitungen während der Injektion mit teflonbeschichteten Injektionsnadeln,

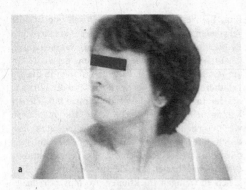

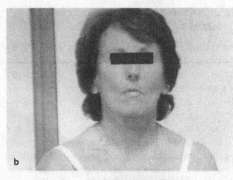

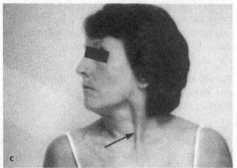

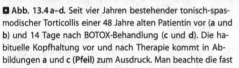

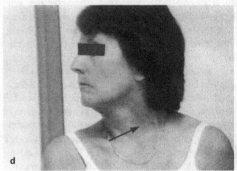

◨ **Abb. 13.4 a–d.** Seit vier Jahren bestehender tonisch-spasmodischer Torticollis einer 48 Jahre alten Patientin vor (**a** und **b**) und 14 Tage nach BOTOX-Behandlung (**c** und **d**). Die habituelle Kopfhaltung vor und nach Therapie kommt in Abbildungen **a** und **c** (**Pfeil**) zum Ausdruck. Man beachte die fast komplette Atrophie des injizierten linken M. sternocleidomastoideus bei Kopfdrehung zur rechten Seite (**b** und **d**, **Pfeil**). Ein Ausbleiben einer derartigen Atrophie 2–3 Wochen nach Injektion spricht für das Vorliegen von Antikörpern gegen Botulinum-Toxin

13

die gleichzeitig als EMG-Nadel dienen, insbesondere bei Injektionen in die tiefe Nackenmuskulatur, bei komplexen Aktivierungsmustern und adipösen Patienten. Für den Unerfahrenen in der Anwendung von Botulinum-Toxin ist dieses Vorgehen besonders zu empfehlen, um ein besseres Verständnis für die lokale Anatomie und Pathophysiologie der zervikalen Dystonie zu gewinnen. Injektionen können dann gezielt am Ort der stärksten EMG-Aktivität erfolgen. Zudem lassen sich Toxininjektionen außerhalb von Muskelgewebe oder in nicht beteiligte Muskeln vermeiden, sodass einerseits die Gefahr unerwünschter Wirkungen verringert und andererseits die Chance auf einen günstigen Therapieeffekt vergrößert wird. Eine jüngere kontrollierte Studie, die Injektionen ohne EMG-Kontrolle mit EMG-kontrollierten Injektionen verglich, zeigte bessere Ergebnisse in dem EMG-kontrollierten Studienarm (Comella et al. 1992).

Dosierung, Wahl der Injektionspunkte. Die Verdünnung des Toxins, die Dosierung, die Verteilung der Gesamtdosis auf die einzelnen Muskeln und die Auswahl derselben sowie die Anzahl der Injektionspunkte wird in den verschiedenen Zentren unterschiedlich gehandhabt. Neben dem M. splenius, trapezius sind auch der M. levator scapulae und die Mm. scalenii sowie die tiefen Nackenmuskeln zu beachten. Der M. sternocleidomastoideus ist sicherlich der auffälligste Muskel, ob er jedoch auch funktionell wichtig bei Aufrechterhaltung der Bewegungsstörung ist, kann zunehmend in Frage gestellt werden. Bei Injektionen in den M. sternocleidomastoideus ist das Risiko von Schluckstörungen relativ größer, am ehesten bedingt durch die Nähe zur pharyngealen Muskulatur. Bei einem unkomplizierten rotatorischen Torticollis kann mit einer Dosis von 500–750 U Dysport® bzw. 100–200 U BOTOX® begonnen werden, wobei nur 20% der Gesamtdosis in den M. sternocleidomastoideus injiziert werden sollten, sofern dieser tatsächlich hypertroph ist.

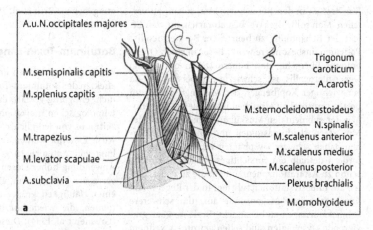

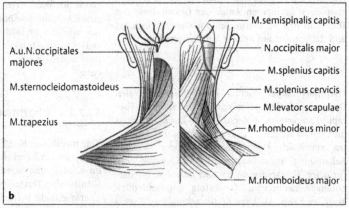

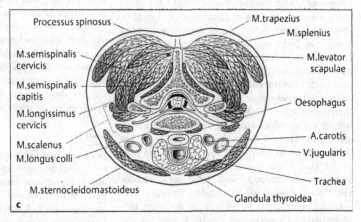

◻ **Abb. 13.5.** Muskulatur im zervikalen Bereich und mögliche Injektionspunkte bei zervikaler Dystonie. **a** Laterale Ansicht, **b** Ansicht von hinten, **c** Querschnitt auf Höhe C4. (Aus Ceballos-Baumann 2004)

Der Rest ist in den Bereich der Mm. splenii zu verteilen. Man sollte drei Wochen abwarten, um den Effekt der Behandlung zu beurteilen. Bei Retrocollis-Patienten, insbesondere wenn dieser in einen Opisthotonus übergeht, sind höhere Dosen notwendig. Der Anterocollis ist schwierig zu behandeln, da ein wichtiger Kopfbeuger, der M. longus colli, am besten transoral zu erreichen ist. Bilaterale Injektionen der submentalen Muskulatur einschließlich der Mm. sternocleidomastoideii und linguale Injektionen haben schwere Dysphagien verursacht und erfordern deshalb ein vorsichtiges Vorgehen. Es kam schon zu Aspirationspneumonien, die zu Aufenthalten auf Intensivstationen führten. In der Regel reicht das Legen einer Magensonde aus, um schwerere Schluckstörungen zu behandeln. Berichte über gravierende Dysphagien sind selten geworden, seitdem man einen geringeren Anteil der Gesamtdosis des Toxins in den M. sternocleidomastoideus injiziert und dafür mehr auf andere Muskeln verteilt.

Therapieversager. Wichtig ist es bei der zervikalen Dystonie zwischen primären und sekundären Therapieversagern zu unterscheiden. Zunächst muss man davon ausgehen, dass etwa 20% der behandelten zervikalen Dystoniker nach ihrer initialen Behandlung unzufrieden mit der Therapie sind (primäre Therapieversager) und dass bei Wiederholungsbehandlungen der Erfolg unterschiedlich ausfallen kann. Als Ursache für sekundäres Therapieversagen (kein therapeutischer Effekt bei Patienten, die zuvor von einigen Injektionsbehandlungen profitiert haben) kommen die Antikörperbildung gegen das Toxin und Veränderungen im Aktivierungsmuster in Frage. Sekundäre Therapieversager nach Antikörperbildung zeigen keine Muskelatrophie nach Injektionen, die besonders leicht am M. sternocleidomastoideus zu beobachten ist. Unter therapiebedingter Veränderung im Aktivierungsmuster von einzelnen Muskeln (Gelb et al. 1991) versteht man, dass die Dystonie auf vorher nicht betroffene Muskeln übergreift, die unter Umständen in der Tiefe liegen und mit den Injektionen kaum mehr erreicht werden können. Aufgrund der höheren Dosen, die bei der zervikalen Dystonie verabreicht werden (das 5- bis 10fache der beim Blepharospasmus applizierten Dosis) kommt es zur Antikörperbildung praktisch nur bei der zervikalen Dystonie und bei Indikationen wie Beindystonie oder Spastik. Für den Fall der Antikörperbildung wird demnächst Botulinum Toxin-Typ-B zur Verfügung stehen (Brin et al. 1999; Ceballos-Baumann et al., im Druck).

Botulinum-Toxin-Langzeiteffekte

Die Frage nach lokalen und systemischen Langzeiteffekten der Botulinum-Toxin-Behandlung ist bisher nicht endgültig geklärt, da abgesehen von den ophtalmologischen Indikationen bisher ein Erfahrungszeitraum von lediglich ca. 10–12 Jahren überblickt wird. Erwähnt werden soll hier, dass die Entwicklung von Antikörpern gegen Botulinum-Toxin bei Anwendung hoher Dosen zu sekundären Therapieversagern führen kann. Greene et al. sprechen von einer Häufigkeit größer als 4% bei Torticollis-Patienten, die wiederholt therapiert worden waren (Greene et al.,1994). Diese Autoren ermittelten folgende Risikofaktoren bei Torticollis-Patienten mit einem Botulinum-Antikörper-Syndrom: Höhere Dosen, wiederholte Injektionen mit kurzen Abständen zwischen den Injektionen, Reinjektionen (Booster-Injektionen) nach 2–3 Wochen zur Effektoptimierung.

13.7.2 Pharmakotherapie

Eine medikamentöse Therapie ist indiziert bei generalisierten und multifokalen Dystonien mit Beginn im Kindes- und Jugendalter sowie bei fokalen und segmentalen Dystonien, die mit Botulinum-Toxin-Therapie nicht befriedigend zu behandeln sind. Es werden eine ganze Reihe von Medikamenten gegeben, deren Einsatz unterschiedlich diskutiert wird: L-Dopa, Anticholinergika, Baclofen, Benzodiazepine, Dopaminspeicherentleerer wie Reserpin und Tetrabenazin, Neuroleptika, Dopaminagonisten wie Lisurid und Antiepileptika. Die Medikamenten-Studien sind fast ausnahmslos vor der Botulinum-Toxin-Ära durchgeführt worden und müssen daher heute anders beurteilt werden.

L-Dopa

Bei Dystonien mit Beginn vor dem 20. Lebensjahr wird zunächst eines der modernen L-Dopa-Kombinationspräparate versucht. Damit wird die L-Dopa-sensitive Dystonie (Segawa-Syndrom) ausgeschlossen oder bestätigt. Bei Beginn einer fokalen Dystonie im Erwachsenenalter lohnt sich ein solch langwieriger L-Dopa-Therapieversuch kaum, es sei denn, es handelt sich um eine sekundäre Dystonie, etwa bei einem Parkinson-Syndrom.

Anticholinergika

Trihexyphenydil (Artane) ist das Anticholinergikum, mit dem man die meiste Erfahrung bei Dystonie gewonnen hat. Man kann auch andere Anticholinergika wie Biperiden (Akineton) versuchen, die annähernd dosisäquivalent sind. Die Dosierung des Trihexyphenydil erfolgt einschleichend (1–2 mg pro Woche steigern) unter Anpassung an die Verträglichkeit. Es kann zur Erhöhung der Transaminasen und einer Verlängerung der PT (Quick) unter hochdosierten Anticholinergika kommen, weshalb eine regelmäßige Bestimmung der Leberwerte sinnvoll ist. Hochdosierte Anticholinergika sind besonders bei jugendlichen Patienten mit generalisierter idiopathischer Dystonie zu erwägen (Lang 1986). Jüngere Patienten vertragen aus noch nicht erklärten Gründen hohe Dosen von Anticholinergika, während bei Erwachsenen unerwünschte Wirkungen schnell therapielimitierend wirken. Hingegen erzielt man im Langzeitverlauf nur bei etwa 10% der erwachsenen Dystoniker mit Anticholinergika eine Besserung. Probleme bereiten bei Anticholinergika periphere (Verschwommensehen, trockener Mund, Obstipation, Harnverhalt etc.) und zentralnervöse (z. B. kognitive Leistungseinbußen, Vergesslichkeit, Psychosyndrom, Chorea).

Nebenwirkungen. Limitieren lediglich periphere Nebenwirkungen den therapeutischen Nutzen der Anticholinergika, kann man periphere Cholinesterasehemmer wie Pyridostigmin (Mestinon®) oder ein Miotikum als Augentropfen bei Verschwommensehen einsetzen. Zentralnervöse unerwünschte Effekte können nur mit einer Dosisreduktion angegangen werden. Ein plötzliches Absetzen von hochdosierten Anticholinergika kann zu einer Verschlechterung der Dystonie und zu einem gravierenden Psychosyndrom führen.

Weitere Medikamente und Kombinationstherapie

Falls Anticholinergika keinen Erfolg zeigen, können weitere Medikamente einzeln oder in Kombination eingesetzt werden. **Baclofen** (Lioresal®) in hoher Dosierung (40–120 mg/die) hilft vereinzelten Patienten (Greene u. Fahn 1992). **Benzodiazepine** wirken wahrscheinlich unspezifisch und sind bei bestimmten Patienten trotz der Gewöhnungsproblematik zu vertreten. Für Patienten mit myokloniformen Aktivierungsmustern stellt **Clonazepam** (Rivotril®) mit eine Alternative dar. **Neuroleptika** sind kontraindiziert, da hier das Risiko besteht, neben

der Dystonie nun iatrogen ein zusätzliches tardives Dyskinesie-Syndrom zu induzieren.

Einzelne invasive Verfahren

Denervierungsoperationen. Bei Botulinum-Toxinrefraktärer zervikaler Dystonie kann bei ausgesuchten Patienten eine selektive Denervierung nach Bertrand diskutiert werden. Nur wenige Neurochirurgen haben sich auf diese langwierige Operation spezialisiert. Die einzelnen Äste des N. accessorius zum M. sternocleidomastoideus und die Rami dorsales von C1–C6 werden während einer Allgemeinanästhesie ohne Muskelrelaxation freipräpariert, und abhängig von dem Aktivierungsmuster werden bestimmte Äste durchtrennt. Im deutschen Sprachraum berichteten Braun und Richter über eine Besserung von 75% der 35 Torticollis-Patienten, die sich ihrer modifizierten Version der Operation nach Bertrand und einem krankengymnastischen Übungsprogramm unterzogen hatten (Braun u. Richter 1991).

Ein zunehmendes Verständnis thalamokortikaler Regelkreise und neue stereotaktische Verfahren wie die chronische **elektrische Stimulation**, die schon bei Parkinson-Patienten für die Akinese im Nucleus subthalamicus und bei Tremor-Syndromen im Nucleus ventralis intermedius mit Erfolg eingesetzt wird, dürften der Stereotaxie möglicherweise in Zukunft einen bedeutenderen Platz in der Therapie generalisierter dystoner Syndrome einräumen. Chronische VIM-Stimulationen sind bei Patienten mit schwerster generalisierter Dystonie bei Beteiligung der Atmungsmuskulatur schon durchgeführt worden, die, wenn auch nicht beeindruckende, doch funktionell bedeutsame Besserungen erzielt haben. Die Risiken sind erheblich geringer als bei den destruktiven Thalamotomien.

13.7.3 Unterstützende Maßnahmen

Viele Patienten berichten über einen positiven Einfluss von **Krankengymnastik** wie zum Beispiel nach Bronkow-Bobath. **Elektrische Stimulation** mit Hilfe eines portablen TENS-Gerätes (transkutane elektrische Nervenstimulation) kann im Sinne eines »sensorischen Tricks« ausprobiert werden. Dystoner Tremor im Rahmen einer generalisierten idiopathischen Dystonie an der unteren Extremität konnte mit TENS bei einer Frequenz von 20–25 HZ erheblich reduziert werden (Bending u. Cleeves 1991).

Massagen, Halskrawatten und orthopädische Schienen führen in der Regel zu einer Verschlechterung der Dystonie. Eine Fixierung der Dystonie ist kontraindiziert. Eine begleitende Psychotherapie kann bei vielen Patienten hilfreich sein. Unter akuter, mehr noch chronisch erhöhter psychischer Belastung kommt es häufig zu einer zwischenzeitlichen Verstärkung der dystonen Symptomatik, wobei es hier aber keine festen Regeln gibt. Das Erlernen von Entspannungstechniken hilft einigen Patienten daher, mit ihrer Bewegungsstörung in belastenden Stress-Situationen besser umzugehen.

Literatur

Alexander GE, DeLong MR, Strick PL (1986) Parallel organisation of functionally segregated circuits linking basal ganglia and cortex. Ann Rev Neurosci 9:357–381

Alexander GE, Crutcher MD, DeLong MR (1990) Basal ganglia-thalamocortical circuits: Parallel substrates for motor, oculomotor, »prefrontal« and »limbic« functions. Prog Brain Res 85:119–146

American Psychiatric Association (1994) Diagnostic and statistical manual of mental disorders, 4th edn. American Psychiatric Association, Washington, DC

Arolt V, Driessen M, Dilling H (1997) Psychische Störungen bei Patienten im Allgemeinkrankenhaus. Dtsch Ärztebl 94:A-1354–1358

Austin MP, Mitchell P (1995) The anatomy of melancholia: does frontal-subcortical pathophysiology underpin ist psychomotor and cognitive manifestations? Psychol Med 25:665–672

Bagby RM, Taylor GJ, Parker JDA (1994 a) The Twenty Item Toronto Alexithymia Scale. I. Item selection and cross-validation of the factor structure. J Psychosom Res 38:23–32

Bagby RM, Taylor GJ, Parker JDA (1994 b) The Twenty Item Toronto Alexithymia Scale. II. Convergent discriminant, and concurrent validity. J Psychosom Res 38:33–40

Bending J, Cleeves L (1991) Effect of electrical nerve stimulation on dystonic tremor. Lancet 336:1385–1386

Binz T, Blasi J, Yamasaki S et al (1994) Proteolysis of SNAP-25 by types E and A botulinal neurotoxins. J Biol Chem 269:1617–1620

Blumer D, Montouris G, Herrmann B (1995) Psychiatric morbidity in seizure patients on a neurodiagnostic monitoring unit. J Neuropsychiatr Clin Neurosci 7:445–456

Borodic GE, Ferrante R, Pearce LB, Smith K (1994) Histologic assessment of dose-related diffusion and muscle fiber response after therapeutic botulinum A toxin injections. Mov Disord 9:31–39

Braun V, Richter HP (1991) Selective peripheral denervation in patients with spasmodic torticollis. Stereotact Funct Neurosurg 57:113–122

Brin MF, Lew MF, Adler CH et al (1999) Safety and efficacy of NeuroBloc (botulinum toxin type B) in type A-resistant cervical dystonia. Neurology 53:1431–1438

Burton K, Farrell K, Li D, Calne DB (1984) Lesions of the putamen and dystonia: CT and magnetic resonance imaging. Neurology 34:962–965

Ceballos-Baumann AO, Benecke R, Dengler R et al (1990) Therapie fokaler Dystonien mit Botulinum-Toxin A (BOTOX). In: Elger CE, Dengler R (Hrsg) Jahrbuch der Neurologie 1989/90. Biermann, Zülpich, pp 28–48

Ceballos-Baumann AO, Passingham RE, Marsden CD, Brooks DJ (1995) Motor reorganisation in acquired hemidystonia: a PET activation study. Ann Neurol 37:746–757

Ceballos-Baumann AO, Passingham RE, Warner T (1995) Overactivity of prefrontal and underactivity of motor cortical areas in idiopathic dystonia: a PET activation study. Ann Neurol 37:363–372

Ceballos-Baumann A, Sheean G, Passingham RE et al (1997) Botulinum toxin does not reverse the cortical dysfunction associated with writefs cramp: a PET study. Brain 120:571–582

Ceballos-Baumann AO, Brooks DJ (1998) Activation positron emission tomography scanning in dystonia. Adv Neurol 78:135–152

Ceballos-Baumann AO (1999) Idiopathische Dystonien. In: Berlit P (Hrsg) Klinische Neurologie. Springer, Berlin Heidelberg New York, pp 892–906

Ceballos-Baumann AO, Boecker H (2000) Funktionelle Bildgebung des motorischen Systems: physiologische Grundlagen und Untersuchungen bei Bewegungsstörungen. Klin Neurophysiol 31:61–70

Ceballos-Baumann AO, Petri S, Toelle Th, Heckmann M (im Druck) Neues in der Botulinum-Toxin-Therapie: von der Dystonie bis zur Migränepropylaxe. Nervenheilkd

Ceballos-Baumann AO (2004) Dystonien. In: Ceballos-Baumann AO, Conrad B (Hrsg) Bewegungsstörungen in der Neurologie, 2. Aufl. Thieme, Stuttgart

Conrad B, Ceballos-Baumann AO (Hrsg) (1996) Bewegungsstörungen in der Neurologie. Thieme, Stuttgart

Charcot IM (1892) Leçons du mardi. Poliklinik 1887/88. Paris

Choppy-Jacolin M, Ferrey G, Demaria C (1977) A psychometric study of 34 patients afflicted with spasmodic torticollis. Acta Neurol Scand 55:483–492

Cleveland SE (1959) Personality dynamics in torticollis. J Nerv Ment Dis 129:150–161

Cockburn JJ (1971) Spasmodic torticollis: A psychogenic condition? J Psychosom Res 15:471–477

Comella CL, Buchman AS, Tanner CM et al (1992) Botulinum toxin injection for spasmodic torticollis: increased magnitude of benefit with electromyographic assistance. Neurology 42:878–882

Cruchet R (1907) In: Traité des torticolis spasmodiques: spasmes, tic, rhythmes de cou, torticolis mental, etc. Masson, Paris

Csanda B, Deuschl G (1994) Kraniozervikale Dystonien. Nervenarzt 65:75–94

Cummings JL (1998) On: Frontal-subcortical circuits and human behavior. J Psychosom Res 44(6):627–628

Damasio AR (1998) Descarteś Irrtum. Fühlen, Denken und das menschliche Gehirn, 3. Aufl. DTV, München

Derogatis LR (1986) SCL-90-R. Self Report Symptom Inventory. In: Cips. Internationale Skalen für Psychiatrie. Beltz, Weinheim

Deuschl G (1989) Der idiopathische Torticollis spasmodicus: eine fokale Dystonie. Nervenarzt 60:377–385

Fahn S (1988) Concept and classification of dystonia. Adv Neurol 50:1–8

Fahn S (1994) Psychogenic movement disorders. In: Marsden CD (ed) Movement disorders. Butterworth, London, pp 359–372

Gedo J (1988) The mind in disorder: Psychoanalytic models of pathology. Analytic Press, Hillsdale

Gelb DJ, Yoshimura DM, Olney RK et al (1991) Change in pattern of muscle activity following botulinum toxin injections for torticollis. Ann Neurol 29:370–376

George MS, Lydiard RB (1994) Social phobia secondary to physical disability. A review of benign essential tremor (BET) and stuttering. Psychosomatics 35:520–523

Greene PE, Fahn S (1993) Use of botulinum toxin type F injections to treat torticollis in patients with immunity to botulinum toxin type A. Mov Disord 8:479–483

Greene P, Fahn S, Diamond B (1994) Development of resistance to botulinum toxin type A in patients with torticollis. Mov Disord 9:213–217

Gündel H, Wolf A, Xidara V et al (1999) Psychiatric comorbidity in patients with spasmodic torticollis. A prospective study using the structured clinical interview for DSM IV (SKID-I). Abstract. Neurology 52 (Suppl 2):A118

Gündel H, Ceballos-Baumann AO, von Rad M (2000a) Aktuelle Perspektiven der Alexithymie. Nervenarzt 71:151–163

Gündel H (2000b) Psychogene Bewegungsstörungen. Z Nervenheilkd 9:41–49

Gündel H, Wolf A, Busch R, Ceballos-Baumann AO (2001) Social phobia in spasmodic torticollis. J Neurol Neurosurg Psychiatry 71:499–504

Gündel H, Wolf A, Busch R, Ceballos-Baumann AO (submitted for publication) High psychiatric vulnerability in spasmodic torticollis: A controlled study.

Guidetti V, Galli F, Fabrizi P et al (1998) Headache and psychiatric comorbidity. Clinical aspects and outcome in an 8-year follow-up study. Cephalalgia 18:455–462

Herschbach P, Henrich G (1998) The significance of objective determinants for the subjective quality of life. Psychosom Med 60(1):113–114

Henrich G, Herschbach P (in press) Questions on life satisfaction (FLZ^M) – A short questionnaire for assessing subjective quality of life. Eur J Psychol Assess

Hofer MA (1984) Relationships as regulators. A psychobiologic perspective on bereavement. Psychosom Med 46:183–197

Jahanshahi M, Marsden CD (1988a) Personality in torticollis: a controlled study. Psychol Med 18:375–387

Jahanshahi M, Marsden CD (1988b) Depression in torticollis: a controlled study. Psychol Med 18:925–933

Jahanshahi M, Marion MH, Marsden CD (1990) Natural history of adult-onset idiopathic torticollis. Arch Neurol 47:548–552

Jahanshahi M, Marsden CD (1990) Body concept, disability and depression in patients with spasmodic torticollis. Behav Neurol 3:117–131

Jahanshahi M, Marsden CD (1992) Psychological functioning before and after treatment of torticollis with botulinum toxin. J Neurol Neurosurg Psychiatry 55:229–231

Jankovic J, Schwartz K (1990) Botulinum toxin injections for cervical dystonia. Neurology 40:277–280

Jankovic J, Brin MF (1991) Therapeutic uses of botulinum toxin. N Engl J Med 324:1186–1194

Kischka U, Spitzer M, Kammer T (1997) Frontal-subkortikale neuronale Schaltkreise. Fortschr NeurolPsychiatrie 65:221–231

Krishnan KR, McDonald K, Escalona WM et al (1992) Magnetic Resonance Imaging of the caudate nuclei in depression. Arch Gen Psychiatry 49:553–557

Kutvonen O, Dastidar P, Nurmikko T (1997) Pain in spasmodic torticollis. Pain 69:279–286

Lane RD, Quinlan D, Schwartz G et al (1990) The levels of emotional awareness scale: A cognitive-developmental measure of emotion. J Pers Assess 55:124–134

Lang AE (1986) High dose anticholinergic therapy in adult dystonia. Can J Neurol Sci 13:42–46

Leplow B (1990) Heterogenity of biofeedback training effects in spasmodic torticollis: A single-case approach. Behav Res Ther 28(4):359–365

Lorentz IT, Subramaniam SS, Yiannikas C (1990) Treatment of idiopathic spasmodic torticollis with botulinum-A toxin: a pilot study of 19 patients. Med J Aust 152:528–530

Lowenstein DH, Aminoff MJ (1988) The clinical course of spasmodic torticollis. Neurology 38:530–532

Maier-Diewald W, Wittchen HU, Hecht H, Werner-Eilert K (1983) Die Münchner Ereignisliste (MEL) – Anwendungsmanual. Max-Planck-Institut für Psychiatrie, München

Marsden CD, Obeso JA, Zarranz JJ, Lang AE (1985) The anatomical basis of symptomatic hemidystonia. Brain

Mitscherlich M (1979) The theory and therapy of hyperkineses (torticollis). Psychother Psychosom 32:306–312

Muthny FA (1989) Freiburger Fragebogen zur Krankheitsverarbeitung. Beltz Test, Weinheim

Naber D, Weinberger DR, Bullinger M et al (1988) Personality variables, neurological and psychopathological symptoms in patients suffering from spasmodic torticollis. Compr Psychiatry 29:182–187

Nutt JG, Muenter MD, Aronson A et al (1988) Epidemiology of focal and generalized dystonia in Rochester, Minnesota. Mov Disord 3:188–194

Oppenheim H (1911) Über eine eigenartige Krampfkrankheit des kindlichen und jugendlichen Alters (dysbasia lordotica progressiva, dystonia musculorum deformans). Neurologie Zentralbl 30:1090–1107

Papathanasiou I, MacDonald L, Whurr R, Jahanshahi M (2001) Perceived stigma in spasmodic torticollis. Mov Disord 16:280–285

Paterson MT (1945) Spasmodic torticollis: Result of psychotherapy in 21 cases. Lancet 2:556–559

Pettigrew LC, Jankovic J (1985) Hemidystonia: a report of 22 patients and a review of the literature. J Neurol Neurosurg Psychiatry 48:650–657

Poewe W, Schelosky L, Kleedorfer B et al (1992) Treatment of spasmodic torticollis with local injections of botulinum toxin. One-year follow-up in 37 patients. J Neurol 239:21–25

Poulain B, Tauc L, Maisey EA et al (1988) Neurotransmitter release is blocked intracellularly by botulinum neurotoxin, and this requires uptake of both toxin polypeptides by a process mediated by the larger chain. Proc Natl Acad Sci USA 85:4090–4094

Rodin G (1984) Somatization and the self: psychotherapeutic issues. Am J Psychother 38:257–263

Rodin G (1991) Somatization: A perspective from self psychology. J Am Acad Psychoanal 19:367–384

Rondot P, Marchand MP, Dellatolas G (1991) Spasmodic torticollis: rewiev of 220 patients. Can J Neurol Sci 18:143–151

Schanz EJ, Johnson EA (1992) Properties and use of botulinum toxin and other microbial neurotoxins in medicine. Microbiol Rev 80–99

Scheidt CE (1995) Psychological distress and psychopathology in spasmodic torticollis – clinical assessment and psychometric finding. PPmP 45:183–191

Scheidt CE, Heinen F, Nickel T et al (1996) Spasmodic torticollis – a multicentre study on behavioural aspects IV: psychopathology. Behav Neurol 9:97–103

Scheidt CE, Waller E, Schnock C et al (1999) Alexithymia and attachment representation in idiopathic spasmodic torticollis. J Nerv Ment Dis 187:47–52

Schöttler C (1981) Zur Behandlungstechnik bei psychosomatisch schwer gestörten Patienten. Psyche 2:111–141

Schwalbe W (1908) Eine eigentümliche tonische Krampfform mit hysterischen Symptomen. Inauguraldissertation. Universitätsbuchdruckerei Gustav Schade, Berlin

Scott AB (1981) Botulinum toxin injections of eye muscles to correct strabism. Trans Am Ophtalmol Soc 79:734–770

Stangier U, Heidenreich T, Beradi A et al (1999) Die Erfassung sozialer Phobie durch die Social Interaction Anxiety Scale (SIAS) und die Social Phobia Scale (SPS). Z Klin Psychol 28:28–36

Stein MB, Baird A, Walker JR (1996) Social phobia in adults with stuttering. Am J Psychiatry 153:278–280

Stolorow RD, Atwood GE (1991) The mind and the body. Psychoanal Dialogues 1:181–195

Tandberg E, Larsen JP, Aarsland D, Cummings JL (1996) The occurence of depression in Parkinson's disease. Arch Neurol 53:175–179

Tandberg E, Larsen JP, Aarsland D et al (1997) Risk factors for depression in Parkinson's disease. Arch Neurol 54:625–630

Taylor GJ (1993) Clinical application of a dysregulation model of illness and disease: A case of spasmodic torticollis. Int J Psycho-Anal 74:581–595

Tsui JKC, Eisen AJ, Stoessl AJ (1986) Double-blind study of botulinum toxin in spasmodic torticollis. Lancet II:245–247

Vuilleumier P, Chicherio C, Assal F (2001) Functional neuroanatomical correlates of hysterical sensorimotor loss. Brain 124:1077–1090

Wenzel T, Schnider P, Wimmer A et al (1998) Psychiatric comorbidity in patients with spasmodic torticollis. J Psychosom Res 44(6):687–690

Williams DT, Ford B, Fahn S (1995) Phenomenology and psychopathology related to psychogenic movement disorder. In: Weiner WJ, Lang AE (eds) Advances in neurology, vol 65: Behavioral neurology of movement disorders. Raven Press, New York

Williams JBW, Gibbon M, First MB et al (1992) The Structured Clinical Interview for DSM-III-R (SCID):II Multisite test-retest reliability. Arch Gen Psychiatry 49:630–636

Wittchen HU, Essau CA, Zerssen D et al (1992) Lifetime and six-month prevalence of mental disorders in the Munich Follow-Up Study. Eur Arch Psychiatry Clin Neurosci 241:247–258

Wittchen HU, Wunderlich U, Gruschwitz S, Zaudig M (1997) Strukturiertes klinisches Interview für DSM-IV, Achse I (SKID). Hogrefe, Göttingen

Wittchen HU, Mueller N, Storz S (1998) Psychische Störungen. Häufigkeit, psychosoziale Beeinträchtigungen und Zusammenhänge mit körperlichen Erkrankungen. Gesundheitswesen 60 (Sonderheft 2):95–100

Restless-Legs-Syndrom

Thomas-Christian Wetter, Claudia Trenkwalder

14.1 Einführung

Die vermutlich erste Beschreibung eines Beschwerdebildes, das einem Restless Legs Syndrom (RLS; ▶ s. ◘ Tabelle 14.1) entspricht, stammt aus dem 17. Jahrhundert von dem englischen Arzt Sir Thomas Willis: »These patients retire to bed, but presently, in their arms and legs, arise movements of the whole limbs and twitchings of the muscles. So great is the muscle restlessness, that the distressed patients are no more able to sleep than if they were in a place of torture.« (Willis 1685). Im 19. Jahrhundert beschrieb Wittmaack eine ähnliche Symptomatik als Ausdruck einer hysterischen Störung und bezeichnete diese als »anxietas tibiarum« (Wittmaack 1861). Oppenheim wiederum ordnete das Syndrom in seinem Lehrbuch der Nervenkrankheiten (1923) als neurologische Störung ein und beschrieb die klinische Symptomatik »als eine besondere Art subjektiver Empfindungsstörungen und Unruhe in den Beinen, die über Jahre und Dezennien bestehen kann«. 1945 benannte der Neurologe Ekbom die Erkrankung »Restless Legs Syndrom« und war der Erste, der sie als eine eigenständige Entität darstellte. Ekbom erkannte auch sekundäre Formen des RLS bei Eisenmangelanämie und in der Schwangerschaft (Ekbom 1945). Aufgrund von polysomnographischen Untersuchungen konnte Lugaresi erstmals einen Zusammenhang zwischen dem RLS und nächt-

◘ Tabelle 14.1. Abkürzungen

RLS	Restless-Legs-Syndrom (Syndrom der unruhigen Beine)
PLM	Periodic leg movements (polysomnographisch gemessene periodische Beinbewegungen im Schlafen und Wachen). Zur Definition ▶ s. Übersicht, S. 284
PLMS	Periodic leg movements in sleep (polysomnographisch gemessene periodische Beinbewegungen nur im Schlafen)
PLMW	Periodic leg movements during wakefulness (polysomnographisch gemessene periodische Beinbewegungen nur im Wachen)
PLMD	Periodic limb movement disorder (Schlafstörung ohne RLS-typische klinische Symptomatik, die durch periodische Bewegungen der Arme und/oder Beine gekennzeichnet ist)

lichen periodischen Beinbewegungen herstellen (Lugaresi et al. 1966).

14.2   Klinische Symptomatik des RLS

Die klinische Symptomatik des RLS ist so charakteristisch, dass die Diagnose »Restless Legs Syndrom« häufig bereits aus der Anamnese mit großer Sicherheit gestellt werden kann. Hierzu haben auch Definitionskriterien beigetragen, die 1995 durch eine internationale RLS Study Group erstellt wurden (Walters et al. 1995). Die Kriterien sind in modifizierter Form in der folgenden Übersicht wiedergegeben.

Diagnostische Kriterien des Restless Legs Syndroms (RLS), modifiziert nach Walters et al. (1995)

Für die Diagnose RLS sind vier Minimalkriterien zwingend erforderlich. Die zusätzlichen Kriterien 5–9 tragen ergänzend zur Diagnosestellung bei
— Minimalkriterien (1–4)
1. Sensible Symptome assoziiert mit Bewegungsdrang
   Missempfindungen in den Extremitäten (ein- oder beidseitig) wie Kribbeln, Ziehen, Reißen, Jucken, Brennen, Krämpfe oder Schmerzen

2. Motorische Unruhe
   Ruhelosigkeit, Umhergehen, Reiben oder Massieren der Beine. Bewegung reduziert die Beschwerden meist nur kurzfristig
3. Auftreten oder Verstärkung der Symptome in Ruhe
4. Verstärkung der Symptomatik gegen Abend oder in der Nacht
— Zusätzliche Kriterien (5–9)
5. Schlafstörungen
   Ein- und/oder Durchschlafstörungen, Tagesmüdigkeit, Erschöpfung
6. Unwillkürliche Bewegungen
   a) Perodische Beinbewegungen im Schlaf, benannt als:
      Periodic Limb Movements in Sleep (PLMS)
      Periodic Movements in Sleep (PMS)
      Periodic Limb Movements (PLM)
   b) Beinbewegungen im Wachzustand und in Ruhe, benannt als:
      Periodic Limb Movements (PLM)
      Periodic Movements While Awake (PMWA)
      Dyskinesias While Awake (DWA)
7. Klinischer Verlauf
   Initial meist fluktuierend, im Verlauf meist kontinuierlich oder progredient
8. Unauffälliger neurologischer Untersuchungsbefund
9. Evtl. positive Familienanamnese

Die Einteilung erfolgt in »Minimalkriterien«, die aus den vier wichtigsten klinischen Symptomen bestehen und die obligat zur Diagnosestellung erforderlich sind und in »Zusatzkriterien«, die fakultativ auftreten können. Unabhängig davon wird das RLS in eine primäre (idiopathische) und sekundäre (symptomatische) Form unterteilt. Es besteht dahingehend Übereinstimmung, dass sich beide Formen in ihrer klinischen Symptomatik nicht oder nur unwesentlich unterscheiden (Trenkwalder et al. 1996).

14.2.1   Sensible Symptome assoziiert mit Bewegungsdrang

Patienten mit RLS klagen über unangenehme Sensationen der Beine, die nahezu ausschließlich in Ruhe- oder Entspannungssituationen auftreten. Die Symptome werden als Kribbeln, Stechen, Brennen oder ziehende Schmerzen »tief in den Muskeln« beschrieben. Die Beschwerden gehen meist von den Unterschenkeln nach proximal aus, gelegentlich sind sie nur um das Kniegelenk lokalisiert, manchmal auch in den Hüften oder Sprunggelenken. Die Missempfindungen können einseitig, beidseitig oder alternierend auftreten. Meist zeigt sich intraindividuell ein konstantes Muster (Trenkwalder et al. 1996), das über Jahre bestehen bleiben kann. Beim fortgeschrittenen und schweren RLS können auch die oberen Extremitäten, meist die Unterarme, und in seltenen Fällen der gesamte Körper betroffen sein. Ein entscheidendes Kriterium für RLS ist die Assoziation der sensiblen Symptomatik mit dem Bewegungsdrang der betroffenen Extremitäten. Während das alleinige Auftreten beinbezogener sensibler Störungen unspezifisch ist, ist die Kombination mit dem Bewegungsdrang diagnoseweisend.

14.2.2   Motorische Unruhe

Die motorische Unruhe ist dadurch bedingt, dass die Patienten Situationen, die zu längerdauernder Ruhe oder Entspannung führen, vermeiden bzw. Bewegungsstrategien entwickeln, um bereits aufgetretene Missempfindungen zu lindern. Diese sind individuell unterschiedlich ausgestaltet und bestehen vor allem aus Umhergehen, rhythmischen Körperbewegungen oder der Anwendung sensorischer Reize wie Kalt-Warm-Duschen, Bürsten oder Reiben.

14.2.3   Einfluss von Entspannung und Aktivität auf die Ausprägung der Symptomatik

Definitionsgemäß dürfen RLS-Beschwerden nur in Ruhe- und Entspannungssituationen oder aus dem Schlaf heraus auftreten. Typische Situationen, in denen ein Auftreten oder eine Zunahme von RLS geschildert wird, sind Auto-, Bus- und Flugreisen, Kino- und Theaterbesuche, längere Konferenzen, Immobilisation von Extremitäten durch einen Gipsverband oder krankheitsbedingte Bettruhe (Wetter u. Pollmächer 1997). Neben dem ausschließlichen Auftreten der Symptomatik in Ruhe beinhaltet das Kriterium auch die Reduktion der Symptome durch Aktivität, ein entscheidendes Merkmal zur Abgrenzung gegenüber anderen Bewegungsstörungen.

14.2.4   Zunahme der Symptomatik am Abend und in der Nacht

Viele Patienten berichten bereits spontan, dass sie besonders am Abend unter den Beschwerden leiden. Während Ruhephasen am Morgen meist symptomfrei verlaufen, beginnen am späten Nachmittag häufig erste Symptome. Die Zunahme der Symptomatik am Abend kann den subjektiv wahrgenommenen Schlafstörungen manchmal um Jahre vorangehen. Näheres hierzu ist in Kapitel 6.4 beschrieben.

14.2.5   Schlafstörungen

Etwa 90% der therapiebedürftigen RLS-Patienten klagen über Schlafstörungen (Ekbom 1970; Walters et al. 1991), die sich überwiegend als Kombination von Ein- und Durchschlafstörungen manifestieren können. Ursache hierfür sind die Missempfindungen, die oft bereits wenige Minuten nach dem Zubettgehen auftreten. Wenn neben den sensiblen Störungen auch motorische Symptome mit periodischen Beinbewegungen am Übergang vom Wachen zum Schlaf auftreten, ist dies für die Patienten besonders quälend. Während zu Beginn der Erkrankung die Schlafstörungen nur intermittierend auftreten und lange Phasen ohne subjektive Schlafdefizite beschrieben werden, nimmt das Ausmaß und die Häufigkeit der auftretenden Schlafstörung meist im höheren Lebensalter deutlich zu. Erhöhte Tagesmüdigkeit als Folge der Schlafstörungen wird ebenfalls berichtet, steht meist jedoch nicht im Vordergrund der Beschwerden.

14.2.6   Motorische Symptome – unwillkürliche nächtliche Bewegungen

Periodische Beinbewegungen im Schlaf

Fremdanamnestische Angaben des Bettpartners über nächtliche ruckartige Beinbewegungen in Zusammenhang mit der klinischen Symptomatik eines RLS weisen auf das Vorhandensein periodischer Beinbewegungen im Schlaf (PLMS) hin und können fast immer schlafpolygraphisch bestätigt werden. Eine ausführlichere Darstellung zu den periodischen Beinbewegungen findet sich in Abschnitt 14.4.5.

Unwillkürliche Beinbewegungen im Wachzustand

Etwa die Hälfte der betroffenen Patienten berichten auch über unwillkürliche motorische Symptome im Wachen. Die Häufigkeit dieses Symptoms wird jedoch unterschätzt: unter kontinuierlicher Beobachtung im Ruhezustand treten bei fast allen RLS-Patienten unwillkürliche motorische Phänomene auf, wenn die Patienten gebeten werden, sich nicht willkürlich zu bewegen (Trenkwalder et al. 1997). Die Beinbewegungen im Wachzustand zeigen sich als periodisch auftretende Myoklonien einer oder mehrerer Muskelgruppen der Beine oder als repetitive, Dyskinesie-ähnliche Phänomene (»dyskinesias while awake«; Hening et al. 1986) mit einer Dauer von mehreren Sekunden. Die periodisch auftretenden Phänomene werden auch als »periodic limb movements during wakefulness« (PLMW) bezeichnet und als Korrelat der motorischen Phänomene der PLMS betrachtet.

14.2.7   Neurologische Untersuchung

Die neurologische Untersuchung ist beim idiopathischen RLS unauffällig. Es sind keine dem RLS assoziierten neurologischen Defizite beschrieben. Das Auftreten neurologischer Störungen schließt jedoch ein RLS nicht aus. Sekundäre Restless-Legs-Syndrome werden beispielsweise nach spinalen Läsionen, sowohl posttraumatisch als auch postentzündlich, beobachtet. Bei niereninsuffizienten Patienten mit einem sekundären RLS wird fast immer eine urämische Polyneuropathie beobachtet, deren Ausmaß mit dem RLS bei Urämie jedoch nicht in Zusammenhang steht (Winkelman et al. 1996).

14.2.8   Klinischer Verlauf

Die RLS-Symptomatik kann in jedem Lebensalter auftreten. In Familien von RLS-Betroffenen können bereits Kinder an einem RLS leiden, das sich in Form einer motorischen Unruhe und Schlafstörungen manifestieren kann. Der Verlauf kann sowohl intermittierend als auch primär progredient sein. Remissionen werden von den Patienten immer wieder berichtet, deren Dauer mehrere Wochen bis Monate betragen kann. Ein völliges Sistieren der Symptome beim idiopathischen RLS wurde in der Literatur bisher nicht berichtet, sodass von einer chronischen Erkrankung mit einer Zunahme der spezifischen Symptome im Alter auszugehen ist. Bei sekundären Formen ist jedoch nach Behandlung des auslösenden Zustandes, z. B. der Niereninsuffizienz oder nach Beendigung der Schwangerschaft, eine dauerhafte Remission durchaus möglich. Die Schwere der Symptome des RLS kann durch eine neue, 10 Fragen umfassende Schweregradskala beurteilt werden, die ebenfalls durch die RLS-Study-Group entwickelt und kürzlich validiert wurde (folgende Übersicht). Der Schweregrad wird durch Addition der Punktwerte (0–4) der 10 Einzelitems errechnet (Schweregradbereich: 0–40 Punkte). Diese Skala kann insbesondere zur Evaluierung von Therapiestudien und der Beurteilung der Progression in Langzeitverläufen eingesetzt werden (Trenkwalder et al. 2001).

Schweregradskala des Restless-Legs-Syndroms

1. Wie beurteilen Sie Ihre Beschwerden in Beinen oder Armen aufgrund des Syndroms der unruhigen Beine insgesamt?
   0 = nicht vorhanden, 1 = gering, 2 = mäßig, 3 = stark, 4 = sehr stark
2. Wie stark empfinden Sie insgesamt den Zwang, sich wegen des Syndroms der unruhigen Beine bewegen zu müssen?
   0 = nicht vorhanden, 1 = gering, 2 = mäßig, 3 = stark, 4 = sehr stark
3. Wie stark bessern sich insgesamt Ihre durch das Syndrom der unruhigen Beine bedingten Beschwerden in Armen oder Beinen durch Herumlaufen?
   0 = keine Beschwerden, Frage nicht zutreffend, 1 = (nahezu) völlige Besserung, 2 = mäßige Besserung, 3 = geringe Besserung, 4 = keine Besserung
4. Wie stark sind Ihre Schlafstörungen aufgrund der Symptome des Syndroms der unruhigen Beine insgesamt?
   0 = nicht vorhanden, 1 = gering, 2 = mäßig, 3 = stark, 4 = sehr stark
5. Wie ausgeprägt ist Ihre Müdigkeit oder Schläfrigkeit aufgrund Ihrer Symptome des Syndroms der unruhigen Beine?
   0 = nicht vorhanden, 1 = gering, 2 = mäßig, 3 = stark, 4 = sehr stark
6. Wie schwer ist Ihr Syndrom der unruhigen Beine insgesamt?
   0 = nicht vorhanden, 1 = gering, 2 = mäßig, 3 = stark, 4 = sehr stark

7. Wie oft treten bei Ihnen Symptome des Syndroms der unruhigen Beine auf?
0=nicht vorhanden, 1=gering (an 1 Tag pro Woche oder seltener), 2=mäßig (an 2–3 Tagen pro Woche), 3=schwer (an 4–5 Tagen pro Woche), 4=sehr schwer (an 6–7 Tagen pro Woche)

8. Wenn bei Ihnen die Symptome des Syndroms der unruhigen Beine auftreten, wie schwer sind diese an einem durchschnittlichen Tag?
0=nicht vorhanden, 1=gering (weniger als 1 Std. pro 24 Std.), 2=mäßig (1–3 Std. pro 24 Std.), 3=schwer (3–8 Std. pro 24 Std.), 4=sehr schwer (8 Std. oder mehr pro 24 Std.)

9. Wie stark wirken sich die Symptome Ihres Syndroms der unruhigen Beine insgesamt auf Ihre Alltagsaktivitäten aus, etwa auf Ihr Familienleben, Ihr häusliches Umfeld, Ihre Kontakte zu Freunden und Bekannten oder Ihre berufliche Arbeit?
0=überhaupt nicht, 1=gering, 2=mäßig, 3=stark, 4=sehr stark

10. Wie stark wird Ihre Stimmungslage von dem Syndrom der unruhigen Beine beeinflusst, z.B. Verärgerung, Niedergeschlagenheit, Traurigkeit, Ängstlichkeit oder Gereiztheit?
0=überhaupt nicht, 1=gering, 2=mäßig, 3=stark, 4=sehr stark

Auswertung:

1–10 Punkte:	Gering ausgeprägtes Syndrom (Schweregrad 1–2)
11–20 Punkte:	Mäßig ausgeprägtes Syndrom (Schweregrad 3–4)
21–30 Punkte:	Stark ausgeprägtes Syndrom (Schweregrad 5–6)
31–40 Punkte:	Sehr stark ausgeprägtes Syndrom (Schweregrad 7–8)

14.2.9 Positive Familienanamnese

Die Häufigkeit einer positiven Familienanamnese bei idiopathischen RLS-Patienten liegt zumindest bei 60%. Der Erbgang erfolgt nach bisherigem Wissen autosomal-dominant, sodass ein RLS-positives Allel auf einem Chromosom zur Manifestation der Erkrankung ausreichen würde. Die Expressivität des klinischen Erscheinungsbildes innerhalb einer Familie kann jedoch erheblich variieren. Das durchschnittliche Erkrankungsalter in den Familien scheint dabei in den jeweils nachfolgenden Generationen niedriger zu liegen (Trenkwalder et al. 1996).

Patienten, die bereits vor dem 30. Lebensjahr erste Symptome eines RLS entwickeln, leiden signifikant häufiger unter einer familiären Form mit einem autosomal domianten Erbgang (Winkelmann et al. 2002). Erste molekulargenetische Untersuchungen, in denen Kandidatengene untersucht wurden, und Kopplungsanalysen durchgeführt wurden, konnten dem RLS bisher keinen Genort zuordnen. In einer französisch-kanadischen Untersuchung konnte erstmals im Rahmen von Kopplungsanalysen eine erhöhte Wahrscheinlichkeit mit Veränderungen auf Chromosom 12 in einer Familie mit RLS nachgewiesen werden (Desautels et al. 2001). Dies wurde bisher in weiteren Familien nicht bestätigt.

14.3 Symptomatisches RLS

Bei der Mehrzahl der Patienten mit einem RLS liegt die idiopathische Form vor, bei der keine zusätzlichen internistischen oder neurologischen Störungen vorhanden sind. Bei einem kleineren Teil lassen sich jedoch weitere Erkrankungen nachweisen, die das RLS verursacht oder bei vorhandener Prädisposition begünstigt haben. Einen Überblick über RLS-assoziierte Erkrankungen gibt folgende Übersicht.

> **Sekundäre Restless-Legs-Syndrome**
>
> ▬ **Häufige Assoziationen mit RLS**
> - Niereninsuffizienz, Dialyse
> - Schwangerschaft, 3. Trimenon
> - Eisenmangelanämie
> - Polyneuropathien (v.a. diabetische PNP)
> - Radikulopathie
> - Rheumatoide Arthritis
> - Spinale Läsionen (traumatisch, demyelinisierend)
> - M. Parkinson unter Therapie mit L-Dopa (meist mit nächtlichen Wirkfluktuationen assoziiert)
>
> ▬ **Pharmaka, die im Einzelfall ein RLS induzieren oder verstärken können:**
> - Dopamin-D2-Rezeptor-Antagonisten
> - Serotonin-Wiederaufnahmehemmer
> - Trizyklische Antidepressiva
> - Mianserin
> - Mirtazapin
> - Lithium
> - H2-Blocker (Cimetidin)
> - Coffein
> - Nikotin
> - Alkohol

14.3.1   RLS bei Niereninsuffizienz

Die wichtigste symptomatische bzw. sekundäre Form des RLS tritt bei Niereninsuffizienz und bei dialysepflichtigen Patienten auf und scheint mit der Urämie selbst assoziiert zu sein (Callaghan 1966). Untersuchungen zur Prävalenz, denen die RLS-Minimalkriterien zugrunde liegen, ergeben eine Häufigkeit von 23% (Collado-Seidel et al. 1998). Es ist jedoch zu berücksichtigen, dass Dialysepatienten unter zusätzlichen Schmerzsyndromen leiden, da diabetische Polyneuropathie, Wurzelläsionen bei nephrogener Osteopathie u. ä. auftreten können, was die exakte diagnostische Abgrenzung erschwert. Die Pathogenese des urämischen RLS ist nicht bekannt. Dialyse-Patienten leiden häufiger als idiopathische RLS-Patienten an motorischen Symptomen tagsüber sowie während der Nacht, wodurch die Lebens- und Schlafqualität dieser Patienten erheblich eingeschränkt ist (Wetter et al. 1998). Nach erfolgreicher Nierentransplantation bildet sich die Symptomatik meist innerhalb weniger Tage parallel zur Funktion der transplantierten Niere zurück (Yasuda et al. 1986; Winkelmann et al. 2002).

14.3.2   RLS und Polyneuropathie

Iannaccone et al. (1995) berichteten über ein subklinisches Auftreten von Polyneuropathie bei 8 RLS-Patienten. Andere Autoren hingegen fanden keinen Zusammenhang zwischen RLS und neurographischen Veränderungen. Eine deutliche Korrelation zwischen Neuropathie und RLS zeigte sich jedoch bei Auftreten einer familiären Amyloidose (Salvi et al. 1990). Ondo und Jankovic (1996) fanden bei 54 RLS-Patienten in 37% der Fälle eine neurophysiologisch messbare, jedoch meist subklinische Neuropathie. Die Patienten mit Neuropathie wiesen nur zu 13% eine positive Familienanamnese auf, während diese bei den neurographisch unauffälligen Patienten zu 68% erfragt werden konnte. Zusammenfassend kann das RLS mit Polyneuropathie möglicherweise als ein »Subtyp des RLS ohne positive Familienanmnese« (Ondo u. Jankovic 1996) gelten, die Assoziation von Polyneuropathie und RLS bleibt aber weitgehend unklar.

14.3.3   RLS in der Schwangerschaft und bei Eisenmangel

Etwa 10% aller schwangeren Frauen klagen über Restless-Legs-Symptome (Goodman et al. 1988), die sich nach der Entbindung meistens spontan zurückbilden. Dabei wurde beobachtet, dass bereits vor Beginn der Schwangerschaft bei einigen Patientinnen intermittierend ein RLS erkennbar war, und die Schwangerschaft die Symptomatik möglicherweise verstärkt hat. Es ist von großer Bedeutung, die Diagnose RLS in der Schwangerschaft rechtzeitig zu stellen und die Patientinnen über die Erkrankung und den Verlauf aufzuklären. Nur in besonders schwer ausgeprägten Fällen wird zu einer Therapie mit Benzodiazepinen geraten.

Eine Assoziation von Eisenmangel und dem Auftreten von RLS wurde bereits von Ekbom beschrieben. Er fand bei 25% der schweren Restless-Legs-Syndrome einen erniedrigten Hämoglobinwert und Serum-Eisenspiegel (Ekbom 1970). Das RLS bei Eisenmangelanämie wird durch Eisensubstitution behandelt (O'Keeffe et al. 1994).

14.3.4   RLS beim M. Parkinson

Beim M. Parkinson entwickeln die Patienten meist im fortgeschrittenen Stadium der Erkrankung, parallel zum Auftreten von Wirkfluktuationen, ein RLS, das sich in einem unangenehmen Bewegungsdrang beim Einschlafen äußert. Dabei zeigt sich, dass diejenige Extremität, die besonders akinetisch oder rigide ist, auch bezüglich der RLS-Symptomatik stärker betroffen ist (Fazzini et al. 1989). Manchmal ähneln die Symptome auch der Akathisie, oder einem Mischbild von RLS und Akathisie (Lang 1987). Differenzialdiagnostisch müssen nächtliche Dyskinesien unterschieden werden, typische RLS-Symptome beim M. Parkinson entsprechen jedoch meist einer Off-Symptomatik mit einem dopaminergen Defizit. Begleitend dazu treten zahlreiche PLMS beim M. Parkinson und anderen Parkinson-Syndromen auf, die primär mit der Erkrankung selbst assoziiert zu sein scheinen (Wetter et al. 2000), wofür auch eine deutliche Besserung der RLS-Symptomatik durch Dopaminergika spricht.

14.3.5 Pharmakologisch induziertes RLS

Einige Medikamente können ein RLS deutlich verschlechtern oder induzieren. Dazu gehören in erster Linie die Dopamin-D2-Rezeptorantagonisten. Neben den »klassischen« Neuroleptika aus der Gruppe der Butyrophenone zählen hierzu auch Antiemetika wie Metoclopramid. Fallberichte deuten darauf hin, dass auch »atypische« Neuroleptika ein RLS induzieren können (Kraus et al. 1999; Wetter et al. 2002). Trizyklische Antidepressiva (Ware et al. 1984), Serotoninwiederaufnahmehemmer sowie Mirtazapin (Bahk et al. 2002) können RLS-Symptome ebenfalls verschlechtern. Daneben wurde beschrieben, dass Mianserin (Paik et al. 1989), Lithium (Heimann u. Christie 1986) und Coffein (Lutz 1978) in Einzelfällen ein RLS verstärken oder provozieren können.

14.4 Diagnostik und Differenzialdiagnosen

Zusätzliche Untersuchungen sind indiziert, wenn die klinische Symptomatik keine eindeutige Diagnose zulässt oder eine zusätzliche Erkrankung ausgeschlossen werden soll.

14.4.1 Neurologischer Befund

Beim idiopathischen RLS ist der neurologische Befund in der Regel unauffällig, d. h. es ist kein spezifisches neurologisches Defizit zu finden, das mit dem RLS assoziiert ist.

14.4.2 Psychopathologischer Befund

Obwohl Untersuchungen zum psychopathologischen Befund von RLS-Patienten einen Hinweis für eine vermehrte depressive Stimmungslage sowie Angstsyndromen zeigen (Kuny u. Blättler 1988), scheint dies bei Anwendung der Klassifikationskriterien kein konsistenter Befund zu sein. In einer ausführlichen psychopathologischen Untersuchung von zehn Patienten mit idiopathischem RLS zeigte sich ein gehäuftes Auftreten einer Angststörung mit und ohne phobische Symptome nach DSM-III-R (Wohlschläger 1996).

14.4.3 Laboruntersuchungen

Beim idiopathischen RLS finden sich definitionsgemäß keine Abweichungen in den laborchemischen Untersuchungen. Die Messung einzelner Laborparameter ist jedoch zum Ausschluss sekundärer RLS-Formen, die klinisch nicht von primären RLS unterscheidbar sind, notwendig. Hierbei sollten das Blutbild und der Eisenstoffwechsel mit Serumeisen und Ferritin wegen möglichem RLS bei Eisenmangelanämien untersucht werden. Weiterhin empfiehlt sich eine Bestimmung der Nierenwerte (Harnstoff, Kreatinin) zum Ausschluss einer beginnenden Niereninsuffizienz.

14.4.4 Elektromyographie und Elektroneurographie

Beim primären RLS werden sich fast immer altersentsprechende motorische und sensible Nervenleitgeschwindigkeiten messen lassen, obwohl geringgradige, subklinische Veränderungen histopathologisch durch Suralis-Biopsien von idiopathischen RLS-Patienten nachgewiesen wurden (Iannaccone et al. 1995). Die Elektroneuro- bzw. Elektromyographie sollte zur differenzialdiagnostischen Abgrenzung von Polyneuropathien durchgeführt werden, die klinische Symptomatik des RLS kann jedoch zusätzlich bei einer Polyneuropathie vorhanden sein.

14.4.5 Polysomnographie

Eine Schlafpolygraphie sollte insbesondere dann durchgeführt werden, wenn unklare nächtliche Bewegungsstörungen nicht weiter eingegrenzt werden können. Darüber hinaus sollten alle Patienten, bei denen der Verdacht auf zusätzliche andere spezifische Schlafstörungen, beispielsweise eine schlafbezogene Atmungsstörung (Schlafapnoe-Syndrom), besteht, im Schlaflabor untersucht werden. Für Therapiestudien ist die Polysomnographie (PSG) die Standard-Messmethode zur Beurteilung der Wirksamkeit der Therapie. Eine PSG zur Diagnostik eines RLS wird gemäß den Standardableitungen einschließlich respiratorischer und elektromyographischer Parameter durchgeführt und nach Rechtschaffen und Kales (1968) ausgewertet.

Definition periodischer Beinbewegungen im Schlaf

Das charakteristische polysomnographische Merkmal von Patienten mit einem RLS sind periodische Beinbewegungen, die mittels des Oberflächen-EMG beider Mm. tibiales anteriores erfasst werden können (▶ s. ▢ Abb. 14.1).

Periodische Beinbewegungen im Schlaf werden in der Literatur als »periodic leg movements in sleep (PLMS)« bezeichnet. Zahlreiche Untersuchungen konnten zeigen, dass diese bei ca. 80–90% der RLS-Patienten auftreten. Allerdings lassen sich – wenn auch in deutlich geringerer Häufigkeit – PLMS auch bei anderen Schlaf- oder Bewegungsstörungen (z. B. Schlafapnoe-Syndrom, Narkolepsie, Parkinson-Syndrome, Verhaltensstörung im REM-Schlaf) sowie bei etwa 30% der über 50-jährigen gesunden Probanden nachweisen (Ancoli-Israel et al. 1991), sodass der Aufzeichnung von PLMS per se noch keine pathologische Bedeutung zukommt. Die derzeitig gültige Definition der PLMS (Atlas Task Force of the American Sleep Disorders Association 1993) ist in folgender Übersicht zusammengefasst.

Definition periodischer Beinbewegungen nach ASDA-Kriterien (1993)

1. Die Aktivierung des Oberflächen-EMG dauert mindestens 0,5 und max. 5 Sekunden mit einer Amplitude von mehr als 25% der Kalibrierungsbewegung.

2. Vier oder mehr Beinbewegungen bilden eine Sequenz, die Intervalle zwischen den einzelnen PLM (periodic leg movements) dauern mindestens 4 bis maximal 90 Sekunden. Typischerweise liegt der mittlere Abstand zwischen zwei Bewegungen zwischen 20 und 40 Sekunden. In die Auswertung sollten alle Beinbewegungssequenzen während der verschiedenen Schlafstadien und im Wachen einbezogen werden.

3. Um das Ausmaß der Schlafstörung zu erfassen, müssen alle Beinbewegungen und ihre Assoziation mit kurzfristigen EEG-Veränderungen (Arousals) und Aufwachreaktionen ausgewertet werden. Um eine Assoziation von Beinbewegung und Arousal zu postulieren, darf der Beginn des Arousals nicht mehr als 3 Sekunden nach Beginn der Beinbewegung auftreten.

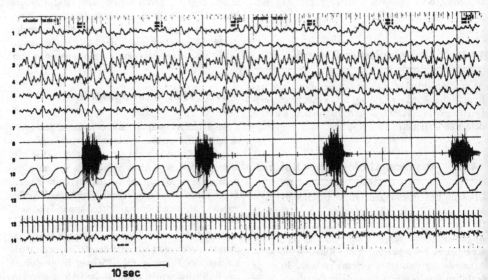

10 sec

▢ **Abb. 14.1.** Ausschnitt einer polysomnographischen Ableitung eines Patienten mit Restless-Legs-Syndrom. Charakteristisch sind die periodischen Oberflächen-EMG-Aktivierungen des linken M. tibialis anterior (**Kanal 9**). Zu beachten ist der ungewöhnlich kurze Abstand von 10–15 Sekunden zwischen den einzelnen Bewegungen. Eine Arousalreaktion im EEG ist in diesem Fall nicht mit den EMG-Aktivierungen verbunden.

Kanäle 1–2: Elektrookulogram (EOG), **Kanäle 3–6 und 14:** EEG-Ableitungen (C4-A1, C3-A2, O2-A1, O1-A2, C3-C4); **Kanal 7:** Oberflächen-EMG der Kinnregion; **Kanal 8:** Oberflächen-EMG des rechten M. tibialis anterior. **Kanäle 10–12:** nasaler Atemfluss, thorakale und abdominelle Atembewegungen; **Kanal 13:** EKG. Zusätzlich erfolgt eine transkutane Messung der Sauerstoffsättigung

4. Beinbewegungen, die mit respiratorischen Ereignissen einhergehen, werden als solche klassifiziert und gewertet.

PLMS können einseitig, beidseitig symmetrisch oder alternierend auftreten, die Anzahl während einer Ableitungsnacht kann interindividuell beträchtlich variieren. Die Gesamtzahl der PLMS bezogen auf die Anzahl der polysomnographisch abgeleiteten Stunden, wird als PLMS-Index bezeichnet. Ein weiterer Parameter, der neben der Schlafeffizienz (= Gesamtschlafzeit/Gesamtregistrierzeit) als Maß für die Schwere einer RLS-bedingten Schlafstörung herangezogen wird, ist der PLMS-Arousal-Index. In diesem sind alle PLMS, die mit einer wenige Sekunden andauernden EEG-Veränderung (Arousalreaktion) einhergehen, erfasst. Ein PLMS-Arousal-Index größer als 5 gilt definitionsgemäß als pathologisch. PLMS zeigen einen Häufigkeitsgipfel im Schlafstadium 1 und 2, während sie im Schlafstadium 3 und 4 (Tiefschlaf) seltener zu beobachten sind. Im REM-(rapid eye movement-)Schlaf treten sie meist nur sporadisch auf oder sind vollständig unterdrückt. Das Auftreten von periodischen Beinbewegungen beim RLS im Wachen und im Übergang vom Wachen zum Schlaf wurde wiederholt beschrieben (Lugaresi et al 1986; Pollmächer u. Schulz 1993).

Schlafprofil beim RLS

Im Vergleich zu einem gesunden Probanden gleichen Alters ist das Schlafprofil eines Patienten mit RLS hinsichtlich der Schlafkontinuität und Schlafarchitektur deutlich beeinträchtigt. Der normale, etwa 90-minütige Schlafzyklus aus einer nonREM- und REM-Schlafepisode ist bei den Patienten meist aufgehoben. Die Einschlaflatenz ist deutlich verlängert und die im Wachen verbrachte Zeit erhöht, wodurch die Schlafeffizienz erheblich reduziert sein kann. Bezüglich der Schlafstadienverteilung findet sich eine Zunahme von Schlafstadien 1 und 2, wohingegen die Tiefschlafstadien 3 und 4 kaum oder gar nicht erreicht werden (▶ s. ◘ Abb. 14.2). Auch die Dauer des REM-Schlafes ist häufig vermindert. Abgesehen von der Störung der Makroarchitektur ist durch das zahlreiche Auftreten von PLMS mit Arousals im EEG auch die Mikroarchitekur des Schlafes gestört, was wiederum die subjektive Schlafqualität deutlich beeinträchtigen kann.

Periodic Limb Movement Disorder (PLMD)

PLMS können mit einem RLS assoziiert sein, aber auch isoliert ohne Restless-Legs-Symptome oder einer anderen Schlafstörung als sog. periodic limb movement disorder (PLMD) beobachtet werden. Dabei verspüren die Patienten keine subjektiven Beschwerden beim Einschlafen oder während der Nacht, leiden aber aufgrund der häufigen PLMS mit Arousals unter einem gestörten Schlaf und/oder einer erhöhten Tagesmüdigkeit. Die Diagnose PLMD kann demzufolge nur nach Durchführung einer Schlafableitung gestellt werden. Coleman und Mitarbeiter (1980) fanden bei 13% der Patienten mit chronischer Insomnie ein klinisch relevantes PLMD-Syndrom.

14.4.6   Aktigraphie

Alternativ zur aufwendigen Polysomnographie kann zur Erfassung periodischer Beinbewegungen ein Aktimeter eingesetzt werden. Die Evaluation der Methode parallel zur Polysomnographie zeigte eine hohe Zuverlässigkeit zur Erfassung nächtlicher PLM (Kazenwadel et al. 1995). Im Gegensatz zur Polysomnographie können Patienten das Aktimeter ambulant über mehrere Nächte nutzen, wodurch in der gewohnten Umgebung eine größere Anzahl an Messnächten möglich ist. Die Aktigraphie kann jedoch die Messung der Schlafparameter einschließlich der Arousals und respiratorischer Variablen nicht ersetzen, sodass bei differenzierten Fragestellungen weiterhin die Polysomnographie der Goldstandard bleibt.

14.4.7   Differenzialdiagnosen

Differenzialdiagnostisch besteht die wichtigste Abgrenzung des RLS zu den Polyneuropathien. Diese können ebenfalls mit Schmerzen und sensiblen Reizerscheinungen auftreten; die für das RLS typische, meist vollständige Remission der Beschwerden durch Bewegung wird jedoch kaum so deutlich beschrieben. Weiterhin fehlen unwillkürliche motorische Phänomene, und Schlafstörungen stehen meist nicht im Vordergrund. Seltenere Syndrome wie das Syndrom der »painful legs and moving toes« (Dressler et al. 1994), das häufig in Zusammenhang mit diabetischen Neuropathien, Plexusläsionen oder radikulären Syndromen entsteht, sind ebenfalls abzugrenzen. Weiterhin sind »burning feet« und venö-

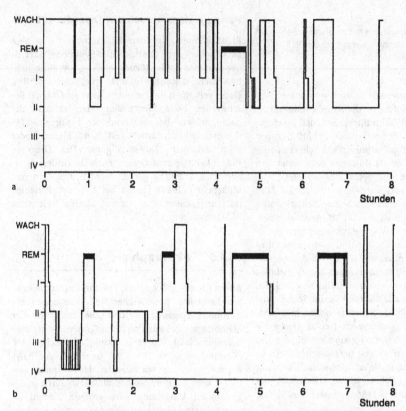

a

b

🔲 **Abb. 14.2 a, b.** Schlafprofil eines Patienten mit RLS (a) im Vergleich zu einer gesunden Kontrollperson gleichen Alters (b). Es ist eine deutliche Beeinträchtigung der Schlafkontinuität und Schlafarchitektur des Patienten zu erkennen.

Näheres s. Text. **Horizontale Achse:** Zeitverlauf des Nachtschlafes in Stunden. **Vertikale Achse:** Schlafstadien nach Rechtschaffen und Kales. REM: Rapid-eye-movement-Schlaf; I–IV: nonREM-Schlafstadien I–IV

se Beschwerden vom RLS zu unterscheiden. Eine psychiatrisch wichtige Differenzialdiagnose ist die Akathisie, die vor allem als Nebenwirkung einer Behandlung mit klassischen Neuroleptika auftritt. Ähnlich dem RLS klagen Patienten mit Akathisie über einen unangenehmen Drang, sich ständig bewegen zu müssen. Typisch ist ein Auf-der-Stelle-Treten bei einer ausgeprägten inneren Unruhe, die nicht nur auf die Extremitäten beschränkt bleibt und die keiner zirkadianen Schwankung unterliegt. Im Gegensatz zum RLS kommt es zu keiner Besserung durch das Umherlaufen und der Schlaf ist sowohl subjektiv als auch polygsomnoraphisch fast ungestört und nicht dem RLS vergleichbar (Walters et al. 1991). Wenn sich das RLS überwiegend als Schlafstörung manifestiert, sollten andere motorische Störungen im nonREM- und REM-Schlaf, beispielsweise Parasomnien oder die REM-Schlafver-

haltensstörung ebenso wie nächtliche epileptische Anfälle in die Differenzialdiagnose miteinbezogen werden. Die wichtigsten Differenzialdiagnosen und das diagnostische Prozedere sind in 🔲 Tabelle 14.2 zusammengefasst.

14.5   Epidemiologie

Das RLS ist eine häufige und oft übersehene Ursache von Missempfindungen in den Beinen sowie von Schlafstörungen. Schätzungen über die Prävalenz des RLS in der Gesamtbevölkerung variieren in der Literatur beträchtlich und liegen zwischen 2,5 und 29% (Ekbom 1945; Oboler et al. 1991). Nach einer kanadischen Studie, in der 2019 Teilnehmer befragt wurden, sind bis zu 10% von RLS betroffen (Lavigne et al. 1994). Zu bedenken ist jedoch, dass

◨ Tabelle 14.2. Differenzialdiagnosen des RLS

Differenzial-diagnose	Diagnostisches Prozedere
Polyneuropathie	NLG, EMG, Suralis-Biopsie
Lumbosakrale Radikulopathie	EMG, lumbosakrales CT bzw. MRT
Syndrom der schmerz-haften Muskelfaszikula-tionen	EMG, Suralis-Biopsie
Venöse Erkrankungen der Beine	Dopplersonographie, Angiographie
Claudicatio intermittens Arterielle Insuffizienz	Dopplersonographie, Angiographie
»Painful legs and moving toes«	EMG, lumbosakrales CT bzw. MRT
Akathisie	Medikamenten-anamnese, PSG
Parasomnien	PSG einschließlich Videomonitoring
REM-Schlafverhaltens-störung	PSG einschließlich Videomonitoring

n diesen Studien unterschiedliche diagnostische Kriterien verwendet wurden. Ergebnisse einer aktuellen epidemiologischen Untersuchung an 369 Teilnehmern ergaben, dass in der über 65-jährigen Bevölkerung in Deutschland 9,8% die Minimalkriterien für die Diagnose eines RLS erfüllen. Frauen waren in dieser Untersuchung mit 13,6% im Vergleich zu den Männern mit 6,1% deutlich häufiger betroffen (Rothdach et al. 2000).

14.6 Pathophysiologie und Ätiologie des RLS

Ursprünglich wurde das RLS als eine periphere neurologische Störung betrachtet. Diese Ansicht hat sich jedoch durch zahlreiche Untersuchungen in den vergangenen zwei Jahrzehnten geändert. Heute sind sich die meisten Autoren darin einig, dass das RLS eine zentrale Ursache hat. Allerdings scheint es

komplexe Zusammenhänge zwischen zentralen und peripheren Strukturen zu geben, wie sie bei Patienten mit RLS und assoziierten Neuropathien zu finden sind. Unterschiedliche Autoren sehen den Thalamus, subkortikale Strukturen, den Hirnstamm oder das Rückenmark als primären Ort der Entstehung der Störung an. Die Rolle der Basalganglien, des Kortex und des Kleinhirns wird kontrovers diskutiert. Bildgebende, neurophysiologische und neuropharmakologische Studien haben bislang kein einheitliches Bild von der Pathogenese des RLS ergeben; auf diese soll in diesem Abschnitt näher eingegangen werden. Neuropathologische Studien wurden bisher nicht durchgeführt.

14.6.1 Neuropharmakologische Untersuchungen

Ausgehend von der Wirksamkeit dopaminerger und opioider Medikation beim RLS scheint das dopaminerge und opioiderge Transmittersystem eine zentrale Rolle in der Pathogenese des RLS zu spielen. Untersuchungen zur Blockade von Opiatrezeptoren zeigten, dass Naloxon die Wirkung von Opiaten aufhebt und zu einem Wiederauftreten der RLS-Symptome beim opiatbehandelten Patienten führt (Hening et al. 1986). Nach Gabe von Pimozid, einem Dopamin-D2-Rezeptorblocker, kann sowohl der Effekt von Opiaten als auch die Wirkung von L-Dopa aufgehoben werden (Montplaisir et al. 1991). Im Gegensatz dazu kann durch Naloxon der günstige Effekt von Dopaminagonisten nicht antagonisiert werden (Walters et al. 1986). Diese Beobachtungen führten zu der Vermutung, dass Opiate ihre Wirkung hauptsächlich durch Modulation des dopaminergen Systems vermitteln, andererseits das dopaminerge System selbst nicht durch opioiderge Mechanismen kontrolliert wird. Die Sekretion von Prolaktin bzw. Wachstumshormon, die durch Dopamin beeinflusst wird, ist bei Patienten mit einem RLS jedoch nicht verändert (Wetter et al. 2002).

14.6.2 Neurophysiologische Untersuchungen

Messungen kortikaler Potenziale bei 13 RLS-Patienten, die im entspannten Wachzustand PLM entwickelten, zeigen, dass – im Gegensatz zur willkürlichen Imitierung – den Beinbewegungen kein Bereitschaftspotenzial vorausgeht, sodass die Autoren eine subkortikale Entstehung der PLM postulieren (Trenkwalder et al. 1993). Umschriebene kortikale und subkortikale Potenziale lassen sich mit der transcraniellen Magnetstimulation untersuchen. In einer Untersuchung von Tergau und Mitarbeitern (1999) fand sich bei RLS-Patienten im Vergleich zu gesunden Kontrollen eine verminderte Inhibition des motorischen Systems auf der Ebene des Motorkortex der oberen und unteren Extremität. Dieses Ergebnis ist gut mit der These einer subkortikalen bzw. supraspinalen Genese von PLM vereinbar.

Da vermutet wird, dass Strukturen im Bereich des Hirnstammes an der Genese periodischer Beinbewegungen beteiligt sein könnten, wurden in anderen neurophysiologischen Untersuchungen Hirnstammreflexe untersucht. Die Messungen des H-Reflexes (elektrisch ausgelöster Eigenreflex des M. soleus), des Blinkreflexes sowie des exterozeptiven Reflexes des M. temporalis bei 25 symptomfreien RLS-Patienten ergaben jeweils physiologische Ergebnisse, sodass sich zumindest im Zeitraum der Symptomfreiheit keine pathologischen Hirnstammfunktionen nachweisen lassen (Bucher et al. 1996).

Typische sensorische und motorische Symptome des RLS wurden auch bei spinalen Läsionen unterschiedlichster Genese (z.B. Multiple Sklerose, Borrelien-induzierte Myelopathie, Syringomyelie) beschrieben. Schöls und Mitarbeiter (1998) fanden, dass 45% ihrer Patienten mit einer spinocerebellären Ataxie Typ 3 zusätzlich die Symptome eines Restless-Legs-Syndroms aufweisen. Darüber hinaus wurde über das Auftreten periodischer Beinbewegungen nach kompletter spinaler Transektionen berichtet (de Mello et al. 1996).

14.6.3 Bildgebende Untersuchungen

Magnetresonanztomographie (MRI)

Befunde hochaufgelöster Protonen- und T2-gewichteter cranialer MRI-Untersuchungen zeigten bei Restless-Legs-Patienten keine relevanten strukturellen Veränderungen (Bucher et al. 1996).

Single-Photon-Emissions-Computertomographie (SPECT)

In der SPECT kann durch die Anwendung bestimmter radioaktiv markierter Liganden sowohl der präsynaptische Dopamintransporter (Ligand: Iodopropentropane [^{123}I-IPT]) als auch die Bindungskapazität postsynaptischer Dopamin-D2-Rezeptoren (Li-

gand: Iodobenzamid [^{123}I-IBZM]) untersucht werden. IBZM-SPECT-Untersuchungen bei 20 Patienten mit periodischen Beinbewegungen mit und ohne RLS-Symptomatik zeigten eine reduzierte postsynaptische striatale Bindungskapazität im Vergleich zu gesunden Kontrollprobanden, die allerdings im Mittel um 16 Jahre jünger waren (Staedt et al. 1995). Eigene Ergebnisse einer IPT- und IBZM-SPECT-Untersuchung von 25 behandelten und unbehandelten RLS-Patienten ergaben im Vergleich zu alterskorrelierten gesunden Probanden keine Veränderungen des präsynaptischen Dopamintransporters und der postsynaptischen Rezeptordichte (Eisensehr et al. 2001). Patienten im Frühstadium eines M. Parkinson zeigen im Vergleich dazu ein deutlich höheres Ausmaß der IPT-Reduktion der betroffenen Seite (Schwarz et al. 2000). Bei den RLS-Patienten fand sich keine Korrelation der Bindungsreduktion zum Ausmaß der Schlafstörung oder der Anzahl periodischer Beinbewegungen.

Positronenemissionstomographie (PET)

In einer Studie, in der 6 RLS-Patienten mit Fluorodeoxyglucose-(^{18}FDG)PET untersucht wurden, fand sich eine normale globale und regionale Aufnahme während der symptomfreien Episode (Trenkwalder et al. 1999). In einer weiteren PET-Studie an 13 RLS-Patienten konnte eine geringfügige Reduktion der mittleren ^{18}F-Dopa-Aufnahme im Putamen und Caudatum im Vergleich zu alterskorrelierten gesunden Probanden gefunden werden (Turjanski et al. 1999). Zusammenfassend geben die PET- und SPECT-Untersuchungen Hinweise auf eine subtile Störung des dopaminergen Systems, die eher einer Rezeptordysfunktion entspricht, sich jedoch deutlich von dem striatalen dopaminergen Defizit bei Patienten mit einem M. Parkinson unterscheidet.

Funktionelle Kernspintomographie (FMRI)

In funktionellen kernspintomographischen Untersuchungen können neuronale Aktivierungen lokalisiert werden, die mit dem Auftreten der sensorischen oder motorischen Symptome des RLS assoziiert sind (Bucher et al. 1997). Bei 19 Patienten wurde während des Auftretens der Dysästhesien eine kontralaterale Aktivierung des Thalamus sowie eine bilaterale Aktivierung des Kleinhirns nachgewiesen. Während des gleichzeitigen Auftretens der sensorischen Symptome und periodischer Beinbewegungen wurde zusätzlich eine Aktivierung im Bereich des Nucleus ruber und des Hirnstammes nahe der Formatio reticularis gemessen, jedoch keine Aktivie-

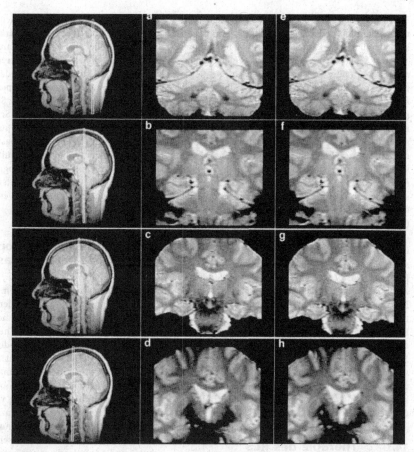

◧ **Abb. 14.3 a–h.** Aktivierungskarten eines idiopathischen RLS-Patienten, die während sensorischer Missempfindungen und gleichzeitig auftretenden unwillkürlichen Beinbewegungen gemessen wurden (a–d). Darüber hinaus sind die Aktivierungsmuster dargestellt, die mit der Imitation der unwillkürlichen Beinbewegungen assoziiert sind (e–h). Während der kombinierten RLS-Symptomatik zeigen sich das Kleinhirn (a) und der Nucleus ruber (c) bilateral sowie der Thalamus (b) kontralateral zur Bewegungsseite aktiviert. Darüber hinaus ist eine Aktivität im Hirnstamm zu erkennen (b, c). Hingegen zeigt sich keine pallidale oder kortikale Aktivität (d). Während der Imitation der unwillkürlichen Beinbewegungen ist im Kleinhirn (e) eine Aktivierung ipsilateral und im Thalamus (f) und Nucleus ruber (g) kontralateral zur Bewegungsseite zu erkennen. Während der Imitation der Beinbewegungen zeigte sich zusätzlich auch eine pallidale und kortikale Aktivierung (h)

rung der Basalganglien oder des motorischen Kortex. Bei einer willkürlichen Imitation der periodischen Beinbewegungen fand sich bei den Patienten und Kontrollprobanden lediglich eine Aktivierung im Globus pallidus und Motorkortex (◧ Abb. 14.3).

14.6.4   Zirkadiane Faktoren

Die für das RLS typische Zunahme der Symptomatik am Abend bzw. in der Nacht könnte in der Ruhe- und Schlafsituation dieser Zeit begründet sein. Es gibt jedoch deutliche Hinweise, dass dem tageszeitlichen Verlauf der Symptomatik ein eigener zirkadianer Rhythmus zugrundeliegt. So weist das Verteilungsmuster der PLMS von RLS-Patienten ein so genanntes »Typ-1-Muster« mit einer maximalen

Frequenz in den frühen Nachtstunden bei einer Abnahme der PLM in der 2. Nachthälfte auf. Im Gegensatz hierzu zeigen Patienten mit PLM im Rahmen anderer Schlafstörungen, wie z. B. einem Schlafapnoe-Syndrom oder einer Narkolepsie, eine gleichmäßige Verteilung (»Typ-2-Muster«) der periodischen Beinbewegungen im Verlauf der Nacht (Culpepper et al. 1992). Um das zirkadiane Verteilungsmuster der PLM von Patienten mit einem idiopathischen RLS unabhängig vom Schlafzustand zu untersuchen, wurden PLM über 3 Tage und Nächte einschließlich einer Schlafentzugsnacht aufgezeichnet (Trenkwalder et al. 1997). Dazu wurde zu unterschiedlichen Tageszeiten und während der Schlafentzugsnacht ein »suggested immobilization test« (SIT) (Montplaisir et al. 1998) durchgeführt, in dem sich ein maximaler PLM-Wert zwischen Mitternacht und 2 Uhr und ein minimaler PLM-Wert zwischen 9 und 13 Uhr vormittags zeigte. Die Ausprägung der sensiblen Symptomatik verlief parallel zu der PLM-Frequenz: das Maximum der subjektiven Beschwerden trat während des SIT zwischen 23.00 und 1.30 Uhr auf und nahm gegen Morgen signifikant ab, was ebenfalls auf eine zirkadiane Modulation der sensorischen Missempfindungen hinweist. Neuroendokrinologische Untersuchungen mit Messungen von Kortisol, Prolaktin und Wachstumshormon über 24 Stunden zeigten bei Patienten mit einem RLS einen normalen zirkadianen Rhythmus (Wetter et al. 2002).

14.7   Therapie des RLS

14.7.1   Indikation zur Therapie

Eine Indikation zur Behandlung eines RLS besteht dann, wenn die Lebensqualität des Patienten durch die unangenehmen sensiblen und motorischen Symptome deutlich beeinträchtigt ist. Vor Beginn einer RLS-spezifischen pharmakologischen Therapie sollten behandelbare sekundäre Restless-Legs-Syndrome ausgeschlossen sein. In diesem Fall steht die Behandlung der Grunderkrankung im Vordergrund. Therapieerfolge zeigen insbesondere Substitutionstherapien bei Eisenmangel. Ein RLS während der Schwangerschaft muss meistens nicht pharmakologisch behandelt werden und bildet sich post partum fast immer zurück (Goodman et al. 1988). Beim urämischen RLS besteht die kausale Therapie in der Nierentransplantation. Mit erfolgreicher Transplantation und Wiederaufnahme der normalen Nierenfunktion sistieren die RLS-Symptome meist

innerhalb weniger Tage bis Wochen. Vor Therapie sollte durch eine Medikamentenanamnese geklärt werden, ob möglicherweise Substanzen eingenommen wurden, die ein RLS induzieren oder verstärken können. Besteht beim sekundären RLS keine Möglichkeit einer kausalen Therapie oder liegt ein idiopathisches RLS vor, stehen Substanzen zur Verfügung, die individuell dem Schweregrad des RLS, dem Tagesverlauf der Symptomatik und den Bedürfnissen des Patienten angepasst werden sollten. Grundsätzlich sollte ein intermittierend auftretendes RLS zu keiner pharmakologischen Behandlung führen. Wie bei allen Schlafstörungen sollte auch hier zunächst mit einer Verbesserung der Schlafhygiene begonnen werden.

14.7.2   Therapie mit L-Dopa/ Dopa-Decarboxylase-Hemmer

L-Dopa in Kombination mit einem Dopa-Decarboxylase-Inhibitor (DDCI) ist die derzeit am besten geprüfte Wirksubstanz. Es liegen mehrere placebokontrollierte Studien sowie eine Therapieerfahrung über mehr als 10 Jahre vor (Brodeur et al. 1988; Trenkwalder et al. 1995; Benes et al. 1999). Eine deutliche Reduktion der Symptomatik sowie eine Verbesserung der subjektiven und objektiven Schlafqualität kann mit einer Dosierung von 100–200 mg nicht-retardiertem L-Dopa/Benserazid – eine Stunde vor dem Zubettgehen – eingenommen erreicht werden. Da die Halbwertszeit dieser Substanz zwischen 3 und 4 Stunden liegt, wird vor allem die erste Nachthälfte günstig beeinflusst, wohingegen es in der zweiten Nachthälfte zu einem Nachlassen der Wirksamkeit kommt. Klagt der Patient überwiegend über Durchschlafstörungen, ist die Gabe einer Kombination von nicht-retardiertem L-Dopa (100 mg) mit retardiertem L-Dopa (100 mg) einer Monotherapie überlegen (Collado-Seidel et al. 1999). Falls längere Ruhepausen notwendig sind, kann L-Dopa bei starken Beschwerden auch tagsüber in niedriger Dosis zusätzlich eingenommen werden. Hier hat sich insbesondere die Einnahme von L-Dopa als lösliche Tablette als hilfreich erwiesen. Schwerwiegende Nebenwirkungen traten unter L-Dopa auch bei Langzeitbehandlung bisher nicht auf. Gastrointestinale Störungen können mit Domperidon gut behandelt werden. Eine gelegentlich beschriebene verstärkte Wachheit kann durch eine kurzfristige Kombination mit einem Benzodiazepin überbrückt werden. Dyskinesien oder psychotische Symptome, bekannte Nebenwirkungen der Therapie mit L-Dopa bei Patienten mit Morbus Parkinson, wurden bei RLS-Patienten nicht beobachtet. Das Phänomen der »Augmentation«, einer Verstärkung der Symptomatik bzw. deren früheres Auftreten im Tagesverlauf, wird vor allem bei Patienten beobachtet, deren Geamtdosis über 400 mg/die liegt, sodass ein Überschreiten dieser Menge nicht empfohlen werden kann. Falls eine »Augmentation« auftritt, sollte eine Umstellung auf einen Dopaminagonisten erfolgen (Earley u. Allen 1996).

14.7.3 Therapie mit Dopaminagonisten

Bereits 1988 konnten Walters und Mitarbeiter zeigen, dass eine Therapie der Schlafstörungen beim RLS mit Bromocriptin zu einer deutlichen, anhaltenden Reduktion der PLMS, einer Verbesserung der im Schlaflabor objektivierten Schlafqualität und zu einer subjektiven Erleichterung der RLS-Symptomatik führt (Walters et al. 1988). In einer Dosierung von abendlich 7,5 mg Bromocriptin war die Therapie verträglich und wirksam. Der neuere Dopaminagonist Pergolid besitzt durch seine längere Halbwertszeit von bis zu 16 Stunden noch günstigere Eigenschaften zur Therapie des RLS. In einer offenen Therapiestudie mit Pergolid (Winkelmann et al. 1997), an der idiopathische und urämische RLS-Patienten teilnahmen, zeigte sich unter einer mittleren Dosis von 0,4 mg eine deutliche Besserung der RLS-Symptome. Diese Ergebnisse wurden in einer doppel-blinden, placebo-kontrollierten polysomnographischen Therapiestudie bestätigt (Wetter et al. 1999). Bei einer mittleren Dosis von 0,5 mg Pergolid (Dosisbereich 0,25–0,75 mg) in Kombination mit Domperidon (3×20 mg) zeigte sich eine wesentliche Verbesserung der RLS-Symptomatik sowie eine signifikante Reduktion der PLM und assoziierter Weckreaktionen für die gesamte Dauer der Nacht und eine signifikante Zunahme der Schlafeffizienz. Eine offene Follow-up-Untersuchung dieser Patienten nach einem Jahr konnte eine anhaltende Wirksamkeit belegen (Stiasny et al. 2001). In der bislang umfangreichsten multizentrischen Studie mit wiederholten polysomnographischen Untersuchungen über einen Zeitraum von einem Jahr zeigte sich ebenfalls eine signifikante und anhaltende Wirksamkeit einer niedrigen Dosis Pergolid hinsichtlich sensorischer und motorischer Symptome (Trenkwalder et al. 2001). Kontrollierte Langzeitstudien liegen außer für Pergolid derzeit bei keinem anderen Dopaminagonisten vor. Eine dem Pergolid ver-

gleichbare gute Wirksamkeit wurde in einer kontrollierten Studie für Pramipexol gezeigt, eine Verbesserung der Schlafeffizienz wurde jedoch nicht erreicht (Montplaisir et al. 1999). Cabergolin besitzt unter den Dopaminagonisten mit ca. 65 Stunden die längste Halbwertszeit, sodass auch schwer Betroffene über 24 Stunden eine deutliche Beschwerdereduktion erreichen können (Stiasny et al. 2000). Erste offene Studien mit Ropinirol und Lisurid zeigen ebenfalls eine gute Wirksamkeit in niedriger Dosierung.

14.7.4 Therapie mit Opiaten

Bei unzureichendem Ansprechen auf Dopaminergika oder Kontraindikationen können Opioide als Therapiemöglichkeit der zweiten Wahl eingesetzt werden. Bereits in den 60er Jahren berichtete Ekbom (1960) über die Wirksamkeit von Opiaten beim RLS. Diese Beobachtung wurde in den folgenden Jahren in offenen Studien bestätigt. In einer kontrollierten Studie mit Oxycodon konnte bei einer mittleren Dosierung von 15,9 mg eine signifikante Verbesserung der RLS-Symptomatik und der Schlafeffizienz erreicht werden (Walters et al. 1993). Propoxyphen reduzierte PLMS-assoziierte Arousals und verbesserte die Schlafeffizienz in einer abendlichen Einmaldosis von 200 mg (Kaplan et al. 1993). Eigene, nicht kontrollierte Erfahrungen zeigen eine gute Wirksamkeit von Tilidin. Die subjektiven Symptome, insbesondere Dysästhesien und Schmerzen, sprechen gut auf eine mehrmalige Dosierung von 50 mg Tilidin/4 mg Naloxon an. Da Tilidin wegen der Wirkdauer von 3–4 Stunden oft mehrmals eingenommen werden muss, können bei ausgeprägtem RLS langwirksame Opiate wie beispielsweise retardiertes Tilidin oder Dihydrocodein von Vorteil sein, insbesondere wenn neben den Schlafstörungen auch tagsüber Beschwerden auftreten. Ähnlich wie in der Schmerztherapie sollte dann auf einen gleichmäßigen Wirkspiegel geachtet werden. Die wichtigsten Nebenwirkungen der Opiate, insbesondere von Dihydrocodein, sind Obstipation, Übelkeit und Müdigkeit. Die Gefahr einer Toleranzentwicklung oder Suchtproblematik in der Behandlung von Patienten mit einem RLS ist – ähnlich wie in der Schmerztherapie – gering (Hening u. Walters 1989), jedoch nicht ausgeschlossen. Eine kürzlich publizierte Studie gibt Hinweise darauf, dass Opiate auch nach mehrjähriger Behandlung (Bereich von 1–23 Jahren) eine gute Wirksamkeit zeigen. Wichtig sind regelmäßige polysomnographische Kontrollen, um die Entwicklung schlafbezogener Atmungsstörungen zu erfassen. Bei vorbekannter anderer Substanzabhängigkeit dürfen Opiate nicht gegeben werden. Opiate sollten nicht abrupt abgesetzt werden, sondern müssen bei längerdauernder Therapie langsam über Wochen ausgeschlichen werden.

14.7.5 Therapie mit Benzodiazepinen

Benzodiazepine werden von den meisten Autoren empfohlen, wenn dopaminerge Präparate und Opiate nicht angewendet werden können. Clonazepam ist am besten untersucht und das Mittel der Wahl unter den Benzodiazepinen. In einer Dosierung von 0,5–2 mg zeigten offene und kontrollierte Studien eine positive Wirkung auf die RLS-Symptomatik und die subjektive Schlafqualität (Montagna et al. 1984; Peled u. Lavie 1987). Eine spezifische Wirkung von Benzodiazepinen auf das Auftreten von PLM konnte nicht sicher belegt werden. Vielmehr scheint die Wirksamkeit auf einer Erhöhung der Weckschwelle zu beruhen. Benzodiazepine sind ebenso wie Opiate bei Vorliegen schlafbezogener Atmungsstörungen bzw. bei bestehendem Verdacht kontraindiziert.

14.7.6 Therapie mit den Antikonvulsiva Carbamazepin, Valproinsäure und Gabapentin

Eine kontrollierte Studie konnte eine subjektive Verbesserung der RLS-Beschwerden unter einer Dosierung von 300 mg Carbamazepin zeigen (Telstad et al. 1984). In einer offenen polysomnographischen Studie ließ sich durch Carbamazepin (200–500 mg) eine Besserung der Schlafqualität und der RLS-Beschwerden bei einem Teil der Patienten nachweisen (Zucconi et al. 1989). Die Behandlung sollte in niedriger Dosierung begonnen und in wöchentlichen Abständen um jeweils 100 mg gesteigert werden. Da etwa ein Drittel der Patienten nicht auf Carbamazepin anspricht, ist diese Substanz nicht als Mittel der ersten oder zweiten Wahl zu empfehlen.

In den letzten Jahren wurden günstige Wirkungen von Valproinsäure auf RLS und PLMD beschrieben. In einer Therapiestudie zeigte sich eine polygraphisch nachweisbare signifikante Reduktion der PLMS-Frequenz und des PLMS-Arousal-Index unter Behandlung mit 300 mg Valproinsäure als abendliche Einmaldosis. Relevante Nebenwirkungen traten nicht auf (Ehrenberg et al. 1995).

Neuere Antikonvulsiva, wie z.B. Gabapentin werden derzeit in kontrollierten Studien auf ihre Wirksamkeit bei RLS untersucht. Erste offene Studien zeigten eine deutliche subjektive Verbesserung des Schlafes und der RLS-Symptomatik sowie eine Reduktion der PLMS-Frequenz (Mellick u. Mellick 1995; Happe et al. 2001). Gabapentin besitzt eine strukturelle Verwandtschaft mit Gamma-Amino-Buttersäure (GABA); der genaue Wirkmechanismus ist nicht bekannt.

14.7.7 Therapie mit Clonidin

In einer kontrollierten Therapiestudie führte die Gabe von 0,5 mg Clonidin zu einer subjektiven Verminderung der RLS-Symptomatik, die polysomnographisch gemessene Schlafqualität konnte jedoch nicht verbessert werden (Wagner et al. 1994). Weitere offene Studien bestätigten die positive subjektive Wirkung von Clonidin beim idiopathischen und urämischen RLS (Handwerker u. Palmer 1985). Da zur Behandlung des RLS wirksamere Substanzen zur Verfügung stehen, kann Clonidin derzeit kaum mehr als Alternative empfohlen werden.

14.7.8 Nichtpharmakologische Therapien

Erste Berichte zur nicht-pharmakologischen Therapie des RLS mit einer Elektrostimulation der Füße vor dem Einschlafen (Kovacevic-Ristanovic et al. 1991) oder einer kognitiv orientierten Verhaltenstherapie zur Schlafhygiene (Edinger et al. 1995) deuten neue Richtungen der RLS-Therapie an, überzeugende kontrollierte Studien hierzu stehen jedoch noch aus. Von abendlichen Entspannungsübungen oder autogenem Training zur Erleichterung der Missempfindungen ist abzuraten, da durch die Entspannung die Beschwerden erst hervorgerufen werden können. Ebenso scheint sich körperliche Anstrengung eher verschlechternd auf die RLS-Symptomatik auszuwirken, als dass eine Verbesserung des Schlafes oder der Einschlaflatenz erzielt werden kann.

14.7.9   Praktische Therapieempfehlungen

Zusammenfassend gilt, dass das idiopathische RLS wie auch symptomatische Formen des RLS zu den pharmakologisch gut behandelbaren Erkrankungen zählen. Einen Überblick über Dosierungen und mögliche Nebenwirkungen der am häufigsten eingesetzten Substanzen gibt ◘ Tabelle 14.3. Da es sich in aller Regel jedoch um eine symptomatische Thera-

pie handelt, kann nach Absetzen der Therapie die Erkrankung in ihrer ursprünglichen Ausprägung wiederauftreten.

Wenn die Diagnose RLS gestellt wurde und eine Therapieindikation besteht, sollte primär mit einer dopaminergen Therapie begonnen werden. Das Ansprechen auf eine dopaminerge Therapie kann dann als eine weitere Bestätigung der Diagnose gewertet werden. Falls keine Kontraindikationen bestehen, wird bei Einschlafstörungen 50 mg L-Dopa als Stan-

◘ Tabelle 14.3. Medikamentöse Behandlung des RLS: ausgewählte Substanzen

Substanz	Dosisbereich	Nebenwirkungen
L-dopa/Benserazid	50/12,5–200/50 mg	Übelkeit, Erbrechen, Rebound, Augmentation
L-dopa/Benserazid Retard	100/25 mg	Ähnlich Levodopa/Benserazid
Pergolid	0,05–1,0 mg	Übelkeit, Erbrechen, Verstopfte Nase, Einschlafstörungen, Müdigkeit, Orthostatische Hypotension, Lebhafte Träume, Halluzinationen
Pramipexol	0,125–1,5 mg	Ähnlich wie Pergolid
Cabergolin	0,5–4 mg	Ähnlich wie Pergolid
Ropinirol	0,125–5,0 mg	Ähnlich wie Pergolid
Clonazepam	0,25–2,0 mg	Müdigkeit, «Hang-over»-Effekt, Ataxie, Schlafbezogene Atmungsstörung, Entzugssymptome
Carbamazepin	100–800 mg	Sedierung, Ataxie, Übelkeit
Gabapentin	300–2,400 mg	Übelkeit, Sedierung
Clonidin	0,1–0,3 mg	Hypotonie, Sedierung, Trockener Mund
Oxycodon	4,5–20 mg	Übelkeit, Obstipation, Nächtliche Verwirrtheit, Schlafbezogene Atmungsstörung, Abhängigkeit
Dihydrocodein	40–80 mg	Ähnlich wie Oxycodon
Tilidin/Naloxon	40–60 mg	Übelkeit, Sedierung, Nächtliche Verwirrtheit, Schlafbezogene Atmungsstörung
Tilidin/Naloxon Retard	50–150 mg	Ähnlich wie Tilidin/Naloxon

dardpräparation am Abend eine Stunde vor dem Zubettgehen verabreicht. Patienten, die unter Durchschlafstörungen ohne Einschlafstörungen leiden, kann zunächst ein L-Dopa-retard-Präparat vor dem Einschlafen verabreicht werden. Die Wirkung von L-Dopa setzt in der Regel sofort ein, d. h. der Patient sollte bereits in der ersten Nacht eine Besserung seiner Beschwerden bemerken. Wenn nach 50 mg L-Dopa nur eine unzureichende Wirksamkeit eintritt, sollte die Dosis auf 100 mg L-Dopa in der zweiten Nacht erhöht werden; eine Steigerung der Einzeldosis kann bis 200 mg erfolgen. Sollte unter dieser Dosis keine Besserung der Symptomatik bemerkt werden, muss davon ausgegangen werden, dass das RLS nicht auf eine Therapie mit L-Dopa anspricht. Möglicherweise wird dann auch eine Therapie mit einem Dopaminagonisten nicht wirksam sein. Ein Therapieversuch mit Opiaten sollte dann durchgeführt werden. Hauptindikation für die Behandlung mit einem Dopaminagonisten ist die Entwicklung einer Zunahme der RLS-Symptomatik unter L-Dopa (»Augmentation«, s. o.). Darüber hinaus sind sie Mittel der ersten Wahl bei schwerer ausgeprägten Restless-Legs-Syndromen. Da Dopaminagonisten insbesondere bei Therapiebeginn häufiger Nebenwirkungen wie Hypotonie, Schwindel, Kopfschmerzen, Übelkeit und Erbrechen induzieren können, sollte mit der niedrigst möglichen Dosierung begonnen werden (z. B. Pergolid: 0,05 mg abends), eine langsame Dosissteigerung erfolgen und zumindest bei Pergolid initial Domperidon (3×20 mg täglich) zusätzlich verordnet werden. Patienten, bei denen aus kardialer oder anderer Ursache dopaminerge Präparate kontraindiziert sind, sollten primär mit Opiaten, z. B. Tilidin, behandelt werden. Auch unter dieser Therapie sollte die Wirkung in derselben Nacht auftreten und zu einer deutlichen Besserung der Beschwerden führen. Auch symptomatische RLS-Formen sollten nach diesem Therapieschema eine Besserung zeigen, unabhängig davon, welcher Genese sie sind.

Falls das RLS weder auf Dopaminergika noch auf Opiate eine Besserung zeigt, sollte die Diagnose nochmals überprüft werden, insbesondere sollte eine Polysomnographie durchgeführt werden, um eine andere Ursache der Insomnie abzuklären.

Literatur

Allen RP, Earley CJ (1996) Augmentation of the restless legs syndrome with carbidopa/levodopa. Sleep 19:205–213

Ancoli-Israel S, Kripke DF, Klauber MR et al (1991) Periodic limb movements in sleep in community-dwelling elderly. Sleep 14:496–500

Atlas Task Force of the American Sleep Disorders Association (1993) Recording and scoring leg movements. Sleep 16:748–759

Bahk WM, Pae CU, Chae JH et al (2002) Mirtazapine may have the propensity for developing a restless legs syndrome? A case report. Psychiatry Clin Neurosci 56:209–210

Benes H, Kurella B, Kummer J et al (1999) Rapid onset of action of levodopa in restless legs syndrome: a double-blind, randomized, multicenter, crossover trial. Sleep 22:1073–1081

Brodeur C, Montplaisir J, Godbout R, Marinier R (1988) Treatment of restless legs syndrome and periodic movements during sleep with L-dopa: a double-blind, controlled study. Neurology 38:1845–1848

Bucher SF, Seelos K, Reiser et al (1997) Cerebral generators involved in the pathogenesis of the restless legs syndrome. Ann Neurol 41:639–645

Bucher SF, Trenkwalder C, Oertel WH (1996) Reflex studies and MRI in the restless legs syndrome. Acta Neurol Scand 94:145–150

Callaghan N (1966) Restless legs in uremic neuropathy. Neurology 16:359–361

Coleman RM, Pollak CP, Weitzman ED (1980) Periodic movements in sleep (nocturnal myoclonus): relation to sleep disorders. Ann Neurol 8:416–421

Collado-Seidel V, Kazenwadel J, Wetter TC et al (1999) A controlled study of additional sr-L-dopa in L-dopa-responsive restless legs syndrome with late-night symptoms. Neurology 52:285–290

Collado-Seidel V, Kohnen R, Samtleben W et al (1998) Clinical and biochemical findings in uremic patients with and without restless legs syndrome. Am J Kidney Dis 31:324–328

Culpepper WJ, Badia P, Shaffer JI (1992) Time-of-night patterns in PLMS activity. Sleep 15:306–311

de Mello M, Poyares DL, Tufik S (1999) Treatment of periodic leg movements with a dopaminergic agonist in subjects with total spinal cord lesions. Spinal Cord 37:634–637

Desautels A, Turecki G, Montplaisir J et al (2001) Identification of a major susceptibility locus for restless legs syndrome on chromosome 12q. Am J Hum Genet 69:1266–1270

Dressler D, Thompson PD, Gledhill RF, Marsden CD (1994) The syndrome of painful legs and moving toes. Mov Disord 9:13–21

Edinger JD, Fins AI, Sullivan RJ et al (1995) Comparison of pharmacologic and non-pharmacologic treatment of periodic limb movement disorder. Sleep Res 24:221

Ehrenberg BL, Eisensehr I, Walters AS (1995) Influence of valproate on sleep and periodic limb movement disorder. Sleep Res 24:224

Eisensehr I, Wetter TC, Linke R et al (2001) Normal IPT and IBZM SPECT in drug-naive and levodopa-treated idiopathic restless legs syndrome. Neurology 57:1307–1309

Ekbom KA (1945) Restless legs syndrome. Acta Med Scand 158:4–122

Ekbom KA (1960) Restless legs syndrome. Neurology 10:868–873

Ekbom KA (1970) Restless legs. In: Vinken PJ, Bruyn GW (eds) Handbook of clinical neurology. North Holland Publishing Company, Amsterdam, pp 311–320

Fazzini E, Diaz R, Fahn S (1989) Restless leg in Parkinson's disease: clinical evidence for underactivity of catecholamine neurotransmission. Ann Neurol 26:142

Goodman JD, Brodie C, Ayida GA (1988) Restless leg syndrome in pregnancy. Br Med J 297:1101–1102

Handwerker J Jr, Palmer RF (1985) Clonidine in the treatment of »restless leg« syndrome (letter). N Engl J Med 313:1228–1229

Happe S, Klösch G, Saletu B, Zeitlhofer J (2001) Treatment of idiopathic restless legs syndrome (RLS) with gabapentin. Neurology 57:1717–1719

Heiman EM, Christie M (1986) Lithium-aggravated nocturnal myoclonus and restless legs syndrome (letter). Am J Psychiatry 143:1191–1192

Hening WA, Walters AS, Kavey N et al (1986) Dyskinesias while awake and periodic movements in sleep in restless legs syndrome: treatment with opioids. Neurology 36:1363–1366

Hening WA, Walters AS (1989) Successful long-term therapy of the restless legs syndrome with opioid medications. Sleep Res 18:241

Iannaccone S, Zucconi M, Marchettini P et al (1995) Evidence of peripheral axonal neuropathy in primary restless legs syndrome. Mov Disord 10:2–9

Kazenwadel J, Pollmächer T, Trenkwalder C et al (1995) New actigraphic assessment method for periodic leg movements (PLM). Sleep 18:689–697

Kovacevic-Ristanovic R, Cartwright RD, Lloyd S (1991) Non-pharmacological treatment of periodic leg movements in sleep. Arch Phys Med Rehabil 72:385–389

Kraus T, Schuld A, Pollmächer T (1999) Periodic leg movements in sleep and restless legs syndrome probably caused by olanzapine. J Clin Psychopharmacol 119:478–479

Kuny S, Blättler S (1991) Psychische Befunde von vermeintlich phlebologischen Beinbeschwerden. Schweiz Med Wochenschr 121:72–76

Lang AE (1988) Restless legs syndrome and Parkinsons disease: insight into pathophysiology. Clin Neuropharmacol 10:476–478

Lavigne GJ, Montplaisier JY (1994) Restless legs syndrome and sleep bruxism: prevalence and association among Canadians. Sleep 17:739–743

Lugaresi E, Cirignotta F, Coccagna G, Montagna P (1986) Nocturnal myoclonus and restless legs syndrome. In: Fahn S, Marsden CD, Van Woert M (eds) Advances in Neurology, vol 43: Myoclonus. Raven Press, New York, pp 295–307

Lugaresi E, Coccagna G, Gambi D et al (1966) A propos de quelques manifestations nocturnes myocloniques (nocturnal myoclonus de Symonds). Rev Neurol 115:547–555

Lutz EG (1978) Restless legs, anxiety and caffeinism. J Clin Psychiatry 39:693–698

Mellick GA, Mellick LB (1995) Successful treatment of restless legs syndrome with gabapentin. Neurology 45:446

Montagna P, Sassoli de Bianchi L, Zucconi M et al (1984) Clonazepam and vibration in restless legs syndrome. Acta Neurol Scand 69:428–430

Montplaisir J, Boucher S, Nicolas A et al (1998) Immobilization tests and periodic leg movements in sleep for the diagnosis of restless leg and periodic leg movements in sleep for the diagnosis of restless leg syndrome. Mov Disord 13:324–329

Montplaisir J, Lorrain D, Godbout R (1991) Restless legs syndrome and periodic movements in sleep: the primary role of dopaminergic mechanism. Eur Neurol 31:411–443

Montplaisir J, Nicolas A, Denesle R, Gomez-Mancilla B (1999) Restelss legs syndrome improved by pramipexole: a double-blind randomized trial. Neurology 52:938–943

Oboler SK, Prochazka AV, Meyer TJ (1991) Leg symptoms in outpatient veterans. West J Med 155:256–259

O'Keeffe ST, Gavin K, Lavan JN (1994) Iron status and restless legs syndrome in the elderly. Age Ageing 23:200–203

Ondo W, Jandovic J (1996) Restless legs syndrome: clinicoetiologic correlates. Neurology 47:1435–1441

Oppenheim H (1923) Lehrbuch der Nervenkrankheiten. Darger, Berlin

Paik ICH, Lee C, Choi BM et al (1989) Mianserin-induced restless legs syndrome. Br J Psychiatry 155:415–417

Peled R, Lavie P (1987) Couble-blind evaluation of clonazepam on periodic leg movements in sleep. J Neurol Neurosurg Psychiatry 50:1679–1681

Pollmächer T, Schulz H (1993) Periodic leg movements (PLM) – their relationship to sleep stages. Sleep 16:572–577

Rechtschaffen A, Kales A (1968) A manual of standardized terminology, techniques and scoring system for sleep stages of human subjects. Brain Information Service/Brain Research Institute, Los Angeles

Rothdach AJ, Trenkwalder C, Haberstock J et al (2000) Prevalence and risk factors of RLS in an elderly population: The MEMO study. Neurology 54:1064–1068

Salvi F, Montagna P, Plasmati R et al (1990) Restless legs syndrome and nocturnal myoclonus: initial clinical manifestation of familial amyloid polyneuropathy. J Neurol Neurosurg Psychiatry 53:522–525

Schöls L, Haan J, Riess O et al (1998) Sleep disturbances in spinocerebellar ataxias. Neurology 51:1603–1607

Schwarz J, Linke R, Kerner M et al (2000) Striatal dopamine transporter binding assessed by I-123 IPT and single photon emission computed tomography in patients with early Parkinson's disease. Arch Neurol 57:205–208

Staedt J, Stoppe G, Kugler A et al (1995) Nocturnal myoclonus syndrome (periodic movements in sleep) related to central dopamine D2-receptor alteration. Eur Arch Psychiatry Clin Neurosci 245:8–10

Stiasny K, Robbecke J, Schuler P, Oertek WH (2000) Treatment of idiopathic restless legs syndrome (RLS) with the D2-agonist cabergoline-an open clinical trial. Sleep 23:349–354

Stiasny K, Wetter TC, Winkelmann J et al (2001) Long-term effects of pergolide in the treatment of restless legs syndrome. Neurology 56:1399–1402

Telstad W, Sorensen O, Larsen S et al (1984) Treatment of the restless legs syndrome with carbamazepine: a double-blind study. Br Med J 288:444–446

Tergau F, Wischer S, Paulus W (1999) Motor system excitability in patients with restless legs syndrome. Neurology 52:1060–1063

Thorp ML, Morris CD, Bagby SP (2001) A crossover study of gabapentin in treatment of restless legs syndrome among hemodialysis patients. Am J Kidney Dis 38:104–108

Trenkwalder C, Brandenburg U, Hundemer HP et al and the PEARLS Study Group (2001) A randomized long-term placebo-controlled multicenter trial of pergolide in the treatment of restless legs syndrome with central evaluation of polysomnographic data. Neurology 56(Suppl 3):A5 (Abstract)

Trenkwalder C, Bucher SF, Oertel WH et al (1993) Bereitschaftspotenzial in idiopathic and symptomatic restless legs syndrome. Electroencephalogr Clin Neurophysiol 89:95–103

Trenkwalder C, Bucher SF, Oertel WH (1996) Electrophysiological pattern of involuntary limb movements in the restless legs syndrome. Muscle Nerve 19:155–162

Trenkwalder C, Collado-Seidel V, Gasser T, Oertel WH (1996) Clinical symptoms and possible anticipation in a large kindred of familial restless legs syndrome. Mov Disord 11:389–394

Trenkwalder C, Hening WA, Walters AS et al (1999) Circadian rhythm of periodic limb movements and sensory symptoms of restless legs syndrome. Mov Disord 14:102–110

Trenkwalder C, Stautner A, Wetter TC et al (1996) Comparison of idiopathic and uremic restless legs syndrome: results of a database of 134 patients. Neurology 46:A119–A120 (Abstract)

Trenkwalder C, Stiasny K, Pollmächer T et al (1995) L-Dopa therapy of uremic and idiopathic restless legs syndrome: a double-blind crossover trial. Sleep 18:681–688

Trenkwalder C, Walters AS, Hening WA et al (1999) Positron emission tomographic studies in restless legs syndrome. Mov Disord 14:141–145

Trenkwalder C, Wetter TC, Stiasny K, Clarenbach P (2001) Restless legs syndrome and periodic limb movements in sleep. Nervenarzt 72:425–436

Turjanski N, Lees AJ, Brooks DJ (1999) Striatal dopaminergic function in restless legs syndrome: ^{18}F-dopa and ^{11}C-raclopride PET studies. Neurology 52:932–937

Wagner ML, Walters AS, Coleman R et al (1994) A double-blind study of clonidine in the restless legs syndrome. Sleep 19:52–58

Walker SL, Fine A, Kryger MH (1996) L-DOPA/Carbidopa for nocturnal movement disorders in uremia. Sleep 19:214–218

Walters AS, Hening W, Cote L, Fahn S (1986) Dominantly inherited restless legs with myoclonus and periodic movements of sleep: a syndrome related to the endogenous opiates? Adv Neurol 43:309–319

Walters AS, Hening W, Kavey N et al (1988) A double-blind randomized crossover trial of bromocriptine and placebo in restless legs syndrome. Ann Neurol 24:455–458

Walters AS, Hening W, Rubinstein M, Chokroverty S (1991) A clinical and polysomnographic comparison of neuroleptic-induced akathisia and the idiopathic restless legs syndrome. Sleep 14:339–345

Walters AS, The International Restless Legs Syndrome Study Group (1995) Towards a better definition of the restless legs syndrome. Mov Disord 10:634–642

Walters AS, Wagner ML, Hening WA et al (1993) Successful treatment of the idiopathic restless legs syndrome in a randomized double-blind trial of oxycodone versus placebo. Sleep 16:327–332

Walters AS, Winkelmann J, Trenkwalder C et al (2001) Long-term follow-up on restless legs syndrome patients treated with opioids. Mov Disord 16:1105–1109

Ware JC, Brown FW, Moorad PJ et al (1984) Nocturnal myoclonus and tricyclic antidepressants. Sleep Res 13:72

Wetter TC, Brunner J, Bronisch T (2002) Restless legs syndrome probably induced by risperidone treatment. Pharmacopsychiatry 35:109–111

Wetter TC, Collado-Seidel V, Oertel H et al (2002) Endocrine rhythms in patients with restless legs syndrome. J Neurol 249:146–151

Wetter TC, Collado-Seidel V, Pollmächer T et al (2000) Sleep and periodic leg movement patterns in drug-free patients with Parkinson's disease and multiple system atrophy. Sleep 23:361–367

Wetter TC, Pollmächer T (1997) Restless legs and periodic leg movements in sleep syndromes. J Neurol 244:S37–S45

Wetter TC, Stiasny K, Kohnen R et al (1998) Polysomnographic sleep measures in patients with uremic and idiopathic restless legs syndrome. Mov Disord 13:820–824

Wetter TC, Stiasny K, Winkelmann J et al (1999) A randomized controlled study of pergolide in patients with restless legs syndrome. Neurology 52:944–950

Wetter TC, Trenkwalder C, Pollmächer T (1995) Restless-legs-Syndrom. Symptomatik, pathophysiologische Aspekte und therapeutische Ansätze. Nervenheilkunde 14:433–438

Wittmaack T (1861) Pathologie und Therapie der Sensibilitäts-Neurosen. Schäfer, Leipzig

Willis T (1685) The London practise of physick. Bassett & Crooke, London

Winkelman JW, Chertow GM, Lazarus JM (1996) Restless legs syndrome in end-stage renal disease. Am J Kidney Dis 28:372–378

Winkelmann J, Stautner A, Samtleben W, Trenkwalder C (2002) Long-term course of restless legs syndrome in dialysis patients after kidney transplantation. Mov Disord 17:1072–1076

Winkelmann J, Wetter TC, Collado-Seidel V et al (2000) Clinical characteristics and frequency of the hereditary restless legs syndrome in a population of 300 patients. Sleep 23:597–602

Winkelmann J, Wetter TC, Stiasny K et al (1998) Treatment of restless legs syndrome with pergolide – an open clinical trial. Mov Disord 13:566–569

Winkelmann J, Muller-Myhsok B, Wittchen HU et al (2002) Complex segregation analysis of restless legs syndrome provides evidence for an autosomal dominant mode of inheritance in early age at onset families. Ann Neurol 52:297–302

Yasuda T, Nishimura A, Katsuki Y, Tsuji Y (1986) Restless legs syndrome treated successfully by kidney transplantation – a case report. Clin Transpl 138:138

Zucconi M, Coccagna G, Petronelli R et al (1989) Nocturnal myoclonus in restless legs syndrome: effect of carbamazepine treatment. Funct Neurol 4:263–271

Anhang:
Skalen und Untersuchungsmanuale

Thomas Jahn

Vorbemerkung

Dieser Anhang enthält – mit Bezug zu mehreren Kapiteln dieses Buches, jedoch ohne Anspruch auf Vollständigkeit – einige Skalen und Manuale zur Untersuchung der Motorik und Psychomotorik bei Patienten mit psychischen Störungen. Die bewusste Auswahl und Konzentration auf einige bewährte ältere und empfehlenswerte neue Instrumente deckt ein breites Spektrum möglicher Symptome und Defizite ab, das von klassischen katatonen Zeichen über extrapyramidale Neuroleptika-Nebenwirkungen bis zu diskreten motorischen Koordinationsstörungen im Sinne neurologischer Soft Signs reicht. Ein Instrument (NES) zielt auch auf nichtmotorische (sensorische, integrative) Funktionen, was bei der Untersuchung differenzieller Leistungsaspekte von Vorteil ist.

Alle Skalen und Manuale werden jeweils mit einer Kurzbeschreibung, Angabe der Originalquelle und weiterführender Literatur vorgestellt und eingeleitet. Letztere führt solche Arbeiten auf, die Befunde zu psychometrischen Gütekriterien, Beispiele für den Einsatz im Rahmen von Forschungsstudien,

oder verwandte Verfahren enthalten. Danach folgen detaillierte Angaben zum Prozedere, zur Itembeschreibung und zur Kodierung bzw. Auswertung.

Im Einzelnen handelt es sich um sieben standardisierte klinische Rating-Skalen zur Fremdeinschätzung (psycho-)motorischer Symptome und ein an dieser Stelle erstmals publiziertes Manual zur apparativen (computergestützten) kinematischen Bewegungsanalyse motorischer Zeichen (MAZ). Angaben zur Objektivität, Validität und Reliabilität der einzelnen Verfahren können der jeweils angegebenen Original- und Sekundärliteratur entnommen bzw. im Falle des MAZ direkt beim Herausgeber angefordert werden.

Klinische Rating-Skalen werden häufig nicht wie psychometrische Tests und Fragebogen in endgültig manualisierter Form publiziert, vielmehr zirkulieren sie häufig in verschiedenen Versionen mit manchmal nur geringfügigen, manchmal aber auch bedeutsamen (nicht immer bemerkten) Unterschieden, die auch die Bewertung und Kodierung von Items betreffen können. Daher hat der Herausgeber die hier versammelten Instrumente nochmals sorgfältig mit ihrer »Urfassung« in den Originalquellen verglichen bzw. – im Falle englischsprachiger Erstpublikationen – eigens für diesen Anhang übersetzt bzw. neu übersetzt. Auf frühere deutsche Übertragungen wird verwiesen und wurde teilweise auch zurückgegriffen, jedoch immer im Hinblick auf größtmögliche Nähe zum Original. In den Kurzbeschreibungen sind Abweichungen von dieser Regel und die jeweilige Quellenlage im Einzelnen vermerkt. In einem Fall (MARS) besorgte Herr Priv.-Doz. Dr. Matthias Lemke die Übersetzung aus dem amerikanischen Original, wofür ihm herzlich gedankt sei. Der Abdruck aller Instrumente in diesem Anhang erfolgt, sofern die Rechte nicht beim Herausgeber liegen, mit freundlicher Genehmigung der Autoren und Verlage der aufgeführten Erstveröffentlichungen.

A   Katatonie-Rating-Skala (KRS)

Kurzbeschreibung	Bei der KRS handelt es sich um ein neues Untersuchungsinstrument zur Erfassung der Anzahl, der Häufigkeit und der Schwere katatoner Symptome insbesondere bei schizophrenen und affektiv erkrankten Patienten (Bräunig et al. 1999). Diese Skala, die aus einem ursprünglich wesentlich umfangreicheren Forschungsinstrument hervorging (Höfling et al. 1995), kann als besonders sorgfältig konstruierte Rating-Skala gelten, die über mehrere Jahre intensiv klinisch erprobt wurde und gute psychometrische Eigenschaften aufweist (▶ vgl. Kap. 1). Die KRS umfasst in ihrer endgültigen Form 16 katatone Motorsymptome und 5 katatone Verhaltensweisen, insgesamt also 21 Items. Das Instrument wurde von Bräunig und Mitarbeitern fast zeitgleich in englischer und deutscher Sprache veröffentlicht. Die hier wiedergegebene Beschreibung entspricht der deutschen Erstveröffentlichung.
Originalpublikation	Bräunig P, Krüger S, Höffler J et al (1999) Entwicklung, Anwendung und Reliabilität einer Katatonie-Skala. In: Bräunig P (Hrsg) Motorische Störungen bei schizophrenen Psychosen. Schattauer, Stuttgart, S 41–67 Bräunig P, Krüger S, Shugar G et al (2000) The Catatonia Rating Scale – I. Development, reliability, and use. Compr Psychiatry 41:147–158
Ergänzende Literatur	Bräunig P, Krüger S, Shugar G (1999) Prävalenz und klinische Bedeutung katatoner Symptome bei Manien. Fortschr Neurol Psychiatr 67:306–317 Krüger S, Cooke RG, Spegg CC, Bräunig P (2003) Relevance of the catatonic syndrome to the mixed manic episode. J Affect Disord 74:279–285 Höffler J, Bräunig P, Börner I, Krüger S (1995) Untersuchung zum Einfluss veränderter diagnostischer Kriterien auf die Häufigkeit der Diagnose »katatone Schizophrenie«. In: Bräunig P (Hrsg) Differenzierung katatoner und neuroleptika-induzierter Bewegungsstörungen. Thieme, Stuttgart, S 43–46

Prozedere

Das Vorhandensein und die Schwere eines katatonen Symptoms werden im Rahmen einer **45-minütigen semistrukturierten** Untersuchung erhoben. Die Bewertung der katatonen Verhaltensweisen wird durch Fremdinformationen (z.B. Familienmitglieder, Krankenschwestern) ergänzt, wobei der klinische Ersteindruck durch diese Berichte bestätigt oder modifiziert werden kann. Wenn keine Fremdinformationen vorliegen, muss die Bewertung der katatonen Verhaltensweisen allein nach dem klinischen Eindruck im Verlaufe der Untersuchung erfolgen.

Alle Items der Skala können mit 0 (nicht vorhanden), 1 (minimal), 2 (mittelschwer), 3 (deutlich) und 4 (schwer) bewertet werden. Die Diagnose einer Katatonie wird bei Vorhandensein von **mindestens 4 Symptomen/Verhaltensweisen mindestens mittelschweren (2) Ausprägungsgrades** gestellt. Zur Verlaufsbeurteilung können Subscores einzelner Items oder Summenscores aller Items gebildet werden.

Itembeschreibung und Kodierung

Katatone Motorsymptome

1. Nesteln. Unruhiges Bewegen der Hände/Finger mit zum Teil tastendem oder suchendem Charakter. Spielen mit den Händen/Fingern, ratlos wirkendes Betasten des eigenen Körpers oder von Gegenständen. Zupfen an der Bettdecke, an Kleidungsstücken, etc. Spontanes Ergreifen von Gegenständen. Leichte motorische Ablenkbarkeit durch äußere Stimuli.

2. Stereotypien. Einfache oder komplexe, einförmige, repetitive, sinnlos wirkende Bewegungen oder Handlungen (z.B. Bewegungen/Gesten des Kopfes, der Arme, der Hände, des Rumpfes, der Zehen, Beine oder Füße; reibende Bewegungen, sich selbst bekreuzigen, rotierende Bewegungen). Die Bewegungen werden über längere Zeiträume ausgeführt und scheinen unter relativ geringer willkürlicher Kontrolle abzulaufen.

3. Iterationen. Rhythmische, repetitive Bewegungen (z. B. Schaukelbewegungen des Kopfes, des Oberkörpers, des Fußes und Unterschenkels, rhythmisches Drehen der Unterarme).

4. Verbigerationen. Stereotypes Wiederholen einzelner Worte oder ganzer Sätze.

Bewertung der Items 1–4:

0 Das Symptom tritt während der Untersuchung nicht auf.

1 Das Symptom tritt während der Untersuchung bis zu 2 Min. auf.

2 Das Symptom tritt während der Untersuchung zwischen 2 und 10 Min. auf.

3 Das Symptom tritt während der Untersuchung zwischen 10 und 20 Min. auf.

4 Das Symptom tritt während der Untersuchung für mehr als 20 Min. auf.

5. Grimassieren. Hyperkinetische (kurz, einfach, schnell), und/oder dystone (länger andauernd, komplex, langsam) Bewegungen der Gesichtsmuskulatur. Die Bewegungsstörungen können einzelne Gesichtsmuskeln betreffen, es kann sich aber auch um sehr komplexe Bewegungsstörungen unter Einbeziehung zahlreicher Muskelgruppen handeln.

6. Pseudoexpressivbewegungen. Einfache, ruckartige, kurze und schnelle Bewegungen des Kopfes, der Schultern, Arme oder Hände. Häufig im Zusammenhang mit Ausdrucksbewegungen auftretend.

Bewertung der Items 5 und 6:

0 Das Symptom tritt während der Untersuchung nicht auf.

1 Das Symptom wird während der Untersuchung für bis zu 10 Sek. konstant beibehalten.

2 Das Symptom wird während der Untersuchung für bis zu 30 Sek. konstant beibehalten.

3 Das Symptom wird während der Untersuchung für bis zu 60 Sek. konstant beibehalten.

4 Das Symptom wird während der Untersuchung für mehr als 60 Sek. konstant beibehalten.

7. Verharren in Haltungen. Spontanes, gewohnheitsmäßiges Einnehmen bestimmter, auch unbequemer oder sozial unüblicher Haltungen/Positionen. Der Muskeltonus ist im Gegensatz zur kataleptischen Rigidität nicht erhöht, oft sogar schlaff.

8. Rigidität/starre Katalepsie. Beibehalten einer starren Haltung mit deutlich verminderten oder fehlenden spontanen Bewegungen und erhöhtem Muskeltonus.

Bewertung der Items 7 und 8:

0 Das Symptom tritt während der Untersuchung nicht auf.

1 Das Symptom wird während der Untersuchung für bis zu 2 Min. konstant beibehalten.

2 Das Symptom wird während der Untersuchung für bis zu 10 Min. konstant beibehalten.

3 Das Symptom wird während der Untersuchung für bis zu 20 Min. konstant beibehalten.

4 Das Symptom wird während der Untersuchung für mehr als 20 Min. konstant beibehalten.

9. Blinzeln. Erhöhte Lidschlagfrequenz.

Bewertung des Items 9:

0 Das Symptom tritt während der Untersuchung nicht auf.

1 Mehr als 30 Lidschläge/Min.

2 Mehr als 50 Lidschläge/Min.

3 Mehr als 70 Lidschläge/Min.

4 Mehr als 90 Lidschläge/Min.

10. Motorische Erregung. Generalisierte motorische Unruhe mit Hyperaktivität und Bewegungsdrang.

Bewertung des Items 10:

0 Das Symptom tritt während der Untersuchung nicht auf.

1 Intermittierend auftretende motorische Unruhezustände. Durch Intervention des Untersuchers kann die Unruhe problemlos für mehr als 5 Min. unterbrochen werden.

2 Deutliche motorische Erregung. Durch Intervention des Untersuchers kann die Erregung für eine Dauer von 3–5 Min. unterbrochen werden.

3 Erheblich ausgeprägt motorische Erregung. Durch Intervention des Untersuchers kann die Erregung weniger als 3 Min. unterbrochen werden.

4 Stürmische oder dranghafte motorische Erregung, die durch Interventionsversuche des Untersuchers nicht unterbrochen werden kann.

11. Motorische Hemmung. Generalisierte motorische Hemmung mit Hypoaktivität. Willkürbewegungen werden verzögert, verlangsamt oder gar nicht ausgeführt.

Bewertung des Items 11:
0   Das Symptom tritt während der Untersuchung nicht auf.
1   Verminderte motorische Aktivität. Patienten sind hypokinetisch, interagieren aber noch mit dem Untersucher (Blickkontakt, spontane Reaktionen und Bewegungen vorhanden). Einfache Aufforderungen werden befolgt (Aufstehen, Hinsetzen, etc.). Schmerzreaktionen vorhanden.
2   Deutliche Verminderung der motorischen Aktivität und Verlangsamung spontaner Bewegungen. Kein Blickkontakt, Augenbewegungen sind noch vorhanden. Einfache Aufforderungen werden verzögert und langsam befolgt. Verzögerte Reaktion auf Schmerzreize.
3   Extrem spärliche oder keine Spontanbewegungen. Keine spontanen Interaktionen mit der Umgebung. Selten Augenbewegungen. Aufforderungen werden extrem verzögert und langsam befolgt. Erheblich verzögerte und langsame Reaktion auf stärkere Schmerzreize.
4   Akinetischer Stupor. Keine Interaktion mit der Umgebung. Keine oder extrem seltene Augenbewegungen (Starren). Minimale oder keine Reaktion auf stärkere Schmerzreize.

12. Anstoß-/Nachahmungsautomatie.
━ **Anstoßautomatie:** Abnorme motorische Anregbarkeit und Beeinflussbarkeit. Gesteigerte Bereitschaft, einfache Bewegungen auf einen geringen Anstoß hin auszuführen.
━ **Nachahmungsautomatie:** Gesteigerte Bereitschaft des Patienten, vor seinen Augen ausgeführte Bewegungen und Gebärden bzw. zufällig in seiner Umgebung wahrgenommene Bewegungen und Handlungen nachzuahmen. Erfolgt die Nachahmung nicht vollkommen spontan, erweist sich der Patient als extrem suggestibel.

Item 12. Item 12 umfasst 3 Aspekte:
1. Mitgehen/Mitmachen: Nach kurzem passivem Anstoß wird die angestoßene Bewegung ›automatisch‹, ohne weitere Einflussnahme des Untersuchers, ausgeführt.
2. Gegengreifen: Der Patient ergreift die ihm vom Untersucher unüblich häufig entgegengestreckte Hand immer wieder in einer automatisch wirkenden Art.

3. Echophänomene: Spontanes oder induziertes Nachahmen von Gesten, Gebärden, Bewegungen, Handlungen oder sprachlichen Äußerungen.

Bewertung des Items 12:
0   Das Symptom tritt während der Untersuchung nicht auf.
1   Mitgehen/Mitmachen oder Gegengreifen oder Echophänomene können durch wiederholte Versuche induziert werden.
2   Mitgehen/Mitmachen oder Gegengreifen oder Echophänomene können sofort induziert werden oder treten spontan auf.
3   Zwei der Symptome können sofort induziert werden oder treten spontan auf.
4   Alle Symptome können sofort induziert werden oder treten spontan auf.

13. Gegenhalten. Aktives Widerstreben gegenüber Versuchen, bewegt zu werden und gegenüber Versuchen, durch passive Bewegungen Lage- oder Haltungsveränderungen des Körpers herbeizuführen. Gegenhalten muss nicht generalisiert auftreten, sondern kann auf bestimmte Körperregionen bzw. Muskelgruppen beschränkt sein (Steifmachen des Nackens oder des Oberkörpers, krampfhaftes Verschließen der Augen oder des Mundes, Zusammenkneifen der Kiefer, krampfhafter Faustschluss oder krampfhaftes Festhalten von Gegenständen, z.B. der Bettdecke). Lider, Lippen, Mund und Kiefer, Nacken, Oberkörper, Fäuste, Flexoren und Adduktoren sind bevorzugt betroffen. Der vom Patienten aufgebrachte Widerstand wächst mit der vom Untersucher aufgewandten Kraft.

Bewertung des Items 13:
0   Das Symptom tritt während der Untersuchung nicht auf.
1   Das Symptom tritt spontan oder nach wiederholten passiven Bewegungen auf. Es betrifft nur eine Körperregion und kann durch Interventionen des Untersuchers leicht unterbrochen werden.
2   Das Symptom tritt spontan auf, es betrifft mehr als eine Körperregion und kann durch Interventionen des Untersuchers unterbrochen werden.
3   Das Symptom tritt spontan auf, es betrifft zwei oder drei Körperregionen und kann durch Interventionen des Untersuchers nicht unterbrochen werden.
4   Das Symptom tritt spontan auf, betrifft mehr als drei Körperregionen oder den ganzen Körper und kann durch Interventionen des Untersuchers nicht unterbrochen werden.

14. Parakinesen. Eckige, ungrazile, disharmonische oder roboterhaft wirkende Willkürbewegungen, die auch das Gangbild mit einschließen.

Bewertung des Items 14:
0 Das Symptom tritt während der Untersuchung nicht auf.
1 Bewegungen leichtgradig linkisch, plump und ungrazil.
2 Bewegungen in deutlichem Ausmaß eckig, steif und disharmonisch.
3 Bewegungen in schwerem Ausmaß unnatürlich verzerrt.
4 Roboterhafte Bewegungen. Vollständiger Verlust des individuellen Bewegungsstils.

15. Flexibilitas cerea. Durch passive Bewegungen lassen sich die Glieder des Patienten in jede beliebige, auch unbequeme Lage bringen (biegsam wie Wachs). Die passiv herbeigeführte Position wird dann so lange beibehalten, bis ein neuer Anstoß erfolgt, oder Muskelermüdung eintritt.

Bewertung des Items 15:
0 Das Symptom tritt während der Untersuchung nicht auf.
1 Beibehalten der passiv herbeigeführten Haltung für weniger als 10 Sek.
2 Beibehalten der passiv herbeigeführten Haltung für bis zu 20 Sek.
3 Beibehalten der passiv herbeigeführten Haltung für bis zu 30 Sek.
4 Beibehalten der passiv herbeigeführten Haltung für über 30 Sek.

16. Mutismus. Deutliche Verminderung bzw. Aufhebung sprachlicher Äußerungen bei organisch intakten Sprechorganen.

Bewertung des Items 16:
0 Das Symptom tritt während der Untersuchung nicht auf.
1 Leicht verminderte Spontansprache mit verzögertem Antworten und leiser Sprechweise.
2 Deutlich verminderte Spontansprache, verzögerte Antworten in grammatisch unvollständigen Sätzen.
3 Keine spontanen sprachlichen Äußerungen. Fragen werden überwiegend mit extrem langer Latenz in Ein-Wort-Sätzen beantwortet.
4 Weder spontane noch reaktive sprachliche Äußerungen.

Katatone Verhaltensweisen

17. Manierismus. Umständlich, geschraubt, verschnörkelt, geziert oder verschroben wirkende Abänderungen gewöhnlicher Bewegungen und Verhaltensweisen. Manieren werden von dem Patienten gewohnheitsmäßig beibehalten und häufig wiederholt. Das manierierte Verhalten kann offensichtlich nicht ohne weiteres unterlassen werden. Manieren werden fast immer zur Karikatur.

18. Befehlsautomatie/Proskinese. Abnorme Zuwendungs-, Bejahungs-, Gefolgs- und/oder Anschlussbereitschaft. Der Patient befolgt Aufforderungen überaus prompt und übertrieben bereitwillig, er zeigt ein übersteigertes entgegenkommendes und/oder devotes Verhalten, ist extrem leicht beeinflussbar und suggestibel.

19. Negativismus. Verhaltensweisen, die Ausdruck von Ablehnung, Abkehr und aktivem Widerstreben sind. Der Patient verhält sich betont unkooperativ, befolgt Aufforderungen nicht oder führt das Gegenteil aus (Befehlsnegativismus). Äußeren Einwirkungen begegnet der Patient mit Unzugänglichkeit, Widerstand, zum Teil auch mit Gereiztheit oder Aggressivität. Erscheinungsformen des Negativismus sind z.B. auch Nahrungsverweigerung, Kommunikationsverweigerung, Harn- und Stuhlverhalt, bzw. Enuresis und Enkopresis oder auch die sog. ›Schikanose‹ (aktiv querulierendes oder peinigendes Verhalten).

20. Impulsives Verhalten. Trieb- bzw. dranghafte Verhaltensweisen, die mit Unruhe oder Erregung einhergehen und nicht, oder nicht ausreichend, steuerbar zu sein scheinen. Impulshandlungen können aggressiv oder autoaggressiv getönt sein, sie können sich als poriomaner Bewegungsdrang, als gieriges Essen oder Schlingen (auch von Ungenießbarem) äußern oder sexueller Natur sein (z.B. triebhaft hemmungsloses Onanieren in Gegenwart anderer Personen).

21. Rituale. Regelmäßige Wiederholung rigide fixierter komplexer Verhaltensweisen und Handlungen. Die Patienten etablieren diese extrem monotonen Verhaltensweisen gewohnheitsmäßig, wodurch es zu einer Erstarrung der Tagesabläufe oder der gesamten Lebensform kommt. Leidensdruck oder Widerstand gegen die Rituale bestehen überwiegend nicht. Versuchen, die Rituale zu unterbrechen, wird aktiver Widerstand entgegengesetzt.

Bewertung der Items 17–21:

0 Das Verhalten tritt nicht auf.

1 Das Verhalten tritt konstant für bis zu 5 Min. auf.

2 Das Verhalten tritt konstant zwischen 5 Min. und 15. Min. auf. Interaktionen mit dem Patienten sind leicht beeinträchtigt.

3 Das Verhalten tritt konstant zwischen 15 Min. und 30 Min. auf. Interaktionen mit dem Patienten sind deutlich beeinträchtigt.

4 Das Verhalten tritt konstant für mehr als 30 Min. auf. Interaktionen mit dem Patienten sind schwer beeinträchtigt bis unmöglich.

B   Extrapyramidale Symptom-Skala (EPS)

Kurzbeschreibung	Diese schon 1970 publizierte und seitdem vielfach verwendete Skala erlaubt mit vergleichsweise geringem Zeitaufwand die standardisierte Schweregradeinschätzung der wichtigsten extrapyramidalen Symptome, wie sie besonders als Nebenwirkungen konventioneller Neuroleptika auftreten. Von den ursprünglich 10 Items dieser Skala werden im Folgenden zwei (Nr. 8: Glabellar-Reflex und Nr. 10: Speichelfluss) nicht berücksichtigt, da sie unter faktoranalytischer Perspektive inhomogen sind (G. Simpson, schriftliche Mitteilung vom 13.10.1994). Entsprechendes gilt zwar auch für den Tremor, wegen dessen Bedeutung als extrapyramidales Symptom unter Neuroleptika wird seine Einschätzung hier jedoch beibehalten. Es wird empfohlen, für korrelationsstatistische Zwecke wahlweise Skalendurchschnittswerte für eine homogene 7-Item-Version (nur Rigiditätsitems 1–7) oder eine – dann nicht vollständig homogene – 8-Item-Version (inklusive Tremor) zu bilden. Im ersten Fall kann bzw. sollte der Tremor auch separat verrechnet werden. Die hier aufgenommene **verkürzte** Fassung der EPS in der Übersetzung des Herausgebers folgt der amerikanischen Originalpublikation von 1970. Ein vollständiger Abdruck der EPS in deutscher Sprache findet sich im Skalenhandbuch des Collegium Internationale Psychiatriae Scalarum CIPS (1996, S. 203–206).
Originalpublikation	Simpson GM, Angus JWS (1970) A rating scale for extrapyramidal side effects. Acta Psychiatr Scand Suppl 212:11–19
Ergänzende Literatur	Collegium Internationale Psychiatriae Scalarum CIPS (Hrsg) (1996) Internationale Skalen für Psychiatrie, 4. Aufl. Beltz Test, Göttingen

Itembeschreibung und Kodierung

1. Gang. Der Patient wird aufgefordert im Untersuchungsraum auf- und abzugehen. Beurteilt wird der Gang, das Mitschwingen der Arme, die gesamte Körperhaltung etc.

0 = Normal.

1 = Verminderung des Armschwungs.

2 = Deutliche Verminderung der Schwungbewegung mit offensichtlicher Steifheit der Arme.

3 = Steifer Gang, die Arme werden unbeweglich vor dem Körper gehalten.

4 = Gebeugter, schleppender Gang mit Propulsion und Retropulsion.

2. Fallenlassen der Arme. Patient und Untersucher heben beide Arme auf Schulterhöhe und lassen sie seitlich herabfallen. Normalerweise hört man beim Aufprallen der Arme einen lauten Schlag. Bei Patienten mit extremem Parkinsonismus fallen die Arme sehr langsam.

0 = Normaler, freier Fall mit lautem Aufprall und Zurückprallen.

1 = Der Fall ist leicht verlangsamt mit kaum hörbarem Aufprall und leichtem Zurückprallen der Arme.

2 = Der Fall ist verlangsamt, kein Zurückprallen.

3 = Deutliche Verlangsamung, kein Zurückprallen.

4 = Die Arme fallen wie gegen einen Widerstand.

3. Schulterschütteln. Ein Arm des Patienten wird am Ellenbogen rechtwinklig gebeugt. Der Untersucher fasst mit einer Hand die Hand, mit der anderen um den Ellenbogen des gebeugten Armes des Patienten und schiebt dessen Oberarm vor und zurück, hin und her, auf und ab. Dabei wird der

Oberarmknochen external rotiert. Der Vorgang wird am anderen Arm wiederholt. Das Ausmaß des Widerstandes von normal bis extrem steif wird folgendermaßen bewertet:

0 = Normal.
1 = Leichte Steifheit und leichter Widerstand.
2 = Mäßige Steifheit und mäßiger Widerstand.
3 = Deutliche Rigidität mit passivem Widerstand.
4 = Extreme Steifheit und Steifheit mit fast blockierter Schulter.

4. Ellenbogensteifheit. Die Ellbogengelenke werden nacheinander im rechten Winkel gebogen und passiv gestreckt und gebeugt. Dabei wird der Bizeps beobachtet und gleichzeitig betastet. Der Widerstand gegen diesen Vorgang wird bewertet.

0 = Normal.
1 = Leichte Steifheit und Widerstand.
2 = Mäßige Steifheit und Widerstand.
3 = Deutliche Steifheit mit Schwierigkeiten in passiven Bewegungen.
4 = Extreme Steifheit und Rigidität mit fast blockiertem Gelenk.

5. Fallenlassen des Handgelenks. Der Untersucher fasst mit einer Hand das Handgelenk des Patienten, mit der anderen die Finger. Das Handgelenk wird gestreckt und gebeugt, nach ulnar und radial. Der Widerstand gegen diese Bewegung wird bewertet:

0 = Normal.
1 = Leichte Steifheit und Widerstand.
2 = Mäßige Steifheit und Widerstand.
3 = Deutliche Rigidität mit Schwierigkeiten in passiven Bewegungen.
4 = Extreme Steifheit und Steifheit mit fast blockiertem Gelenk.

6. Beinpendeln. Der Patient sitzt auf einem Tisch, lässt die Beine herabhängen und frei schwingen. Der Fußknöchel wird erfasst, das Bein angehoben, bis das Knie fast gestreckt ist, und dann fallengelassen. Der Widerstand gegen den Fall und das Ausbleiben der Schwingbewegung bilden die Grundlage für die Beurteilung.

0 = Die Beine schwingen frei.
1 = Leichte Verminderung im Schwingen der Beine.
2 = Mäßiger Widerstand gegen das Schwingen.
3 = Deutlicher Widerstand und Dämpfung der Schwingung.
4 = Vollständiges Fehlen von Schwingung.

7. Fallenlassen des Kopfes. Der Patient liegt auf einer gut gepolsterten Unterlage, der Kopf wird mit beiden Händen angehoben. Die Hände werden dann weggezogen und der Kopf fallengelassen. Bei normalen Personen fällt der Kopf auf die Unterlage. Die Bewegung ist verzögert bei extrapyramidal-motorischen Störungen und fehlt bei extremem Parkinsonismus völlig. Die Nackenmuskulatur ist dabei steif, und der Kopf erreicht die Unterlage nicht.

0 = Der Kopf fällt völlig frei auf die Unterlage zurück.
1 = Leichte Verlangsamung des Falles.
2 = Mäßige Verlangsamung des Falles, deutlich sichtbar.
3 = Der Kopf fällt steif und langsam.
4 = Der Kopf erreicht die Unterlage nicht.

9. Tremor. Der Patient wird aufgefordert, im Untersuchungszimmer umherzugehen und wie folgt beurteilt:

0 = Normal.
1 = Leichter Fingertremor sichtbar und spürbar.
2 = Tremor der Hand oder des Armes tritt spasmisch auf.
3 = Anhaltender Tremor in einem oder mehreren Gliedern.
4 = Tremor des ganzen Körpers.

C   Abnormal Involuntary Movement Scale (AIMS)

Kurzbeschreibung	Wie die EPS gehört auch die AIMS (Guy 1976) zu den am häufigsten verwendeten Kurzskalen zur Schweregradeinschätzung motorischer Zeichen. Sie dient der Erfassung abnormer unwillkürlicher Bewegungen, wie sie z.B. als Spätfolge langjähriger Neuroleptika-Einnahme vorkommen können (Spätdyskinesien). Für sieben verschiedene Körperregionen gibt es jeweils ein Item, zusätzlich werden vom Untersucher zwei globale Einschätzungen verlangt und auf einem weiteren Item soll kodiert werden, in welchem Umfang sich ein Patienten evtl. vorliegender Bewegungsstörungen bewusst ist. Eine erweiterte – später nochmals modifizierte – deutsche Fassung dieser Skala wurde erstmals von Seeler u. Kulhanek (1980) vorgestellt. Bei Masur (2000, S. 299–301) findet sich die englische Originalfassung der AIMS im Wortlaut zusammen mit einer Übersetzung, bei der aber die Anweisungen zum Untersuchungsprozedere nicht mit übersetzt wurden. Die hier wiedergegebene Fassung folgt, abgesehen von einigen geringfügigen Änderungen, der Übersetzung bei Masur (2000), ergänzt um das Untersuchungsprozedere. In Anlehnung an die AIMS haben Simpson, Lee, Zoubok & Gardos (1979) eine wesentlich ausführlichere Skala zur Erfassung von Spätdyskinesien mit insgesamt 44 Items vorgestellt – die Tardive Dyskinesia Rating Scale (TDRS). Eine deutschsprachige Version dieser Skala findet sich im Skalenhandbuch des Collegium Internationale Psychiatriae Scalarum CIPS (1996, S. 211–216).
Originalpublikation	Guy W (ed) (1976) ECDEU Assessment Manual. US Department of Health, Education and Welfare, Rockville/MD, pp 534—537
Ergänzende Literatur	Collegium Internationale Psychiatriae Scalarum CIPS (Hrsg) (1996) Internationale Skalen für Psychiatrie, 4. Aufl. Beltz Test, Göttingen Masur H (2000) Skalen und Scores in der Neurologie. Quantifizierung neurologischer Defizite in Forschung und Praxis. Thieme, Stuttgart Seeler W, Kulhanek F (Hrsg) (1980) Späte extrapyramidale Hyperkinesen. Schwarzeck, München Simpson GM, Lee JH, Zoubok B, Gardos G (1979) A rating scale for tardive dyskinesia. Psychopharmacology 64:171–179

Prozedere

Vor der Bewertung der einzelnen Items ist die vollständige Untersuchung durchzuführen:
- Stellen Sie sicher, dass der Patient nicht Kaugummi kaut oder Ähnliches.
- Fragen Sie den Patienten, ob er/sie irgendwelche unwillkürlichen Bewegungen bei sich bemerkt und – falls ja – ob diese Bewegungen belasten oder behindern.
- Beobachten Sie den Patienten im Sitzen, mit den Händen auf den Knien und dann mit hängenden Armen.
- Bitten Sie den Patienten, den Mund zu öffnen (beobachten Sie die Zunge!), und bitten Sie ihn dann, die Zunge herauszustrecken. Lassen Sie das einmal wiederholen.
- Bitten Sie den Patienten, mit jeder Hand separat die Finger-Daumen-Opposition so schnell wie möglich für 10–15 Sekunden durchzuführen.
- Bitten Sie den Patienten, sich hinzusetzen und die Arme auszustrecken, mit den Handinnenflächen nach unten.
- Bitten Sie den Patienten dann, aufzustehen, einen Moment stehenzubleiben (beobachten!), dann einige Schritte zu gehen, umzudrehen und sich wieder hinzusetzen.
- Prüfen Sie den Tonus in jedem Arm.

Itembeschreibung und Kodierung

Nach dieser Prozedur bewerteten Sie bei den nachfolgenden Items nur die jeweils **schwerwiegendste** beobachtete Störung. Beurteilen Sie abnormale Bewegungen, die unter Aktivierung zustande kommen eine Stufe geringer als spontan auftretende.

Verwenden Sie bei den Items 1–7 jeweils folgende Schweregradabstufungen:
0   Fehlend
1   Minimal, möglicherweise normal
2   Mäßig

3 Erheblich
4 Schwer

Gesichts- und Mundbewegungen

1. Mimische Muskulatur; z. B. Bewegungen der Stirn, der Brauen und Wangen, Stirnrunzeln, Zwinkern, Lächeln, Grimassieren.
2. Lippen und Mundmuskeln; z. B. Vorwölben und Kräuseln der Lippen, Zungenschnalzen.
3. Kiefermuskulatur: Beißen, Zähneknirschen, Kauen, Mundöffnen, seitliche Bewegung.
4. Zunge: Gewertet werden nur pathologische Zungenbewegungen innerhalb oder außerhalb des Mundes und die Unfähigkeit, eine Bewegung zu unterhalten.

Extremitätenbewegungen

5. Obere Extremitäten (Arme, Handgelenke, Hände, Finger). Berücksichtigt werden choreiforme (d. h. schnelle, ungezielte, unregelmäßige, einschießende) sowie athetoide Bewegungen (langsam, unregelmäßig, komplex, windend). Nicht berücksichtigt werden die verschiedenen Tremorformen (repetitive, regelmäßige, rhythmische Bewegungen).
6. Untere Extremitäten (Oberschenkel, Knie, Knöchel, Zehen); z. B. Spreizen der Knie, Stampfen mit den Füßen, Aufschlagen mit dem Absatz, Drehen der Füße, Ein- und Auswärtsdrehen des Fußes.

Bewegungen mit dem Rumpf

7. Hals, Schultern, Hüften; z. B. Schaukelbewegungen, Schwanken, Torsionen, Rotationen im Beckengürtel.

Gesamtbeurteilung

8. Schweregrad der Bewegungsstörungen
   0 Fehlend
   1 Minimal, möglicherweise normal
   2 Mäßig
   3 Erheblich
   4 Schwer
9. Behinderungsgrad infolge Bewegungsstörungen
   0 Keine Behinderung
   1 Minimal
   2 Mäßig
   3 Erheblich
   4 Schwer
10. Wahrnehmung der unwillkürlichen Bewegungen durch den Patienten:
   0 Störung nicht bewusst
   1 Störung bewußt: keine Behinderung
   2 Störung bewusst: geringgradige Behinderung
   3 Störung bewusst: mittelgradige Behinderung
   4 Störung bewusst: schwere Behinderung

) Akathisie-Skala (AS)

Kurzbeschreibung:	Diese von Barnes (1989) publizierte Rating-Skala ermöglicht die standardisierte, dabei jedoch zeitökonomische globale Einschätzung der Bewegungsunruhe von Patienten. Eine Besonderheit ist, dass neben äußeren Anhaltspunkten für Bewegungsunruhe und Getriebenheit (Objektive Akathisie) auch das subjektive Bewusstsein davon sowie der Grad der erlebten Gequältheit (Subjektive Akathisie) beurteilt werden. Es sollen immer alle Items codiert werden; häufig wird als Gesamtwert der Skala aber nur die Bewertung des Items 4 (globale, klinische Einschätzung der Akathisie) mitgeteilt bzw. für statistische Auswertungen verwendet, welches die zuvor in den Items 1 bis 3 eingeschätzten Aspekte objektiver und subjektiver Akathisie zusammenfasst, wofür detaillierte Beurteilungskriterien vorgegeben werden. Nachfolgende deutschsprachige Übersetzung der AS folgt ohne Änderungen der Originalpublikation. Eine Alternative zur Barnes-Skala ist die Hillside Akathisia Scale (HAS) von Fleischhacker et al. (1989), deren deutschsprachige Übersetzung im Skalenhandbuch des Collegium Internationale Psychiatriae Scalarum CIPS (1996, S. 207–210) zu finden ist.
Originalpublikation:	Barnes TRE (1989) A rating scale for drug-induced akathisia. Br J Psychiatry 154:672–676
Ergänzende Literatur:	Collegium Internationale Psychiatriae Scalarum CIPS (Hrsg) (1996) Internationale Skalen für Psychiatrie, 4. Aufl. Beltz Test, Göttingen Fleischhacker WW, Bergmann KF, Perovich R, Pestreich LK (1989) The Hillside Akathisia Scale: A new rating instrument for neuroleptic-induced akathisia. Psychopharmaco-Bull 25:222–226

Prozedere

Der Patient soll in verschiedenen Situationen beobachtet werden. Während er sitzt und z. B. eine Händigkeits-Skala ausfüllt, während eines Gesprächs über ein neutrales Thema, dabei soll der Patient stehen. Jede Position soll mindestens zwei Minuten beibehalten werden. Es sollen auch Beobachtungen aus anderen Situationen, z. B. auf der Station oder während anderer Teile der Untersuchung, berücksichtigt werden. Der Patient soll spezifisch nach innerer Unruhe und dem Bewusstsein von akathisietypischen Bewegungen gefragt werden, z. B. ob er eine innere Unruhe spürt, ob er auch längere Zeit ruhig sitzen kann oder viel umher laufen muss. Wenn Hinweise auf Akathisie bestehen, sollen die Häufigkeit des Auftretens und die Gequältheit genauer exploriert werden.

Itembeschreibung und Kodierung

1. Objektive Akathisie

0 = Normal, gelegentlich nervöse Bewegungen der Extremitäten.
1 = Charakteristische Bewegungen: (während des Sitzens) schlurfende oder stampfende Bewegungen der Beine/Füße; Schaukeln eines Beines; und/oder (während des Stehens) von einem Bein auf das andere treten, auf der Stelle gehen. Die Bewegungen werden jedoch weniger als die Hälfte der Zeit beobachtet.
2 = Es werden dieselben Bewegungen wie unter (1) beobachtet, sie sind aber mindestens die Hälfte der Zeit vorhanden.
3 = Der Patient vollführt ständig die beschriebenen, charakteristischen Bewegungen und/oder kann während der Untersuchung weder sitzen, noch stehen, ohne umherzulaufen.

2. Subjektive Akathisie: Bewusstsein über die Bewegungsunruhe

0 = Keine innere Bewegungsunruhe vorhanden.
1 = Der Patient fühlt keine direkte Bewegungsunruhe, fühlt sich aber unwohl und angespannt.
2 = Der Patient fühlt einen ständigen Drang, sich zu bewegen, und ist sich bewusst, dass er die Beine nicht ruhig halten kann, und/oder Klagen über Bewegungsunruhe, die besonders durch die Bitte, ruhig zu stehen, verstärkt werden.

3 = Der Patient berichtet über einen starken Bewegungsdrang und/oder das nur kurzfristig unterdrückbare Bedürfnis, auf und ab zu gehen. Die Phänomene treten die meiste Zeit auf.

3. Subjektive Akathisie: Gequältheit durch die Bewegungsunruhe

0 = Nicht quälend.
1 = Etwas quälend.
2 = Mäßig quälend.
3 = Äußerst quälend.

4. Globale, klinische Einschätzung der Akathisie

0 = Keine Akathisie. Keine Hinweise auf Bewegungsunruhe. Beobachtete, für Akathisie typische Bewegungen bei fehlender subjektiver Bewusstheit von innerer Unruhe oder dem Drang, die Beine zu bewegen, sollten als Pseudoakathisie klassifiziert werden.
1 = Fragliche Akathisie. Unspezifische innere Unruhe und nervöse Bewegungen.
2 = Leichte Akathisie. Bewusstsein über Unruhe in den Beinen und/oder innere Unruhe, die sich verschlechtert, wenn der Patient ruhig stehen soll. Nervöse Bewegungen können beobachtet werden, aber für Akathisie charakteristische Bewegungen müssen nicht unbedingt zu beobachten sein. Der Zustand ist für den Patienten wenig bis gar nicht quälend.
3 = Mäßige Akathisie. Bewusstsein über Unruhe in den Beinen und/oder innere Unruhe, wie für leichte Akathisie beschrieben. Zusätzlich können charakteristische Bewegungen, wie von einem Bein auf das andere treten, Schaukeln und Stampfen der Beine, beobachtet werden. Der Patient findet den Zustand quälend.
4 = Deutliche Akathisie. Das subjektive Bewusstsein über die Bewegungsunruhe schließt den Drang, ständig umhergehen zu müssen, mit ein. Trotzdem kann der Patient mindestens fünf Minuten ruhig sitzen. Der Zustand ist offensichtlich quälend.
5 = Schwere Akathisie. Der Patient berichtet einen starken Drang, ständig umhergehen zu müssen, dieser Drang besteht die meiste Zeit und ist kaum zu unterdrücken. Der Patient ist unfähig, mehr als ein paar Minuten zu sitzen oder zu liegen. Ständige Unruhe, die sehr quälend ist und zu Schlaflosigkeit führt.

Motor Agitation and Retardation Scale (MARS)

Kurzbeschreibung:	Psychomotorische Phänomene depressiver Patienten werden in Instrumenten zur Beurteilung depressiver Symptome kaum berücksichtigt oder nur global eingeschätzt. Die Motor Agitation and Retardation Scale (MARS) von Sobin et al. (1998) erlaubt demgegenüber die detaillierte klinische Einschätzung sowohl hyper- wie hypomotorischer Symptome und Zustände bei depressiven (und anderen affektiv erkrankten) Patienten. Im Vergleich zu den wenigen älteren Ratingskalen mit ähnlicher Zielsetzung enthält dieses Instrument keine Items, die das subjektive Erleben der Patienten mit einbeziehen. Statt dessen beruht die Schweregradeinschätzung in den einzelnen Items der MARS ausschließlich auf beobachtbaren Merkmalen. Die hier erstmals abgedruckte deutschsprachige Übersetzung wurde von Herrn PD Dr. Matthias R. Lemke in Kooperation mit den Autoren der englischsprachigen Originalfassung erstellt und in mehreren Studien validiert (vgl. Kap. 4).
Originalpublikation:	Sobin C, Mayer L, Endicott J (1998) The Motor Agitation and Retardation Scale: A scale for the assessment of motor abnormalities in depressed patients. J Neuropsychiatry Clin Neurosci 10:85–92
Ergänzende Literatur:	Lemke MR (1999) Motorische Phänomene bei Depression. Nervenarzt 7:600–612

Prozedere

Beobachten Sie die folgenden Verhaltensaspekte (◼ Tabelle E1, Bogen A: Beobachtungsnotizen) während einer Interaktion von 10–15 Minuten. Notieren Sie Ihre Beobachtungen während kontinuierlichen Monitorings der betreffenden Person. Bewerten Sie die Punkte im Anschluss an die Beobachtungsperiode (◼ Tabelle E2, MARS-Bogen B: Beurteilungsbogen).

Itembeschreibung und Kodierung

Für Verhaltensauffälligkeiten, die klar der Diagnose einer somatischen Kondition zuzuordnen sind, notieren Sie »n/a« auf beiden Bögen. Falls nicht anders angegeben bedeutet: selten = 2–3-mal/periodisch = > 3-mal/kontinuierlich = anhaltend mit gelegentlichen Unterbrechungen.

◻ **Tabelle E1.** MARS-Bogen A: Beobachtungsnotizen

Name/ID _____ Rater/ID _____ Datum _____ Zeit _____

Körper	Hände, Beine, Füsse	Gesicht	Augen	Stimme
Abnormer Gang Nicht vorhanden/leicht/ mittel/ schwer Geschwindigkeit, Haltung, Schrittlänge und Mit- schwingen der Arme (mind. 3 m)	**Anspannung der Finger und Hände** Nicht vorhanden/ selten/periodisch/ kontinuierlich Klammern, Greifen, Versteifung	**Mund: Bewegun- gen/Anspannung** Nicht vorhanden/ selten/periodisch/ kontinuierlich Wiederholtes Beißen, Lecken, Schürzen der Lippen	**Nach unten gerichteter Blick** Nicht vorhanden/ selten/periodisch/ kontinuierlich Anhaltenden Blick nach unten, fixieren des Bodens und/ oder geschl. Augen	**Reduziertes Stimmvolumen** Nicht vorhanden/ leicht/mittel/schw Leicht=etwas <als normal mittel=definitiv <als normal schwer=flüstern
Immobilität des Körpers (einschl. Hüften/Schultern) Nicht vorhanden/leicht/ mittel/schwer Leicht=2–3 kleine Bewegungen, mittel=0–2 kleine Bewegun- gen, schwer=keine Bewegungen	**Abnorme Handbewegungen** Nicht vorhanden/ selten/periodisch/ kontinuierlich Reiben, Drehen, Tippen	**Starrer Gesichts- ausdruck** Nicht vorhanden/ selten/periodisch/ kontinuierlich Fixierter Ausdruck von Emotionen (Schmerz, Angst, Furcht, Über- raschung)	**Abnormes Starren** Nicht vorhanden/ selten/periodisch/ kontinuierlich Unnatürliches, prolongiertes An- starren des Intervie- wers, eines Objekts auf/über Augen- höhe	**Verwaschene Sprache** Nicht vorhanden/ leicht/mittel/ schwer
Vermehrte Körperbewegungen Nicht vorhanden/leicht/ mittel/schwer Leicht=3–5, mittel=6–9, schwer=>9 Bewegungen	**Fuß- und Unter- schenkelbewe- gungen** Nicht vorhanden/ selten/periodisch/ kontinuierlich Schnellende, schwin- gende, sprunghafte Bewegungen	**Fehlende mimische Expressivität** Nicht vorhanden/ selten/periodisch/ kontinuierlich Selten=3–5 kleine Gesichtsreaktionen, period.=2–3 kleine Gesichtsreaktionen, kontin.=keine Ge- sichtsreaktionen	**Vermehrtes Blinzeln** Nicht vorhanden/ selten/periodisch/ kontinuierlich Muster und Fre- quenz des Blinzelns	**Verzögerter Sprachbeginn** Nicht vorhanden/ leicht/mittel/ schwer Geschwindigkeit mit der Erwideru gen initiiert wer
Zusammengefallene Haltung Nicht vorhanden/leicht/ mittel/schwer Leicht=Kopf/Körper >45°, mittel=Schultern, Brust oder Kopf, schwer=Schultern, Brust und Kopf	– – –	– –	**Wahllose Augen- bewegungen** Nicht vorhanden/ selten/periodisch/ kontinuierlich Sprunghafte, schnellende oder wechselnde Bewegungen der Augen	**Monotone Sprache** Nicht vorhanden, leicht/mittel/ schwer Spannbreite der Tonhöhen
Motorische Verlangsamung Nicht vorhanden/leicht/ mittel/schwer Geschwindigkeit von Arm-, Bein-, Körperbewegungen	– – –	– – –	– – –	– – –

◼ Tabelle E2. MARS-Bogen B: Beurteilungsbogen

	N/a	Nicht vor-handen	Leicht	Mittel	Schwer
Körper					
Abnormer Gang – Beobachten Sie Geschwindigkeit, Schrittlänge und Mitschwingen der Arme, Gehstrecke mindestens 3 m	0	1	2	3	4
Immobilität des Körpers (einschl. Hüften und Schultern) – Beobachten Sie zusammengesunkene Haltung und die Häufigkeit spontaner Bewegungen des Körpers; leicht=Immobilität 2–3× durch Bewegungen unterbrochen, mittel=Immobilität 0–2× durch Bewegungen unterbrochen, schwer=ununterbrochen Immobilität	0	1	2	3	4
Vermehrte Rumpfbewegungen – Beobachten Sie zielloses Hin- und Herbewegen des Rumpfes, der Schultern, der Hüften und der Oberschenkel; leicht= 3–5 Bewegungen, mittel=6–9 Bewegungen, schwer=>9 Bewegungen	0	1	2	3	4
Zusammengefallene Haltung – Beobachten Sie Schultern, Kopf, Brust, Winkel von Rücken und Rumpf; leicht=Kopf oder Rumpf >45̊ zur Seite geneigt, mittel=Schultern nach vorne, Brust eingesunken oder Kopf gebeugt, schwer=Schultern nach vorne, Brust eingesunken und Kopf gebeugt	0	1	2	3	4
Motorische Verlangsamung – Beobachten Sie die Geschwindigkeit, mit der Bewegungen der Arme, der Beine und des Rumpfes ausgeführt werden	0	1	2	3	4

	N/a	Nicht vor-handen	Selten	Peri-odisch	Kontinu-ierlich
Hand, Beine, Füsse					
Spannung in Fingern und Händen – Beobachten Sie Klammern, Greifen, Verspannen oder verkrampfte Haltung der Finger und Hände	0	1	2	3	4
Abnorme Handbewegungen – Beobachten Sie reibende, drehende, spielende oder tippende Bewegungen der Hand, die auf der anderen Hand, dem Gesicht, der Kleidung oder anderen Accessoires ausgeführt werden. Nicht beurteilt werden nicht repetitive, zielgerichtete Bewegungen und Gestik	0	1	2	3	4
Fuß- und Unterschenkelbewegungen – Beobachten Sie tippende, schnellende, schwingende, sprunghafte Bewegungen	0	1	2	3	4

	N/a	Nicht vor-handen	Selten	Peri-odisch	Kontinu-ierlich
Gesicht					
Bewegungen und Anspannung des Mundes – Beobachten Sie wiederholtes Beißen, Lecken, Schürzen oder Posieren der Lippen	0	1	2	3	4
Starrer Gesichtsausdruck – Beobachten Sie fixierte Ausdrucksformen von Emotionen wie Schmerz, Angst oder Furcht	0	1	2	3	4
Fehlende mimische Expressivität – Beobachten Sie wieviel Expressivität durch Bewegungen im Gesicht vermittelt wird (selten=3–5 kleine Gesichtsreaktionen, periodisch=2–3 kleine Gesichtsreaktionen, kontinuierlich=keine Gesichtsreaktionen)	0	1	2	3	4

◘ Tabelle E2 (Fortsetzung)

	N/a	Nicht vor- handen	Selten	Peri- odisch	Kontinu- ierlich
Augen					
Nach unten gerichteter Blick – Beobachten Sie an- haltenden Blick nach unten, fixieren des Bodens oder geschlossene Augen	0	1	2	3	4
Anormales Starren – Beobachten Sie unnatürliches, prolongiertes Anstarren des Interviewers oder eines Objekts auf oder über Augenhöhe	0	1	2	3	4
Vermehrtes Blinzeln – Beobachten Sie Muster und Frequenz des Blinzelns	0	1	2	3	4
Wahllose Augenbewegungen – Beobachten Sie sprunghafte, schnellende oder wechselnde Bewegun- gen der Augen	0	1	2	3	4

	N/a	Nicht vor- handen	Leicht	Mittel	Schwer
Stimme					
Reduziertes Stimmvolumen – Beobachten Sie das Volumen des Sprechens; leicht=etwas <normal, mit- tel=definitiv <normal, schwer=flüstern	0	1	2	3	4
Verwaschene Sprache – Beobachten Sie Murmeln oder undeutliche Aussprache von Wörtern	0	1	2	3	4
Verzögerter Sprachbeginn – Beobachten Sie die Geschwindigkeit, mit der Erwiderungen initiiert werden	0	1	2	3	4
Monotone Sprache – Beobachten Sie die Spannbreite der Tonhöhen während des Sprechens	0	1	2	3	4

© Lemke 1999

F   Neurological Evaluation Scale (NES)

Kurzbeschreibung: Die NES (Buchanan u. Heinrichs 1989) war das erste und ist bis heute das am meisten benutzte Instrument seiner Art für die standardisierte klinische Erfassung und Schwe- regradeinschätzung neurologischer Soft Signs bei **erwachsenen** psychiatrischen Pa- tienten (Darstellung weiterer Soft Signs-Skalen bei Jahn 1999). Mohr et al. (1993) übertrugen die NES im Rahmen einer Verlaufsstudie an schizophrenen und alkohol- abhängigen Patienten (BMFT-Förderkennzeichen: 0701633 »Negativ-Symptomatik«) erstmals ins Deutsche, erweiterten die Liste der Aufgaben zu motorischen Sequenzen und fügten fünf Aufgaben von Lurija zur Set-Bildung hinzu. Informationen zur Interra- ter-Reliabilität und anderen Testgütekriterien dieser erweiterten deutschsprachigen Version sind bei Mohr et al. (1996) zu finden.

Die nachfolgende Übersetzung der NES wurde vom Herausgeber anhand der ame- rikanischen Originalpublikation (Buchanan u. Heinrichs 1989) noch einmal neu besorgt; allerdings wurden bei einigen Aufgaben die Durchführungsanleitungen entsprechend der praktischen Anwendungserfahrungen konkretisiert, wie sie mit der o.g. früheren deutschsprachigen Version gesammelt worden waren.

Obwohl im Anhang der Originalpublikation alle zur NES gehörenden Aufgaben von 1–28 durchnummeriert sind, umfasst die Skala insgesamt nur 25 Aufgaben. Die Nummern 5 und 19 fehlen, die Aufgabe Nr. 6 (Zerebrale Dominanz) betrifft Lateralitätsaspekte, die nicht in der sonst vorgegebenen Weise kodiert und auch nicht in den Gesamtskalenwert mit eingerechnet werden. Für das vorliegende Manual wurde die Nummerierung der 25 Aufgaben beibehalten, es gibt also keine Nr. 5, 6 und 19. Die ursprünglich von den Urhebern vorgesehene Reihenfolge blieb ebenfalls erhalten.

Buchanan und Heinrichs (1989) unterteilten die NES-Items in vier Subskalen: Sensorische Integration, Motorische Koordination, Sequenzierung komplexer motorischer Handlungen sowie »Andere«. Diese a-priori-Einteilung (zur theoretischen Begründung vgl. auch Heinrichs u. Buchanan 1988) muss heute im Lichte faktorenanalytischer Untersuchungen der NES infrage gestellt werden (Sanders et al. 2000). Für welche Subskaleneinteilung man sich auch entscheidet: Die Subskalenscores und der Skalengesamtscore werden durch Addition der einzelnen Itembewertungen gebildet.

Die Durchführungszeit der NES liegt bei etwa 45 Minuten.

Originalpublikation:

Buchanan RW, Heinrichs DW (1989) The Neurological Evaluation Scale (NES): A structured instrument for the assessment of neurological signs in schizophrenia. Psychiatry Res 27:335–350

Ergänzende Literatur:

Heinrichs DW, Buchanan RW (1988) Significance and meaning of neurological signs in schizophrenia. Am J Psychiatry 145:11–18
Jahn T (1999) Diskrete motorische Störungen bei Schizophrenie. Fortschritte der psychologischen Forschung, Bd 40. Beltz/PsychologieVerlagsUnion, Weinheim
Mohr F, Cohen R, Hubmann W et al (1993) Neurologische Soft Signs: Gruppenunterschiede und klinische Korrelate. In: Baumann P (Hrsg) Biologische Psychiatrie der Gegenwart. Springer, Wien, S 567–570
Mohr F, Hubmann W, Cohen R et al (1996) Neurological soft signs in schizophrenia: Assessment and correlates. Eur Arch Psychiatry Clin Neurosci 246:240–248
Sanders RD, Keshavan MS, Forman SD et al. (2000) Factor structure of neurologic examination abnormalities in unmedicated schizophrenia. Psychiatry Res 95:237–243

Itembeschreibung und Kodierung

1. Seiltänzergang

Der Proband wird gebeten, ca. 3 m auf einer gedachten Linie entlangzulaufen, dabei stets Ferse an Zehen setzend.

0 = Kein Fehlschritt nach vollendetem ersten Schritt.

1 = Ein bis zwei Fehlschritte nach vollendetem ersten Schritt.

2 = Drei oder mehr Fehlschritte, Greif- oder Abstützbewegungen, Fallneigung.

2. Romberg: Fallneigung

Der Proband steht mit geschlossenen Augen, Füße zusammen. Er streckt die Arme horizontal nach vorne und spreizt die Finger. Diese Position soll eine Minute beibehalten werden.

0 = Relativ stabil, minimales Schwanken.

1 = Deutliches Schwanken.

2 = Ausfallschritt, um Balance zu halten.

3. Romberg: Unwillkürliche Bewegungen R + L

Position wie Aufgabe 2.

0 = Keine Bewegungen von Fingern, Hand, oder Arm beobachtbar.

1 = Auffällige Bewegungen der Finger.

2 = Auffällige Bewegungen, die sich auch auf Hand und/oder Arm erstrecken.

4. Romberg: Tremor R + L

Position wie Aufgabe 2.

0 = Kein Tremor.

1 = Leichter, feinschlägiger Tremor.

2 = Deutlicher fein- oder grobschlägiger Tremor.

7. Audio-Visuelle Integration

Der Proband soll eine auditiv wahrgenommene Klopfsequenz in ihrer visuell dargestellten Form (Abfolge von Punkten) aus 3 angebotenen Alternativen (Kärtchen mit unterschiedlichen Punktemustern, davon jeweils nur ein Muster richtig) herausfinden. Während der auditiven Vorgabe soll der Proband die Augen schließen. Die auditiven Stimuli sind deutlich wahrnehmbare Klopfzeichen (Bleistift-ende auf Tischplatte) gleicher Lautstärke mit unter-schiedlichen Intervallen (0,5 oder 1,0 s).

Beispiel Testitem 1: ●● ●● = ein 2er-Set mit 0,5 s In-tervall, dann 1,0 s Pause, gefolgt von einem weiteren 2er-Set mit gleichem Intervall.

Die Karten werden unmittelbar nach den auditi-ven Stimuli dargeboten. Zunächst werden 3 Beispie-le durchgeführt und bei einer Falschantwort auf die richtige Karte gedeutet (»diese ist richtig«). Danach werden die 4-Test-Items vorgegeben und nur Lösun-gen erster Wahl bewertet, d.h. Korrekturen nicht mehr berücksichtigt.

Als auditive und visuelle Stimuli werden die 3 Beispiele sowie die Test-Items 1, 3, 5 und 10 aus Birch u. Belmont (1965; Dev Med Child Neurol 7:135–144) verwendet:

Drei Beipiele:
1. ● ●
2. ● ●●
3. ●● ●

Vier-Test-Items:
1. ●● ●●
2. ●●● ●●
3. ●●● ●● ●
4. ● ●●● ●●

Wörtliche Instruktion: »Hören Sie bitte gut zu, schließen Sie beim Zuhören die Augen und finden Sie anschließend die passende Punktfolge heraus«.

Bewertung zunächst für jedes Test-Item:
0 = Richtig
1 = Falsch
Danach zusammenfassende Codierung für Aufgabe 7:
0 = Kein Fehler.
1 = Ein Fehler.
2 = Zwei oder mehr Fehler.

8. Stereognosie R + L

Der Proband soll mit geschlossenen Augen 4 Gegen-stände jeweils mit einer Hand erfühlen. Die Gegen-stände werden in folgender Reihenfolge vorgegeben und abwechselnd R und L ertastet (Probanden mit gerader Vpn-Nr. beginnen rechts):

Ungerade Vpn-Nr.	Gegenstand	Gerade Vpn-Nr.
L	Schlüssel	R
R	Ring	L
L	1-Pfennig-Stück	R
R	2-Mark-Stück	L
L	Ring	R
R	Schlüssel	L
L	2-Mark-Stück	R
R	1-Pfennig-Stück	L

Kann ein Objekt nicht benannt werden, soll der Ge-brauch beschrieben werden. Codierung:
0 = Kein Fehler.
1 = Ein Fehler.
2 = Mehr als ein Fehler.

9. Graphestesie R + L

Der Proband sitzt auf einem Stuhl, die Hände auf den Oberschenkeln, die Handflächen zeigen nach oben, und die Augen sind geschlossen. Er wird in-struiert, dass er eine Zahl benennen soll, die mit dem Bleistiftende in die Handfläche geschrieben wird. Danach soll ein Buchstabe benannt werden. Wenn beim ersten Versuch ein Fehler auftritt, wird das entsprechende Zeichen ohne Rückmeldung so-fort wiederholt. Probanden mit gerader Vpn-Nr. be-ginnen rechts. Es werden vorgegeben:
R: »3« und »H«
L: »8« und »L«
0 = Kein Fehler.
1 = Fehler lediglich im 1. Durchgang.
2 = Ein oder zwei Fehler im 2. Durchgang.

10. Faust-Ring-Probe R + L

Der Proband wird gebeten, mit einer Hand abwech-selnd eine Faust (dabei mit dem Daumen die Fin-gerknöchel oder mind. Mittelphalangen berühren) und einen Ring (Daumen und Zeigefinger berühren sich dabei mit den Spitzen, die Finger 3–5 sind ge-streckt) zu formen. Die so geformten Hände liegen dabei auf dem Tisch, dazwischen wird die Hand vom Tisch abgehoben und der Arm senkrecht zur Tischfläche abgewinkelt. Der Proband soll auf einen gleichmäßigen, stetigen Rhythmus achten. Bei nicht korrekter Ausführung Abbruch und erneute In-struktion. Ein Set (Faust-Ring) wird mit jeder Hand 15-mal wiederholt (»so lange, bis ich halt sage«) Probanden mit gerader Vpn-Nr. beginnen rechts.
0 = Keine größere Störung des Bewegungsablaufes
   nach der 1. Wiederholung. Fehler lediglich
   durch unvollständiges Fingerabspreizen (Ring
   und nicht mehr als 2-mal Zögern bei Faust-

Ring-Wechsel und nicht mehr als 1 Faust-Ring-Verwechslung.
1 = Keine größere Störung des Bewegungsablaufes nach einer Wiederholung, kein kompletter Zusammenbruch. 3- bis 4-mal Zögern bei Faust-Ring-Wechsel. Schwierigkeiten in der Entwicklung und Aufrechterhaltung eines gleichmäßigen, stetigen Bewegungsablaufes. 3–4 Faust-Ring-Verwechslungen oder 3–4 Gesamtfehler (Zögern und Verwechseln).
2 = Größere Störung des Bewegungsablaufes oder kompletter Zusammenbruch, oder mehr als 4-mal Zögern oder Verwechseln, oder mehr als 4 Gesamtfehler (Zögern und Verwechseln).

11. Faust-Kante-Ballen R + L

Der Proband wird gebeten, immer abwechselnd den Tisch mit der Seite einer Faust, der Kante der geöffneten Hand und der flach aufliegenden Handinnenfläche zu berühren. Er soll dabei auf einen gleichmäßigen, stetigen Rhythmus achten. Zwischen den Handstellungen soll die Hand nur sichtbar vom Tisch abgehoben werden, der Arm muss dabei nicht in eine senkrechte Position gebracht werden. Bei nicht korrekter Ausführung Abbruch und erneute Instruktion. Ein Set wird mit jeder Hand 15-mal wiederholt (»so lange, bis ich halt sage«). Patienten mit gerader Vpn-Nr. beginnen rechts.
0 = Keine größere Störung des Bewegungsablaufes nach der 1. Wiederholung. Fehler begrenzt auf 2-mal Zögern bei Handstellungswechsel und 1 Verwechslung der Handstellung.
1 = Keine größere Störung des Bewegungsablaufes nach der 1. Wiederholung. Kein kompletter Zusammenbruch. 3–4-mal Zögern beim Handstellungswechsel. Schwierigkeiten in der Entwicklung und Aufrechterhaltung eines gleichmäßigen, stetigen Bewegungsablaufes. 2–4 Verwechslungen der Handstellung oder 3–4 Gesamtfehler.
2 = Größere Störung des Bewegungsablaufes oder kompletter Zusammenbruch. Mehr als 4-mal Zögern oder mehr als 4-mal Verwechseln oder mehr als 4 Gesamtfehler.

12. Oseretzky-Test

Der Proband legt beide Hände auf den Tisch, eine Hand zur Faust geballt und die andere mit der Handfläche aufliegend. Er wird gebeten, immer gleichzeitig beide Handstellungen zu wechseln und dabei einen gleichmäßigen, stetigen Bewegungsablauf beizubehalten. Die Hände brauchen nur wenig vom Tisch abgehoben zu werden. Die Handstellungen sollen 15-mal gewechselt werden (»so lange, bis ich halt sage«). Bei nicht korrekter Ausführung Abbruch und erneute Instruktion. Bewertung wie Aufgabe 11:
0 = Keine größere Störung des Bewegungsablaufes nach der 1. Wiederholung. Fehler begrenzt auf 2-mal Zögern bei Handstellungswechsel und 1 Verwechslung der Handstellung.
1 = Keine größere Störung des Bewegungsablaufes nach der 1. Wiederholung. Kein kompletter Zusammenbruch. 3–4-mal Zögern beim Handstellungswechsel. Schwierigkeiten in der Entwicklung und Aufrechterhaltung eines gleichmäßigen, stetigen Bewegungsablaufes. 2–4 Verwechslungen der Handstellung oder 3–4 Gesamtfehler.
2 = Größere Störung des Bewegungsablaufes oder kompletter Zusammenbruch. Mehr als 4-mal Zögern oder mehr als 4-mal Verwechseln oder mehr als 4 Gesamtfehler.

13. Gedächtnis 5 min + 10 min

Dem Probanden werden 4 Wörter verbal vorgegeben mit der Bitte, diese nach vollständiger Vorgabe sofort zu wiederholen:

Stuhl – Fenster – Feuerzeug – Bleistift

Bei unkorrekter Wiedergabe erneute Vorgabe. Wenn nach insgesamt 3 Vorgaben die 4 Wörter nicht korrekt reproduziert werden können, wird der Test abgebrochen und für beide Zeitpunkte (5 min bzw. 10 min; s. u.) mit »2« bewertet. Andernfalls wird der Proband gebeten, sich die 4 Wörter so gut wie möglich zu merken, da er im Verlauf der Untersuchung noch 2-mal danach gefragt werden wird. Nach 5 min und nach 10 min Bitte um Wiederholung der 4 Wörter. Bewertung für beide Zeitpunkte:
0 = Alle 4 Wörter werden erinnert.
1 = Nur 3 Wörter werden erinnert.
2 = Weniger als 3 Wörter werden erinnert.

14. Rhythmisches Klopfen
Rhythmisches Klopfen A
(Reproduktion von gehörten Rhythmen)

Der Proband wird gebeten, möglichst genau eine Serie von Klopfzeichen mit einem Bleistiftende auf dem Tisch nachzuklopfen. Darbietung wie bei Aufgabe 7 mit deutlich wahrnehmbarem Unterschied zwischen laut und leise. Beim Anhören sollen die Augen geschlossen sein; sie können bei der Reproduktion geöffnet werden.

Vorgabe von 2 Beispielen mit der Instruktion, auf den Unterschied in der Lautstärke, die Anzahl von Schlägen und den Rhythmus zu achten. Bei nicht korrekter Wiedergabe erneute Instruktion und Vorgabe des Beispiels. Bei den 4 Test-Items keine Wiederholung. Es werden vorgegeben (! = laut; * = leise):

Zwei Beispiele:
1. !!! ***
2. ** !! ** !!

Vier-Test-Items:
1. !! !! !!
2. !! *** !! *** !! ***
3. *** !! *** !! *** !!
4. !!! !!! !!!

Bei der Vorgabe gleiche Taktfrequenz einhalten: Jedes Set (z. B. !! oder ***) und die Pausen dazwischen werden im 1-sec-Rhythmus geklopft, d. h. auch das Dreierset dauert 1 s, die 3 Schläge folgen also rascher aufeinander als beim Zweierset.

Bei der Bewertung ist daran zu denken, dass die Lautstärke für den Beurteiler noch unterscheidbar sein muss und sich der Rhythmus nur auf durchgehend gleiche Taktfrequenzen beziehen soll, die individuell von der Vorgabe (1 s; s. o.) abweichen kann. Das heißt eine Aufgabe kann durchgehend schneller oder langsamer nachgeklopft werden.

0 = Rhythmus gehalten, keine Fehler in der Anzahl von Schlägen, lediglich 1-mal Zögern.
1 = Rhythmus gehalten, max. 1 Set mit Fehler in der Anzahl Klopfzeichen oder Lautstärke oder 2-mal Zögern oder 2 Gesamtfehler (Anzahl/Lautstärke und Zögern).
2 = Rhythmus nicht gehalten bzw. Zusammenbruch oder mehr als 1 Set falsch oder mehr als 2-mal Zögern oder mehr als 2 Gesamtfehler.

Rhythmisches Klopfen B (Klopfen nach verbaler Anweisung)

Der Proband wird gebeten, nach dem gleichen Prinzip wie bei Klopfen A zu verfahren.

»Klopfen Sie bitte nach, was ich Ihnen jetzt sage und wiederholen Sie zunächst jedesmal die wörtliche Anweisung, damit Sie sicher sind, dass Sie die Aufgabe verstanden haben. Klopfen Sie dabei im gleichen Rhythmus wie bei der vorherigen Aufgabe.«

Einzelheiten der Durchführung wie bei Klopfen A (s. o.). Vorgegeben werden:

Zwei Beispiele: Klopfen Sie
1. 2-mal hintereinander 2-mal leise.
2. 2-mal laut, 2-mal leise, 2-mal laut, 2-mal leise.

Vier Test-Items: Klopfen Sie
1. 3-mal hintereinander 2-mal laut.
2. 2-mal laut, 3-mal leise, 2-mal laut, 3-mal leise.
3. fortlaufend 3-mal leise und 2-mal laut, bis ich halt sage (10 Mal).
4. 3-mal hintereinander 3-mal laut

… immer mit dem Zusatz »im Rhythmus«! Bewertung wie bei Klopfen A:

0 = Rhythmus gehalten, keine Fehler in der Anzahl von Schlägen, lediglich 1-mal Zögern.
1 = Rhythmus gehalten, max. 1 Set mit Fehler in der Anzahl Klopfzeichen oder Lautstärke oder 2-mal Zögern oder 2 Gesamtfehler (Anzahl/Lautstärke und Zögern).
2 = Rhythmus nicht gehalten bzw. Zusammenbruch oder mehr als 1 Set falsch oder mehr als 2-mal Zögern oder mehr als 2 Gesamtfehler.

15. Pronation-Supination R + L

Der Proband wird gebeten, beide Hände mit den Handflächen nach unten auf die Oberschenkel zu legen und dann mit jeweils einer Hand abwechselnd mit Handinnenfläche und Handrücken auf den Oberschenkel zu klatschen. Jede Seite mit jeweils 20 Pro- und Supinationen (»solange, bis ich halt sage«). Die Bewegung soll flüssig und zügig ausgeführt werden, die jeweils andere Hand soll auf dem Oberschenkel liegen bleiben.

0 = Keine größere Störung des Bewegungsablaufes, keine Fehler in der Handstellung.
1 = Keine größere Störung des Bewegungsablaufes, aber 1–2-mal Zögern oder 1–2 Fehler in der Handstellung.
2 = Größere Störung des Bewegungsablaufes oder mehr als 2-mal Zögern oder mehr als 2 Fehler in der Handstellung.

16. Finger-Daumen-Opposition R + L

Beide Hände liegen mit gestreckten Fingern und Handflächen nach oben auf den Oberschenkeln. Jeweils bei einer Hand sollen mit der Daumenspitze fortlaufend die anderen Fingerspitzen berührt werden, vom Zeigefinger zum kleinen Finger und zurück. Die gesamte Sequenz (vor und zurück) wird jeweils 10-mal durchlaufen (»solange, bis ich halt sage«). Die Bewegung soll flüssig und zügig ausgeführt werden. Probanden mit gerader Vpn-Nr. beginnen rechts; die jeweils andere Hand soll auf dem Oberschenkel liegen bleiben.

0 = Keine größere Störung des Bewegungsablaufes und nicht mehr als 1 Fehler.

1 = Keine größere Störung des Bewegungsablaufes und 2–3 Fehler.

2 = Größere Störung des Bewegungsablaufes oder 4 und mehr Fehler.

17. Spiegelbildliche Mitbewegungen R + L

Der Untersucher achtet bei der Finger-Daumen-Opposition (Aufgabe 16) auf spiegelbildliche Mitbewegungen von Finger und Daumen der kontralateralen Hand.

0 = Keine beobachtbaren Bewegungen der Finger.

1 = Kleinere, inkonsistente oder repetitive Fingerbewegungen.

2 = Konsistente, eindeutige Mitbewegungen der Finger.

18. Extinktion (Gesicht-Hand-Test)

Die Handflächen des Probanden ruhen auf den Oberschenkeln. Die Augen sind geschlossen.

»Ich werde Sie jetzt mit meinen Fingerspitzen an der Hand, im Gesicht oder an beiden Stellen gleichzeitig – entweder rechts oder links – berühren. Halten Sie bitte die Augen geschlossen und sagen Sie mir, wo ich Sie berührt habe.«

Der Untersucher berührt den Probanden leicht und gleichzeitig in der folgenden Reihenfolge:

Wange R – Hand L
Wange L – Hand R
Wange R – Hand R
Wange L – Hand L
Wange R – Wange L
Hand R – Hand L

Die gesamte Sequenz wird wiederholt. Wird nur eine Berührung benannt, wird nur einmal (das erste Mal!) nachgefragt, ob noch eine andere Berührung wahrgenommen wurde.

0 = Kein Fehler.
1 = Ein Fehler.
2 = Mehr als ein Fehler.

20. Rechts-Links-Orientierung

Der Proband wird aufgefordert, folgende Bewegungen auszuführen:
auf sein rechtes Bein zu deuten
auf seine linke Hand zu deuten
die rechte Hand auf die linke Schulter zu legen
die linke Hand an das rechte Ohr zu führen
auf das linke Knie des Untersuchers zu deuten
auf den rechten Ellenbogen des Untersuchers zu deuten)
mit der rechten Hand auf die linke Hand des Untersuchers zu deuten (Untersucher kreuzt die Arme)
mit der linken Hand auf die rechte Hand des Untersuchers zu deuten (Untersucher kreuzt die Arme andersherum)

0 = Kein Fehler.
1 = Ein Fehler.
2 = Zwei oder mehr Fehler.

21. Synkinesie R + L

Der Untersucher führt, beginnend von der Mitte des horizontalen Blickfeldes des Probanden, einen Bleistift 90° nach lateral. Der Proband wird aufgefordert, der Bleistiftspitze mit den Augen zu folgen, ohne dabei den Kopf zu bewegen. Bewegt der Proband den Kopf, wird ein 2. Durchgang mit gleicher Instruktion durchgeführt. Probanden mit gerader Vpn.-Nr. beginnen mit dem rechten Gesichtsfeld.

0 = Keine Kopfbewegung.
1 = Kopfbewegung nur beim 1. Durchgang.
2 = Kopfbewegung auch im 2. Durchgang.

22. Konvergenz

Der Proband wird aufgefordert, der Bleistiftspitze mit den Augen zu folgen, während sie sich auf seine Nase zubewegt. Der Untersucher beginnt die Bewegung aus ca. einer Bleistiftlänge Entfernung.

0 = Beide Augen konvergieren voll.
1 = Ein Auge oder beide konvergieren nicht vollständig, aber auf mehr als dem halben Weg.
2 = Ein Auge oder beide konvergieren auf weniger als dem halben Abstand.

23. Fixationsschwäche R + L

Der Proband wird gebeten, die Bleistiftspitze für eine halbe Minute zu fixieren (»solange, bis ich halt sage«). Die Bleistiftspitze wird dabei 45° im horizontalen Blickfeld gehalten. Probanden mit gerader Vpn.-Nr. beginnen mit dem rechten Gesichtsfeld.

0 = Kein Fixationsverlust.
1 = Fixationsverlust nach 20 s.
2 = Fixationsverlust vor 20 s.

24. Finger-Nase-Versuch R + L

Der Proband soll mit dem Zeigefinger in einer weit ausholenden, flüssigen Bewegung seine Nasenspitze berühren und dabei die Augen geschlossen halten. Der jeweilige Arm muss zunächst horizontal-seitlich gestreckt sein. Die Bewegung wird vorgemacht; bei nicht korrekter Ausführung nochmals vormachen. Probanden mit gerader Vpn.-Nr. beginnen rechts.

0 = Kein Intentionstremor oder Vorbeizeigen.
1 = Leichter Intentionstremor oder geringes Vorbeizeigen.
2 = Deutlicher Intentionstremor oder deutliches Vorbeizeigen.

25. Glabella-Reflex

Der Proband wird gebeten, seinen Blick auf einen Punkt im Raum zu fixieren. Der Untersucher beklopft von oben (möglichst außerhalb des Gesichtsfeldes) die Mitte der Glabella 10-mal hintereinander.

0 = Maximal 3 Blinzelreaktionen.
1 = 4 oder 5 volle oder mehr als 6 partielle Blinzelreaktionen.
2 = 6 oder mehr volle Blinzelreaktionen.

26. Schnauz-Reflex

Der Proband wird gebeten, sich zu entspannen, und der Untersucher presst seinen Finger gegen das Philtrum.

0 = Keine Kontraktion des Orbicularis orris (oder Zusammenziehen der Lippen).
2 = Kontraktion des Orbicularis orris (oder Zusammenziehen der Lippen).

27. Greif-Reflex R + L

Der Proband wird instruiert, keine Greifbewegungen auszuführen. Der Untersucher beklopft die Innenseite der Hand zwischen Zeigefinger und Daumenballen. Die Prozedur wird wiederholt und dabei der Proband gebeten, das Wort »Hilfe« rückwärts zu buchstabieren.

0 = Keine Flexion der Finger beobachtbar.
1 = Geringe Flexion beim ersten Durchgang oder Flexion nur beim zweiten Durchgang.
2 = Deutliche Flexion schon beim ersten Durchgang.

28. Saug-Reflex

Der Untersucher berührt den Probanden mit einem Spachtel zwischen den Lippen.

0 = Keine Bewegung beobachtbar.
2 = Mundspitzen oder Saugbewegungen der Lippen.

5   Brief Motor Scale (BMS)

Kurzbeschreibung	Ausgehend von dem Wunsch, für die Untersuchung diskreter neurologischer Zeichen bei psychiatrischen Patienten eine Ratingskala zur Verfügung zu haben, die ohne Abstriche an Reliabilität und diskriminanter Validität wesentlich kürzer ist als bereits vorliegende Soft-Signs-Skalen, entstand Mitte der 1990er Jahre die BMS im Rahmen einer trizentrischen Kooperation der Universität Konstanz, der Psychiatrischen Universitätsklinik Heidelberg und des Bezirkskrankenhauses München-Haar. Grundlage der Skalenentwicklung war die eingehende Item-Reanalyse verschiedener Datensätze, die bereits zuvor mit der Heidelberger Soft-Signs-Skala (Schröder et al. 1993) und der modifizierten deutschsprachigen Version der NES (Mohr et al. 1993; s. Anhang F) gewonnen worden waren. Die resultierende vorläufige Kurzskala enthielt – ohne dass dies ursprünglich so intendiert gewesen wäre – nur Aufgaben zur Prüfung **motorischer** Funktionen, die dann im Rahmen einer weiteren, prospektiven trizentrischen Verlaufsstudie an unabhängigen Stichproben schizophrener und gesunder Probanden erprobt und nach erneuten Itemanalysen und daraus folgenden Kürzungen zur BMS zusammengefasst wurden (Jahn et al 2004). Diese letzte Fassung mit nur 10 Items war Vorlage für die hier vorgestellte Rückübersetzung ins Deutsche. Anders als die NES besteht die BMS aus nur zwei Subskalen, die jedoch faktorenanalytisch gesichert sind (s. Beurteilungsbogen).
Originalpublikation:	Jahn T, Cohen R, Hubmann W et al (2004) The Brief Motor Scale (BMS) for the assessment of motor soft signs in schizophrenic psychoses and other psychiatric disorders. Psychiatry Res (im Druck)
Ergänzende Literatur:	Jahn T, Hubmann W, Karr M et al (2004) Motoric neurological soft signs and psychopathological symptoms in schizophrenic psychoses. Psychiatry Res (im Druck) Mohr F, Cohen R, Hubmann W et al (1993) Neurologische Soft Signs: Gruppenunterschiede und klinische Korrelate. In: Baumann P (Hrsg) Biologische Psychiatrie der Gegenwart. Springer, Wien, S 567–570 Schröder J, Richter P, Geider FJ et al (1993) Diskrete motorische und sensorische Störungen (neurologische soft signs) im Akutverlauf endogener Psychosen. Z Klin Psychol Psychopathol Psychother 41:190–206

Prozedere

Die Untersuchung erfolgt in einem ruhigen Raum ohne Zeitdruck. Bei Aufgaben, die rechts und links durchgeführt werden, wird immer mit der dominanten Seite (Frage: »Mit welcher Hand schreiben Sie?«) begonnen und beide Seiten werden getrennt bewertet. Die in Anführungszeichen gesetzten Anweisungen müssen unverändert vorgegeben werden. Die Anzahl der Durchgänge pro Aufgabe wird zuvor nicht mitgeteilt.

Itembeschreibung und Kodierung:

1. Pronation-Supination (R/L)

Instruktion

Die Aufgabe wird erklärt und vorgeführt. Der stehende Patient soll im raschen Wechsel mit dem Handrücken und der Handfläche in die andere ausgestreckte Handinnenfläche 20-mal klatschen. Die Augen bleiben geöffnet. Das Tempo soll mindestens eine Sequenz (Handrücken/Handfläche) pro Sekunde betragen. Bei zu langsamer Durchführung Abbruch und erneute Instruktion. »Versuchen Sie bitte, zügig und gleichmäßig zu klatschen ... solange, bis ich halt sage«.

Bewertung

0   Zügiger und sicherer Bewegungsablauf.
1   1–2 Fehler (Verwechslungen der Handstellung, Stolpern, Unterbrechen oder unvollständige Drehung der Hand).
2   Größere Störung des Bewegungsablaufes oder mehr als 2 Fehler.

2. Diadochokinese

Instruktion

Der Bewegungsablauf wird erklärt und vorgeführt. Der/die stehende Patient/in hält die Hände seitlich in Kopfhöhe und hat die Augen geöffnet. »Stellen Sie sich vor, Sie drehen mit Ihren Händen gleichzeitig an zwei Glühbirnen. Achten Sie bitte auf einen zügigen und gleichmäßigen Bewegungsablauf ... bis ich halt sage«. Die Sequenz (Pronation/Supination) 20-mal durchführen lassen und darauf achten, dass rechts und links gleichzeitig proniert und supiniert wird und jede Drehung 180° beträgt. Ggf. Abbruch und neue Instruktion. Auf Rhythmus, Synchronität, Seitendifferenz, Fingerhaltung, Unterschiede im Ausschlag und Tempo achten.

Bewertung

0   Die Bewegungen werden prompt und flüssig durchgeführt. Allenfalls kommt eine leichte Asymmetrie zur Beobachtung.
1   Leichte Auffälligkeiten (einmaliger Rhythmusverlust, allmähliche Veränderungen der Handhaltung, unvollständige Drehbewegungen nicht unter 90°).
2   Größere Störung des Bewegungsablaufes, starke Abschwächung der Bewegung nach wenigen Sekunden, mehrmaliger Rhythmusverlust, Drehbewegungen weniger als 90°.

3. Oseretzki

Instruktion

Der Bewegungsablauf wird erklärt und vorgeführt. Der Untersucher steht dabei neben dem/der Patienten/in und diese(r) übt einige Male. Bei Bedarf wird die Übung noch einmal erklärt und vorgeführt. Anweisung: »Halten Sie bitte beide Arme ausgestreckt nach vorne, schließen Sie die rechte Hand zur Faust und strecken Sie die linke Hand flach aus. Ziehen Sie dann die Arme zur Brust zurück und ballen dabei zwei Fäuste. Führen Sie die Arme wieder nach vorne und strecken Sie diesmal die rechte Hand flach aus und machen Sie mit der anderen Hand die Faust.

Jetzt wieder zur Brust zurück und immer im Wechsel vorne eine Hand strecken und die andere zur Faust formen.« Die Sequenz (vor und zurück) 20× wiederholen lassen. »Achten Sie auf einen zügigen und gleichmäßigen Bewegungsablauf ... solange bis ich halt sage«.

Bewertung

0   Keine größere Störung des Bewegungsablaufes nach der ersten Wiederholung; Fehler begrenzt auf zweimal Zögern bei Handstellungswechsel und eine Verwechslung der Handstellung.
1   Keine größere Störung des Bewegungsablaufes nach der ersten Wiederholung, kein kompletter Zusammenbruch, 3–4-mal Zögern beim Handstellungswechsel, oder Schwierigkeiten in der Entwicklung und Aufrechterhaltung eines gleichmäßigen, stetigen Bewegungsablaufes oder 2–4 Verwechslungen der Handstellung oder 3–4 Gesamtfehler (Zögern und Verwechseln).
2   Größere Störung des Bewegungsablaufes oder kompletter Zusammenbruch, oder mehr als 4-mal Zögern, oder mehr als 4-mal Verwechseln oder mehr als 4 Gesamtfehler (Zögern und Verwechseln).

4. Finger-Daumen-Opposition (R/L)

Instruktion

Der/die Patient/in sitzt während dieser Aufgabe. Der Ablauf wird vom Untersucher erklärt und vorgeführt. Der/die Patient/in übt einige Male mit jeder Hand. Bei Bedarf wird die Übung noch einmal erklärt und vorgeführt. Sie bitten den/die Patient/in beide Hände mit gestreckten Fingern und Handflächen nach oben auf die Oberschenkel zu legen. Jeweils bei einer Hand sollen mit der Daumenspitze fortlaufend die anderen Fingerspitzen berührt werden, vom Zeigefinger zum kleinen Finger und zurück. Dabei darf kein Finger doppelt getippt werden. Die gesamte Sequenz (vor und zurück) mit jeder Hand 10-mal wiederholen lassen. »Beginnen Sie mit der rechten (linken) Hand, lassen Sie die andere auf dem Oberschenkel liegen. Versuchen Sie, flüssig und zügig zu tippen ... solange, bis ich halt sage«.

Bewertung

0   Keine größere Störung des Bewegungsablaufes und nicht mehr als 1 Fehler oder 1-mal Zögern
1   Keine größere Störung des Bewegungsablaufes, jedoch 2–3 Gesamtfehler (Fehler und Zögern).

2 Größere Störung des Bewegungsablaufes oder 4 und mehr Gesamtfehler (Fehler und Zögern).

5. Rhythmisches Fußklopfen (R/L)

Instruktion

Der Ablauf wird vom Untersucher erklärt und vorgeführt. Bei Bedarf wird die Übung noch einmal erklärt und vorgeführt. Der/die Patient/in sitzt und wird gebeten, mit dem Fußballen (»vorne«) rhythmisch auf den Boden zu klopfen. Der Fuß soll zwischendurch immer wieder vollständig vom Boden abgehoben werden. Die Bewegung 30-mal durchführen lassen. »Versuchen Sie, flüssig und zügig zu klopfen ... solange, bis ich halt sage«.

Bewertung

0 Keine oder einmalig auftretende nichtflüssige Bewegungsabläufe.
1 Zweimal auftretende nicht flüssige Bewegungsabläufe.
2 Deutliche Störung des flüssigen Bewegungsablaufes.

6. Faust-Ring-Probe (R/L)

Instruktion

Der Ablauf wird vom Untersucher erklärt und vorgeführt. Der/die Patient/in übt einige Male mit jeder Hand. Bei Bedarf wird die Übung noch einmal erklärt und vorgeführt. Der/die Patient/in wird gebeten, mit einer Hand abwechselnd eine Faust (die Daumen berühren die Fingerknöchel oder mindestens die Mittelphalangen) und einen Ring (Daumen und Zeigefinger berühren sich mit den Spitzen, die anderen Finger sind gestreckt) zu formen. Die so geformten Hände liegen dabei auf dem Tisch; dazwischen wird die Hand jedesmal vom Tisch abgehoben und der Arm senkrecht zur Tischfläche abgewinkelt. Diese Sequenz (Faust-Ring) wird mit jeder Hand 15-mal wiederholt. »Versuchen Sie, auf einen gleichmäßigen und stetigen Rhythmus zu achten ... solange, bis ich halt sage«. Bei nicht korrekter Ausführung Abbruch und erneute Instruktion.

Bewertung

0 Keine größere Störung des Bewegungsablaufes nach der ersten Wiederholung; Fehler lediglich durch unvollständiges Fingerabspreizen (Ring) und nicht mehr als 2-mal Zögern bei Faust-Ring-Wechsel und nicht mehr als 1-mal Faust-Ring-Verwechslung.

1 Keine größere Störung des Bewegungsablaufes nach der ersten Wiederholung, kein kompletter Zusammenbruch; jedoch 3–4-mal Zögern bei Faust-Ring-Wechsel; Schwierigkeiten in der Entwicklung und Aufrechterhaltung eines gleichmäßigen, stetigen Bewegungsablaufes; 2–4 Faust-Ring-Verwechslungen oder 3–4 Gesamtfehler (Zögern und Verwechseln).
2 Größere Störung des Bewegungsablaufes oder kompletter Zusammenbruch; oder mehr als 4-mal Zögern oder Verwechseln; oder mehr als 4 Gesamtfehler (Zögern und Verwechseln).

7. Faust-Kante-Ballen (R/L)

Instruktion

Der Ablauf wird vom Untersucher erklärt und vorgeführt. Der/die Patient/in übt einigemale mit jeder Hand. Bei Bedarf wird die Übung noch einmal erklärt und vorgeführt. Der/die Patient/in wird gebeten, abwechselnd den Tisch mit der Seite einer Faust, der Handkante und der Handinnenfläche zu berühren. Zwischen den Handstellungen soll die Hand sichtbar vom Tisch abgehoben werden; der Arm braucht dabei aber nicht in eine senkrechte Position gebracht zu werden. Diese Sequenz (Faust-Kante-Ballen) wird mit jeder Hand 15-mal wiederholt. »Versuchen Sie, auf einen gleichmäßigen und stetigen Rhythmus zu achten ... solange, bis ich halt sage«. Bei nicht korrekter Ausführung Abbruch und erneute Instruktion.

Bewertung

0 Keine größere Störung des Bewegungsablaufes nach der ersten Wiederholung; Fehler begrenzt auf 2× Zögern bei Handstellungswechsel und 1× Verwechslung der Handstellung.
1 Keine größere Störung des Bewegungsablaufes nach der ersten Wiederholung, kein kompletter Zusammenbruch, 3–4-mal Zögern beim Handstellungswechsel, Schwierigkeiten in der Entwicklung und Aufrechterhaltung eines gleichmäßigen, stetigen Bewegungsablaufes, 2–4 Verwechslungen der Handstellung oder 3–4 Gesamtfehler (Zögern und Verwechseln).
2 Größere Störung des Bewegungsablaufes oder kompletter Zusammenbruch, oder mehr als 4-mal Zögern, oder mehr als 4-mal Verwechseln oder mehr als 4 Gesamtfehler (Zögern und Verwechseln).

8. Rhythmusproduktion

Instruktion

Bei dieser Aufgabe gehen den drei Testdurchgängen zwei Übungsdurchgänge voraus.

Der/die Patient/in wird zunächst gebeten, eine Serie von Klopfzeichen mit einem Stift auf dem Tisch exakt nachzuklopfen (Übungsdurchgang A). Die einzelnen Klopfzeichen werden mit einem Takt von 1 pro Sekunde dargeboten, mit deutlich wahrnehmbaren Lautstärkeunterschieden zwischen den einzelnen Sets.

»Versuchen Sie, auf den Unterschied in der Lautstärke, die Anzahl der Schläge und den Rhythmus zu achten«. Bei fehlerhafter Wiedergabe erneute Instruktion und Vorgabe des Übungsdurchgangs.

Übungsdurchgang A

3-mal laut; 3-mal leise
2-mal leise; 2-mal laut; 2-mal leise; 2-mal laut

Danach wird der/die Patient/in gebeten, nach dem gleichen Prinzip einen zweiten Übungsdurchgang zu absolvieren (Übungsdurchgang B), bei dem die Klopfsequenzen aber nur verbal instruiert werden:

»Klopfen Sie bitte nach, was ich Ihnen jetzt sage und wiederholen Sie zunächst jedesmal die wörtliche Anweisung, damit Sie sicher sind, dass Sie die Aufgabe verstanden haben. Klopfen Sie dabei im Rhythmus wie bei der vorherigen Aufgabe«. Bei fehlerhafter Wiedergabe erneute Instruktion und Vorgabe des Übungsdurchgangs.

Übungsdurchgang B

»Klopfen Sie bitte 2-mal hintereinander 2× leise«
»Klopfen Sie bitte 2-mal laut; 2-mal leise; 2-mal laut; 2-mal leise«

Danach werden die eigentlichen drei Testdurchgänge präsentiert (verbale Anweisung):
»Bitte klopfen Sie...
3× hintereinander 2× leise
2× laut, 3× leise, 2× laut, 3× leise
3× leise und 2× laut, und fahren Sie mit dieser Sequenz fort, bis ich halt sage« (10 Zyklen)

Bewertung

Jedes der 3 Testitems wird wie folgt bewertet:
0   Rhythmus gehalten, keine Fehler (Anzahl/Lautstärke), lediglich 1× Zögern.
1   Rhythmus gehalten, maximal 1 Set mit Fehlern in der Anzahl Klopfzeichen oder der Lautstärke;

oder 2× Zögern oder 2 Gesamtfehler (Anzahl/Lautstärke und Zögern).
2   Rhythmus nicht gehalten bzw. Zusammenbruch, oder mehr als 1 Set falsch oder mehr als 2× Zögern oder mehr als 2 Gesamtfehler.

Anmerkung: »Rhythmus« bezieht sich hier nur auf eine durchgehend gleiche Taktfrequenz, die individuell von der Vorgabe (1/sec) abweichen kann. Eine Sequenz kann also durchgehend schneller oder langsamer geklopft werden.

Gesamtbewertung

Die Punktwerte der 3 Testitems werden zu einem Summenwert addiert und umgerechnet:
0   Summenwert ist 0.
1   Summenwert beträgt 1 oder 2.
2   Summenwert ist größer als 2.

9. Bilaterales Fingerklopfen

Instruktion

Der/die Patient/in wird gebeten, mit dem dominanten Zeigefinger 2-mal und mit dem Zeigefinger der anderen Hand 1-mal abwechselnd im stetigen Rhythmus auf die Tischkante zu klopfen. Die Aufgabe wird kurz demonstriert (die 3 Schläge zusammen im 1-sec-Takt) und der/die Patient/in klopft dann diese Sequenz 15-mal (»solange, bis ich halt sage«).

Danach wird ohne Pause der zweite Durchgang angeschlossen und der/die Patient/in instruiert: »Danke, jetzt bitte umgekehrt ... wieder solange, bis ich halt sage«. Der/die Patient/in klopft also jetzt mit dem nicht-dominanten Zeigefinger 2-mal und dem dominanten 1-mal, insgesamt wieder 15 Sequenzen.

Bewertung (nur zweiter Durchgang, also die Umkehrbedingung):

0   Rhythmus gehalten und nicht mehr als 1-mal Zögern, kein Fehler.
1   Rhythmus nicht gehalten oder 1–2 Fehler oder 2-mal Zögern und nicht mehr als 3 Gesamtfehler (Zögern und Fehler).
2   Zusammenbruch der Bewegungskoordination oder mehr als 2 Fehler oder mehr als 2-mal Zögern oder 4 und mehr Gesamtfehler (Zögern und Fehler).

10. Fixationsschwäche (R/L)

Instruktion

Diese Aufgabe wird im Stehen durchgeführt. »Fixieren Sie bitte die Bleistiftspitze solange, bis ich halt sage«. Die Bleistiftspitze wird erst auf der dominanten, dann auf der nicht-dominanten Körperseite jeweils 45° im horizontalen Blickfeld 30 Sekunden lang ruhig gehalten.

Bewertung

0 Kein Fixationsverlust.
1 Fixationsverlust erst nach 20 oder mehr Sekunden.
2 Fixationsverlust vor Ablauf von 20 Sekunden.

Beurteilungsbogen für die Brief Motor Scale (BMS)

1. Pronation-Supination	R	(0)	(1)	(2)
	L	(0)	(1)	(2)
2. Diadochokinese		(0)	(1)	(2)
3. Oseretzki		(0)	(1)	(2)
4. Finger-Daumen-Opposition	R	(0)	(1)	(2)
	L	(0)	(1)	(2)
5. Rhythmisches Fußklopfen	R	(0)	(1)	(2)
	L	(0)	(1)	(2)
6. Faust-Ring-Probe	R	(0)	(1)	(2)
	L	(0)	(1)	(2)
7. Faust-Kante-Ballen	R	(0)	(1)	(2)
	L	(0)	(1)	(2)
8. Rhythmusproduktion		(0)	(1)	(2)
9. Bilaterales Fingerklopfen		(0)	(1)	(2)
10. Fixationsschwäche	R	(0)	(1)	(2)
	L	(0)	(1)	(2)

Nach Mittelung der jeweiligen R/L-Bewertungen pro Item:

Summe der Items 2, 3, 5, 9, 10 (Motorische Koordination): ☐ ☐ . ☐ MOKO

Summe der Items 1, 4, 6, 7, 8 (Motorische Sequenzierung): ☐ ☐ . ☐ MOSE

Summe aller Items (Gesamtwert): ☐ ☐ . ☐ GW

H   Manual zur kinematischen Analyse motorischer Zeichen (MAZ)

Kurzbeschreibung:	Dieses Manual beschreibt Durchführung und Auswertung einer standardisierten **apparativen** Untersuchung diskreter motorischer Zeichen. Es wurde Mitte der 1990er Jahre im Rahmen des von der Deutschen Forschungsgemeinschaft geförderten Projektes »Computergestützte Mikroanalyse diskreter motorischer Koordinationsstörungen schizophrener Patienten« (DFG Ja 680/2–1) entwickelt (Jahn u. Klement 1998). In seiner Anwendbarkeit keineswegs auf diese Patientengruppe beschränkt, umfasst es ein Tapping-Experiment (vgl. Kap. 8), mehrere Aufgaben zu neurologisch diskreten Zeichen (Pronation-Supination, Faust-Ring-Probe, Faust-Kante-Ballen-Probe, Stehversuch nach Romberg und Tretversuch nach Unterberger), sowie zwei Aufgaben zur Erfassung extrapyramidalmotorischer Neuroleptika-Nebenwirkungen (Tremor und Rigidität). In technischer Hinsicht basiert die Untersuchung auf dem computergestützten Ultraschallmesssystem CMS 50® der Firma Zebris Medizintechnik GmbH/Isny. Über die Hard- und Software-Komponenten dieses Systems hinaus (100% IBM®-kompatibler PC mit spezieller Schnittstellenkarte, diverse Ultraschall-Miniatursender, Empfangsmikrofone im Panel auf fahrbarem Bodenstativ, CMS Data Version 1.2, Balance Screen Version 3.1) wird zur kinematischen Datenanalyse das Programm 3DA® Version 1.2 der Firma MedCom/ München benötigt. Die genannten Hard- und Software-Komponenten sind in der Zwischenzeit durch neuere Modelle bzw. Versionen ersetzt worden, die bei den Herstellern erfragt werden können. Das hier erstmals publizierte Untersuchungsmanual ist auch mit diesen Updates durchführbar.
Quellenangabe:	Jahn T, Klement U (1998) Manual for the three-dimensional kinematic analysis of subtle motor signs in psychiatric patients. Anlage C in Jahn T (1998) Computergestützte Mikroanalyse diskreter motorischer Koordinationsstörungen schizophrener Patienten. Arbeitsbericht und Fortsetzungsantrag zum DFG-Projekt Ja 680/2–1. Klinikum rechts der Isar der Technischen Universität München.
Ergänzende Literatur;	Jahn T, Cohen R, Mai N et al (1995) Untersuchung der fein- und grobmotorischen Dysdiadochokinese schizophrener Patienten: Methodenentwicklung und erste Ergebnisse einer computergestützten Mikroanalyse. Z Klin Psychol 24:300–315 Jahn T, Cohen R (1999) Kinematische Analysen motorischer Störungen in der Psychiatrie: Einige Prinzipien und Befunde. In: Bräunig P (Hrsg) Motorische Störungen bei schizophrenen Psychosen. Schattauer, Stuttgart, S 17–40 Jahn T, Klement U, Cohen R (2004) Ultrasound measurement and kinematic analysis of subtle motor abnormalities in psychiatric patients: Description of a standardized test procedure and preliminary results. (submitted for publication) Marquardt C (1994) 3DA. 3-Dimensionale Bewegungsanalyse motorischer Störungen (Software Version 1.2). Bedienungshandbuch. Verlag MedCom, München Zebris (1994) CMS 50/CMS 50–4. Technische Daten und Bedienungsanleitung eines ultraschallgestützten Bewegungserfassungssystems. Zebris Medizintechnik, Isny/Allgäu Zebris (1994) CMS Data. Programmbescheibung (Software-Version 1.2). Zebris Medizintechnik, Isny, Allgäu Zebris (1995) Balance Screen. Programm zur Gleichgewichtsanalyse nach den Provokationstests: Stehversuch nach Romberg/Tretversuch nach Unterberger (Software-Version 3.1). Zebris Medizintechnik, Isny/Allgäu

Prozedere

Die Anwendung des MAZ verlangt eingehende Kenntnisse des Meßsystems und seiner Bedienung, einschließlich der benötigten Softwareprogramme. Praktische Erfahrungen mit der klinisch-neurologischen Prüfung motorischer Funktionen sind von Vorteil.

Die Untersuchung wird in einem ruhigen, hinreichend großen und normal beleuchteten Raum idealerweise von zwei Untersuchern durchgeführt. Zur Vermeidung von Spikes in den Beschleunigungskurven einiger der Testaufgaben (Finger-Tapping, Faust-Kante-Ballen, Faust-Ring), die durch Reflexionen der Ultraschallsignale von glatten Oberflächen herrühren können, dient ein in einen Holzrahmen (Außenmaße 75 cm×60 cm, Innenmaße 40 cm×40 cm, Höhe über der Tischfläche 3 cm) eingespanntes Stofftuch. Die Hand der Versuchsperson (VP) ruht jeweils zu Beginn der betreffenden Aufgaben in der Mitte des Stofftuches, der Unterarm liegt bequem in einer halbrunden Vertiefung auf der vorderen Seite des Holzrahmens, dabei befindet sich der Arm in bequemer Haltung seitlich leicht abgewinkelt (Ellbogen gebeugt). Zur Gewährleistung einer individuell möglichst optimal bequemen Körperhaltung ist ein höhenverstellbarer Stuhl unbedingt erforderlich. Zur Durchführung des Tretversuches nach Unterberger sollte genügend Platz (freie Bodenfläche ohne Hindernisse) vorhanden sein. Der Vorgabe akustischer Stimuli (Clicks) zur Synchronisation der Bewegungen bei zwei Aufgaben (Finger-Tapping und Faust-Kante-Ballen) dient ein handelsübliches Metronom (z.B. Wittner© Quartz-Metronom ›taktell QM 2‹).

Von den zahlreichen Variablen, die in den verschiedenen Submenüs des Software-Programmes 3DA quantifiziert und ausgewertet werden können, wurden im Rahmen dieses Untersuchungsmanuales für jede Aufgabe gesondert einige besonders interessierende Variablen ausgewählt. Diese Auswahl beruht auf den empirisch untersuchten psychometrischen Eigenschaften infrage kommender Variablen und berücksichtigt insbesondere die diskriminative Validität zur Unterscheidung beeinträchtigter und unbeeinträchtigter Motorik sowie Interkorrelationen (Identifikation nicht-redundanter Markiervariablen anhand von Faktorenanalysen; Jahn u. Cohen 1999; Jahn et al. 2004). ◪ Tabelle H1 erläutert die wichtigsten Variablentypen und ihre Benennung. ◪ Abbildung H1 verdeutlicht die Orientierung der Raumachsen und ihre Polung (negative vs. posi-

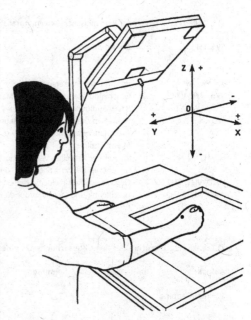

◪ **Abb. H1.** Versuchsanordnung für die dreidimensionale kinematische Analyse diskreter motorischer Zeichen bei psychiatrischen Patienten mit Hilfe des computergestützten, ultraschallbasierten Messsystems CMS 50©. Der Ursprung der Koordinaten X, Y, Z liegt immer beim mittleren (unteren) Mikrofon des Messpanels. Eine Seitwärtsbewegung des Armes, die bei der hier gezeigten Anordnung in der X-Achse sichtbar wäre, würde bei frontaler Positionierung des Messpanels dementsprechend in der Y-Achse erscheinen

tive Variablenwerte) in Relation zum Messpanel mit seinen drei Empfangsmikrofonen. ◪ Tabelle H2 gibt einen Überblick über die nachfolgend beschriebenen Teilaufgaben und Trials des MAZ entsprechend der vorgesehenen Durchführungsreihenfolge.

Aufgabenbeschreibung und Messdatenanalyse:

Beachte: Die Aufgaben 1 bis 6 werden mit Hilfe des Datenerfassungsprogrammes CMSDATA (bzw. Update-Versionen WINDATA) aufgezeichnet und mit der speziellen Software 3DA (bzw. Update-Versionen 3DAWin) kinematisch analysiert. Für die Aufzeichnung und Auswertung der beiden letzten Aufgaben 7 und 8 muss auf das separat lieferbare Softwarepacket Balance Screen (Cranio-Corpo-Graphie) gewechselt werden.

◻ **Tabelle H1.** Variablen der kinematischen Bewegungsanalyse mittels 3DA (Auswahl)

Symbol	Definition	Einheit
T	Zeit	(ms)
Xn, Yn, Zn	Position des Markers n in Richtung X, Y, Z	(mm)
VXn, VYn, VZn	Geschwindigkeit (velocity) des Markers n in Richtung X, Y, Z	(mm/s)
AXn, AYn, AZn	Beschleunigung (acceleration) des Markers n in Richtung X, Y, Z	(mm/s^2)
WD	Winkel im dreidimensionalen Raum, der durch die Relation der virtuellen Verbindungslinien zwischen den Markern M1-M2 und M2-M3 definiert ist	(°)
H1, H2	Winkel der virtuellen Verbindungslinien M1-M2 oder M2-M3 gegenüber der horizontalen Fläche	(°)
VWD, VH1, VH2	Geschwindigkeit (velocity) dieser Winkel	(°/s)
AWD, AH1, AH2	Beschleunigung (acceleration) dieser Winkel	$(°/s^2)$

◻ **Tabelle H2.** Übersicht über den Untersuchungsablauf des MAZ

Aufgabe	Kennung	Trials	Softwarepakete
1. Finger-Tapping	FT	1–4	Datenaufzeichnung: CMSDATA Datenanalyse: 3DA
2. Faust-Kante-Ballen	FKB	5–8	"
3. Faust-Ring	FR	9–10	"
4. Pronation-Supination	PS	11–12	"
5. Tremor	TR	13–14	"
6. Armefallenlassen	AF	15–16	"
7. Romberg-Stehversuch	RSV	1–2	Datenaufzeichnung **und** -analyse: Balance Screen
8. Unterberger-Tretversuch	UTV	3–4	"

1. Finger-Tapping (FT)

Probandenposition:	Aufrecht am Tisch sitzend. Unterarm liegt in der Rinne des Holzrahmens mit Stoffunterlage.
Geräteanordnung:	Panel frontal vor VP in 45°-Neigung; Unterkante des Panels schließt mit der Hinterkante des Tisches ab; 50 cm Abstand Unterkante des Panels zur Tischplatte.
Markeranordnung:	M1: Fingerspitze Zeigefinger
	M2: proximal hinter Fingerwurzelgelenk Zeigefinger

Illustration:
a) Geräteanordnung
b) Markerplatzierung

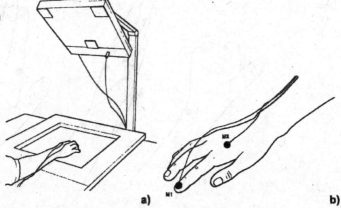

a)   b)

Messrate:	66 Hz pro Marker
Instruktionen:	Die Vp wird gebeten, die Finger der rechten Hand leicht abgewinkelt mit nach oben gewölbtem Handrücken auf die Unterlage aufzusetzen (»wie ein Klavierspieler«). Nur der Zeigefinger soll nach folgenden Instruktionen rhythmisch auf- und abbewegt werden:
	Selbstinitiiert:
	1. »Bequemes Tempo flüssig«
	2. »So schnell wie möglich«
	Synchronisiert:
	3. Taktgeber langsam (100 bpm)
	4. Taktgeber schnell (200 bpm)
Startbedingung:	Hand ruht hohl auf Fingerkuppen, Finger leicht gebeugt, Handrücken leicht gewölbt
Aufnahmezeit:	Trial 1: 20 Sek./Trial 2: 10 Sek./Trial 3: 30 Sek./Trial 4: 15 Sek.
Analyseschritte:	Für jeden Durchgang separat:
	Spikes und inkorrekte Segmente korrigieren
	Erstes Drittel der Aufzeichnung ausschließen
	Menü Segmentanalyse: Inversionen, Maxima und Zeitstruktur von H1, VH1 und AH1
Kinem. Variablen:	Von besonderem Interesse sind:
	Bewegungsfrequenz (Hz)
	Mittlere Amplitude (Winkelgrad)
	Variabilität (Variationskoeffizient: $VK = SD/M \times 100$) des Quotienten Maximalgeschwindigkeit/ Amplitude (%)

2. Faust-Kante-Ballen (FKB)

Probandenposition:	Aufrecht am Tisch sitzend. Unterarm liegt in der Rinne des Holzrahmens mit Stoffunterlage.
Geräteanordnung:	Panel links von VP in 45°-Neigung. 50 cm Abstand zwischen Unterkante Panel und Tischkante.
Markeranordnung:	M1: hinter mittlerem Gelenk Zeigefinger seitlich
	M2: Fingerwurzelgelenk Zeigefinger seitlich
	M3: Handgelenk seitlich

Illustration:
a) Faust
b) Kante
c) Ballen

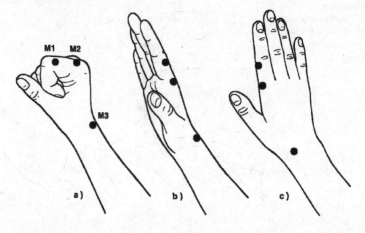

a)   b)   c)

Messrate:	66 Hz pro Marker
Instruktionen:	Die Vp wird gebeten, die Unterlage abwechselnd mit der Seite der Faust, der Kante der geöffneten Hand und der Handinnenfläche zu berühren. Dabei soll auf einen gleichmäßigen, stetigen Rhythmus geachtet werden. Zwischen den Handstellungen soll die Hand sichtbar vom Tisch abgehoben werden. Folgende Instruktionen werden gegeben:
	Selbstinitiiert:
	Trial 5: »Bequemes Tempo flüssig«
	Trial 6: »So schnell wie möglich«
	Synchronisiert:
	Trial 7: Taktgeber langsam (108 bpm)
	Trial 8: Taktgeber schnell (144 bpm)
Startbedingung:	Faust auf der Unterlage. Handstellung nach erster Bewegung ist ebenfalls Faust.
Aufnahmezeit:	Trials 5 und 7: je 28 Sekunden/Trials 6 und 8: je 21 Sekunden.
Analyseschritte:	Für jeden Durchgang separat:
	Spikes und inkorrekte Segmente korrigieren
	Erstes Drittel der Aufzeichnung ausschließen
	Zur Rhythmusanalyse aus Menü Segmentanalyse: Inversionen, Maxima und Zeitstruktur von Z1, VZ1 und AZ1
	Zur Analyse des Faustschlusses Variablen im Menü Vierfeldergraphik wie folgt belegen:

Z1/X2	WD
Z1	VWD

Dann für jeden Faustschluss Z1 und VWD wie folgt im Wechsel analysieren:

Z1: linker Cursor auf Zeitpunkt ›Hand liegt flach‹ (absolutes Minimum von Z1); rechter Cursor auf Zeitpunkt ›Hand formt Faust‹ (nächstes Minimum von Z1). Speichern. Wechsel auf VWD.

VWD: linker Cursor auf korrespondierendes Minimum von VWD setzen. Speichern. Wechsel nach Z1, nächster Faustschluss.

Kinem. Variablen:	Von besonderem Interesse sind:
	Rhythmus:
	Bewegungsfrequenz (Hz) von Z1
	Mittlere Amplitude (mm) von Z1
	Variabilität (Variationskoeffizient: VK=SD/M×100) der pro Bewegungssegment genommenen
	Zeit bis zum Erreichen der Maximalgeschwindigkeit (%)
	Faustschluss:
	WD (°) und dWD (°)
	dt (ms) von Z1
	Maximum von VWD (°/s)
	Bewegungsfrequenz (Hz) von Z1
	Geschwindigkeitsinversionen (NIV) von VWD

3. Faust-Ring (FR)

Probandenposition:	Aufrecht am Tisch sitzend. Der rechte Unterarm liegt in der Rinne des Holzrahmens mit Stoffunterlage.
Geräteanordnung:	Panel frontal vor VP in 45°-Neigung, etwa 25 cm nach rechts versetzt. 50 cm Abstand zwischen Unterkante Panel und Tischkante.
Markeranordnung:	Um in der kinematischen Analyse mathematisch nicht definierte Winkeldurchgänge >180° zu vermeiden, wird M2 erhöht auf einer Wachsscheibe angebracht (Höhe: 1,2 cm/Radius: 1,3 cm).
	M1: proximal mittleres Gelenk Mittelfinger
	M2: proximal Fingerwurzelgelenk Mittelfinger
	M3: distal Handgelenk

Illustration:
a) Faust
b) Ring

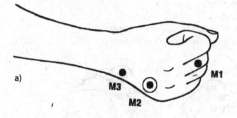

a)

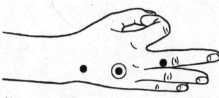

b)

Messrate:	66 Hz pro Marker
Instruktionen:	Die VP wird gebeten, mit der rechten Hand abwechselnd eine Faust (der Daumen berührt die Fingerknöchel oder mindestens die Mittelphalangen) und einen Ring (Daumen und Zeige-finger berühren sich mit den Spitzen, die Finger 3–5 sind gestreckt) auf der Stoffunterlage zu formen. Zwischen diesen beiden Handstellungen soll der Arm deutlich angewinkelt werden (etwa 70°). Die VP soll generell auf einen gleichmäßigen und stetigen Rhythmus achten.
	Trial 9: »Flüssig, in einem angenehmen Rhythmus«
	Trial 10: »So schnell wie möglich«
Startbedingung:	Arm mit geballter Faust auf der Stoffunterlage; bei der ersten Bewegung auch eine Faust formen.
Aufnahmezeit:	Trial 9: 30 Sekunden/Trial 10: 20 Sekunden.

Analyseschritte: Für jeden Durchgang separat:

Spikes und inkorrekte Segmente korrigíeren

Erstes Drittel der Aufzeichnung ausschließen

Zur Rhythmusanalyse aus Menü Segmentanalyse: Inversionen, Maxima und Zeitstruktur von H2, VH2 und AH2

Zur Analyse der alternierenden Handpositionen aus Menü Segmentanalyse: Maxima von WD, VWD und AWD

Kinem. Variablen: Von besonderem Interesse sind:

Rhythmus:

Bewegungsfrequenz (Hz)

Mittlere Amplitude ($°$)

Variabilität (Variationskoeffizient: $VK = SD/M \times 100$) der pro Bewegungssegment genommenen Zeit bis zum Erreichen der Maximalgeschwindigkeit (%)

Handpositionen:

Mittelwert (1/s) und Variabilität (%) des Quotienten aus maximaler Winkelgeschwindigkeit/ Winkelamplitude (VWD/WD). **Anmerkung:** Andere Kennwerte hängen zu sehr von der Handgröße und damit den Distanzen zwischen den Markern ab.

4. Pronation-Supination (PS)

Probandenposition: Frontal vor dem Panel stehend. Unterarme werden nach vorne parallel zum Boden angewinkelt, die Ellbogen berühren leicht die Taillen.

Geräteanordnung: 90°-Neigung des Panels. Die Höhe des Panels muss an die Körpergröße (auf die Höhe der Hände) angepasst werden.

Markeranordnung: M1/M2 rechte Hand

M3/M4 linke Hand

M1/M3 proximal mittleres Gelenk Mittelfinger

M2/M4 distal Fingerwurzelgelenk Mittelfinger

Illustration:

a)   Pronation

b)   Supination

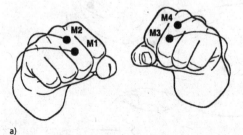

a)

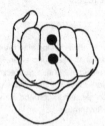 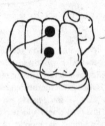

b)

Messrate:	50 Hz pro Marker
Instruktionen:	Die VP wird gebeten, mit jeder Hand eine Faust zu formen und diese gleichzeit zu pro- und supinieren (»Stellen Sie sich vor, Sie hätten eine Achse im Unterarm, um die gedreht wird.«). Das Handgelenk soll also bei der Bewegung gerade gehalten werden. Folgende Instruktionen werden gegeben:
	Trial 11: »Bequemes Tempo flüssig«
	Trial 12: »So schnell wie möglich«
Startbedingung:	Beide Unterarme angewinkelt (etwa 90°) mit geballten Fäusten, Ellbogen leicht am Körper, Marker zeigen nach vorne zum Panel.
Aufnahmezeit:	Trial 11: 30 Sekunden/Trial 12: 15 Sekunden
Analyseschritte:	Für jede Hand und jeden Durchgang separat:
	Spikes und inkorrekte Segmente korrigieren
	Erstes Drittel der Aufzeichnung ausschließen
	Menü Segmentanalyse: Inversionen, Maxima und Zeitstruktur von H1, VH1 und AH1
Kinem. Variablen:	Von besonderem Interesse sind:
	Bewegungsfrequenz (Hz)
	Mittlere Amplitude (°)
	Variabilität (Variationskoeffizient: VK=SD/M×100) der pro Bewegungssegment genommenen Zeit bis zur Maximalgeschwindigkeit (%)

5. Tremor (TR)

Probandenposition:	Frei im Raum stehend; Arme und Finger nach vorne ausgestreckt.
Geräteanordnung:	Panel frontal vor VP mit 45°-Neigung. Die Höhe des Panels ist an die Körpergröße anzupassen. Der Abstand zwischen Fingerspitzen und Panel sollte etwas über 30 cm betragen.
Markeranordnung:	M1: rechte Zeigefingerspitze
	M2: linke Zeigefingerspitze
Illustration:	
a) Fingerspreizen	
b) Pinzettengriff	

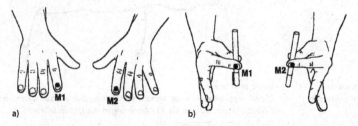

a) b)

Messrate:	100 Hz pro Marker
Instruktionen:	Trial 13 (Fingerspreizen):
	»Bitte strecken Sie beide Arme aus und spreizen Sie Ihre Finger leicht; halten Sie Arme und Finger in dieser Position eine halbe Minute lang so ruhig wie möglich«.
	Trial 14 (Pinzettengriff): «Bitte strecken Sie beide Arme aus und halten Sie die Bleistifte so ruhig wie möglich»
Startbedingung:	Frei im Raum stehend mit nach vorne gestreckten Armen.
Aufnahmezeit:	Trials 13 und 14: jeweils 30 Sekunden
Analyseschritte:	Für jede Hand und jeden Durchgang separat:
	Spikes und inkorrekte Segmente korrigieren
	Erstes Drittel der Aufzeichnung ausschließen
	Menü Statistische Maße: Alle Kennwerte speichern, zuerst von AZ1, dann von AZ2 (Bandbreite 90 ms, »Y« für Regression)

Kinem. Variablen:	Von besonderem Interesse sind:
	Successive Differences Mean Square (SDMS)
	Standardabweichung (SD)
	Range (Minimum – Maximum)
	Interquartialrange (IQR)
	Optional: Fast-Fourier-Analyse (FFT) von AZ1 und AZ2 (Daten müssen aus 3DA exportiert werden)

6. Armefallenlassen (AF)

Probandenposition:	Frei im Raum stehend; Arme und Hände zur Seite ausgestreckt.
Geräteanordnung:	Panel seitlich in 45°-Neigung. Die Höhe des Panels ist an die Körpergröße anzupassen. Der Abstand zwischen äußerem Marker und Panel sollte mindestens 30 cm betragen.
Markeranordnung:	M1: über Handgelenk
	M2: auf Schultergelenk
Illustration:	

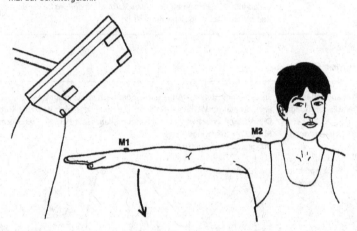

Messrate:	66 Hz pro Marker
Instruktionen:	Die VP wird gebeten, beide Arme und Hände seitlich auszustrecken und sie auf Anweisung fallen zu lassen: »Lassen Sie Ihre Arme gegen die Hüften fallen«.
	Trial 15: 3-mal rechter Arm
	Trial 16: 3-mal linker Arm
Startbedingung:	Beide Arme und Hände parallel zum Boden ausgestreckt.
Aufnahmezeit:	Jeweils kurz vor Anfang bis kurz nach Ende einer Fallbewegung
Analyseschritte:	**Anmerkung:** Die graphisch abzulesenden Kennwertebeträge werden hier nicht gespeichert, sondern von Hand auf ein vorbereitetes Score Sheet übertragen.
	Für jeden Durchgang separat:
	Für jede Fallbewegung werden im Menü Vierfeldergraphik die Variablen wie folgt belegt:

Z1/X1	H1
VH1	AH1

H1, VH1 und AH1 jeweils separat analysieren (Cursorpositionierung via Maus):
H1: Positioniere den linken Cursor unmittelbar vor Beginn der Fallbewegung (VH1=0). Positioniere den rechten Cursor am rechten Ende des Graphen. Notiere die Anzahl der Inversionen in H1.

VH1: Positioniere den rechten Cursor an die Stelle, wo die Hand die Oberschenkel berührt (erster Nulldurchgang der Winkelgeschwindigkeit). Notiere dt, NIV und NIA. Verlege dann den rechten Cursor an das Geschwindigkeitsmaximum (in der Kurve ein Minimum) während des Armfalls, notiere VH1 und dt (also Zeit bis zur Maximalgeschwindigkeit).

AH1: Positioniere den rechten Cursor an die Stelle des Beschleunigungsmaximums (in der Kurve ein Minimum) während des Armfalls, notiere AH1 und dt (also Zeit bis Maximal-beschleunigung).

Positioniere abschließend den rechten Cursor an den Zeitpunkt 200 ms nach Beginn des Armfalls, verlasse das Menü Vierfeldergraphik mittels Button Select, gehe zum Menü Statistische Kennwerte, wähle AH1 als Analysevariable (Bandbreite 90 ms, »Y« für Regression). Notiere Mittelwert und Minimum (also mittlere und maximale Beschleunigung während der ersten 200 ms der Fallbewegung).

Kinem. Variablen: Von besonderem Interesse sind:

Anzahl der Inversionen in der Trajektorie von H1 (rebounds)

Zeit zwischen Beginn der Fallbewegung und erstem Kontakt des Armes mit der Hüfte (dt)

NIV und NIA während der Fallbewegung

Maximalgeschwindigkeit (VH1) und Zeit bis zur Maximalgeschwindigkeit (dt) während der Fallbewegung

Maximalbeschleunigung (AH1) und Zeit bis zur Maximalbeschleunigung (dt) während der Fallbewegung

Aus den ersten 200 ms der Fallbewegung: Mittlere und maximale Beschleunigung

7. Romberg-Stehversuch (RSV)

Probandenposition: Frei im Raum stehend, etwa 50 cm vor dem Panel, Arme nach vorne ausgestreckt, Füße zusammen.

Geräteanordnung: Das Panel steht hinter der VP mit 10°-Neigung und muss an die Körpergröße angepasst werden; der Abstand zwischen Panel und Probandenhelm beträgt mindestens 20 cm.

Markeranordnung: Die VP trägt einen Schultergürtel und einen Helm mit jeweils fest angeordneten Markern M1 und M2 bzw. M3 und M4 (gehört zum Lieferumfang des Software-Programmes »Balance Screen«).

Illustration:

a) Rückenansicht mit Markerplatzierung

b) Seitenansicht mit Panelanordnung

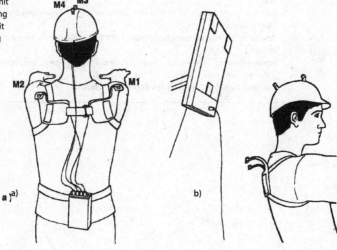

Messrate:	50 Hz pro Marker
Instruktionen:	Trial 1: »Bitte stehen Sie so bewegungslos wie möglich mit geöffneten Augen«
	Trial 2: »Bitte stehen Sie so bewegungslos wie möglich mit geschlossenen Augen«
Startbedingung:	Mit dem Rücken zum Panel, Arme ausgestreckt, Füße zusammen.
Aufnahmezeit:	Trials 1 und 2: jeweils 60 Sekunden
Analyseschritte:	Wird vom Software-Programm unmittelbar nach Ende jedes Trials automatisch durchgeführt.
Kinem. Variablen:	Von besonderem Interesse sind:
	Längsschwankung (maximale anterior-posteriore Verschiebung des Kopfes und der Schultern in cm)
	Seitenschwankung (maximale laterale Verschiebung des Kopfes und der Schultern in cm)
	Stirnbestreichungsfläche (Die Fläche des Rechtecks in der Horizontalen, das die Bewegungsspuren des vorderen Markers des Helmes umrandet in cm^2)

8. Unterberger-Tretversuch (UTV)

Probandenposition:	Frei im Raum stehend, Arme nach vorne ausgestreckt, Füße leicht auseinandergestellt.
Geräteanordnung:	Das Panel steht hinter der VP mit 10°-Neigung und muss an die Körpergröße angepasst werden; der Abstand zwischen Panel und Probandenhelm beträgt mindestens 20 cm.
Markeranordnung:	Die VP trägt einen Schultergürtel und einen Helm mit jeweils fest angeordneten Markern M1 und M2 bzw. M3 und M4 (gehört zum Lieferumfang des Software-Programmes »Balance Screen«).
Illustration:	Siehe Aufgabe 7 (Romberg-Stehversuch)
Meßrate:	50 Hz pro Marker
Instruktionen:	Trial 3: »Bitte laufen Sie mit beiden Beinen auf der Stelle – nicht zu langsam – in einem gleichmäßigen Rhythmus mit offenen Augen«.
	Trial 4: »Bitte laufen Sie mit beiden Beinen auf der Stelle – nicht zu langsam – in einem gleichmäßigen Rhythmus mit geschlossenen Augen«.
Startbedingung:	Vor dem Panel, Arme ausgestreckt.
Aufnahmezeit:	Trials 3 und 4: jeweils 60 Sekunden.
Analyseschritte:	Wird vom Software-Programm unmittelbar nach Ende jedes Trials automatisch durchgeführt.
Kinem. Variablen:	Von besonderem Interesse sind:
	Längsabweichung (Länge der Verbindungslinie zwischen Ausgangsstellung und Endstellung in cm)
	Lateralschwankungsbreite (Breite der Hüllkurve um die Bewegungstrajektorien der Helm-Marker in cm)
	Anguläre Deviation (Abweichungswinkel der Verbindungslinie vom Ausgangspunkt zur Endstellung)
	Körpereigenspin (Körperrotationswinkel um die eigene Achse, bestimmt aus dem Winkel der Schulter-Marker der Anfangs- und Endstellung)
	Kopfdrehwinkel (Drehwinkel des Kopfes zur Schulter)

Sachverzeichnis

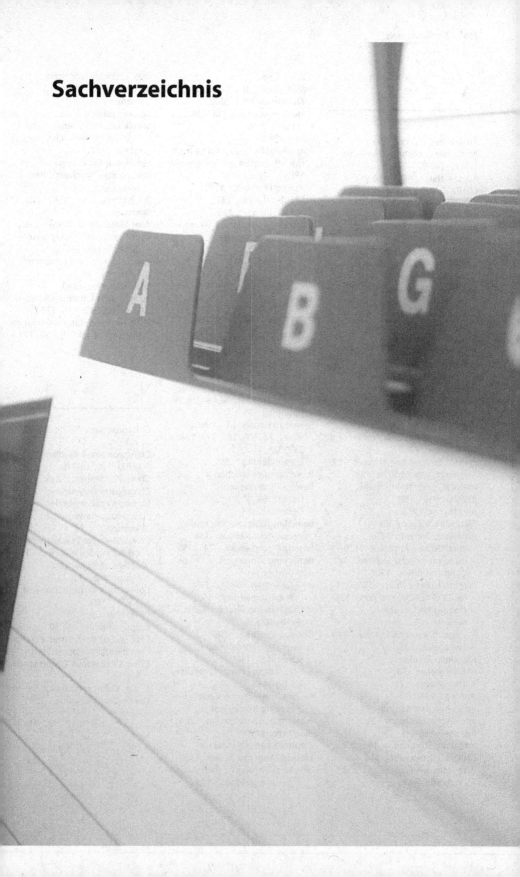

Druck und Bindung: Strauss GmbH, Mörlenbach